普通高等医学院校五年制临床医学专业第二轮教材

U0196431

传染病学

（第2版）

（供临床医学、基础医学、预防医学、口腔医学、
麻醉学、医学影像学、法医学等专业用）

主　编　王勤英　黄利华

副主编　李　红　黄　燕

编　者　（以姓氏笔画为序）

马　臻（内蒙古医科大学附属医院）

王勤英（山西医科大学第一医院）

刘祥忠（烟台市奇山医院）

李　红（南方医科大学顺德医院）

邱源旺（江南大学附属无锡五院）

张国民（承德医学院附属医院）

邵凌云（复旦大学附属华山医院）

郝彦琴（山西医科大学第一医院）

郜玉峰（安徽医科大学第一附属医院）

徐京杭（北京大学第一医院）

黄　燕（中南大学湘雅医院）

黄利华（江南大学附属无锡五院）

章益民（浙江大学医学院附属第一医院）

程勇前（中国人民解放军总医院第五医学中心）

谭友文（镇江市第三人民医院）

中国健康传媒集团

中国医药科技出版社

内 容 提 要

本教材是"普通高等医学院校五年制临床医学专业第二轮教材"之一。本教材分为主体内容和附录。主体内容共十章，包括总论、病毒感染性疾病、细菌感染性疾病、深部真菌感染、立克次体感染、螺旋体感染、朊粒病、原虫感染、蠕虫感染、其他（感染性发热的诊断思路、抗菌药物的合理应用、败血症、感染性休克）。附录包括三部分：常见传染病的隔离预防及医务人员防护用品的使用，常见法定传染病的潜伏期、隔离期、检疫期，预防接种。本教材为书网融合教材，即纸质教材有机融合电子教材、教学配套资源（PPT、微课、视频、图片等）、题库系统、数字化教学服务（在线教学、在线作业、在线考试）。

本教材主要供临床医学、基础医学、预防医学、口腔医学、麻醉学、医学影像学、法医学等专业教学使用。

图书在版编目（CIP）数据

传染病学/王勤英，黄利华主编．—2 版．—北京：中国医药科技出版社，2023.8

普通高等医学院校五年制临床医学专业第二轮教材

ISBN 978－7－5214－3672－3

Ⅰ.①传…　Ⅱ.①王…②黄…　Ⅲ.①传染病学－医学院校－教材　Ⅳ.①R51

中国国家版本馆 CIP 数据核字（2023）第 017399 号

美术编辑　陈君杞
版式设计　友全图文

出版　**中国健康传媒集团** | 中国医药科技出版社
地址　北京市海淀区文慧园北路甲 22 号
邮编　100082
电话　发行：010－62227427　邮购：010－62236938
网址　www.cmstp.com
规格　889×1194mm $\frac{1}{16}$
印张　26
字数　746 千字
初版　2016 年 8 月第 1 版
版次　2023 年 8 月第 2 版
印次　2023 年 8 月第 1 次印刷
印刷　北京盛通印刷股份有限公司
经销　全国各地新华书店
书号　ISBN 978－7－5214－3672－3
定价　**89.00 元**

获取新书信息、投稿、为图书纠错，请扫码联系我们。

出版说明

为了贯彻《中共中央、国务院中国教育现代化2035》"加强创新型、应用型、技能型人才培养规模"的战略任务要求，落实《国务院办公厅关于加快医学教育创新发展的指导意见》，紧密对接新医科建设对医学教育改革的新要求，满足新时代医疗卫生事业对人才培养的新需求，中国医药科技出版社在教育部、国家药品监督管理局的领导下，通过走访主要院校对2016年出版的"全国普通高等医学院校五年制临床医学专业'十三五'规划教材"进行了广泛征求意见，有针对性的制定了第二版教材的出版方案，旨在赋予再版教材以下特点。

1.立德树人，融入课程思政

把立德树人贯穿、落实到教材建设全过程的各方面、各环节。课程思政建设应体现在知识技能传授中厚植爱国主义情怀，加强品德修养、增长知识见识、培养奋斗精神，不断提高学生思想水平、政治觉悟、道德品质、文化素养等。医学教材着重体现加强救死扶伤的道术、心中有爱的仁术、知识扎实的学术、本领过硬的技术、方法科学的艺术的教育，培养医德高尚、医术精湛的人民健康守护者。

2.精准定位，培养应用人才

坚持体现《中共中央、国务院中国教育现代化2035》"加强创新型、应用型、技能型人才培养规模"的战略任务，落实《国务院办公厅关于加快医学教育创新发展的指导意见》中"立足基本国情，以服务需求为导向，以新医科建设为抓手，着力创新体制机制，分类培养研究型、复合型和应用型人才"的医学教育目标，结合医学教育发展"大国计、大民生、大学科、大专业"的新定位，注重人才培养应从疾病诊疗提升拓展为预防、诊疗和康养，以健康促进为中心，服务生命全周期、健康全过程的转变，精准定位教材内容和体系。教材编写应体现以医疗卫生事业需求为导向，以岗位胜任力为核心，以培养医工、医理、医文学科交叉融合的高素质、强能力、精专业、重实践的本科医学人才培养目标。

3.适应发展，优化教材内容

必须符合行业发展要求。构建教材内容结构，要体现医疗机构对医学人才在临床实践能力、沟通交流能力、服务意识和敬业精神等方面的要求；体现临床程序贯穿于教学的全过程，培养学生的整体临床意识；体现国家相关执业资格考试的有关新精神、新动向和新要求；注重吸收行业发展的新知识、新技术、新方法，体现学科发展前沿，并适当拓展知识面，为学生后续发展奠定必要的基础；满足以学生为中心而开展的各种教学方法的需要，充分发挥学生的主观能动性。

4.遵循规律，注重"三基""五性"

遵循教材规律。针对普通高等医学院校本科医学类专业教学需要，教材内容应注重"三基"（基本知识、基础理论、基本技能）、"五性"（思想性、科学性、先进性、启发性、适用性）；内容成熟、术语规范、文字精炼、逻辑清晰、图文并茂、易教易学；注意"适用性"，即以普通高等学校医学教育实际和学生接受能力为基准编写教材，满足多数院校的教学需要。

5.创新模式，提升学生能力

加强"三基"训练，着力提高学生分析问题和解决问题的能力。在不影响教材主体内容的基础上要保留"案例引导""学习目标""知识链接""目标检测"模块，去掉知识拓展模块。进一步优化各模块的内容，培养学生理论联系实践的实际操作能力、创新思维能力和综合分析能力；增强教材的可读性和实用性，培养学生学习的自觉性和主动性。

6.丰富资源，优化增值服务内容

搭建与教材配套的中国医药科技出版社在线学习平台"医药大学堂"（数字教材、教学课件、图片、视频、动画及练习题等），实现教学信息发布、师生答疑交流、学生在线测试、教学资源拓展等功能，促进学生自主学习。

本套教材凝聚了省属院校高等教育工作者的集体智慧，体现了凝心聚力、精益求精的工作作风，谨此向有关单位和个人致以衷心的感谢！

尽管所有参与者尽心竭力、字斟句酌，教材仍然有进一步提升的空间，敬请广大师生提出宝贵意见，以便不断修订完善！

普通高等医学院校五年制临床医学专业第二轮教材

建设指导委员会名单

主 任 委 员　樊代明

副主任委员　（以姓氏笔画为序）

于景科（济宁医学院）　　　　　王金胜（长治医学院）

吕雄文（安徽医科大学）　　　　朱卫丰（江西中医药大学）

杨　柱（贵州中医药大学）　　　吴开春（第四军医大学）

何　涛（西南医科大学）　　　　何清湖（湖南医药学院）

宋晓亮（长治医学院）　　　　　郑金平（长治医学院）

唐世英（承德医学院）　　　　　曾　芳（成都中医药大学）

委 　 员　（以姓氏笔画为序）

于俊岩（长治医学院附属和平　　于振坤（南京医科大学附属南京

　　　　医院）　　　　　　　　　　　　明基医院）

马　伟（山东大学）　　　　　　丰慧根（新乡医学院）

王　玖（滨州医学院）　　　　　王伊龙（首都医科大学附属北京天坛医院）

王旭霞（山东大学）　　　　　　王育生（山西医科大学）

王桂琴（山西医科大学）　　　　王雪梅（内蒙古医科大学附属医院）

王勤英（山西医科大学）　　　　艾自胜（同济大学）

叶本兰（厦门大学医学院）　　　付升旗（新乡医学院）

朱金富（新乡医学院）　　　　　任明姬（内蒙古医科大学）

刘春扬（福建医科大学）　　　　闫国立（河南中医药大学）

江兴林（湖南医药学院）　　　　孙国刚（西南医科大学）

孙思琴（山东第一医科大学）　　李永芳（山东第一医科大学）

李建华（青海大学医学院）　李春辉（中南大学湘雅医学院）

杨　征（四川大学华西口腔医学院）　杨少华（桂林医学院）

杨军平（江西中医学大学）

邱丽颖（江南大学无锡医学院）　何志巍（广东医科大学）

邹义洲（中南大学湘雅医学院）　张　闻（昆明医科大学）

张　敏（河北医科大学）　张　燕（广西医科大学）

张秀花（江南大学无锡医学院）　张晓霞（长治医学院）

张喜红（长治医学院）　陈万金（福建医科大学附属第一医院）

陈云霞（长治医学院）　陈礼刚（西南医科大学）

武俊芳（新乡医学院）　林友文（福建医科大学）

林贤浩（福建医科大学）　明海霞（甘肃中医药大学）

罗　兰（昆明医科大学）　周新文（华中科技大学基础医学院）

郑　多（深圳大学医学院）　单伟超（承德医学院）

赵幸福（南京医科大学附属无锡精神卫生中心）　郝少峰（长治医学院）

郝岗平（山东第一医科大学）

胡　东（安徽理工大学医学院）　姚应水（皖南医学院）

夏　寅（首都医科大学附属北京天坛医院）　夏超明（苏州大学苏州医学院）

高凤敏（牡丹江医学院）

郭子健（江南大学无锡医学院）　郭崇政（长治医学院）

郭嘉泰（长治医学院）　黄利华（江南大学附属无锡五院）

曹玉萍（中南大学湘雅二医院）　曹颖平（福建医科大学）

彭鸿娟（南方医科大学）　韩光亮（新乡医学院）

韩晶岩（北京大学医学部）　游言文（河南中医药大学）

数字化教材编委会

主　编　王勤英　黄利华
副主编　李　红　黄　燕
编　者　(以姓氏笔画为序)
　　　　马　臻 (内蒙古医科大学附属医院)
　　　　王勤英 (山西医科大学第一医院)
　　　　刘祥忠 (烟台市奇山医院)
　　　　李　红 (南方医科大学顺德医院)
　　　　邱源旺 (江南大学附属无锡五院)
　　　　张国民 (承德医学院附属医院)
　　　　邵凌云 (复旦大学附属华山医院)
　　　　郝彦琴 (山西医科大学第一医院)
　　　　郜玉峰 (安徽医科大学第一附属医院)
　　　　徐京杭 (北京大学第一医院)
　　　　黄　燕 (中南大学湘雅医院)
　　　　黄利华 (江南大学附属无锡五院)
　　　　章益民 (浙江大学医学院附属第一医院)
　　　　程勇前 (中国人民解放军总医院第五医学中心)
　　　　谭友文 (镇江市第三人民医院)

PREFACE 前　言

随着医学生教育模式的改革，病原菌的变迁和某些传染病发病率逐渐下降以及部分新发传染病不断出现，《传染病学》教材也必须不断更新，才能满足新形势下医学生学习的需求。

本教材在修订过程中，将立德树人、发展素质教育的根本任务贯穿编写全过程，以本套教材编写的总体思路和原则为指导，以全科医学为基础，以强化医学生职业道德、医学人文素养教育和临床实践能力培养为核心，紧密结合医疗卫生行业要求和社会用人需求，以满足培养应用型、技能型临床医学人才需要为目的。

参与本教材编写的 15 位编者来自全国 11 个省市 13 所著名高等医学院校，临床、教学经验非常丰富，且都有丰富的教材编写经历。

在本教材的编写过程中，我们总结和汲取第一版教材的编写经验，参考了国内外传染病学、内科学、微生物学等教材，并根据学科的最新进展及时更新了相关内容。考虑到学科的交叉以及近年来传染病疾病谱的变迁情况等，并充分考虑全国范围的代表性和适用性，对教材的病种进行调整；为增强教材的实用性和可读性，对有利于临床诊断、治疗的相关内容进行进一步细化与条理化，力求使整本教材合理、系统、完整，以利于学生对传染病学的整体学习与理解。为培养学生理论联系实际以及分析问题、解决问题的能力（包括临床思维能力和综合分析能力），增强教材的实用性和可读性，提升学生学习的自觉性和主动性，在不影响教材主体内容的前提下，引入"学习目标""知识链接""案例讨论""目标检测""本章小结"模块。

本教材的编写遵循"三基""五性""三特定"的编写原则，与国家执业医师资格考试和职称考试相对接，与住院医师规范化培训相结合，融入行业发展的新知识、新技术、新方法，体现学科发展的前沿，适当拓宽知识面，旨在为学生后续的学习奠定基础。本教材符合临床医学思维，突出传染病专业特色，内容全面，可供普通高等医学院校临床医学、基础医学、预防医学、口腔医学、麻醉学、医学影像学、法医学等专业五年制本科及规培学生使用，也可作为临床各科医师尤其是传染病专科医师的重要参考用书。

为提升教学效率，促进学生自主学习及以问题为导向的学习（PBL 教学），本教材搭载"医药大学堂"智能化教学服务平台，配有电子教材、教学配套资源（PPT、微课、视频、图片等）、题库系统、数字化教学服务（在线教学、在线作业、在线考试），使教学资源更加丰富和多样化，更好地实现教学内容发布、学生在线测试、教学资源拓展等功能。

由于编者水平所限，教材中难免存在疏漏和不足之处，恳请专家和读者谅解与赐教，以便再版时修正，非常感谢！

编　者

2023 年 5 月

目　录 CONTENTS

第一章　总　论

　　传染病（communicable diseases）是由病原微生物和寄生虫感染人体后产生的有传染性的疾病。病原微生物包括朊毒体、病毒、立克次体、细菌、真菌和螺旋体等，人体寄生虫包括原虫和蠕虫。上述病原体引起的疾病均属于感染性疾病（infectious diseases），但感染性疾病不一定有传染性，有传染性的疾病才称为传染病，它可在人群中传播并造成流行。

　　传染病学是研究传染病和寄生虫病在人体内、外环境中发生、发展、传播和防治规律的学科，其重点在于研究这些疾病的流行病学、发病机制、临床表现、诊断、鉴别诊断、治疗方法和预防措施，以求达到防治结合的目的。

第一节　感染与免疫

一、感染的概念

　　感染（infection）是病原体对人体的一种寄生过程。在漫长的进化过程中，有些寄生物与人体宿主之间达到了互相适应、互不损害对方的共生状态（commensalism），例如肠道中的大肠埃希菌和某些真菌。但这种平衡是相对的，当某些因素导致宿主的免疫功能受损（如艾滋病）或机械损伤使寄生物离开其固有寄生部位而到达其不习惯寄生的部位，如大肠埃希菌进入腹腔或泌尿道时，平衡不复存在，进而引起宿主的损伤，则可产生机会性感染（opportunistic infection）。

　　大多数病原体与人体宿主之间是不适应的，因而引起双方之间的斗争，由于适应程度不同，双方斗争的后果也各异，从而产生各种不同的感染谱（infection spectrum），即感染过程中各种不同的表现。临床表现明显的感染性疾病不过是各种不同感染过程的表现之一，而不是全部。

二、传染病感染过程的各种表现

　　病原体（pathogens）通过各种途径进入人体后，就开始了感染过程。感染后的表现主要取决于病原体的致病力和机体的免疫功能，也与来自外界的干预如药物、劳累、放射治疗等因素有关。

（一）病原体被清除（elimination of pathogen）

　　病原体进入人体后，可被处于机体防御第一线的非特异性免疫屏障如胃酸所清除（如霍乱弧菌），也可以由事先存在于体内的特异性被动免疫（来自母体或人工注射的抗体）所中和，或被特异性主动免疫（通过预防接种或感染后获得的免疫）所清除。

（二）隐性感染（covert infection）

隐性感染又称为亚临床感染（subclinical infection），是指病原体侵入人体后，仅引起机体产生特异性的免疫应答，不引起或只引起轻微的组织损伤，因而在临床上不显出任何症状、体征甚至生化改变，只能通过免疫学检查才能发现。在大多数传染病（如脊髓灰质炎和流行性乙型脑炎）中，隐性感染是最常见的表现，其数量远远超过显性感染（10倍以上）。隐性感染过程结束以后，大多数人获得不同程度的特异性主动免疫，病原体被清除；少数人转变为病原携带状态，病原体持续存在于体内，成为无症状携带者，如伤寒、细菌性痢疾、乙型肝炎等。

（三）显性感染（overt infection）

显性感染又称为临床感染（clinical infection），是指病原体侵入人体后，不但引起机体产生免疫应答，而且通过病原体本身的作用或机体的变态反应导致组织损伤，引起病理改变和临床表现。在大多数感染性疾病中，显性感染只占全部受感染者的一小部分。在少数感染性疾病（如麻疹、天花）中，大多数感染者表现为显性感染。显性感染过程结束后，病原体可被清除，而感染者获得持久免疫（如伤寒、麻疹等），不易再感染。有些传染病（如细菌性痢疾）的感染者，其病后免疫并不持久，容易再受感染而发病。小部分显性感染者则转变为病原携带者，称恢复期携带者。

（四）病原携带状态（carrier state）

病原携带状态按病原体种类的不同，分为带病毒者、带菌者与带虫者等。按其发生于显性或隐性感染之后，分为恢复期携带者与慢性携带者，发生于显性感染临床症状出现之前者称为潜伏期携带者。按其携带病原体持续时间的长短，分为急性与慢性携带者。一般而言，若其携带病原体的持续时间短于3个月，称急性携带者；若长于3个月，则称慢性携带者。对乙型肝炎病毒感染来说，超过6个月才算慢性携带者。所有病原携带者都有一个共同特点：既不显出临床症状，又能排出病原体。因此，许多传染病如伤寒、痢疾、霍乱、白喉、流行性脑脊髓膜炎和乙型肝炎的感染者可成为重要的传染来源。但并非所有传染病都有病原携带者，如麻疹和流感，病原携带者极为罕见。

（五）潜伏性感染（latent infection）

病原体感染人体后，寄生在机体的某些部位，由于机体免疫功能足以将病原体局限化而不引起显性感染，但又不足以将病原体清除，病原体便可在体内长期潜伏下来，个体成为携带者，待机体免疫功能降低时，才引起显性感染。常见的潜伏性感染有单纯疱疹、带状疱疹、疟疾、结核等。潜伏性感染期间，病原体一般不排出体外，不构成传染源，这是与病原携带状态的不同之处。潜伏性感染并不是在每一种感染性疾病中都存在。

上述感染的5种表现形式在不同的感染性疾病中各有侧重。一般来说，隐性感染最常见；病原携带状态次之；显性感染所占比重最低，但是一旦出现，则容易识别。这5种表现形式并不是一成不变的，在一定条件下可相互转变。

三、传染病感染过程中病原体的作用

病原体侵入人体后能否引起疾病，取决于病原体的致病能力和机体的防御能力这两个因素。致病能力包括以下几个方面。

（一）侵袭力（invasiveness）

侵袭力是指病原体侵入机体并在体内生长、繁殖、扩散的能力。有些病原体可直接侵入人体，如钩端螺旋体和血吸虫尾蚴等；有些病原体则需经过呼吸道或消化道黏膜进入人体，病原体先黏附于肠黏膜或支气管黏膜表面，进一步侵入组织细胞，产生毒素，引起病变，如霍乱弧菌、伤寒沙门菌、志贺菌属、结核杆菌等；病毒则通常通过与细胞表面的受体结合而进入细胞，引起组织病变；有些病原体的侵袭力较弱，必须通过伤口才能进入人体，如破伤风梭菌、狂犬病毒等。

（二）毒力（virulence）

毒力包括毒素和其他毒力因子。毒素包括外毒素（exotoxin）和内毒素（endotoxin）。能产生外毒素的病原体以白喉棒状杆菌、破伤风梭菌和霍乱弧菌等为代表，能释放内毒素的病原体以伤寒沙门菌、志贺菌属等为代表。外毒素通过与靶器官的受体结合，进入细胞而起作用。内毒素通过激活单核-巨噬细胞，释放细胞因子而起作用。其他毒力因子中，有些具有穿透能力（如钩虫丝状蚴），有些具有侵袭能力（如志贺菌属），有些具有溶组织能力（如溶组织内阿米巴原虫）。许多细菌能分泌一种抑制其他细菌生长的细菌素（bacteriocin），亦是一种毒力因子，该因子有利于自身的生长和繁殖。

（三）数量（amount）

在同一种传染病中，入侵病原体的数量一般与致病能力成正比。但在不同传染病中，能引起疾病发生的最低病原体数量差别很大，如在伤寒沙门菌需 10 万个菌体，而在志贺菌属则仅需 10 个菌体就能致病。

（四）变异性（variability）

病原体可因环境或遗传等因素而产生变异。一般来说，在人工培养多次传代的环境下，可使病原体的致病力减弱，如卡介苗（BCG）；在宿主之间反复传播引起的变异，可使致病力增强，如肺鼠疫等。病原体的抗原变异可逃避机体的特异性免疫作用而继续引起疾病，如流行性感冒病毒、丙型肝炎病毒和人类免疫缺陷病毒等。

四、传染病感染过程中免疫应答的作用

机体的免疫应答对感染过程的表现和转归起着重要的作用。免疫应答可分为有利于机体抵抗病原体入侵与破坏的保护性免疫应答和促进病理生理过程及组织损伤的变态反应两大类。保护性免疫应答又分为非特异性与特异性免疫应答两类。变态反应都是特异性免疫应答。

（一）非特异性免疫（nonspecific immunity）

非特异性免疫是机体对进入体内的异物的一种清除机制。它不牵涉对抗原的识别和二次免疫应答的增强。对机体来说，病原体也是一种异物，因而也属于非特异性免疫清除的范围。

1. 天然屏障 包括：外部屏障，即皮肤、黏膜及其分泌物（如溶菌酶、气管黏膜上的纤毛）；内部屏障，如血-脑屏障和胎盘屏障等。

2. 吞噬作用 单核-吞噬细胞系统包括血液中游走的大单核细胞以及肝、脾、淋巴结及骨髓中固定的吞噬细胞和各种粒细胞（尤其是中性粒细胞），这些都具有非特异的吞噬功能，可清除体液中的颗粒状病原体。

3. 体液因子 包括存在于体液中的补体、溶菌酶（lysozyme）、纤连蛋白（fibronectin）和各种细胞因子（cytokines）。细胞因子是主要由单核-巨噬细胞和淋巴细胞被激活以后释放的激素样肽类物质。这些体液因子能直接或通过免疫调节作用来清除病原体。与非特异性免疫应答有关的细胞因子有：白细胞介素（interleukin）1~6、肿瘤坏死因子（tumor necrosis factor – α, TNF – α）、γ 干扰素（interferon – γ, IFN – γ）、粒细胞-巨噬细胞集落刺激因子（GM – CSF）等。

（二）特异性免疫（specific immunity）

特异性免疫是指由于对抗原特异性识别而产生的免疫。不同病原体所具有的抗原绝大多数是不相同

的，故特异性免疫通常只针对一种病原体。感染后的免疫都是特异性免疫，而且是主动免疫，通过细胞免疫（cell - mediated immunity）和体液免疫（humoral immunity）的相互作用来产生免疫应答，分别由T淋巴细胞与B淋巴细胞介导。

1. 细胞免疫 致敏T淋巴细胞与相应抗原再次相遇时，通过细胞毒性和淋巴因子来杀伤病原体及其所寄生的细胞。在细胞内寄生的细菌（如结核杆菌、伤寒沙门菌）、病毒（如麻疹病毒、疱疹病毒）、真菌（如念珠菌、隐球菌）和立克次体等感染中，细胞免疫起重要作用。T细胞还具有调节体液免疫的功能。

T淋巴细胞按其表面抗原可分为$CD4^+$T淋巴细胞和$CD8^+$T淋巴细胞两个主要亚群。T细胞被激活后，可介导3大功能：①辅助和促进其他细胞的免疫功能，由$CD4^+$T淋巴细胞来完成；②抑制其他细胞的免疫功能；③杀伤靶细胞。后两项由$CD8^+$T淋巴细胞来完成。$CD4^+$T淋巴细胞和$CD8^+$T淋巴细胞的功能也可能互相重叠。$CD4^+$T淋巴细胞能识别表达HLA - Ⅱ类抗原的细胞，$CD8^+$T淋巴细胞则能识别表达HLA - Ⅰ类抗原的细胞。

大颗粒淋巴细胞（LGL）又名无标记细胞或K细胞，是淋巴细胞的一个亚群，其胞质含嗜天青颗粒，占外周血淋巴细胞的5%～10%。细胞表面有免疫球蛋白Fc段的受体，能介导抗体依赖性细胞毒作用（ADCC）和天然杀伤细胞（natural killer cell，NK cell）的作用。后者不需要事先由抗原致敏，也不依赖抗体的参与，在免疫监督方面具有重要作用。

淋巴因子活化杀伤（LAK）细胞是NK细胞的一种，可在体外或体内产生高水平IL - 2而发挥杀伤靶细胞的作用。

2. 体液免疫 致敏B淋巴细胞受抗原刺激后，即转化为浆细胞并产生能与相应抗原结合的抗体，即免疫球蛋白（immunoglobulin，Ig）。由于不同抗原产生不同的免疫应答，抗体又可分为抗毒素、抗菌性抗体、中和（病毒的）抗体、调理素（opsonin），即促进吞噬作用的抗体、促进NK细胞的抗体、抑制黏附作用的抗体等。抗体主要作用于细胞外的微生物。在化学结构上，Ig可分为IgG、IgA、IgM、IgD和IgE 5类，各具不同功能。在感染过程中，IgM首先出现，但持续时间不长，是近期感染的标志。IgG临近恢复期出现，并持续较长时期。IgA主要是呼吸道和消化道黏膜上的局部抗体。IgE则主要作用于入侵的原虫和蠕虫。

第二节 传染病的发病机制

一、传染病的发生与发展

传染病的发生与发展有一个共同的特点，就是疾病发展的阶段性。发病机制的阶段性与临床表现的阶段性大多是互相吻合的，但有时并不相符，例如伤寒第1次菌血症时还未出现症状，第4周体温下降时肠壁溃疡还未愈合。

（一）入侵门户

病原体的入侵门户与发病机制密切相关，入侵门户适当，病原体才能定居、繁殖引起病变。如志贺菌属和霍乱弧菌都必须经口感染，破伤风梭菌必须经伤口感染，才能引起病变。

（二）机体内定位

病原体入侵成功并取得立足点后，或者在入侵部位繁殖、分泌毒素，在远离入侵部位引起病变（如白喉和破伤风），或者进入血液循环、再定位于某一脏器（靶器官）引起该脏器的病变（如流行性脑脊髓膜炎和病毒性肝炎），或者经过一系列的生活史阶段，最后在某脏器中定居（如蠕虫病），每个感染性疾病都有其本身的规律。

（三）排出途径

排出病原体的途径称为排出途径，是患者、病原携带者和隐性感染者有传染性的重要因素。有些病原体的排出途径是单一的，如志贺菌属只通过粪便排出；有些是多个的，如脊髓灰质炎病毒既通过粪便又能通过飞沫排出；有些病原体则存在于血液中，等待虫媒叮咬或输血、注射才离开人体（如疟疾）。病原体排出体外的持续时间有长有短，因而不同传染病有不同的传染期。

二、组织损伤的发生机制

组织损伤和功能受损是疾病发生的基础。在感染性疾病中，导致组织损伤发生的方式有以下 3 种。

（一）直接损伤（direct damage）

病原体借助其机械运动及所分泌的酶可直接破坏组织（如溶组织内阿米巴滋养体），或通过细胞病变而使细胞溶解（如脊髓灰质炎病毒），或通过诱发炎症过程而引起组织坏死（如鼠疫）。

（二）毒素作用（action of the toxin）

有些病原体能分泌毒力很强的外毒素，可选择性损害靶器官或引起功能紊乱。革兰阴性杆菌裂解后产生的内毒素则可激活单核 – 巨噬细胞分泌 TNF - α 和其他细胞因子，导致发热、休克及弥散性血管内凝血（DIC）等现象。

（三）免疫机制（immunity mechanism）

许多传染病的发病机制与免疫应答有关。有些传染病能抑制细胞免疫（如麻疹）或直接破坏 T 淋巴细胞（如艾滋病），更多的病原体则通过变态反应来导致组织损伤，其中以Ⅲ型（免疫复合物）反应及Ⅳ型（细胞介导）反应最为常见。免疫介导的发病机制又称为免疫发病机制（immunopathogenesis）。

三、重要的病理生理变化

（一）发热（fever）

发热是感染性疾病的一个重要临床表现，但并非其特有的表现，炎症、肿瘤和免疫介导的疾病亦可引起发热。当机体发生感染、炎症、损伤或受抗原刺激时，外源性致热原（病原体及其产物、免疫复合物、异性蛋白、大分子化合物等）作用于单核 – 吞噬细胞系统，使之释放内源性致热原。内源性致热原通过血液循环到达第三脑室周围的终板血管器（organum vasculosum of lamina terminalis，OVLT），与毛细血管内皮细胞相互作用而产生大量前列腺素 E_2（PGE_2），后者作用于下丘脑的体温调节中枢，提高衡温点，使产热超过散热而引起体温升高。同时，下丘脑触发肌肉频繁收缩而产生更多的热量，临床上表现为寒战。

（二）急性期改变

感染、创伤、炎症等过程可诱发一系列宿主应答，伴有特征性的代谢改变。应答往往出现于感染或创伤的几小时或几日之后，故称急性期改变，但有些改变也可见于慢性病。

1. 蛋白代谢　肝脏合成一系列急性期蛋白质，其中 C 反应蛋白是急性感染的重要指标。血浆中糖蛋白和球蛋白浓度的升高是红细胞沉降率升高的主要原因。与此相反，肝脏合成白蛋白却减少。由于糖异生作用和能量消耗的增加，肌肉蛋白分解，可导致消瘦。

2. 糖代谢　葡萄糖生成加速，导致血糖升高，糖耐量短暂下降，这与糖异生作用加速及内分泌的影响有关。在新生儿及营养不良患者，或者肝功能衰竭患者，糖异生作用也可下降而导致血糖下降。

3. 水电解质代谢　急性感染时，钠和氯因出汗、呕吐或腹泻而丢失，加上抗利尿激素分泌增加，尿量减少，水分潴留而导致低钠血症，至恢复期才出现利尿。钾的摄入减少和排出增加，导致钾的负平衡。

4. 内分泌改变　在急性感染早期，随着发热开始，由促肾上腺皮质激素（adrenocorticotrophic hormone，ACTH）所介导分泌的糖皮质激素和类固醇在血液中浓度即增高，其中，糖皮质激素水平可高达正常时的 5 倍。但在败血症并发肾上腺出血时，则可导致糖皮质激素分泌不足或者停止。

第三节　传染病的流行过程及影响因素

传染病的流行过程就是传染病在人群中发生、发展和转归的过程。流行过程的发生需要 3 个基本条件，即传染源、传播途径和易感人群。流行过程本身又受社会因素和自然因素的影响。

一、流行过程的基本条件 🅔微课1

（一）传染源（source of infection）

传染源是指病原体已在体内生长繁殖并能将其排出体外的人和动物。传染源包括以下 4 个方面。

1. 患者　急性患者可通过咳嗽、呕吐、腹泻等促进病原体扩散；慢性患者可长期排出病原体；轻型患者数量多而不易被发现。不同传染病的患者，其流行病学意义各不相同。

2. 隐性感染者　在某些传染病（如脊髓灰质炎）中，隐性感染者在病原体被清除前是重要的传染源。

3. 病原携带者　慢性病原携带者可长期排出病原体，在某些传染病（如伤寒、细菌性痢疾）中有重要的流行病学意义。

4. 受感染的动物　某些动物间的传染病如狂犬病、鼠疫等也可传给人类，引起严重疾病。还有一些传染病如血吸虫病，动物储存宿主是传染源的一部分。

（二）传播途径（route of transmission）

病原体离开传染源后，到达另一个易感者的途径，称传播途径。一种传染病可以有多种传播途径。

1. 呼吸道传播　病原体存在于空气中的飞沫或气溶胶内，易感者吸入时获得感染，如麻疹、流行性脑脊髓膜炎、腮腺炎等。

2. 消化道传播　病原体污染食物、水源或食具，易感者于进食时获得感染，如伤寒、细菌性痢疾等。

3. 接触传播　易感者与被病原体污染的手、用具、玩具、土壤等接触时被感染，又称日常生活接触传播，如白喉、手足口病、破伤风等。

4. 虫媒传播　易感者被感染病原体的吸血节肢动物（蚊虫、白蛉、恙螨等）叮咬时获得感染，如疟疾、斑疹伤寒、流行性乙型脑炎等。

5. 血液、体液传播　易感者通过输注有病原体感染者的血制品或接触其体液（如性交、分娩等）而导致感染，如丙型病毒性肝炎、艾滋病等。

（三）易感人群（susceptible population）

对某一传染病缺乏特异性免疫力的人群称为易感人群。易感人群在某一特定人群中的比例决定该人群的易感性。易感者在人群中的比例达到一定水平时，如果又有传染源和合适的传播途径，则传染病的流行很容易发生。某些病后免疫力很稳固的传染病（如麻疹），经过一次流行之后，要等待几年，当易感者比例再次上升至一定水平的，才发生另一次流行，这种现象称为流行的周期性。在普遍推行人工自动免疫的干预下，可把易感者比例降至最低，就能使传染病的流行不再发生。

二、影响流行过程的因素

（一）自然因素

自然环境中的各种因素，包括地理、气象和生态等条件，对流行过程的发生和发展有着重要的影响。寄生虫病和虫媒传染病对自然条件的依赖性尤为明显。传染病的地区性和季节性与自然因素有密切关系，如我国北方有黑热病地方性流行区、南方有血吸虫病地方性流行区、流行性乙型脑炎的严格夏秋季发病分布都与自然因素有关。自然因素可直接影响病原体在外界环境中的生存能力，如钩虫病少见于干旱地区；也可通过降低机体的非特异性免疫力来促进流行过程的发展，如寒冷可减弱呼吸道抵抗力、炎热可减少胃酸的分泌等。某些自然生态环境为传染病在野生动物之间的传播创造了良好条件，如鼠疫、恙虫病、钩端螺旋体病等，人类进入这些地区时亦可受感染，称自然疫源性传染病或人兽共患病（zoonosis）。

（二）社会因素

社会因素包括社会制度、经济、生活条件及文化水平等，对传染病流行过程有决定性的影响。社会因素对传播途径的影响是最为显而易见的。钉螺的消灭、饮水卫生、粪便处理的改善，使血吸虫病、霍乱、钩虫病等得到控制就是最好的证明。我国通过改造自然、改变原来有利于传染病流行的生态环境，有效防治了部分自然疫源性传染病，说明社会因素又可作用于自然因素而影响流行过程。但人口流动、生活方式的改变和环境污染等有可能使某些传染病的发病率明显上升，应引起重视。

第四节　传染病的特征

一、基本特征 　ⓔ 微课 2

传染病与其他疾病的主要区别在于具有以下 4 个基本特征，但对这些基本特征不要孤立地而应综合地加以考虑。

（一）有病原体（pathogen）

每一种传染病都是由特异性病原体所引起的，包括微生物与寄生虫。在历史上，许多传染病（如霍乱、伤寒）都是先认识其临床和流行病学特征，然后才认识其病原体的。目前还有一些传染病的病原体仍未能被充分认识。

（二）有传染性（infectivity）

这是传染病与其他感染性疾病的主要区别。传染性意味着病原体能通过某种途径感染他人。例如耳源性脑膜炎和流行性脑脊髓膜炎，在临床上都表现为化脓性脑膜炎，但前者无传染性，无须隔离，后者则有传染性，必须隔离。传染病患者有传染性的时期称为传染期，在每一种传染病中都相对固定，可作为隔离患者的依据之一。

（三）有流行病学特征（epidemiologic feature）

传染病的流行过程在自然和社会因素的影响下，表现出各种特征。这些特征在质的方面有外来性和地方性之分。前者指在国内或地区内原来不存在而从国外或外地传入的传染病，如霍乱；后者指在一些特定的自然或社会条件下，在某些地区持续发生的传染病，如血吸虫病。这些特征在量的方面有散发性、流行和大流行之分。散发性发病（sporadic occurrence）是指某传染病处于某地近年来发病率的一般水平；当其发病率水平显著高于一般水平时，称流行（epidemic）；某传染病的流行范围甚广，超出国界或洲界时，称大流行（pandemic）。传染病病例发病时间的分布高度集中于一个短时间之内者称为暴发流行（epidemic outbreak）。传染病发病率在时间上（季节分布）、空间上（地区分布）、不同人群（年龄、性别、职业）中的分布也是流行病学特征。

（四）有感染后免疫（postinfection immunity）

人体感染病原体后，无论是显性或隐性感染，都能产生针对病原体及其产物（如毒素）的特异性免疫。保护性免疫可通过抗体（抗毒素、中和抗体等）检测而获知。感染后免疫属于主动免疫，通过抗体转移而获得的免疫属于被动免疫。感染后免疫的持续时间在不同传染病中有很大差异。一般来说，病毒性传染病（如麻疹、脊髓灰质炎、流行性乙型脑炎等）的感染后免疫持续时间最长，往往保持终身，但有例外（如流感）。细菌、螺旋体、原虫性传染病（如细菌性痢疾、阿米巴病、钩端螺旋体病等）的感染后免疫持续时间通常较短，仅为数月至数年，也有例外（如伤寒、布鲁菌病等）。蠕虫病感染后通常不产生保护性免疫，因而往往产生重复感染（如血吸虫病、钩虫病、蛔虫病等）。

二、临床特征

（一）病程发展具有阶段性

急性传染病的发生、发展和转归通常分为 4 个阶段。

1. 潜伏期（incubation period） 从病原体侵入人体至开始出现临床症状的时期，称潜伏期。每一种传染病的潜伏期都有一个范围（最短、最长），并呈常态分布，是检疫工作观察、留验接触者的重要依据（参阅附录一）。潜伏期通常相当于病原体在体内繁殖、转移、定位、引起组织损伤和功能改变而导致临床症状出现之前的整个过程。因此，潜伏期的长短一般与病原体感染的量成反比。如果主要由毒素引起病理生理改变，则潜伏期与毒素产生和播散所需时间有关。如细菌性食物中毒，毒素在食物中已预先生成，则潜伏期可短至数小时。

2. 前驱期（prodromal period） 从起病至症状明显开始为止的时期，称前驱期。前驱期的临床表现通常是非特异性的，如头痛、发热、疲乏、食欲不振、肌肉酸痛等，为许多传染病所共有，一般持续1~3 日。起病急骤者，则无前驱期。

3. 症状明显期（period of apparent manifestation） 急性传染病患者度过前驱期后，在某些传染病（如脊髓灰质炎、流行性乙型脑炎等）中，大部分患者随即转入恢复期，临床上称顿挫型（abortive type），仅少部分转入症状明显期。某些传染病（如麻疹）患者则绝大多数转入症状明显期。在此期间，该传染病所特有的症状和体征通常都获得充分表达，如具有特征性的皮疹、肝与脾肿大以及脑膜刺激征、黄疸等。

4. 恢复期（convalescent period） 机体免疫力增长至一定程度，体内病理生理过程基本终止，患者症状及体征基本消失，临床上称恢复期。在此期间，体内可能还有残余病理改变（如伤寒）或生化改变（如病毒性肝炎），病原体还未完全清除（如霍乱、细菌性痢疾），许多患者的传染性还要持续一段时间，但食欲和体力均逐渐恢复，血清中的抗体效价亦逐渐上升至最高水平。

5. 复发（relapse）与再燃（recrudescence） 有些传染病患者进入恢复期后，已稳定热退一段时间，由于潜伏于组织内的病原体再度繁殖至一定程度，初发病的症状再度出现，称复发，见于伤寒、疟疾、细菌性痢疾等疾病。有些患者在恢复期，体温未稳定下降至正常，又出现发热，称再燃。

6. 后遗症（sequela） 传染病患者在恢复期结束后，机体功能仍长期未能复常者，称后遗症，多见于中枢神经系统传染病如脊髓灰质炎、脑炎、脑膜炎等。

（二）常见的症状与体征

1. 发热 大多数传染病都可引起发热。热度、热程、热型对传染病的诊断与鉴别诊断都有非常重要的临床意义。

（1）热度 体温通常包括口温、肛温和腋下温度。以口温为标准，发热的程度可分为：①低热，37.5～38℃；②中度发热，38～39℃；③高热，39～41℃；④超高热，41℃以上。

（2）传染病的发热过程 可分为3个阶段。①体温上升期：体温可骤然上升至39℃以上，通常伴有寒战，见于疟疾等；亦可缓慢上升，呈梯形曲线，见于伤寒等。②极期：体温上升至一定高度，然后持续数日至数周。③体温下降期：体温可缓慢下降，几日后降至正常，如伤寒；亦可在1日之内降至正常，如间日疟和败血症，此时多伴有大量出汗。

（3）常见的热型 见表1-1。

表1-1 常见热型及定义

热型	定义	常见疾病
稽留热 （sustained fever）	体温超过39℃，且24小时内体温波动相差不超过1℃	见于斑疹伤寒、伤寒极期等
弛张热 （remittent fever）	24小时内体温波动相差虽然超过1℃，但最低温度仍在正常温度以上	见于伤寒缓解期、流行性出血热、败血症等
间歇热 （intermittent fever）	24小时内体温波动于高热与正常温度之间	见于疟疾、败血症等
回归热 （relapsing fever）	高热持续数日后自行消退，但数日后高热重复出现在多次重复出现并持续数月之久时，称波状热（undulant fever）	见于回归热、布鲁菌病等
马鞍热 （saddle type fever）	发热数日，热退一日，再发热数日	见于登革热
不规则热 （irregular fever）	发热患者的体温曲线无一定规律	可见于流行性感冒、败血症等

2. 皮疹（rash，eruption） 许多传染病在发热的同时伴有皮疹，称发疹性感染。皮疹包括皮疹（外疹，exanthema）和黏膜疹（内疹，enanthema）两大类。皮疹的出现时间和先后次序对诊断和鉴别诊断具有重要参考价值。如水痘、风疹多发生于起病第1日，猩红热于起病第2日，天花于起病第3日，麻疹于起病第4日，斑疹伤寒于起病第5日，伤寒于起病第6日等，即发病第1～6日出疹的疾病按顺序可简单记为"水、猩、天、麻、斑、伤"，虽然都有例外。水痘的皮疹主要分布于躯干；天花的皮疹多分布于面部及四肢；麻疹有黏膜疹（科普利克斑，Koplik's spot），皮疹先出现于耳后、面部，然后向躯干、四肢蔓延等。皮疹的形态可分为4类。①斑丘疹（maculo-papular rash）：多见于麻疹、风疹、柯萨奇病毒及埃可病毒感染、EB病毒感染等病毒性传染病和伤寒、猩红热等。②出血疹（petechia）：多见于流行性出血热、登革出血热等病毒性传染病，斑疹伤寒、恙虫病等立克次体病和流行性脑脊髓膜炎、败血症等细菌感染。③疱疹或脓疱疹（vesiculo-pustular rash）：多见于水痘、天花、单纯疱疹、带状疱疹等病毒性传染病，立克次体、金黄色葡萄球菌败血症等。④荨麻疹（urticaria）：多见于血清病等。

3. 毒血症症状（toxemic symptoms） 病原体的各种代谢产物，包括细菌毒素在内，可引起除发热以外的多种症状，如疲乏、全身不适、厌食、头痛及肌肉、关节、骨骼疼痛等。严重者可有意识障碍、谵妄、脑膜刺激征、中毒性脑病、呼吸及外周循环衰竭（感染性休克）等表现，有时还可引起肝、肾功能损害等。不同传染病的毒血症症状轻重不同，患者毒血症症状的轻重对传染病有鉴别诊断意义，如伤寒的毒血症症状较重，而布鲁菌病则毒血症症状轻等。

4. 单核－吞噬细胞系统反应 在病原体及其代谢产物的作用下，单核－吞噬细胞系统可出现充血、增生等反应，临床上表现为肝、脾和淋巴结肿大。

（三）临床类型

根据临床过程的长短、轻重及临床特征，传染病可分为急性、亚急性、慢性，轻型、中型、重型、暴发型，典型及非典型等。典型相当于中型或普通型；非典型则可轻可重，极轻者可照常工作，又称逍遥型（ambulatory type）。

第五节 传染病的诊断

传染病正确的早期诊断是有效治疗的先决条件，且为早期隔离患者所必需。传染病的诊断要综合分析以下3个方面的资料。

一、临床资料

全面而准确的临床资料来源于详尽的病史和全面的体格检查。起病方式有鉴别意义，必须加以注意。热型及伴随症状、腹泻、头痛、黄疸等症状都要从鉴别诊断的角度来加以描述。进行体格检查时，不要忽略有诊断意义的体征如玫瑰疹、焦痂、腓肠肌压痛、科普利克斑等。

二、流行病学资料

流行病学资料在传染病的诊断中占有重要地位。由于某些传染病在发病年龄、职业、季节及地区方面有高度选择性，考虑诊断时必须取得有关流行病学资料作为参考。掌握预防接种史和过去病史有助于了解患者免疫状况，当地或同一集体中传染病发生情况也有助于诊断。

三、实验室检查及其他检查

（一）一般实验室检查

一般实验室检查包括血液、大便、小便常规检查和生化检查。血液常规检查中，以白细胞计数和分类的用途最广。白细胞计数显著增多常见于化脓性细菌感染，如流行性脑脊髓膜炎、败血症和猩红热等。革兰阴性杆菌感染时白细胞计数往往升高不明显甚至减少，例如布鲁菌病、伤寒及副伤寒等。病毒性感染时白细胞计数通常减少或正常，如流行性感冒、登革热和病毒性肝炎等，但流行性乙型脑炎、狂犬病等除外。原虫感染时白细胞计数也常减少，如疟疾、黑热病等。蠕虫感染时嗜酸性粒细胞通常增多，如钩虫、血吸虫、肺吸虫感染等。嗜酸性粒细胞减少则常见于伤寒、流行性斑疹伤寒等。

尿常规检查有助于钩端螺旋体病和流行性出血热的诊断，大便常规检查有助于蠕虫病和感染性腹泻的诊断。

生化检查有助于病毒性肝炎的诊断。

（二）病原学检查

1. 病原体的直接检出 许多传染病可通过显微镜或肉眼检出病原体而确诊，例如从血液或骨髓涂片中检出疟原虫及利什曼原虫，从血液涂片中检出微丝蚴及回归热螺旋体，从大便涂片中检出各种寄生虫卵及阿米巴原虫等。血吸虫毛蚴经孵化法可用肉眼检出，绦虫节片也可在大便中用肉眼检出。

2. 病原体分离培养　细菌、螺旋体和真菌通常可用人工培养基分离培养，如伤寒沙门菌、志贺菌属、霍乱弧菌、钩端螺旋体、隐球菌等的感染。立克次体则需要动物接种或组织培养才能分离出来，如斑疹伤寒、恙虫病等。病毒分离一般需用组织培养，如登革热、脊髓灰质炎等。用以分离病原体的检验标本可采自血液、尿、粪、脑脊液、痰、骨髓、皮疹吸出液等。采集标本时应注意病程阶段、有无应用过抗微生物药物以及标本的保存与运送条件。

（三）分子生物学检测

1. 分子杂交　利用同位素^{32}P或生物素标记的分子探针，可以检出特异性的病毒核酸，如乙型肝炎病毒DNA；或检出特异性的毒素，如大肠杆菌肠毒素等。

2. 聚合酶链反应（polymerase chain reaction，PCR）　用于病原体核酸检测，能把标本中的DNA分子扩增一百万倍以上，如用于乙型肝炎病毒核酸检测，可显著提高灵敏度。逆转录聚合酶链反应（RT-PCR）则用于检测标本中的RNA，如用于检测丙型肝炎病毒核酸。原位聚合酶链反应（IS-PCR）可用于在组织中原位检出低拷贝的DNA。原位逆转录聚合酶链反应（IS-RT-PCR）可用于检测组织中的RNA。

（四）免疫学检查

应用已知抗原或抗体检测血清或体液中的相应抗体或抗原，是最常用的免疫学检查方法。若能进一步鉴定其抗体属于IgG或IgM型，则对近期感染或过去发生过的感染有鉴别诊断意义。免疫学检查还可用于判断受检者的免疫功能是否有缺损。

1. 特异性抗体检测　在传染病早期，特异性抗体在血清中尚未出现或滴度很低，而在恢复期或后期，抗体滴度有显著升高，故在急性期及恢复期用双份血清检测其抗体由阴性转为阳性或滴度升高4倍以上时有重要意义。过去感染过某病原体或曾接受预防接种者，再感染另一病原体时，原有抗体滴度亦可升高（回忆反应），但双份血清抗体滴度升高常在4倍以下，可资鉴别。特异性IgM型抗体的检出有助于现存或近期感染的诊断。

特异性抗体检测方法很多，凝集反应使用颗粒性抗原，常用于检测伤寒、副伤寒抗体（肥达反应）或与变形杆菌抗原起交叉反应的斑疹伤寒抗体（外斐反应）或布鲁菌抗体。沉淀反应使用可溶性抗原，进行琼脂扩散、对流免疫电泳等。补体结合反应利用抗原抗体复合物可结合补体而抑制溶血反应的原理，常用于病毒感染的诊断。中和反应应用中和抗体在动物或组织培养中可中和病毒的原理，常用于流行病学调查，以判断人群免疫力的组成。免疫荧光检查可在较短时间内检出抗体，具有快速诊断的作用。放射免疫测定（RIA）有灵敏度和特异性较高的优点，但设备条件要求较高。酶联免疫吸附测定（ELISA）则具有灵敏度高、操作简便、设备条件要求较低的优点，易于推广应用。

2. 特异性抗原检测　病原体特异性抗原的检测有助于在病原体直接分离培养不成功的情况下提供病原体存在的直接证据。其诊断意义往往较抗体检测更为可靠。例如在乙型肝炎病毒分离培养还未成功时，乙型肝炎表面抗原的检出即可为诊断提供明确根据。在化脓性脑膜炎及阿米巴肝脓肿时，特异性抗原检测对诊断也有很大帮助。

大多数用以检测抗体的方法都可用于检测抗原，其原理相同，仅方法有所改进。如ELISA和RIA也可用于检测血清中的肝炎病毒抗原，用免疫电镜法以已知抗体检测粪便中未知抗原来诊断轮状病毒感染等。

3. 免疫标记技术

（1）酶标记技术　①酶免疫检测（EIA）：以酶标记抗原或抗体，将抗原抗体的免疫反应与酶的高效催化作用有效结合，可特异性测定体液中微量抗体和抗原。②改良的 EIA 检测：如将常用的 EIA 载体——聚苯乙烯微孔反应板改为硝酸纤维素膜，建立斑点免疫结合测定法（RIBA），它的优点为所需抗原量小，仅需纳克（ng）水平的抗原。

（2）免疫荧光技术　采用荧光素标记的抗体球蛋白分子与相应抗原结合形成免疫复合物的原理，借助标记的荧光，在荧光显微镜下观察抗原的有无及其定位。

（3）放射免疫测定（RIA）　以定量的放射性同位素标记的抗原和待测的未标记抗原与抗体相作用，使这两种抗原与抗体竞争性结合，通过测定抗原抗体复合物和游离抗原的放射性强度，即可得出样品中待测抗原含量。

（4）非放射标记技术　如用酶标生物素或亲和素制成的 ABC－EIA 检测乙肝病毒标志物等，敏感性与放免法相当。

（5）印迹术　常用的印迹术有 DNA 印迹法（Southern blotting）、蛋白印迹法（Western blotting）、点印迹法（dot blotting）以及重组免疫印迹法（recombinant immunoblot assay，RIBA）。点印迹法可用于检测血清 HBV DNA，方法为直接加样于硝酸纤维膜上，再以标记探针直接杂交检测。

4. 皮肤试验　用特异性抗原做皮内注射，可通过皮肤反应了解受试者对该抗原的变态反应，常用于结核病和血吸虫病的流行病学调查。

5. 免疫球蛋白检测　血清免疫球蛋白浓度检测有助于判断体液免疫功能。降低者见于先天性免疫缺损疾患，升高者见于慢性肝炎、黑热病和艾滋病等。

6. T 细胞亚群检测　用单克隆抗体检测 T 细胞亚群可了解各亚群的 T 细胞数和比例，常用于艾滋病的诊断。

（五）其他检查

1. 内镜检查　对传染病诊断有帮助的各种内镜检查如下。

（1）纤维结肠镜　常用于诊断细菌性痢疾、阿米巴痢疾、真菌性肠炎、弯曲菌肠炎、耶尔森菌小肠结肠炎和血吸虫病等。

（2）纤维支气管镜　常用于诊断艾滋病并发肺孢子虫病和支气管淋巴结核病等。

2. 影像学检查　X 线检查常用于诊断肺结核和肺吸虫病。超声检查常用于诊断肝炎、肝硬化和肝脓肿等。计算机断层扫描（computerized tomography，CT）和磁共振成像（magnetic resonance imaging，MRI）常用于诊断脑脓肿和脑囊虫病等。

3. 活体组织检查（biopsy examination）　常用于下列传染病的诊断。

（1）各型慢性肝炎和肝硬化：肝活体组织标本用于病理组织学和分子生物学检测（如原位杂交和原位聚合酶链反应）对诊断病毒性肝炎的类型和发展阶段具有很重要的价值。

（2）各型结核病，如淋巴结结核、附睾结核、骨结核及软组织结核等。

（3）艾滋病并发卡波西肉瘤（Kaposis sarcoma）和其他淋巴瘤。

（4）各种寄生虫病，如裂头蚴病、并殖吸虫病和利什曼病等。

近年来随着医学的发展、检测技术的进步，各种系统生物学技术，包括基因组学（含表观遗传学）、转录组学、蛋白质组学、代谢组学、生物芯片技术、生物信息学技术以及一些新发展的成像技术和手段，已经应用于传染病的研究工作并逐渐应用于临床，并使病原体检测进一步向高通量、自动化、标准化的方向发展，使传染病的诊断做到精准。

⊕ **知识链接**

高通量测序技术

高通量测序技术近年来已经普遍应用于病原微生物检测、遗传病检测、肿瘤变异检测等。高通量测序能够一次对几十万至几百万条 DNA 分子进行序列测定，也称下一代测序技术（next generation sequencing，NGS）。同时高通量测序使得对一个物种的转录组和基因组进行细致全貌的分析成为可能，所以又称深度测序（deep sequencing）。在感染性疾病的临床应用中，对患者的体液或血液标本进行高通量测序，将测序结果与现有的微生物基因数据库逐一比对，可以迅速识别各类病原微生物，使病原学诊断时间缩短、诊断结果更加精确，解决了目前临床微生物检测的一大局限问题。

第六节　传染病的治疗

一、治疗原则

治疗传染病的目的不仅在于促进患者的康复，还在于控制传染源，防止传染病进一步传播。要坚持综合治疗的原则，即治疗、护理与隔离、消毒并重以及一般治疗、对症治疗与特效治疗并重的原则。

二、治疗方法

（一）一般及支持治疗

一般治疗包括隔离、护理和心理治疗。患者的隔离因其传播途径和病原体排出方式及时间的不同而异，并包括随时消毒在内。良好的护理对于保证患者处于一个舒适而卫生的环境、各项诊断和治疗措施的正确执行以及密切观察病情变化都具有非常重要的意义。医护人员良好的服务态度、工作作风和对患者的同情心都是心理治疗的重要组成部分，有助于提高患者战胜疾病的信心。

支持疗法包括适当的营养，例如在不同疾病过程中的各种合理饮食、足量维生素供给、增强患者体质和免疫功能如各种血液和免疫制品的应用，以及维持患者水和电解质平衡等各项必要的措施。这些措施对调动患者机体防御和免疫功能起重要的作用。

（二）病原或特效治疗

针对病原体的治疗具有清除病原体的作用，可以达到根治和控制传染源的目的。常用药物有抗生素、化学治疗制剂和血清免疫制剂等。针对细菌和真菌的药物主要为抗生素与化学制剂，针对病毒的药物大多目前还在试验阶段，疗效还不理想。血清免疫学制剂包括白喉和破伤风抗毒素、干扰素和干扰素诱导剂等。抗生素特别是青霉素和抗毒素都容易引起过敏反应，在应用前都应详细询问药物过敏史和做好皮肤敏感试验，对血清过敏者，必要时可用小剂量逐渐递增的脱敏方法。在治疗原虫及蠕虫病时，化学制剂占重要地位，具体应用可参阅有关章节。

（三）对症治疗

对症治疗不但有减轻患者痛苦的作用，而且通过调整患者各系统的功能，可达到减少机体消耗以及保护重要器官使损伤减低至最低限度的目的。例如在高热时采取的各种降温措施、脑水肿时的各种脱水疗法、抽搐时给予镇静、昏迷时采取的促苏醒措施、心功能衰竭时的强心治疗、休克时改善微循环、严重毒血症时给予肾上腺糖皮质激素等，都是基于上述原则，使患者能渡过危险期，以便机体免疫功能及病原疗法得以发挥其清除病原的作用，促进和保证康复。

（四）康复治疗

某些传染病如脊髓灰质炎和脑膜炎等可引起一定程度的后遗症，需要采取针灸、理疗等治疗以促进康复。

（五）中医中药及针灸疗法

对调整患者各系统机能起相当重要的作用，某些中药如黄连、鱼腥草、板蓝根等还有抗微生物作用。

第七节　传染病的预防

传染病的预防也是传染病学工作者的一项重要任务。及时报告和隔离患者是临床工作者不可推卸的责任。同时，应当掌握针对构成传染病流行过程的三个基本环节采取综合性措施的原则和根据各个传染病的特点针对主导环节重点采取适当措施的原则。

一、管理传染源

传染病报告制度是早期发现传染病的重要措施。应严格按照《中华人民共和国传染病防治法》（以下简称《传染病防治法》）及其实施细则的规定，及时上报。

按照《传染病防治法》，将法定传染病分为3类。

甲类：包括鼠疫、霍乱。为强制管理传染病。要求发现后2小时内通过传染病疫情监测信息系统上报。

乙类：包括传染性非典型肺炎、病毒性肝炎、人感染高致病性禽流感（H5N1）、伤寒和副伤寒、艾滋病、细菌性和阿米巴痢疾、淋病、梅毒、脊髓灰质炎、麻疹、百日咳、白喉、流行性脑脊髓膜炎、猩红热、流行性出血热、狂犬病、钩端螺旋体病、布鲁菌病、炭疽、血吸虫病、流行性乙型脑炎、疟疾、登革热、肺结核、新生儿破伤风、人感染H7N9禽流感、新型冠状病毒感染（需要说明的是，新型冠状病毒感染在2022年1月20日写入《传染病防治法》时称为新型冠状病毒肺炎，2022年12月26日更名为新型冠状病毒感染）为严格管理传染病。要求诊断后24小时内通过传染病疫情监测信息系统上报。

丙类：包括流行性和地方性斑疹伤寒、丝虫病、麻风病、流行性感冒、流行性腮腺炎、黑热病、棘球蚴病（包虫病）、风疹、手足口病、急性出血性结膜炎，除霍乱、细菌性和阿米巴痢疾、伤寒和副伤寒以外的感染性腹泻病。为监测管理的传染病。采取乙类传染病的报告、控制措施。

值得注意的是在乙类传染病中，传染性非典型肺炎、炭疽中的肺炭疽、脊髓灰质炎必须采取甲类传染病的报告和控制措施。新型冠状病毒感染从2023年1月8日起由原来的"乙类甲管"调整为"乙类乙管"。

对传染病的接触者，应根据该种传染病的潜伏期，分别按具体情况采取检疫措施、密切临床观察、药物预防或预防接种。

要在人群中检出病原携带者，进行治疗、教育、调整工作岗位和随访观察。

对动物传染源，如属有经济价值的家禽、家畜，应尽可能加以治疗，必要时宰杀后加以消毒；如无经济价值者，则设法消灭。

二、切断传播途径

对于消化道传染病、虫媒传染病以及许多寄生虫病来说，切断传播途径通常是起主导作用的预防措施，而其中又以爱国卫生运动和除四害（老鼠、臭虫、苍蝇、蚊子）为中心的一般卫生措施为重点。

消毒是切断传播途径的重要措施。广义的消毒包括消灭传播媒介即杀虫措施在内，狭义的消毒是指消灭污染环境的病原体。消毒有疫源地消毒（包括随时消毒与终末消毒）及预防性消毒两大类。消毒方法有物理消毒法和化学消毒法两种，可参阅附录一。

三、保护易感人群

提高人群免疫力可以从两个方面进行。改善营养、锻炼身体等措施可以提高机体非特异性免疫力。但起关键作用的还是通过预防接种来提高人群的主动或被动特异性免疫力。接种疫苗、菌苗、类毒素等之后，可使机体获得对抗病毒、细菌、毒素的特异性主动免疫；接种抗毒素、丙种球蛋白或高滴度免疫球蛋白，可使机体具有特异性被动免疫。人类由于普遍接种牛痘苗，现已在全球范围内消灭天花，这就是预防接种效果的明证。儿童计划免疫对传染病预防起关键性的作用。

⇒ 案例讨论

临床案例　患者，女性，29 岁。主因：发热 4 日，皮疹 1 日。体温最高 39.8℃，伴寒战、咳嗽，痰不多，近期其周围有类似患者并有接触史。查体：体温 39.0℃，生命体征平稳。颜面部可见散在大小不等的斑丘疹，球结膜充血。咽部充血，扁桃体不大，科普利克斑阳性。血常规：白细胞 3.0×10^9/L，中性粒细胞百分比 43%，淋巴细胞百分比 57%。便常规正常，尿蛋白（＋），其余化验未见异常。

讨论　1. 该患者的诊断应首先考虑什么病？

2. 诊断该病的主要依据有哪些？

3. 为确诊该病，患者应进一步做哪些检查？

4. 该病应与哪些疾病进行鉴别？

答案解析

目标检测

1. 皮疹按部位及形态各分为几类？分别是什么？

2. 皮疹的出现时间和先后次序对诊断和鉴别诊断有何意义？

3. 常见的热型有哪些？如何定义？

（王勤英）

书网融合……

本章小结　　　微课 1　　　微课 2　　　题库

第二章 病毒感染性疾病

第一节 病毒性肝炎

PPT

　　病毒性肝炎（viral hepatitis）是一组由多种肝炎病毒（包括甲型、乙型、丙型、丁型和戊型等）引起的，以肝功能受损为主的全身性疾病；具有传染性较强、传播途径复杂、流行面广泛、发病率高等特点，是我国法定乙类传染病。主要临床表现为乏力、厌油、食欲减退、肝功能异常，部分患者可出现皮肤巩膜黄染。甲型、戊型肝炎主要表现为急性感染；乙型、丙型、丁型肝炎大多呈慢性感染，少数病例甚至发展为肝硬化和（或）原发性肝癌。

【病原学】 📱 微课 1-1

　　目前按病原学明确分类的肝炎病毒有五型，即甲型肝炎病毒（HAV）、乙型肝炎病毒（HBV）、丙型肝炎病毒（HCV）、丁型肝炎病毒（HDV）及戊型肝炎病毒（HEV）。其中，HBV 为 DNA 病毒，其余均为 RNA 病毒。

（一）甲型肝炎病毒（*Hepatitis A virus*，HAV）

　　HAV 是 1973 年由 Feinstone 等应用免疫电镜方法在急性肝炎患者的粪便中发现的，1987 年获得 HAV 全长核苷酸序列。1993 年，将 HAV 归类于微小 RNA 病毒科、嗜肝 RNA 病毒属。

　　1. 特性及抗原结构　HAV 属于微小 RNA 病毒科（*Picornaviridae*）、嗜肝 RNA 病毒属（*Heparnavirus*），该属仅有 HAV 一个种。HAV 呈球形，直径 27~32nm，无包膜，由 32 个亚单位结构组成 20 面对称体颗粒。含有一个单股正链 RNA 基因组，全长由 7478 个核苷酸组成，能感染人的血清型仅有一个，因此，只有一个抗原抗体系统。感染后早期产生 IgM 型抗体，是近期感染的标志，一般持续 8~12 周，少数可延续至 6 个月左右；IgG 型抗体是既往感染或免疫接种后的标志，可长期存在。

　　2. 抵抗力　HAV 对外界抵抗力较强，耐酸碱，对乙醚、60℃ 30 分钟及 pH 3 的环境均有抵抗力。室温下可生存 1 周，在 4℃ 可存活数月，在 -20℃ 可存活数年，干粪中 25℃ 能生存 30 日，在贝壳类动物、污水、淡水、海水、泥土中能生存数月。对紫外线、氯、甲醛敏感。100℃ 1 分钟或常用消毒剂（如甲醛、乙醇、次氯酸、漂白粉、碘伏等）处理可灭活。

（二）乙型肝炎病毒（*Hepatitis B virus*，HBV）

　　1965 年，Blumberg 首次在澳大利亚土著人血液中发现 HBV，所以 HBV 表面抗原（HBsAg）曾被称为"澳大利亚抗原",简称"澳抗"。直到 1967 年才明确这种抗原与乙型肝炎有关,1970 年在电子显微镜下观察到 HBV 的形态,1986 年将其列入嗜肝 DNA 病毒科。

1. 特性及抗原结构 HBV 属于嗜肝 DNA 病毒科(*Hepadnaviridae*)、正嗜肝 DNA 病毒属(*Orthohepadnavirus*)。电镜下,HBV 在感染者血清中主要以三种形式存在。①大球形颗粒:即完整的 HBV 颗粒,也称 Dane 颗粒,直径约 42nm,分为包膜和核心两部分。包膜含 HBsAg、糖蛋白和细胞脂质,厚 7nm;核心直径 27nm,内含核心蛋白(即乙型肝炎核心抗原,HBcAg)、环状双股 HBV DNA 和 HBV DNA 聚合酶(DNA polymerase,DNAP)。大球形颗粒是病毒复制的主体。②小球形颗粒:直径约 22nm。③管状颗粒:直径约 22nm,长度 100~1000nm。后两种颗粒均由与病毒包膜相同的脂蛋白(即乙型肝炎表面抗原,HBsAg)组成,不含核酸,一般无传染性。

2. 抵抗力 HBV 对外界环境的抵抗力较强,对低温、干燥、紫外线和一般消毒剂均有耐受性。但 65℃ 10 小时、煮沸 10 分钟或高压蒸气均可灭活 HBV。环氧乙烷、0.5% 过氧乙酸、5% 次氯酸钠、2% 戊二醛、碘伏对 HBV 也有较好的灭活效果。HBV 不能被 70% 乙醇灭活。

3. 基因组结构及编码蛋白(图 2-1) HBV 基因组长约 3.2kb,结构独特而精密,由不完全的环状双链 DNA 组成,长的为负链,约含 3200 个碱基(bp);短的为正链,长度可变,相当于负链的 50%~80%。基因组编码 HBsAg、HBcAg、HBeAg、DNA 聚合酶和 HBxAg。

HBV 基因组中的 4 个开放读码框架(open reading frame,ORF)均位于负链,分别是 S 区、C 区、P 区和 X 区,其中,S 区完全嵌合于 P 区内,C 区和 X 区分别有 23% 和 39% 与 P 区重叠,C 区和 X 区有 4%~5% 重叠,ORF 重叠的结果是使 HBV 基因组利用率高达 150%。

S 区分为前 S_1、前 S_2 及 S 三个编码区,分别编码包膜上的前 S_1 蛋白(preS_1)、前 S_2 蛋白(preS_2)及 HBsAg。三者合称为大分子蛋白;preS_2 与 HBsAg 合称为中分子蛋白;HBsAg 则称为小分子蛋白或主蛋白。

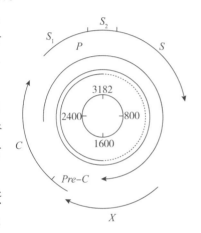

图 2-1　HBV 基因组结构

C 区分为前 C 区和 C 区,编码 HBeAg(Hepatitis B e antigen)和 HBcAg(Hepatitis B c antigen)。从前 C 区开始编码(含前 C 区和 C 区)的蛋白质经加工后分泌到细胞外即为 HBeAg;从 C 区开始编码(仅含 C 区)的蛋白质为 HBcAg。在 HBV 感染者中,前 C 区 1896 位核苷酸是最常发生变异的位点之一,变异后导致蛋白表达终止,不能产生 HBeAg,形成 HBeAg 阴性的前 C 区变异株。

P 区是最长的读码框架,编码一个大分子碱性多肽,分子量约为 90kD;还可编码多种功能蛋白,包括具有逆转录酶活性的 DNA 聚合酶、RNA 酶 H 等,参与 HBV 的复制。

X 区编码 X 蛋白,即 HBxAg(Hepatitis B x antigen),分子量约为 16kD。HBxAg 具有反式激活作用(transactivation),可激活 HBV 本身的、其他病毒的或细胞内的多种调控基因,促进 HBV 或其他病毒(如艾滋病病毒)的复制;在原发性肝细胞癌(hepatocellular carcinoma,HCC)的发生中可能起重要作用。

HBV 在感染肝细胞之后,进入宿主细胞核,半环状的 DNA 链以负链为模板,在 HBV DNA 聚合酶的作用下延长,最终形成完整的共价闭合环状 DNA(covalently closed circular DNA,cccDNA),cccDNA 是 HBV 复制的原始模板。模板形成后,病毒基因会以其中一条 cccDNA 为模板,在 DNA 聚合酶的催化下,一段基因又一段基因地复制,形成负链和正链,最后再装配到一起形成新的 HBV DNA 颗粒。每个肝细胞内有 5~50 个拷贝的 cccDNA,虽然基因含量较少,但其存在对病毒复制以及感染状态的建立十分重要,cccDNA 从肝细胞核内清除意味着 HBV 感染状态的终止。

HBV 基因组易突变，大部分突变为沉默突变，无生物学意义。但某些关键位点的突变可引起 HBsAg 亚型改变或 HBsAg 阴性乙型肝炎（突变在 S 区）、HBeAg 阴性/抗 HBe 阳性乙型肝炎（突变在前 C 区）、抗 HBc 阴性乙型肝炎（突变在 C 区），还可导致复制缺陷或复制水平的降低（突变在 P 区）。HBV 基因组变异除了影响血清学指标的检测外，可能与疫苗接种失败、肝炎慢性化、重型肝炎和肝细胞癌的发生等有关。

4. 抗原抗体系统

（1）HBsAg 与抗 HBs   成人感染 HBV 后最早 1~2 周，最迟 11~12 周血中首先出现 HBsAg。急性自限性 HBV 感染时，血中 HBsAg 大多持续 1~6 周，最长可达 20 周。慢性 HBV 感染者中，HBsAg 可持续阳性。HBsAg 本身只有抗原性，无传染性。抗 HBs 在急性感染后期，HBsAg 转阴后一段时间开始出现，约半数病例的抗 HBs 在 HBsAg 转阴后数月才可检出，6~12 个月内逐步上升至高峰，可持续多年但滴度会逐步下降；少部分病例 HBsAg 转阴后始终不产生抗 HBs。抗 HBs 是一种保护性抗体，阳性表示对 HBV 有免疫力，见于乙型肝炎恢复期、既往感染及接种乙肝疫苗后（图 2-2）。

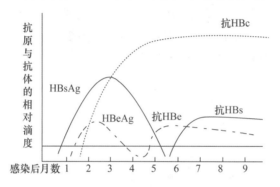

图 2-2   急性 HBV 感染血清中特异性抗原、抗体变化与感染时间关系示意图

（2）PreS$_1$ 与抗 PreS$_1$ PreS$_1$ 在感染早期紧接着 HBsAg 而出现于血液中，是 HBV 存在和复制的标志。在急性期很快转阴，提示病毒清除和病情好转；如持续阳性，则提示感染慢性化。抗 PreS$_1$ 被认为是一种保护性抗体，在感染早期即可出现。

（3）PreS$_2$ 与抗 PreS$_2$ PreS$_2$ 可作为判断 HBV 复制的一项指标。抗 PreS$_2$ 在急性乙型肝炎恢复早期出现，并发挥保护性抗体的作用，抗 PreS$_2$ 亦可作为乙肝疫苗免疫效果的观察指标。

（4）HBeAg 与抗 HBe   HBeAg 是 HBcAg 的降解产物，病毒在肝细胞内首先合成其前体，经切割加工后形成 HBeAg 并释放到细胞外。HBeAg 是一种可溶性蛋白，一般仅见于 HBsAg 阳性血清。急性 HBV 感染时 HBeAg 的出现时间略晚于 HBsAg，如果 HBeAg 持续存在，预示趋向慢性。在慢性 HBV 感染时，HBeAg 是重要的免疫耐受因子，大部分情况下，其存在表示患者处于高感染低应答期。HBeAg 消失而抗 HBe 产生，称 e 抗原血清转换（e antigen seroconversion）。每年约有 10% 的病例发生自发 e 抗原血清转换，标志着病毒的复制减少、传染性降低。但部分患者虽然抗 HBe 阳性，仍有病毒复制和肝脏炎症活动，原因是前 C 区发生突变，病毒不能分泌 HBeAg。

（5）HBcAg 与抗 HBc   HBcAg 主要存在于受病毒感染的肝细胞内或 Dane 颗粒的核心中，到血液中即降解为 HBeAg，故游离的 HBcAg 极少。血清中的抗 HBc 出现于 HBsAg 出现后 3~5 周，此时抗 HBs 尚未出现，HBsAg 已消失，只检出抗 HBc 和抗 HBe，此阶段称为窗口期（window phase）。在 HBV 表达的所有抗原中，HBcAg 的免疫原性最强，故 HBV 感染者几乎均可检出抗 HBc，除非 HBV C 区序列出现极少见的变异或感染者有免疫缺陷。抗 HBc IgM 是 HBV 感染后较早出现的抗体，绝大多数出现在发病第 1 周，多数在 6 个月内消失。抗 HBc IgM 阳性，提示急性期或者慢性肝炎急性发作。抗 HBc IgG 出现较迟，但可保持多年甚至终身。

（三）丙型肝炎病毒（*Hepatitis C virus*，HCV）

1974 年，Golafield 首先报告输血后非甲非乙型肝炎。1989 年，美国科学家 Michael Houghton 和他的同事们利用分子生物学方法克隆出了丙型肝炎病毒。1991 年，国际病毒命名委员会将其归为黄病毒科（Flaviviridae）、丙型肝炎病毒属（*Hepacivirus*）。

1. 特性及抗原结构 HCV 基因组为单股正链 RNA，易变异，目前可分为 6 个基因型及不同亚型，按照国际通行的方法，以阿拉伯数字表示基因型，以小写的英文字母表示基因亚型（如 *1a*、*2b*、*3c* 等）。

HCV RNA 由 9500～10000bp 组成，在 5′非编码区下游紧接一开放的阅读框（ORF），编码 10 余种结构和非结构（NS）蛋白。其中，基因组排列顺序为 5′ – C – E1 – E2 – p7 – NS2 – NS3 – NS4 – NS5 – 3′，能编码一长度约为 3014 个氨基酸的多聚蛋白前体，后者可经宿主细胞和病毒自身蛋白酶的作用裂解成 10 种病毒蛋白，包括：3 种结构蛋白，即分子量为 19kD 的核衣壳蛋白 C 和两种糖蛋白（分子量为 33kD 的 E1 蛋白、分子量为 72kD 的 E2 蛋白）；1 种膜内在蛋白 p7，其功能可能是作为一种离子通道；6 种非结构蛋白，包括 NS2、NS3、NS4A、NS4B、NS5A 和 NS5B。NS2 和 NS3 具有蛋白酶活性，参与病毒多聚蛋白前体的切割。NS3 蛋白是一种多功能蛋白，氨基端具有蛋白酶活性，羧基端具有螺旋酶/三磷酸核苷酶活性。NS4A 是 NS3 丝氨酸蛋白酶的辅因子，NS4B 的功能之一是诱导形成膜状结构。NS5A 是一种磷酸蛋白，可以与多种宿主细胞蛋白相互作用，对于病毒的复制起重要作用。而 NS5B 具有 RNA 依赖的 RNA 聚合酶活性，参与 HCV 基因组复制，是抗病毒治疗的重要靶位。

2. 抵抗力 HCV 对温度较敏感，100℃ 5 分钟或 60℃ 10 小时、高压蒸气和甲醛熏蒸等均可灭活病毒。对一般化学消毒剂敏感，20% 次氯酸钠可消除其传染性，对三氯甲烷、甲醛、乙醚等有机溶剂敏感。

3. 抗原抗体系统

（1）HCV Ag 与抗 HCV 血清中 HCV Ag 含量很低，检出率不高。体液免疫在保护和清除 HCV 中的作用微弱。HCV 感染后产生的抗 HCV 不是保护性抗体，是 HCV 感染的标志。抗 HCV 分为 IgM 型和 IgG 型。抗 HCV IgM 在发病后即可检测到，一般持续 1～3 个月。如果抗 HCV IgM 持续阳性，提示病毒持续复制，易转为慢性。

（2）HCV RNA 感染 HCV 后第 1 周即可从血液或肝组织中用 PCR 法检出 HCV RNA，但其含量少，并随病程波动。HCV RNA 阳性是病毒感染和复制的直接标志，定量测定 HCV RNA 有助于了解病毒复制程度、进行抗病毒治疗的选择及疗效评估等。HCV RNA 基因分型在流行病学和抗病毒治疗方案制定等方面有重要意义。

（四）丁型肝炎病毒（*Hepatitis D virus*，HDV）

1977 年，意大利医学家里兹托（Rizzet）用免疫荧光法在慢性乙型肝炎患者的肝细胞核中发现了一种新的病毒抗原，当时已知的肝炎病毒有三种，因此称之为第四种因子，即 δ 因子。1983 年将之正式命名为丁型肝炎病毒，现归属于独立的丁型肝炎病毒属。

1. 特性及抗原结构 HDV 是一种闭合环状单股负链 RNA 缺陷病毒，其感染需要同时或先有乙型肝炎病毒或其他嗜肝 DNA 病毒感染的基础。HDV 呈球形，直径 36～43nm，无表面突起。外层囊膜含有脂质和与辅助嗜肝 DNA 病毒共感染的所有 3 种囊膜蛋白。根据序列之间的关系，HDV 可分为 3 个基因型，同型内的同源性为 81%～89%。

2. 抵抗力 HDV 对热、酸、核酸酶、糖苷酶稳定，能被碱和蛋白酶灭活。

3. 抗原抗体系统

（1）HDV Ag 是 HDV 唯一的抗原成分，因此，HDV 仅有一个血清型。HDV Ag 最早出现，然后分别是抗 HDV IgM 和抗 HDV IgG，一般三者不会同时存在。抗 HDV 不是保护性抗体。

（2）HDV RNA　血清或肝组织中的 HDV RNA 是诊断 HDV 感染最直接的依据。

（五）戊型肝炎病毒（*Hepatitis E virus*，HEV）

1983 年，苏联学者 Balayan 通过免疫电镜技术在志愿者和受染猕猴的粪便中首次发现 HEV 颗粒；1989 年，美国学者 Reyes 等人用分子克隆技术获得了 HEV cDNA 克隆，并正式命名本病毒为戊型肝炎病毒。

1. 特性及抗原结构　HEV 是单股正链 RNA 病毒，呈球形，直径 27～34nm，无包膜，核衣壳呈二十面体立体对称。核苷酸全长为 7.2～7.6kb。含有 3 个互相重叠的开放阅读框架（ORF1、ORF2 和 ORF3）。ORF1 位于 5′端（约 2kb），是非结构蛋白基因，含依赖 RNA 的 RNA 聚合酶序列；ORF2 位于 3′端（约 2kb），是结构蛋白基因的主要部分，可编码核衣壳蛋白，包含 HEV 的主要免疫优势抗原表位，其抗体具有保护性；ORF3 与 ORF1 和 ORF2 有重叠（全长 369bp），也是病毒结构蛋白基因，可编码病毒特异性免疫反应抗原。

2005 年，国际病毒学分类委员会（ICTV）将其单独分类为戊型肝炎病毒属，将与人类疾病相关的 HEV 分为 4 个基因型（HEV-1～HEV-4）。HEV-1 是发展中国家戊型肝炎暴发流行及散发流行的主要病因，HEV-2 仅在南美洲和非洲少数国家有报道，而发达国家的本土戊型肝炎病例主要由 HEV-3 或 HEV-4 导致。迄今在我国戊型肝炎患者中仅发现 HEV-1 和 HEV-4。

2. 抵抗力　HEV 在 -80～-70℃ 不稳定，但在液氮中极为稳定。在碱性环境下较稳定，对高热、氯化铯、三氯甲烷等敏感。在生肉或未完全熟的肉制品中，HEV 仍可保持感染性。大火炒（191℃，内部温度 71℃）5 分钟或沸水煮 5 分钟均可彻底灭活病毒。

3. 抗原抗体系统

（1）HEVAg　主要定位于肝细胞质，血液中检测不到 HEV Ag。抗 HEV IgM 在发病初期产生，大多数在 3 个月内阴转。因此，HEV IgM 阳性是近期 HEV 感染的标志。抗 HEV IgG 的持续时间在不同病例中差异较大，多数于发病后 6～12 个月阴转，但亦有持续几年甚至十余年者，可用于诊断或流行病学调查。

（2）HEV RNA　戊型肝炎患者发病早期，粪便和血液中存在 HEV，但持续时间不长。

⊕ **知识链接**

病毒性肝炎诊治历史上的诺贝尔奖及其他重要奖项

1967 年，巴鲁克·布隆伯格（Banuch Blumberg）博士发现了乙型肝炎病毒（HBV DNA），并因此获得 1976 年诺贝尔生理学或医学奖。

北京生命科学研究所研究员、清华大学生物医学交叉研究院李文辉教授团队因发现乙型肝炎和丁型肝炎病毒入侵人体细胞的共同受体——NTCP（牛磺胆酸钠共转运蛋白），在推动乙肝科研和治疗方面做出了杰出贡献，2020 年 11 月 12 日荣获全球乙肝研究和治疗领域最高奖——巴鲁克·布隆伯格奖。

哈维·奥尔特（Harvey J. Alter）、迈克尔·霍顿（Michael Houghton）和查尔斯·M·赖斯（Charles M. Rice）三位科学家因发现丙型肝炎病毒而共同获得了 2020 年诺贝尔生理学或医学奖。

1975 年，医学博士 Harvey J. Alter 博士和他的同事在担任美国国立卫生研究院传染病科主任期间发现，大量输血相关肝炎既没有甲型肝炎的血清标志，也没有乙型肝炎的血清标志，被称为非甲非乙型肝炎，但是此时没有成功分离出丙型肝炎病毒。

Michael Houghton 博士及其同事在 1989 年分离出了丙型肝炎病毒，使得丙型肝炎得以被诊断，大大降低了输血感染丙肝的风险，通过输血获得丙型肝炎病毒的风险从 1/3 降至约 1/200 万。

Charles M. Rice 博士的贡献是构建了丙型肝炎的动物模型，使得在实验室研究丙型肝炎成为可能，这也为丙型肝炎的药物研发提供了基础。

【流行病学】

(一) 甲型肝炎

1. 传染源 甲型肝炎无病毒携带者，传染源主要为患者和无症状感染者。甲型肝炎患者从粪便中排出病原体，患者在起病前 2 周和起病后 1 周从粪便中排出 HAV 的数量最多，此时传染性最强。但至起病后 30 日，仍有少部分患者从粪便中排出 HAV。当血清抗 HAV IgM 阳性时，粪便排毒基本停止。

2. 传播途径 甲型肝炎以粪 - 口途径为主要传播途径。一般情况下，日常生活接触传播是散发流行的主要传播方式。水源和食物污染可致暴发流行，特别是水生贝类如毛蚶等是甲型肝炎暴发流行的主要传播方式。输血后甲型肝炎极为罕见。

3. 人群易感性 未注射甲肝疫苗者对 HAV 普遍易感，患过甲型肝炎或感染过 HAV 者可以获得持久的免疫力。

4. 流行特征 我国甲型肝炎主要呈散发分布，但时有暴发流行；HAV 感染多为隐性感染，人群流行率（抗 HAV IgG 检出率）达 80% 以上。

(二) 乙型肝炎

1. 传染源 急、慢性乙型肝炎患者和 HBV 携带者。

2. 传播途径 HBV 主要经血、母婴及性接触传播。由于对献血者实施严格的 HBsAg 和 HBV DNA 筛查，经输血或血液制品引起的 HBV 感染已较少发生。经破损的皮肤或黏膜传播，如修足、文身、扎耳环孔、医务人员工作中的意外暴露、共用剃须刀和牙刷等也可传播。医源性传播主要是由于使用未经严格消毒的医疗器械和侵入性诊疗操作；与 HBV 阳性者发生无防护的性接触，特别是有多个性伴侣者，其感染 HBV 的危险性增高；不安全注射，特别是注射毒品等。

母婴传播主要发生在围生期，多为在分娩时接触 HBV 阳性母亲的血液和体液而传播，随着乙型肝炎疫苗联合乙型肝炎免疫球蛋白（HBIG）的应用，母婴传播已大为减少。

HBV 不经呼吸道和消化道传播，因此，日常学习、工作或生活接触不会传染 HBV。流行病学和实验研究尚未发现 HBV 能经吸血昆虫（蚊、臭虫等）传播。

3. 人群易感性 抗 HBs 阴性者均为易感人群，尤其是新生儿、婴幼儿。高危人群包括直接接触血液、分泌物的医护人员，乙肝患者的配偶、家庭成员或密切接触者，血液透析患者，反复输血或输注血制品者，多个性伴侣者，静脉药瘾者。感染康复者或疫苗接种后出现抗 HBs 者可获得免疫力。

4. 流行特征 HBV 感染呈世界性流行，但不同地区 HBV 感染的流行强度差异很大。据世界卫生组织（WHO）报道，全球约 20 亿人曾感染 HBV，其中 2.4 亿人为慢性 HBV 感染者。1992 年我国一般人群 HBsAg 流行率为 9.75%。2006 年全国乙型肝炎血清流行病学调查表明，目前我国一般人群 HBsAg 流行率为 5% ~6%，慢性 HBV 感染者约 7000 万例，其中慢性乙型肝炎（chronic hepatitis B，CHB）患者为 2000 万 ~3000 万例。2014 年全国 1 ~29 岁人群乙型肝炎血清流行病学调查结果显示，1 ~4 岁、5 ~14 岁和 15 ~ 29 岁人群 HBsAg 流行率分别为 0.32%、0.94% 和 4.38% ［中国疾病预防控制中心（CDC）］。有家庭聚集现象。

急性乙肝发病率和慢性 HBV 感染发生率有平行关系。急性乙肝主要为散发，特殊情况下可以暴发，如输血后急性 HBV 感染等。乙肝疫苗的应用使急性乙肝的发病率明显下降。2010 年中国 CDC 数据显示，我国急性乙肝发病率从 2005 年的 7.5/10 万下降到 2010 年的 5.6/10 万。

（三）丙型肝炎

1. 传染源 急、慢性丙型肝炎患者。病毒存在于患者血液和体液中。

2. 传播途径 HCV 主要经输血和血制品传播。我国自 1993 年起对献血者进行抗 HCV 筛查后，该途径得到了有效控制。但由于抗 HCV 存在窗口期、抗 HCV 检测试剂的质量不稳定及少数感染者不产生抗 HCV 等原因，无法完全筛除 HCV RNA 阳性者，大量输血和血液透析仍有可能感染 HCV。2015 年开始对 HCV 抗体阴性的献血者筛查 HCV RNA，目前经输血和血制品传播已很少发生。

经破损的皮肤和黏膜传播：例如使用非一次性注射器和针头以及未经严格消毒的牙科器械、内镜，侵袭性操作和针刺，共用剃须刀、牙刷，文身和穿耳环孔等。性传播：多个性伴侣及同性恋者属高危人群，特别是感染人类免疫缺陷病毒（HIV）者，感染 HCV 的危险性更高。母婴传播：母亲分娩时 HCV RNA 阳性，母婴传播的危险性为 4% ~ 7%；合并 HIV 感染时，传播的危险性增至 20%。部分 HCV 感染者的传播途径不明。

3. 人群易感性 人群普遍易感。抗 HCV 并非保护性抗体。

4. 流行特征 丙型肝炎呈全球性流行，是欧美及日本等国家终末期肝病的最主要原因。据 WHO 统计，全球 HCV 的感染率约为 2.8%，约 1.85 亿人感染 HCV。我国 1 ~ 59 岁人群抗 HCV 流行率为 0.43%，在全球范围内属 HCV 低流行区。由此推算，一般人群 HCV 感染者约 560 万人。考虑高危人群，粗略估计我国目前抗 HCV 流行率为 1%，即约 1000 万例 HCV 感染者。HCV 1b 和 2a 基因型在我国较为常见，以 1b 型为主（56.8%），其次为 2 型和 3 型，基因 4 型和 5 型非常少见，6 型相对较少。宿主 IL - 28B rs12979860 为 *CC* 纯合子表型的个体较 *CT* 和 *TT* 表型的个体有更高的 HCV 自发清除率和更高的干扰素抗病毒治疗后持续病毒学应答率，我国 HCV 感染者 IL - 28B 基因型以 rs12979860 *CC* 为主（84.1%）。

（四）丁型肝炎

1. 传染源 主要传染源是丁肝的慢性患者和 HDV 携带者。HBV 表面抗原携带者和乙肝患者既是 HDV 的保毒宿主和传染源，也是 HDV 的易感者。

2. 传播途径 与乙型肝炎类似，主要是输血和使用血制品传播、密切接触传播、性传播和母婴垂直传播。

3. 人群易感性 抗 HDV 不具有保护性，人群对 HDV 普遍易感。尤其是慢性 HBV 感染者。

4. 流行特征 HDV 的传播非常广泛，几乎呈全球性分布，主要分布在地中海地区、中南美洲、中东地区及非洲部分地区。丁型肝炎的流行可分为地方性流行、暴发流行和仅局限于高危人群的发病。在我国 HBV 携带者中，HDV 的检出率平均为 1.15%，最高是 5%（安徽、西藏），最低是 0（沿海地区），我国是世界上丁型肝炎的低感染区。

（五）戊型肝炎

1. 传染源 HEV 的传染源包括戊型肝炎临床感染者、亚临床感染者以及感染 HEV 的动物。患者在潜伏期后期至起病后 1 周从粪便中排出 HEV 的数量最多，此时传染性最强。目前已公认戊型肝炎是一种人畜共患病。人是 HEV-1、HEV-2 的唯一自然宿主和传染源。HEV-3、HEV-4 除了感染人体外，还可感染其他多种动物宿主，其中，猪是 HEV-3、HEV-4 重要的自然宿主及传染源，这与其极高的感染率和与人群的密切接触有关。

2. 传播途径 主要是粪 - 口传播，主要通过饮用被污染的水和食用被污染的食物而感染，食用不当烹煮的动物组织或内脏也可能导致食源性戊型肝炎。此外，输血和人畜交叉感染也是重要的传播途径。戊型肝炎的人 - 人直接传播率较低，密切接触者中的二代传播发生率不高。

3. 人群易感性　人体对 HEV 普遍易感，任何年龄组均可感染 HEV，但儿童、青少年以亚临床感染为主，戊型肝炎临床病例主要见于中老年人。

4. 流行特征　与病毒的基因型有关。HEV - 1 与 HEV - 2 仅感染人，人源型 HEV - 1 感染主要流行于公共卫生保障不足的欠发达地区，HEV - 2 感染仅见于墨西哥和非洲部分地区。HEV - 3 与 HEV - 4 既可感染人，也可以感染多种动物，为人畜共患。人畜共患型戊肝分布于世界各地，主要表现为散发及食源性小暴发，尚未见大规模暴发的报道。绝大多数发达地区的本土戊肝病例与 HEV - 3 感染有关。在日本和我国台湾地区，HEV - 3 和 HEV - 4 感染均有发生。我国人源型和人畜共患型戊肝并存。

HEV - 1 和 HEV - 2 所致的戊型肝炎多见于冬春季节，易在雨季或洪水后暴发流行，病例以 15 ~ 40 岁的青壮年为主；HEV - 3 和 HEV - 4 所致的戊型肝炎以散发为主，全年均可发生，冬春季稍多，病例以 40 岁以上的中老年人为主。在我国，戊肝以散发病例和偶发的食源性小范围暴发出现。

【发病机制与病理解剖】

（一）发病机制

1. 甲型肝炎　HAV 引起肝细胞损伤的机制尚未明确，HAV 经口进入体内后，经肠道进入血流，引起病毒血症，约过 1 周后到达肝脏，随后通过胆汁排入肠道并出现于粪便中。粪便排毒能维持 1 ~ 2 周。病毒侵犯的主要器官是肝脏，咽部和扁桃体可能是 HAV 肝外繁殖的部位。一般认为 HAV 在肝细胞内复制的过程中仅引起轻微肝细胞损伤，在机体出现一系列免疫应答（包括细胞免疫及体液免疫）后，肝脏出现明显病变，表现为肝细胞坏死和炎症反应。

2. 乙型肝炎　乙型肝炎的发病机制较为复杂，迄今尚未完全阐明。当 HBV 侵入肝细胞后，部分双链环状 HBV DNA 在细胞核内以负链 DNA 为模板延长正链以修补正链中的裂隙区，形成共价闭合环状 DNA（cccDNA）；然后以 cccDNA 为模板，转录成几种不同长度的 mRNA，分别作为前基因组 RNA 和编码 HBV 的各种抗原。cccDNA 半衰期较长，难以从体内彻底清除，对慢性感染起重要作用。

大量研究表明，HBV 不直接杀伤肝细胞，病毒引起的免疫应答是导致肝细胞损伤及炎症坏死的主要机制，而炎症坏死持续存在或反复出现是慢性 HBV 感染者进展为肝硬化甚至肝癌的重要因素。非特异性免疫应答在 HBV 感染初期发挥重要作用，并诱导后续的特异性免疫应答。慢性 HBV 感染者的非特异性免疫应答功能被抑制，从而导致机体直接清除病毒和诱生 HBV 特异性 T 细胞的能力下降，因而不利于病毒清除。HBV 特异性免疫应答在清除 HBV 中起主要作用。慢性 HBV 感染时，HBV 特异性 T 细胞易凋亡、分泌细胞因子的功能和增殖能力显著降低、T 细胞功能耗竭，从而导致 HBV 持续复制。

HBV 感染的自然史主要取决于病毒和人体免疫系统之间的相互作用，其中，HBV 感染时的年龄是影响乙肝慢性化的最主要因素之一。新生儿及 1 岁以下婴幼儿，HBV 感染慢性化的风险为 90%，而我国 HBV 感染者多在围生期或婴幼儿时期感染。尽管 HBV 母婴阻断在全球取得了巨大的成功，且我国已推广新生儿接受联合免疫（乙肝疫苗联合 HBIG），但仍有 5% ~ 7% 的新生儿发生母婴传播，其中，HBeAg 阳性孕妇中为 7% ~ 11%，HBeAg 阴性孕妇中为 0 ~ 1%。

慢性 HBV 感染的自然史根据自然病程一般可划分为 4 个期，即免疫耐受期、免疫清除期、免疫控制期和再活动期（图 2 - 3）。

免疫耐受期：血清 HBsAg、HBeAg 和抗 HBc 同时阳性，HBV DNA 水平高（通常 $>2 \times 10^7$ IU/ml），ALT 正常，肝组织学无明显炎症坏死和纤维化。

免疫清除期：临床表现为 HBeAg 阳性 CHB，即血清 HBsAg、HBeAg 阳性，抗 HBc 阳性，HBV DNA 定量 $>2 \times 10^4$ IU/ml，ALT 持续或间歇升高，肝组织学中度或严重炎症坏死、肝纤维化明显，可发展为肝硬化和肝功能衰竭。

免疫控制期（非活动期）：血清 HBsAg 阳性，HBeAg 阴性，抗 HBe 阳性，抗 HBc 阳性，HBV DNA 水平低（$<2\times10^3$ IU/ml）或检测不到，ALT 正常，肝组织学无炎症或仅有轻度炎症，可表现为不同程度的纤维化。

再活动期：临床多表现为 HBeAg 阴性 CHB，也可再次出现 HBeAg 阳转。即 5%～15% 的免疫控制期患者可出现一次或数次肝炎发作，表现为血清 HBsAg 阳性、HBeAg 阴性或阳性以及抗 HBc 阳性，HBV DNA 定量≥2×10^3 IU/ml，ALT 持续或反复异常，肝组织学有明显炎症坏死和（或）纤维化。

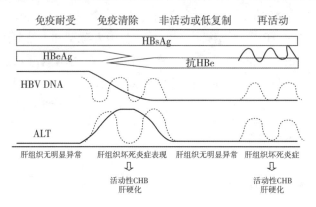

图 2-3 慢性 HBV 感染的自然病程

并非所有 HBV 感染者都经过以上 4 个期。青少年和成年时期感染 HBV，多无免疫耐受期，直接进入免疫清除期，仅 5%～10% 发展成慢性。自发性 HBeAg 血清学转换主要出现在免疫清除期，年发生率为 2%～15%。HBeAg 血清学转换后的患者中，每年有 0.5%～1.0% 发生 HBsAg 清除。

HBV 与 HCC 的关系密切。炎症反复存在是 CHB 患者进展为肝硬化甚至肝癌的重要因素。其发生机制现在认为首先是 HBV 在肝细胞内与人体染色体的整合，这是癌变的启动因素。此外，某些原癌基因如 *N-ras* 基因可被激活，某些抑癌基因如 *p53* 基因可能产生突变，都可促进癌变的发生。大部分肝癌发生在 HBV 感染晚期，尤以在肝硬化的基础上发生多见，且与家族遗传背景有密切关系。

3. 丙型肝炎 HCV 进入人体后首先引起病毒血症，丙型肝炎患者每日可产生 10^{12} 个病毒，感染后 1～3 周在外周血中可检测到 HCV RNA，第 2 周开始可检出抗 HCV，在急性 HCV 感染者出现临床症状时，50%～70% 的患者抗 HCV 阳性，3 个月后约 90% 的患者抗 HCV 阳转。

HCV 致肝损伤的主要原因为 HCV 感染后引起的免疫学反应，其中，细胞毒性 T 淋巴细胞（CTL）起重要作用。CTL 通过其表面的 T 细胞受体识别靶细胞的 MHC Ⅰ类分子和病毒多肽复合物，杀伤病毒感染的靶细胞，引起肝脏病变。

HCV 感染后易慢性化，55%～85% 的 HCV 感染者转为慢性，考虑是宿主免疫、遗传易感性和病毒共同作用的结果。可能原因有：① HCV 的高度变异性；② HCV 对肝外细胞的泛嗜性；③HCV 在血液中滴度低，免疫原性弱，机体对其免疫应答水平低下甚至产生免疫耐受，造成病毒持续感染；④宿主的一些遗传背景也可能影响慢性化，包括 *IL-28B* 基因、人类白细胞抗原（HLA）Ⅰ类分子 HLA B57、Ⅱ类分子 HLA DRB1 和 DQB1 的等位基因多态性，可影响 HCV 清除。例如，*IL-28B* 基因在 rsl2979860 位点 *CC* 型有利于病毒清除，而 *TT* 型的病毒清除率很低。

HCV 与 HCC 的关系也很密切。但 HCV 与 HBV 不同，它不经过与肝细胞染色体整合的过程。从 HCV 感染到 HCC 的发生，通常要经过慢性肝炎和肝硬化的阶段。HCV 相关 HCC 的发生率在感染 HCV 30 年后为 1%～3%，主要见于肝硬化和进展期肝纤维化患者，一旦发展成为肝硬化，HCC 的年发生率为 2%～4%。现在认为，慢性炎症导致肝细胞不断的破坏和再生是 HCC 发生的重要因素。

4. 丁型肝炎 HDV 的致病机制与免疫性还不清楚。一般认为 HDV 对肝细胞有直接的致细胞病变作用。HDVAg 的抗原性较强，有资料显示其为特异性 CD8$^+$T 细胞攻击的靶抗原，因此，宿主免疫反应参与肝细胞的损伤。另一个可能的 HDV 致病机制是，HDV RNA 的复制会干扰细胞的功能。

5. 戊型肝炎 HEV 的发病机制尚不明确，HEV 对肝细胞的直接致病力较弱，肝脏损伤的发生可能与机体抗 HEV 免疫应答有关。

（二）病理解剖

肝组织病理检查是明确诊断，衡量炎症活动度、纤维化程度以及判定药物疗效的金标准，在肝脏疾病的诊断、分类及预后判定中占有重要地位。各型肝炎的病变基本相同，都是以肝细胞的变性、坏死为主，同时伴有不同程度的炎性细胞浸润、肝细胞再生和纤维组织增生。

1. 急性肝炎 为全小叶性病变，主要表现为肝细胞肿胀、水样变性及气球样变，夹杂以嗜酸性变、凋亡小体形成及散在的点、灶状坏死，同时，健存肝细胞呈现再生，胞核增大，双核增多或出现多核；肝窦内枯否细胞增生，窦内淋巴细胞、单核细胞增多；汇管区呈轻－中度炎症反应；肝内无明显纤维化。有黄疸型患者的肝组织内可见淤胆，肝毛细胆管内形成胆栓、坏死灶及窦内有含黄褐色素的吞噬细胞聚集。

2. 慢性肝炎 小叶内除有不同程度的肝细胞变性和坏死外，汇管区及汇管区周围炎症常较明显，常伴不同程度的纤维化，主要病变为炎症坏死及纤维化。

慢性肝炎病变的分级、分期诊断标准（表2－1）：炎症活动度分为 1～4 级（G），纤维化程度分为 1～4 期（S）。炎症活动度按汇管区及周围炎症、小叶内炎症的程度分级，当两者不一致时，总的炎症活动度（G）以高者为准。

表2－1 慢性肝炎分级、分期标准

炎症活动度（G）		纤维化程度（S）	
级	汇管区及周围	小叶内	期	纤维化程度
0	无炎症	无炎症	0	无
1	汇管区炎症（CPH）	变性及少数点、灶状坏死灶	1	汇管区纤维化扩大，局限窦周及小叶内纤维化
2	轻度 PN（轻型 CAH）	变性，点、灶状坏死或嗜酸小体	2	汇管区周围纤维化，纤维间隔形成，小叶结构保留
3	中度 PN（中型 CAH）	变性、融汇坏死或见 BN	3	纤维间隔伴小叶结构紊乱，无肝硬化
4	重型 PN（重型 CAH）	BN 范围广，累及多个小叶（多小叶坏死）	4	早期肝硬化

注：PN：碎屑坏死。轻度：部分汇管区受累，界板破坏范围小；中度：大部汇管区受累，界板破坏范围可达 50％，小叶周边炎明显；重度：扩大的汇管区周围 PN 广泛，可深达小叶中带，小叶边界严重参差不齐，可见残留单个肝细胞或肝细胞呈玫瑰状结构，后者为纤维包绕。BN：桥接坏死。为较广泛的融合性坏死，根据连接部位的不同分为3类：①汇管区－汇管区（P－P）BN，主要由汇管区炎症及 PN 发展形成；②汇管区－小叶中央区（P－C）BN，沿肝腺泡3区小叶中央与汇管区炎症、坏死互相融合，伴 PN，常致小叶结构破坏；③中央小叶区－中央小叶区（C－C）BN，两个小叶中心带的坏死相融合。

3. 肝功能衰竭 肝脏组织学检查可观察到广泛的肝细胞坏死，坏死的部位和范围因病因和病程的不同而异。按照坏死的范围程度，可分为大块坏死（坏死范围超过肝实质的2/3）、亚大块坏死（占肝实质的1/2～2/3）、融合性坏死（相邻成片的肝细胞坏死）及桥接坏死（较广泛的融合性坏死并破坏肝实质结构）。在不同病程的肝功能衰竭肝组织中，可观察到一次性或多次性新旧不一的肝细胞坏死病变。

（1）急性肝功能衰竭 肝细胞呈一次性坏死，可呈大块或亚大块坏死，或桥接坏死，伴存活肝细胞严重变性，肝窦网状支架塌陷或部分塌陷。

（2）亚急性肝功能衰竭 肝组织呈新旧不等的亚大块坏死或桥接坏死；较陈旧的坏死区网状纤维塌陷，或有胶原纤维沉积；残留肝细胞有程度不等的再生，并可见细、小胆管增生和胆汁淤积。

（3）慢加急性（亚急性）肝功能衰竭 在慢性肝病病理损害的基础上，发生新的程度不等的肝细胞坏死性病变。

（4）慢性肝功能衰竭　主要为弥漫性肝纤维化以及异常增生结节形成，可伴有分布不均的肝细胞坏死。

4. 肝硬化

（1）活动性肝硬化　肝硬化伴明显炎症，包括纤维间隔内炎症、假小叶周围碎屑坏死及再生结节内炎症病变。

（2）静止性肝硬化　假小叶周围边界清楚，间隔内炎症细胞少，结节内炎症轻。

【病理生理】

（一）黄疸（jaundice）

病毒性肝炎导致的黄疸以肝细胞性黄疸为主。胆小管壁上的肝细胞坏死导致管壁破裂，胆汁反流入血窦。肿胀的肝细胞压迫胆小管、胆小管内胆栓形成、炎症细胞压迫肝内小胆管等，均可导致淤胆。肝细胞膜通透性增加及胆红素的摄取、结合、排泄等功能障碍都可引起黄疸。因此，大多数病例都有不同程度的肝内梗阻性黄疸。

（二）肝性脑病（hepatic encephalopathy，HE）

肝性脑病（包括轻微型肝性脑病）的发病机制与病理生理较复杂，迄今未完全阐明。常见诱因为高蛋白饮食、消化道大出血、合并感染、电解质及酸碱平衡紊乱（如脱水、低血钾、低血钠）、大量放腹腔积液、过度利尿、便秘、经颈静脉肝内门体分流术（transjugular intrahepatic portosystemic shunt，TIPS）及使用安眠药等镇静类药物等。在肝功能衰竭和肝硬化时，各种诱发因素所占比重不同。

1. 血氨及其他毒性物质的潴积　目前认为，血氨及其他有毒物质如短链脂肪酸、硫醇、某些有毒氨基酸（如色氨酸、甲硫氨酸、苯丙氨酸等）的蓄积，导致中枢神经系统中毒，是肝性脑病产生的主要原因。氨中毒学说仍是肝性脑病的主要致病机制。血氨水平升高的主要原因是肝硬化或肝功能衰竭时氨清除不足和生成过多，以前者为主。

2. 支链氨基酸/芳香氨基酸比例失调　正常时，支链氨基酸/芳香氨基酸比值为 3.0~3.5，肝性脑病时该比值为 0.6~1.2。肝功能衰竭时表现为芳香氨基酸（苯丙氨酸、酪氨酸等）显著升高，而支链氨基酸（缬氨酸、亮氨酸、异亮氨酸等）正常或轻度减少；肝硬化时则表现为芳香氨基酸升高和支链氨基酸减少。但支链氨基酸/芳香氨基酸比值有时与肝性脑病并无显著相关。

3. γ-氨基丁酸神经递质与假性神经递质学说　γ-氨基丁酸为抑制性神经递质，增强神经元突触后膜抑制功能，产生中枢抑制效应，表现为神志改变和昏迷等。另一方面，血液中积蓄的苯乙胺及对羟苯乙醇胺随体循环进入脑组织，经 β-羟化酶的作用，形成苯乙醇胺和对羟苯乙醇胺这两种假性神经递质，二者通过血-脑屏障，与正常递质去甲肾上腺素和多巴胺竞争，取代正常的神经递质，使其不能产生正常的生理效应，从而导致脑病。

（三）出血（haemorrhage）

肝细胞坏死导致多种凝血因子合成减少、肝硬化脾功能亢进导致血小板减少、肝功能衰竭时 DIC 导致凝血因子和血小板消耗、少数情况下可并发血小板减少性紫癜或再生障碍性贫血等因素，都可引起出血。

（四）肝肾综合征（hepato-renal syndrome，HRS）

失代偿期肝硬化合并腹腔积液患者，由于门静脉压力升高，内脏血管扩张导致循环功能障碍（即内脏血管舒张和心输出量减少）而引起的肾血流灌注不足是肝肾综合征发生的主要原因，近年认为循环中炎症介质水平增加也起重要作用。肾损害多为功能性的，但亦可发展为急性肾小管坏死。

（五）肝肺综合征（hepatopulmonary syndrome，HPS）

慢性病毒性肝炎和肝硬化患者可出现肺水肿、间质性肺炎、盘状肺不张、胸腔积液和低氧血症等病理和功能改变，统称肝肺综合征。产生肝肺综合征的根本原因是肺内毛细管扩张，出现动-静脉分流，从而严重影响气体交换功能。肝功能衰竭导致门脉循环受阻、门-腔静脉分流，使肠道细菌进入肺循环释放内毒素也可能是原因之一。肝肺综合征的典型症状包括劳力性呼吸困难或静息时呼吸困难，主要表现为低氧血症和高动力循环症，临床上可出现胸闷、气促、呼吸困难、胸痛、发绀、头昏等症状，严重者可致晕厥与昏迷。

（六）腹腔积液（ascites）

肝功能衰竭和肝硬化时，由于肾皮质缺血，肾素分泌增多，刺激肾上腺皮质分泌过多的醛固酮，导致钠潴留。利钠激素的减少也导致钠潴留。钠潴留是早期腹腔积液产生的主要原因，而门脉高压、低蛋白血症和肝淋巴液生成增多则是后期腹腔积液的主要原因。

【临床表现】 微课1-2

（一）潜伏期

各型病毒性肝炎的潜伏期长短不一。甲型肝炎为2~6周（平均4周）；乙型肝炎为6~24周（平均约12周）；丙型肝炎为2~24周（平均6周）；丁型肝炎为4~20周（平均约6周）；戊型肝炎为2~9周（平均40日）。

（二）急性肝炎

1. 急性黄疸型肝炎　病程可分为3个阶段。总病程为2~4个月。

（1）黄疸前期　多以发热起病，伴以全身乏力，食欲不振、厌油、恶心，甚至呕吐。常有上腹部不适、腹胀、便秘或腹泻；少数病例可出现上呼吸道症状或皮疹、关节痛等症状。尿色逐渐加深，至本期末，尿色呈红茶样。肝脏可轻度肿大，伴有触痛及叩击痛。化验：尿胆红素及尿胆原阳性，血清丙氨酸氨基转移酶（alanine aminotransferase，ALT）明显升高。本期一般持续5（3~7）日。

（2）黄疸期　尿色加深，巩膜及皮肤出现黄染，逐渐加深，多于数日至2周内达高峰，然后逐渐下降。黄疸出现后，发热很快消退，而胃肠道症状及全身乏力可加重，至黄疸即将减轻前即迅速改善。在黄疸明显时，可出现皮肤瘙痒、大便颜色变浅、心动过缓等症状。儿童患者黄疸较轻，且持续时间较短。本期肝肿大达肋缘下1~3cm，有明显触痛及叩击痛，部分病例有轻度脾肿大。肝功能改变明显，ALT及胆红素升高，尿胆红素阳性。本期持续2~6周。

（3）恢复期　黄疸消退，精神及食欲好转。肿大的肝脏逐渐回缩，触痛及叩击痛消失。肝功能恢复正常。本期持续1~2个月。

2. 急性无黄疸型肝炎　发病率远高于黄疸型。起病大多徐缓，临床症状较轻，仅有乏力、食欲不振、恶心、肝区痛和腹胀、溏便等症状，多无发热，亦不出现黄疸。肝脏可肿大，伴触痛及叩击痛；少数有脾肿大。肝功能改变主要是ALT升高。不少病例并无明显症状，仅在普查时被发现。多于3个月内逐渐恢复。

（三）慢性肝炎

急性肝炎病程超过半年，或原有乙型、丙型、丁型肝炎或HBsAg携带史，本次又因同一病原再次出现肝炎症状、体征及肝功能异常者，可以诊断为慢性肝炎。发病日期不明或虽无肝炎病史，但肝组织病理检查符合慢性肝炎，或根据症状、体征、化验及B超检查综合分析，亦可做出相应诊断。为反映肝功能损害程度，慢性肝炎在临床上可分为轻度、中度、重度（表2-2）。

1. 轻度 临床症状、体征轻微或缺如，肝功能指标仅 1 或 2 项轻度异常。

2. 中度 症状、体征、实验室检查居于轻度和重度之间。

3. 重度 有明显或持续的肝炎症状，如乏力、纳差、腹胀、尿黄、便溏等，伴有肝病面容、肝掌、蜘蛛痣、脾大并排除其他原因，且无门静脉高压征者。实验室检查，血清 ALT 和（或）天冬氨酸氨基转移酶（AST）反复或持续升高，白蛋白降低或 A/G 比值异常、丙种球蛋白明显升高。除前述条件外，凡白蛋白≤32g/L、血清总胆红素（TBil）大于 5 倍正常值上限、凝血酶原活动度（PTA）60%～40%、胆碱酯酶＜4500U/L 这四项检测中有一项达上述程度者，即可诊断为慢性肝炎重度。

表 2－2 慢性肝炎实验室检查异常程度参考指标

项目	轻度	中度	重度
ALT 和（或）AST（IU/L）	≤正常 3 倍	＞正常 3 倍	＞正常 3 倍
总胆红素 TBil（μmol/L）	≤正常 2 倍	正常 2 倍～正常 5 倍	＞正常 5 倍
白蛋白（A）（g/L）	≥35	32～35	≤32
白/球蛋白比值（A/G）	≥1.4	1.0～1.4	＜1.0
蛋白电泳 γ 球蛋白（γEP）（%）	≤21	21～26	≥26
凝血酶原活动度（PTA）（%）	＞70%	70%～60%	＜60%但≥40%
胆碱酯酶（CHE）（U/L）	＞5400	4500～5400	＜4500

（四）肝功能衰竭

肝功能衰竭的临床诊断需要依据病史、临床表现和辅助检查等综合分析而确定（表 2－3）。

表 2－3 肝功能衰竭的分类及定义

分类	定义
急性肝功能衰竭	急性起病，无基础肝病史，2 周以内出现以Ⅱ度及以上肝性脑病为特征的肝功能衰竭临床表现
亚急性肝功能衰竭	起病较急，无基础肝病史，2～26 周出现肝功能衰竭的临床表现
慢加急性（亚急性）肝功能衰竭	在慢性肝病的基础上，短期内出现急性肝功能失代偿和肝功能衰竭的临床表现
慢性肝功能衰竭	在肝硬化的基础上，缓慢出现肝功能进行性减退导致的以反复腹腔积液和（或）肝性脑病等为主要表现的慢性肝功能失代偿

1. 肝功能衰竭分类

（1）急性肝功能衰竭（acute liver failure，ALF） 急性起病，2 周内出现Ⅱ度及以上肝性脑病并有以下表现者：①极度乏力，有明显厌食、腹胀、恶心、呕吐等严重消化道症状；②短期内黄疸进行性加深；③出血倾向明显，PTA≤40%（或 INR≥1.5），且排除其他原因；④肝脏进行性缩小。

（2）亚急性肝功能衰竭（subacute liver failure，SALF） 起病较急，2～26 周出现以下表现者：①极度乏力，有明显的消化道症状；②黄疸迅速加深，TBil 大于正常值上限（ULN）10 倍或每日上升≥17.1μmol/L；③伴或不伴有肝性脑病；④出血倾向明显，PTA≤40%（或 INR≥1.5），并排除其他原因者。

（3）慢加急性（亚急性）肝功能衰竭（acute－on－chronic liver failure，ACLF） 在慢性肝病的基础上，由各种诱因引起以急性黄疸加深、凝血功能障碍为肝功能衰竭表现的综合征，可合并包括肝性脑病、腹腔积液、电解质紊乱、感染、肝肾综合征、肝肺综合征等并发症以及肝外器官功能衰竭。患者黄疸迅速加深，血清 TBil≥10×ULN 或每日上升≥17.1μmol/L；有出血表现，PTA≤40%（或 INR≥1.5）。根据不同慢性肝病基础，分为 3 型。A 型：在慢性非肝硬化肝病的基础上发生的慢加急性肝功能衰竭；B 型：在代偿期肝硬化的基础上发生的慢加急性肝功能衰竭，通常在 4 周内发生；C 型：在失代偿期肝硬化的基础上发生的慢加急性肝功能衰竭。

（4）慢性肝功能衰竭（chronic liver failure，CLF） 在肝硬化的基础上，缓慢出现肝功能进行性减退和失代偿：①血清 TBil 明显升高，常小于 10×ULN；②白蛋白明显降低；③出血倾向明显，PTA≤40%（或 INR>1.5），并排除其他原因者；④有顽固性腹腔积液或门静脉高压等表现；⑤肝性脑病。

2. 肝功能衰竭分期 根据临床表现的严重程度，亚急性肝功能衰竭和慢加急性（亚急性）肝功能衰竭可分为早期、中期和晚期。

（1）早期 ①有极度乏力，并有明显厌食、呕吐和腹胀等严重消化道症状；②黄疸进行性加深（血清 TBil≥17.1μmol/L 或每日上升≥17.1μmol/L）；③有出血倾向，30%<PTA≤40%（或 1.5<INR≤1.9）；④无并发症及其他肝外器官衰竭。

（2）中期 在肝功能衰竭早期表现的基础上，病情进一步发展，出现以下两条之一者：①出现Ⅱ度以下肝性脑病和（或）明显腹腔积液、感染；②出血倾向明显（出血点或瘀斑），20%<PTA≤30%（或 1.9<INR<2.6）。

（3）晚期 在肝功能衰竭中期表现的基础上，病情进一步加重，有严重出血倾向（注射部位瘀斑等），PTA≤20%（或 INR≥2.6），并出现以下四条之一者：肝肾综合征、上消化道大出血、严重感染、Ⅱ度以上肝性脑病。

考虑到一旦发生肝功能衰竭，治疗极其困难，病死率高，故对于出现以下肝功能衰竭前期临床特征的患者，须引起高度的重视，进行积极处理：①极度乏力，并有明显厌食、呕吐和腹胀等严重消化道症状；②胆红素升高（TBil≥51μmol/L，但≤171μmol/L），且每日上升≥17.1μmol/L；③有出血倾向，40%<PTA≤50%（或 1.5<INR≤1.6）。

（五）淤胆型肝炎

淤胆型肝炎亦称为毛细胆管型肝炎或胆汁淤积型肝炎。起病及临床表现类似急性黄疸型肝炎，但乏力及食欲减退等自觉症状较轻而黄疸重且持久，大便色浅，有皮肤瘙痒等梗阻性黄疸的表现。肝功能检查血清胆红素明显升高，以直接胆红素为主，PTA>60% 或应用维生素 K_1 肌内注射后 1 周可升至 60% 以上，血清胆汁酸、γ-谷氨酰转肽酶、碱性磷酸酶、胆固醇水平可明显升高，黄疸持续 3 周以上，并除外其他原因引起的肝内外梗阻性黄疸者，可诊断为急性淤胆型肝炎。在慢性肝炎的基础上发生上述临床表现者，可诊断为慢性淤胆型肝炎。

（六）肝硬化

肝炎肝硬化是慢性肝炎发展的结果，肝组织病理学表现为弥漫性肝纤维化及结节形成，二者必须同时具备，才能诊断。Child-Pugh 是当今国际通用的肝硬化贮备功能的分级标准，分三个层次进行计分，根据计分的多少，分为 A、B、C 三级（表 2-4）。

表 2-4 Child-Pugh 分级标准

临床生化指标	1 分	2 分	3 分
肝性脑病（期）	无	1~2	3~4
腹腔积液	无	轻度	中、重度
总胆红素（μmol/L）	<34	34~51	>51
白蛋白（g/L）	>35	28~35	<28
凝血酶原时间延长（秒）	<4	4~6	>6

肝硬化 Child-Pugh 分级标准：A 级，Child-Pugh 评分 5~6 分；B 级，Child-Pugh 评分 7~9 分；C 级，Child-Pugh 评分 10~15 分。

根据肝组织病理及临床表现，肝硬化分为以下类型。

1. 代偿性肝硬化 指早期肝硬化，一般属 Child - Pugh A 级。虽可有轻度乏力、食欲减少或腹胀症状，尚无明显肝功能衰竭表现。血清白蛋白降低，但仍 $\geq 35g/L$；胆红素 $< 35\mu mol/L$；PTA 多大于 60%。血清 ALT 及 AST 轻度升高，AST 可高于 ALT，γ-谷氨酰转肽酶可轻度升高。可有门静脉高压症，如轻度食管静脉曲张，但无腹腔积液、肝性脑病或上消化道出血。

2. 失代偿性肝硬化 指中晚期肝硬化，一般属 Child - Pugh B、C 级。有明显肝功能异常及失代偿征象，如血清白蛋白 $< 35g/L$，A/G < 1.0，明显黄疸，胆红素 $> 35\mu mol/L$，ALT 和 AST 升高，PTA $< 60\%$。患者可出现腹腔积液、肝性脑病及门静脉高压症引起的食管、胃底静脉明显曲张或破裂出血。

根据肝脏炎症活动情况，可将肝硬化区分为两种。①活动性肝硬化：慢性肝炎的临床表现依然存在，特别是 ALT 升高，黄疸、白蛋白水平下降，肝质地变硬，脾进行性增大，并伴有门静脉高压征。②静止性肝硬化：ALT 正常，无明显黄疸，肝质地硬，脾大，伴有门静脉高压征，血清白蛋白水平低。

【并发症及后遗症】

肝内并发症多发生于慢性 HBV、HCV 感染后，主要有脂肪肝、肝硬化、原发性肝细胞癌。此外，肝炎病毒感染后还可以引起一系列肝外表现，如甲状腺功能异常、再生障碍性贫血、溶血性贫血、粒细胞缺乏、心肌炎、胰腺炎、肾小球肾炎、肾小管酸中毒等。

肝炎患者，尤其是肝硬化、肝功能衰竭患者，由于免疫功能低下、代谢紊乱及多脏器功能受损，易发生各种严重并发症，常见的有：腹腔积液、胸腔积液、各种感染（以腹腔感染多见）、食管静脉曲张破裂出血、电解质紊乱和酸碱平衡失调、肝性脑病、肝肾综合征、肝肺综合征等。

（一）腹腔积液

正常人腹腔中有少量液体，大约 50ml，当液体量大于 200ml 时称为腹腔积液。腹腔积液为失代偿期肝硬化最常见的并发症。肝功能不全和门静脉高压是肝硬化腹腔积液形成的根本原因。

（二）感染

肝硬化、肝功能衰竭患者易并发各种感染，其中以腹腔感染多见。当腹腔积液细菌培养阳性和腹腔积液中性粒细胞计数 $\geq 250 \times 10^6/L$，且不存在可外科治疗的腹腔内感染灶时，可诊断为自发性细菌性腹膜炎。

（三）食管静脉曲张破裂出血

食管静脉曲张破裂出血是肝硬化最严重且最危急的并发症。根据出血量的不同，可以表现为大便潜血阳性、黑便、呕血、血便。一般出血 5~10ml 时，大便潜血试验阳性；出血量在 60ml 以上，可有柏油样排出；胃内潴血在 250~300ml，可引起呕血；出血量达 500ml 时，患者可有头晕；出血量达 800ml 时，临床表现有口渴、心烦、少尿、血压下降；出血量在 1000~1500ml 时，可有周围循环衰竭表现。

（四）肝性脑病

肝性脑病又称为肝性昏迷，是严重肝病引起的、以代谢紊乱为基础的中枢神经系统功能失调的综合病征，其主要临床表现是意识障碍、行为失常和昏迷。

诱发肝性脑病的因素很多，如上消化道出血、高蛋白饮食、大量排钾利尿、放腹腔积液，使用安眠、镇静、麻醉药，便秘、尿毒症、感染或手术创伤等。这些因素大体都是通过使神经毒质产生增多或提高神经毒质的毒性效应、提高脑组织对各种毒性物质的敏感性、增加血-脑屏障的通透性来诱发脑病。

肝性脑病分为 4 期。

Ⅰ期，又称昏迷前驱期：有细微的性格和行为异常。反应和回答问题尚正确，但有时吐字不清，动作缓慢等。此期一般无神经体征，或仅有轻微的表现。扑翼样震颤阳性。此期脑电图检查多数正常。

Ⅱ期，又称昏迷前期：以精神错乱、意识模糊、睡眠障碍、行为失常为主要表现，比前Ⅰ期症状加重。定向力和理解能力均减低。

Ⅲ期，又称昏睡期：以整日昏睡和严重精神错乱为主，各种神经病理体征陆续出现，并逐渐加重。呼之能醒，叫醒后数秒钟后又入睡，答话极不准，幻觉，神志不清。扑翼样震颤仍可引出，肌张力增高，四肢被动运动有抵抗，锥体束征常呈阳性，脑电图不正常。

Ⅳ期，又称昏迷期：患者完全丧失神志，进入昏迷状态，呼之不应，不能叫醒。但对疼痛刺激尚有反应，有时出现张目凝视，浅昏迷时膝腱反射亢进，肌张力增高。病情继续发展，则进入深昏迷。此时各种反射消失，肌张力降低，瞳孔散大，呼吸过度换气，阵发性惊厥，各种刺激无反应。

（五）肝肾综合征

肝肾综合征是终末期肝病患者出现的功能性肾衰竭，主要表现为少尿或无尿、氮质血症、电解质平衡失调。其诊断标准包括：①肝硬化腹腔积液；②血肌酐 > 1.5mg/dl（133μmol/L）；③停用利尿剂 2 日后血肌酐水平未下降至 1.5mg/dl（133μmol/L）以下；④不存在休克；⑤近期无肾毒性药物使用史；⑥无肾实质性疾病的表现，如蛋白尿 > 500mg/d、血尿（每高倍镜视野 > 50 个红细胞）、肾超声改变等。

（六）肝肺综合征

肝肺综合征（HPS）是在慢性肝病和（或）门脉高压的基础上出现肺内血管异常扩张、气体交换障碍、动脉血氧合作用异常，导致的低氧血症及一系列病理生理变化和临床表现，临床特征为排除原发心肺疾患后的三联征——基础肝脏病、肺内血管扩张和动脉血氧合功能障碍。诊断标准为：①肝脏疾病（通常是肝硬化合并门静脉高压）；②CE - TTE 阳性（从外周手臂静脉注射 10ml 生理盐水，再对右心进行微泡造影，≥3 个心跳周期后，左心可见微泡显影）；③动脉血气结果异常［肺泡动脉血氧梯度 ≥ 15mmHg（年龄 > 64 岁，> 20mmHg）］。

肝肺综合征是终末期肝脏病的严重肺部并发症。晚期肝病患者的 HPS 发生率为 4% ~ 29%（平均 20%），不进行肝移植的死亡率为 40% 左右。

【实验室检查】

（一）常规检测

1. 血常规 急性及慢性肝炎患者血白细胞常无明显变化，淋巴细胞比值可偏高。肝硬化合并脾功能亢进时常有不同程度的白细胞、血小板、血红蛋白降低。

2. 尿常规 尿胆红素和尿胆原均可为阳性。

3. 粪便检查 必要时可以行粪便 HAV RNA、HEV RNA 检测。

（二）生化学检测

1. 血清 ALT 和 AST 血清丙氨酸氨基转移酶（ALT）和天冬氨酸氨基转移酶（AST）水平可部分反映肝细胞损伤程度，但特异性不强，应与心、脑、肌肉损害时的升高相鉴别。ALT 是反映肝细胞功能最常用的指标，对肝病的特异性比 AST 高。AST 在心肌含量最高，依次为心、肝、骨骼肌、肾、胰腺。肝细胞中的 AST 80% 存在于线粒体中，仅 20% 在细胞质中。肝病时血清 AST 升高提示线粒体损伤，通常与疾病严重程度呈正相关。

2. 血清胆红素 血清胆红素水平与胆汁代谢、排泄程度有关，胆红素升高的主要原因为肝细胞损害、肝内外胆道阻塞和溶血。肝功能衰竭患者血清胆红素可呈进行性升高，每日上升 ≥1 倍正常值上限（ULN），且出现胆红素升高与 ALT 和 AST 下降的分离现象（酶胆分离），提示肝细胞大量坏死。

3. 血清白蛋白和球蛋白 反映肝脏合成功能，慢性肝炎、肝硬化和肝功能衰竭患者可有血清白蛋白下降，γ 球蛋白升高。随着肝损害加重，白蛋白/球蛋白比值可逐渐下降或倒置（<1）。

4. 凝血酶原时间（PT）及凝血酶原活动度（PTA）　　PT 是反映肝脏凝血因子合成功能的重要指标，常用国际标准化比值（INR）表示，PT 延长或 PTA 下降与肝损害严重程度密切相关，对判断疾病进展及预后有较大价值。

5. γ-谷氨酰转肽酶（γ-GT）　　正常人血清中的 γ-GT 主要来自肝脏。此酶在急性肝炎、慢性活动性肝炎及肝硬化失代偿时仅轻-中度升高，在各种原因导致的肝内外胆汁淤积时可以显著升高。

6. 血清碱性磷酸酶（ALP）　　经肝胆系统进行排泄。所以当 ALP 产生过多或排泄受阻时，均可使血中 ALP 升高。

7. 总胆汁酸（TBA）　　健康人的周围血液中血清胆汁酸含量极微，当肝细胞损害或肝内、外阻塞时，胆汁酸代谢就会出现异常，总胆汁酸就会升高。由于肝脏对胆红素和胆汁酸的转运系统不同，检测胆汁酸有助于鉴别胆汁淤积和高胆红素血症。

8. 胆碱酯酶（CHE）　　由肝细胞合成，可反映肝脏合成功能，对了解肝脏应急功能和贮备功能有参考价值。

9. 甲胎蛋白（AFP）　　血清 AFP 及其异质体是诊断原发性肝细胞癌的重要指标。应注意 AFP 升高的幅度、动态变化及其与 ALT 和 AST 的消长关系，并结合临床表现和肝脏超声显像等影像学检查结果进行综合分析。

10. 维生素 K 缺乏或拮抗剂-Ⅱ诱导蛋白（protein induced by vitamin K absence or antagonist-Ⅱ, PIVKA-Ⅱ）　　又名脱-γ-羧基凝血酶原（des-gamma-carboxyprothrombin, DCP），是诊断肝癌的另一个重要指标，可与 AFP 互为补充。

11. 血氨（blood ammonia）　　体内各组织各种氨基酸分解代谢产生的氨以及由肠管吸收进来的氨进入血液，形成血氨。肝脏发生严重病变时，氨不能进行正常代谢，导致血氨升高，可以引起肝性脑病。

（三）病原学检测

1. 甲型肝炎　　急性肝炎患者血清抗 HAV IgM 阳性，可确诊为 HAV 近期感染。急性期及恢复期双份血清抗 HAV IgG 滴度 4 倍以上增长也是诊断甲型肝炎的依据。

2. 乙型肝炎

（1）HBV 血清学标志物　　包括 HBsAg、抗 HBs、HBeAg、抗 HBe、抗 HBc 和抗 HBc IgM。

HBsAg 阳性表示 HBV 感染，血清 HBsAg 定量检测可用于预测疾病进展、抗病毒疗效和预后；抗 HBs 为保护性抗体，其阳性表示对 HBV 有免疫力，见于乙型肝炎康复及接种乙型肝炎疫苗者。

HBeAg 阳性表示病毒复制活跃且有较强的传染性。HBeAg 阴转而抗 HBe 出现称为 e 抗原血清学转换。多数情况下，抗 HBe 阳转后提示病毒复制处于静止状态，但部分由于前 C 区变异，20% ~ 50% 的抗 HBe 阳性者仍可检测到 HBV DNA。

抗 HBc IgM 阳性多见于急性乙型肝炎及慢性乙型肝炎急性发作；抗 HBc 总抗体主要是抗 HBc IgG，只要感染过 HBV，无论病毒是否被清除，此抗体多为阳性。

（2）HBV DNA 定量　　是 HBV 复制的直接标志，主要用于判断慢性 HBV 感染的病毒复制水平，可用于抗病毒治疗适应证的选择及疗效的判断。

（3）HBV 基因分型　　HBV 基因型与预后判断和干扰素治疗应答有关。目前认为 HBV 至少有 9 个基因型（A~I），我国以 B 型和 C 型为主。

（4）HBV 耐药位点检测　　常用 HBV 基因序列测定法，用于判断 HBV DNA 是否存在耐药突变，为核苷（酸）类抗病毒药物选择提供依据。

3. 丙型肝炎

（1）抗 HCV 检测　可用于 HCV 感染者的筛查。对于抗体阳性者，应进一步进行 HCV RNA 筛查。

（2）HCV RNA 定量　用于判断 HCV 感染的病毒复制水平以及抗病毒疗效的评估。HCV RNA 定量检测应当采用基于 PCR 扩增、灵敏度和精确度高并且检测范围广的方法，其检测结果采用 IU/ml 表示。

（3）HCV 基因分型检测　采用基因型特异性直接抗病毒药物（direct antiviral drugs，DAAs）治疗的感染者，需要先检测基因型。在 DAA 时代，优先考虑可检测出多种基因型和基因亚型且同时可获得基因位点置换/氨基酸替代（RASs）结果的方法，如 Sanger 测序法。

（4）HCV RASs 检测　目前检测可导致 DAAs 耐药的 RASs 的方法包括 PCR 产物直接测序法和新一代深度测序方法，前者即可满足临床上 DAAs 方案选择的需求。

4. 丁型肝炎

（1）HDV、HBV 同时感染　除急性 HBV 感染标志阳性外，血清抗 HDV IgM 阳性，抗 HDV IgG 低滴度阳性；或血清和（或）肝内 HDVAg 及 HDV RNA 阳性。

（2）HDV、HBV 重叠感染　慢性乙型肝炎患者或慢性 HBsAg 携带者，血清 HDV RNA 和（或）HDVAg 阳性，或抗 HDV IgM、抗 HDV IgG 阳性，肝内 HDV RNA 和（或）肝内 HDVAg 阳性。

5. 戊型肝炎

（1）抗 HEV IgM 与抗 HEV IgG　抗 HEV IgM 在患者出现临床症状时大多能检测到，是近期感染的标志，在恢复期迅速消退，多数在 3 个月内阴转。IgG 抗体紧随 IgM 抗体出现且浓度迅速升高，恢复期则明显下降。抗 HEV 由阴性转为阳性，或由低滴度上升为高滴度，或由高滴度下降为低滴度，均可诊断为 HEV 感染。抗 HEV IgG 持续时间报道不一，抗 HEV 可持续数月至数年。

（2）HEV RNA　HEV 感染一般伴随着数周的 HEV 病毒血症和粪便排毒，因此，粪便或血标本中 HEV RNA 的检出是 HEV 现症感染的最直接证据。

【肝组织病理检查】

肝组织病理检查对明确诊断、排除其他肝脏疾病，评价慢性肝炎患者肝组织炎症及纤维化程度、判断预后和监测治疗应答具有重要意义。

【影像学检查】

影像学检查的主要目的是监测肝脏疾病的临床进展、了解有无肝硬化、发现占位性病变和鉴别其性质，尤其是监测和诊断 HCC。可对肝脏、胆囊、脾脏进行超声、CT 和磁共振成像（MRI）等检查。

（一）腹部超声（US）检查

协助明确肝脏、脾脏的形态，肝内重要血管情况及肝内有无占位性病变，是否合并腹腔积液等。肝硬化时 B 超可见肝脏缩小，肝表面明显凹凸不平，锯齿状或波浪状，肝边缘变钝，肝实质回声不均、增强，呈结节状，门静脉和脾门静脉内径增宽，肝静脉变细，扭曲，粗细不均，腹腔内可见液性暗区。

（二）电子计算机断层成像（CT）

用于观察肝脏形态，了解有无肝硬化，及时发现占位性病变和鉴别其性质，动态增强多期扫描对于 HCC 的诊断具有高度敏感性和特异性。

（三）磁共振成像（MRI）

无放射性辐射，组织分辨率高，可以多方位、多序列成像，对肝脏的组织结构变化如出血坏死、脂肪变性及肝内结节的显示和分辨率优于 CT 和 US。动态增强多期扫描及特殊增强剂显像对鉴别良、恶性肝内占位性病变优于 CT。

（四）瞬时弹性成像（TE）

瞬时弹性成像（transient elastography，TE）作为一种较为成熟的无创伤性检查，其优势为操作简便、可重复性好，能够比较准确地识别出轻度肝纤维化和进展性肝纤维化或早期肝硬化；但其测定成功率受肥胖、肋间隙大小以及操作者经验等因素的影响，其测定值受肝脏炎症坏死、胆汁淤积以及脂肪变性等多种因素的影响。

【诊断】

病毒性肝炎的诊断依据包括流行病学史、临床症状和体征以及实验室生化学及病原学检查结果。必要时可结合肝组织病理学及肝脏影像学检查结果。

（一）流行病学资料

1. 甲型肝炎 发病前 2~6 周内曾在甲肝流行区，或有吃不洁食物史或饮不洁生水史或与甲肝急性患者有密切接触史。

2. 乙型肝炎 发病前有血液、血制品输注史或不洁注射，或与 HBV 感染者有密切接触史，或有乙肝家族史。

3. 丙型肝炎 有输血及血制品输注史、静脉吸毒、血液透析、多个性伴侣、职业供血者，特别是接受过成分血单采回输者、母亲为 HCV 感染等病史的肝炎患者应警惕丙型肝炎。

4. 丁型肝炎 基本同乙型肝炎，我国以西南部感染率较高。

5. 戊型肝炎 患者有戊肝接触史或高发区居留史。发病前 2~6 周内接触过戊型肝炎患者或饮用过被污染的水、外出用餐、到过戊肝高发区和流行区。

（二）临床诊断

1. 急性肝炎 起病较急，常有畏寒、发热、乏力、头痛、纳差、恶心、呕吐等急性感染或黄疸前期症状。肝大、质软，ALT 显著升高。黄疸型肝炎血清胆红素 >17.1μmol/L，尿胆红素阳性。病程在 6 个月以内。

2. 慢性肝炎 病程超过半年或发病日期不明确而有慢性肝炎症状、体征、实验室检查改变者。常见症状有乏力、厌油、肝区不适等，可有慢性肝病面容、肝掌、蜘蛛痣、胸前毛细血管扩张，肝大、质偏硬，脾大等体征。

3. 肝功能衰竭 极度疲乏；严重消化道症状如频繁呕吐、呃逆；黄疸迅速加深，出现胆酶分离现象；肝脏进行性缩小；出血倾向，PTA <40%，皮肤、黏膜出血；出现肝性脑病、肝肾综合征、腹腔积液等严重并发症。急性黄疸型肝炎病情迅速恶化，2 周内出现Ⅱ度以上肝性脑病或其他肝功能衰竭表现者，为急性肝功能衰竭；2~26 周出现上述表现者为亚急性肝功能衰竭；在慢性肝炎或肝硬化的基础上出现者为慢加急性（亚急性）肝功能衰竭或慢性肝功能衰竭。

4. 淤胆型肝炎 起病类似急性黄疸型肝炎，黄疸持续时间长、症状轻，有肝内梗阻的表现，可伴有皮肤瘙痒。

5. 肝炎肝硬化 肝硬化的诊断需综合考虑病因、病史、临床表现、并发症、治疗过程、检验、影像学及组织学等检查。临床上可分为代偿期及失代偿期。

（1）代偿期肝硬化的诊断依据 包括下列 4 条之一。①组织学符合肝硬化诊断。②内镜显示食管胃底静脉曲张或消化道异位静脉曲张，除外非肝硬化性门脉高压。③B 超、瞬时弹性成像（LSM）或 CT 等影像学检查提示肝硬化或门脉高压特征，如脾大、门静脉≥1.3cm，LSM 测定符合不同病因的肝硬化诊断界值。④无组织学、内镜或影像学检查者，以下检查指标异常提示存在肝硬化（需符合 4 条中 2 条）：A. PLT <100×10^9/L，且无其他原因可以解释；B. 血清 ALB <35g/L，排除营养不良或肾脏疾病

等其他原因；C. INR＞1.3 或 PT 延长（停用溶栓或抗凝药 7 日以上）；D. AST/PLT 比率指数（APRI），成人 APRI 评分＞2，需注意降酶药物等因素对 APRI 的影响。

（2）失代偿期肝硬化的诊断依据　在肝硬化的基础上，出现门脉高压并发症和（或）肝功能减退。①具备肝硬化的诊断依据；②出现门脉高压相关并发症：如腹腔积液、食管胃底静脉曲张破裂出血、脓毒症、肝性脑病、肝肾综合征等。

（三）病原学诊断 📱 微课 1-3

1. 甲型肝炎　血清抗 HAV IgM 阳性或抗 HAV IgG 双份血清呈 4 倍升高者。粪便中检出 HAV 颗粒、抗原或 HAV RNA。

2. 乙型肝炎　有明确的证据表明发病前 6 个月内曾检测出血清 HBsAg 阴性，发病后 6 个月内 HBV DNA 及血清 HBsAg 阴转，抗 HBs 阳转者应考虑急性乙型肝炎。根据 HBV 感染者的血清学、病毒学、生物化学试验及其他临床和辅助检查结果，可将慢性 HBV 感染分为以下类型。

（1）慢性 HBV 携带状态　本期为免疫耐受期，患者年龄较轻，HBV DNA 定量水平较高（通常＞2×10^7 IU/ml），血清 HBsAg 较高（通常＞10^4 IU/ml）、HBeAg 阳性，但血清 ALT 和 AST 持续正常（1 年内连续随访 3 次，每次至少间隔 3 个月），肝脏组织病理检查无明显炎症坏死或纤维化。在未行组织病理检查的情况下，应结合年龄、病毒水平、HBsAg 水平及肝纤维化无创检查及影像学检查等指标综合判定。

（2）HBeAg 阳性慢性乙型肝炎（HBeAg 阳性 CHB）　又称 HBeAg 阳性慢性 HBV 感染。本期患者处于免疫清除期，其血清 HBsAg 阳性、HBeAg 阳性，HBV DNA 定量水平较高（通常＞2×10^4 IU/ml），ALT 持续或反复异常或肝组织学检查有明显炎症坏死和（或）纤维化（≥G2/S2）。

（3）非活动性 HBsAg 携带状态　为免疫控制期，表现为血清 HBsAg 阳性、HBeAg 阴性、抗 HBe 阳性，HBV DNA＜2×10^3 IU/ml，HBsAg＜1000 IU/ml，ALT 和 AST 持续正常（1 年内连续随访 3 次以上，每次至少间隔 3 个月），影像学检查无肝硬化征象，肝组织学检查显示组织活动指数（HAI）评分＜4 或根据其他的半定量计分系统判定病变轻微。

（4）HBeAg 阴性 CHB　又称 HBeAg 阴性慢性 HBV 感染。此期为再活动期，其血清 HBsAg 阳性、HBeAg 持续阴性，多同时伴有抗 HBe 阳性，HBV DNA 定量水平通常≥2×10^3 IU/mL，ALT 持续或反复异常，或肝组织学有明显炎症坏死和（或）纤维化（≥G2/S2）。

（5）隐匿性 HBV 感染（occult hepatitis B virus infection，OBI）　其定义为血清 HBsAg 阴性，但血清和（或）肝组织中 HBV DNA 阳性。在 OBI 患者中，80% 可有血清抗 HBs、抗 HBe 和（或）抗 HBc 阳性，称血清阳性 OBI；但有 1%~20% 的 OBI 患者，所有血清学指标均为阴性，故称血清阴性 OBI。OBI 的临床意义在于可通过输血或器官移植将 HBV 传播给受者，以及自身在免疫抑制状态下可发生 HBV 再激活。

3. 丙型肝炎　血清抗 HCV 阳性，同时血清 HCV RNA 阳性，可诊断丙型肝炎，仅抗 HCV 阳性而血清 HCV RNA 阴性者为 HCV 既往感染。区分急、慢性丙型肝炎，需结合暴露时间、影像学及组织学检查结果综合考虑。

4. 丁型肝炎　HDV 的感染需要同时或先有 HBV 或其他嗜肝 DNA 病毒感染的基础。HDV 与 HBV 同时感染，称共同感染（coinfection）；先发生 HBV 感染，再在此基础上发生 HDV 感染，称重叠感染（superinfection）。血清 HDVAg 或抗 HDV IgM 或抗 HDV IgG 或 HDV RNA 阳性，或者肝组织内 HDVAg 或 HDV RNA 阳性。

5. 戊型肝炎　血清学检验抗 HEV IgM 阳性；抗 HEV IgG 由阴转阳或抗体滴度由低转高 4 倍以上，或由高滴度下降为低滴度；血清和（或）粪便 HEV RNA 阳性。以上指标中的任何一项阳性都可作为

HEV 急性感染的临床诊断依据，如同时有 2 项指标阳性则可确诊。

急性戊型肝炎后至少 6 个月仍存在肝酶水平的持续升高，血清和（或）肝组织中 HEV RNA 持续阳性可诊断为慢性戊型肝炎。

【鉴别诊断】

（一）各型病毒性肝炎及非嗜肝病毒肝炎

各型病毒性肝炎、巨细胞病毒感染、传染性单核细胞增多症等均可出现急性肝炎的临床表现，主要依据原发病的临床特点和病原学、特异性血清学检查进行鉴别。

（二）感染中毒性肝炎

各种全身性感染均有可能出现肝肿大、黄疸、肝功能异常等，如流行性出血热、恙虫病、伤寒、钩端螺旋体病、阿米巴肝病、急性血吸虫病、华支睾吸虫病等。但均有原发病的临床表现及实验室证据，且肝功能随原发病痊愈而恢复，主要根据原发病的临床特点和实验室检查加以鉴别。

（三）药物性肝损害

有使用导致肝损害药物的病史，停药后多数患者肝功能可逐渐恢复。各项肝炎病毒血清学标志物阴性。

（四）酒精性肝病

有长期大量饮酒的历史，各项肝炎病毒血清学标志物阴性。

（五）自身免疫性肝病

主要有自身免疫性肝炎（AIH）、原发性胆汁性胆管炎（PBC）和原发性硬化性胆管炎（PSC）。诊断主要依靠一系列自身抗体的检测以及肝组织病理学诊断。

（六）非酒精性脂肪肝及妊娠期急性脂肪肝

非酒精性脂肪肝多见于肥胖者。血中甘油三酯多增高，肝脏超声、MRI 等检查有较特异的表现。妊娠急性脂肪肝多以急性腹痛起病或并发急性胰腺炎，黄疸深，肝缩小，严重低血糖及低蛋白血症，尿胆红素阴性。

（七）各种遗传代谢性肝脏疾病

如肝豆状核变性（Wilson 病），化验血清铜及铜蓝蛋白降低，部分患者眼角膜边沿可发现凯-弗环（Kayser - Fleischer ring，KF）。其他还包括遗传性血色病、囊性纤维化、Caroli 病、α1-抗胰蛋白酶缺陷症、进行性家族性肝内胆汁淤积症等。这些疾病的诊断需要肝组织病理检查及基因诊断。

（八）其他原因引起黄疸的鉴别

1. 溶血性黄疸 常有药物或感染等诱因，表现为贫血、腰痛、发热、血红蛋白尿、网织红细胞升高，黄疸大多较轻，以间接胆红素升高为主。治疗后（如应用激素）黄疸消退快。

2. 肝外梗阻性黄疸 常见病因有胆囊炎、胆石症、胰头癌、壶腹周围癌、肝癌、胆管癌、阿米巴脓肿等。有原发病症状、体征，肝功能损害轻，以直接胆红素升高为主，影像学检查可见肝内外胆管扩张。

【预后】

（一）甲型肝炎

甲型肝炎以急性肝炎为主，无慢性化，预后好。同时感染或重叠感染其他嗜肝病毒时，病情可加重甚至可以发生肝功能衰竭，占全部甲肝病例的 0.2%~0.4%，病死率高。HAV 感染后可获得持久的免疫力。

（二）乙型肝炎

急性乙型肝炎多数患者预后良好，成人急性乙型肝炎 60% ~90% 可完全康复，10% ~40% 可发展为慢性肝炎。慢性乙型肝炎患者肝硬化的年发生率为 2% ~10%。代偿期肝硬化进展为肝功能失代偿的年发生率为 3% ~5%，失代偿期肝硬化 5 年生存率为 14% ~35%。非肝硬化 HBV 感染者的 HCC 年发生率为 0.5% ~1.0%。肝硬化患者的 HCC 年发生率为 3% ~6%。

（三）丙型肝炎

急性丙型肝炎易转为慢性肝炎，慢性化率为 50% ~85%。感染后 20 年肝硬化发生率为 10% ~15%。HCV 相关的 HCC 发生率在感染 30 年后为 1% ~3%，一旦发展成为肝硬化，HCC 的年发生率为 1% ~7%。一旦发生肝硬化，10 年生存率约为 80%，如出现失代偿，10 年的生存率仅为 25%。

（四）丁型肝炎

丁型肝炎与乙型肝炎同时感染或重叠感染可加重乙型肝炎病情，甚至导致肝功能衰竭。

（五）戊型肝炎

戊型肝炎的临床经过与甲型肝炎相似，但肝功能衰竭的发生率较高。人源性戊肝病死率为 1% ~3%；孕妇病死率极高（10% ~25%），大多出现于妊娠中晚期，直接死因常为急性肝功能衰竭和分娩并发症（如子痫或大出血）。老年戊型肝炎临床症状重，黄疸深，皮肤瘙痒多见，持续时间长，淤胆型肝炎及肝功能衰竭的发生率较青壮年明显增高，容易出现合并症和并发症，治疗效果差。人畜共患型 HEV 感染多为隐性，不到 5% 的感染者会出现临床症状，通常为持续 4~6 周的自限性疾病。少数免疫缺陷人群中，戊型肝炎可转为慢性肝炎。

此外，急性淤胆型肝炎预后较好，一般能康复，但病程通常较一般急性肝炎长；慢性淤胆型肝炎患者预后较差，容易发展为肝硬化。发生肝功能衰竭的患者预后不良，病死率为 50% ~70%。

【治疗】 微课 1-4 微课 1-5

治疗原则是根据病原、临床类型及肝组织学损伤程度的不同而采取不同的治疗方案。

（一）急性肝炎

1. 一般治疗

（1）适当休息　急性肝炎早期，应住院或就地隔离治疗并卧床休息；恢复期逐渐增加活动，避免过劳。慢性肝炎活动期应适当休息，病情好转后应注意动静结合，不宜过劳。

（2）合理营养　病毒性肝炎患者宜进食清淡、易消化且营养丰富的饮食，保证充足的 B 族维生素及维生素 C，以高蛋白、低脂肪、高维生素类食物为主，碳水化合物摄取要适量，避免发生脂肪肝。避免饮酒，慎用有可能导致肝损伤的药物及各类成分不明的保健品。

（3）支持与对症治疗　对厌食、恶心、呕吐等消化道症状明显的患者，可酌情给予支持、对症治疗。密切观察老年、妊娠、手术后或免疫功能低下患者的病情，若出现病情转重，应及时按肝功能衰竭处理。

2. 抗病毒治疗　急性甲型、戊型肝炎一般不需要抗病毒治疗。

乙型肝炎患者应区别急性乙型肝炎及慢性乙型肝炎急性发作。急性乙型肝炎大部分患者（90% 以上）为自限过程，不需要常规抗病毒治疗；但对于部分有肝功能衰竭倾向者，尤其是长期接受免疫抑制剂和（或）肿瘤化疗药物治疗等免疫功能低下者，若 HBV DNA 阳性，则可应用核苷（酸）类似物进行抗病毒治疗。慢性乙型肝炎急性发作按慢性乙型肝炎选择合适的抗病毒治疗方案。

急性丙型肝炎的慢性化率高（55%~85%），确诊为急性丙型肝炎者应争取早期进行抗病毒治疗。根据基因型选择直接抗病毒药物（DAAs）。

3. 抗炎保肝治疗 酌情应用抗炎保肝药物，减轻肝脏炎症反应，辅助肝功能恢复。保肝药物不宜过多，以免加重肝脏负担。常用药物有甘草酸制剂、肝细胞膜修复保护剂、抗氧化药物、利胆退黄药物等。

（二）慢性肝炎

1. 一般治疗 同急性肝炎。

2. 抗病毒治疗

（1）慢性乙型肝炎 慢乙肝治疗主要包括抗病毒、免疫调节、抗炎和抗氧化、抗纤维化和对症治疗，其中，抗病毒治疗是关键，只要有适应证且条件允许，就应进行规范的抗病毒治疗。

慢性乙型肝炎的治疗目标是最大限度地长期抑制 HBV 复制，减轻肝细胞炎性坏死及肝脏纤维组织增生，延缓和减少肝功能衰竭、肝硬化失代偿、HCC 及其他并发症的发生，改善生活质量、延长生存时间。对部分有适合条件的患者，应追求临床治愈。临床治愈（或功能性治愈）是指停止抗病毒治疗后仍保持 HBsAg 阴性（伴或不伴抗 HBs 出现）、HBV DNA 检测不到、肝脏生化指标正常。但因肝细胞核内 cccDNA 未被清除，存在 HBV 再激活和发生 HCC 的风险。

依据血清 HBV DNA、ALT 水平和肝脏疾病严重程度，同时需结合年龄、家族史和伴随疾病等因素，综合评估患者疾病进展风险，决定是否需要启动抗病毒治疗。血清 HBV DNA 阳性的慢性 HBV 感染者，若 ALT 持续异常（>ULN）且排除其他原因导致的 ALT 升高，均应考虑开始抗病毒治疗。

存在肝硬化的客观依据，无论 ALT 和 HBeAg 状态如何，只要 HBV DNA 可检测到，均建议积极进行抗病毒治疗。对失代偿期肝硬化者，HBV DNA 检测不到但 HBsAg 阳性者，建议行抗病毒治疗。

血清 HBV DNA 阳性、ALT 正常患者，有以下情形之一者，疾病进展风险较大，建议行抗病毒治疗：①肝组织学存在明显的肝脏炎症（≥G2）或纤维化（≥S2）；②ALT 持续正常（每 3 个月检查一次，持续 12 个月），有肝硬化/肝癌家族史且年龄大于 30 岁者；③ALT 持续正常（每 3 个月检查一次，持续 12 个月），无肝硬化/肝癌家族史，年龄大于 30 岁者，建议行肝纤维化无创诊断技术检查或肝组织学检查，存在明显肝脏炎症或纤维化者；④ALT 持续正常（每 3 个月检查一次，持续 12 个月），有 HBV 相关的肝外表现（肾小球肾炎、血管炎、结节性多动脉炎、周围神经病变等）者。

慢性乙型肝炎抗病毒治疗药物主要有两大类：干扰素（包括普通干扰素和聚乙二醇干扰素）和核苷（酸）类（包括拉米夫定、阿德福韦酯、替比夫定、恩替卡韦、替诺福韦酯等）。聚乙二醇干扰素兼具抗病毒和免疫调节作用，可使 30%~40% 的患者实现 HBeAg 血清学转换而获得持久的免疫应答。核苷（酸）类可分为两类，即：核苷类似物，包括拉米夫定、替比夫定、恩替卡韦；核苷酸类似物，包括阿德福韦和替诺福韦。拉米夫定、替比夫定、阿德福韦由于耐药屏障较低，已逐步退出市场。应首选具有很强的抑制 HBV DNA 作用、耐药屏障高的药物——恩替卡韦（ETV）、富马酸替诺福韦二吡呋酯（TDF）、富马酸丙酚替诺福韦酯（TAF）进行抗病毒治疗，但短期治疗的 HBeAg 血清学转换率低。

A. 干扰素类抗病毒药物。①普通干扰素（IFN-α）：治疗慢性乙型肝炎患者具有一定的疗效，剂量 3MU~5MU/次，推荐剂量为 5MU/次。隔日一次，皮下或肌内注射，疗程 6~12 个月。具体疗程可根据 HBeAg 血清学转换率、HBV DNA 抑制及生化学应答率进行调整。②聚乙二醇干扰素（PegIFNα）：较普通 IFN-α 能取得更高的生化学应答率、HBV DNA 抑制及 HBeAg 血清学转换率、HBsAg 清除率。PegIFNα-2a 剂量为 135μg 或 180μg，PegIFNα-2b 剂量为 50μg、80μg 或 100μg，均为每周一次，皮下注射。

如有以下情况，不适合应用干扰素抗病毒治疗：妊娠或短期内有妊娠计划、精神病史（具有精神分裂症或严重抑郁症等病史）、未能控制的癫痫、失代偿期肝硬化、未控制的自身免疫性疾病、伴有严重感染，视网膜疾病功能、心功能衰竭、慢性阻塞性肺病等基础疾病。IFN - α 治疗的相对禁忌证包括：甲状腺疾病，既往抑郁症史，未控制的糖尿病、高血压，治疗前中性粒细胞计数 $<1.0\times10^9/L$ 和（或）血小板计数 $<50\times10^9/L$。

干扰素类药物常见的不良反应：流感样症候群，表现为发热、头痛、肌痛和乏力等，一过性外周血细胞减少，精神异常；少部分患者出现甲状腺疾病、糖尿病、血小板减少、银屑病等，并发肾脏损害、心血管并发症、视网膜病变、听力下降和间质性肺炎等较少见。

B. 核苷（酸）类（NAs）抗病毒药物。①恩替卡韦（entecavir, ETV）用法：0.5mg，口服，每日一次。严重肝病患者有发生乳酸酸中毒的报告。②富马酸替诺福韦二吡呋酯（tenofovir disoproxil fumarate, TDF）用法：300mg，口服，每日一次。长期用药的患者应警惕肾功能不全和低磷性骨病的发生。③富马酸丙酚替诺福韦酯（TAF）用法：25mg，口服，每日一次。

⊕ 知识链接

慢性乙型肝炎临床治愈及新药研发

CHB 的临床治愈（clinical cure），即停止治疗后持续的病毒学应答、HBsAg 消失，并伴有 ALT 复常和肝脏组织学的改善。我国指南所指的乙肝临床治愈在国际文献中多称为乙肝功能性治愈（functional cure）。近年来，诸多研究也证实，CHB 患者获得 HBsAg 清除后可使 HCC 的发生风险降至最低。

然而，现有的治疗策略在实现临床治愈方面始终不尽如人意，乙肝新药物的研究备受瞩目。新药的研究范围扩展到 HBV 整个生命周期的多靶点以及人体免疫调节的环节，包括病毒进入抑制剂、cccDNA 形成抑制剂、HBV 聚合酶抑制剂、RNA 干扰药物、衣壳抑制剂、HBsAg 分泌抑制剂、治疗性乙肝疫苗及固有免疫调节剂等。从目前已经公布的一些数据来看，诸多新药在降低 HBsAg 水平和提高 HBsAg 清除率方面表现出了良好的效果。通过新药物的研发实现临床治愈的目标值得期待，但未来还需要更多的数据来进一步证实。

（2）慢性丙型肝炎 一旦确诊为慢性丙型肝炎且血液中检测到 HCV RNA，即应进行规范的抗病毒治疗。治疗前应根据病毒载量、基因分型、肝纤维化分期以及肾功能等综合评估。抗病毒治疗的目标是清除 HCV，获得治愈，清除或减轻 HCV 相关肝损害，阻止进展为肝硬化、失代偿期肝硬化、肝功能衰竭或肝癌，改善患者的长期生存率，提高患者的生活质量。

治疗终点是治疗结束后 12 周及 24 周时，敏感检测方法无法检出 HCV RNA（<15 IU/ml）［即：持续病毒学应答（sustained virological response, SVR）］

既往 PegIFNα 联合利巴韦林治疗（PR 方案）以及其他含 PegIFNα 的抗病毒治疗方案已逐步退出 HCV 感染的主要抗病毒治疗方案。目前首选直接抗病毒药物（DAAs）进行抗病毒治疗。

DAAs 的主要成分可分为三类：①NS3/4A 蛋白酶抑制剂；②NS5B 聚合酶抑制剂；③NS5A 抑制剂。目前上市药物中，除拉维达韦联合达诺瑞韦钠方案外，多数为以上三种成分不同组合的复合制剂，疗程通常为 12 周。部分难治型患者需酌情联合利巴韦林，或延长疗程至 24 周（表 2 - 5）。

表 2 - 5 直接抗病毒药作用靶点及用法用量

药物名称	作用靶点			用法用量疗程
	NS5B	NS5A	NS3/4A	
索磷布韦/来迪派韦	√	√		1 片，1/日，12 周

续表

药物名称	作用靶点			用法用量疗程
	NS5B	NS5A	NS3/4A	
索磷布韦/维帕他韦	√	√		1片，1/日，12周
索磷布韦/维帕他韦/伏西瑞韦	√	√	√	1片，1/日，12周
艾尔巴韦/格拉瑞韦		√	√	1片，1/日，12周
拉维达韦 + 达诺瑞韦钠		√	√	各1片，1/日，12周

（3）慢性戊型肝炎　有报道称，慢性戊型肝炎应用聚乙二醇干扰素联合利巴韦林治疗取得较好疗效。

3. 抗炎保肝治疗　抗病毒联合合理的抗炎保肝治疗在目前是病毒性肝炎治疗的重要选择，二者联合可通过抑制病毒复制、减轻肝脏炎症反应而最大限度地提高疗效。

（1）抗炎类药物　甘草酸类制剂具有类似糖皮质激素的非特异性抗炎作用而无抑制免疫功能的不良反应，可改善肝功能。目前甘草酸类制剂发展到第四代，代表药物为异甘草酸镁注射液、甘草酸二铵肠溶胶囊。

（2）肝细胞膜修复保护剂　代表药物为多烯磷脂酰胆碱。多元不饱和磷脂胆碱是肝细胞膜的天然成分，可进入肝细胞，并以完整的分子与肝细胞膜及细胞器膜相结合，增加膜的完整性、稳定性和流动性，使受损肝功能和酶活性恢复正常，调节肝脏的能量代谢，促进肝细胞的再生，并将中性脂肪和胆固醇转化成容易代谢的形式。

（3）解毒类药物　代表药物为谷胱甘肽、N-乙酰半胱氨酸（NAC）及硫普罗宁等，分子中含有巯基，可从多方面保护肝细胞。可参与体内三羧酸循环及糖代谢，激活多种酶，从而促进糖、脂肪及蛋白质代谢，并能影响细胞的代谢过程，可减轻组织损伤，促进修复。

（4）抗氧化类药物　代表药物主要为水飞蓟素类和双环醇。双环醇具有抗脂质过氧化、抗线粒体损伤、促进肝细胞蛋白质合成、抗肝细胞凋亡等多种作用机制。临床上可快速降低 ALT、AST，尤其是 ALT。

（5）利胆类药物　本类主要有 S-腺苷甲硫氨酸（SAM）及熊去氧胆酸（UDCA）。SAMe 有助于肝细胞恢复功能，促进肝内淤积胆汁的排泄，从而达到退黄、降酶及减轻症状的作用，多用于伴有肝内胆汁淤积的各种肝病。熊去氧胆酸、牛磺熊去氧胆酸可促进内源性胆汁酸的代谢，抑制其重吸收，取代疏水性胆汁酸成为总胆汁酸的主要成分，提高胆汁中胆汁酸和磷脂的含量，改变胆盐成分，从而减轻疏水性胆汁酸的毒性，起到保护肝细胞膜和利胆的作用。

4. 抗肝纤维化药物　中药如扶正化瘀胶囊、复方鳖甲软肝片、安络化纤丸等具有抑制脂质过氧化和氧化应激反应的作用，在一定程度上可以阻止肝脏炎性反应的发生和发展。

5. 免疫调节治疗　可以酌情应用免疫调节药物如胸腺肽、中药提取物（如云芝多糖、香菇多糖）等。

（三）淤胆型肝炎

除常规保肝药物外，可选用熊去氧胆酸、S-腺苷甲硫氨酸以及中西医结合治疗；在排除禁忌证的情况下，必要时可短程使用肾上腺糖皮质激素，但要密切监测其不良反应。

（四）肝功能衰竭

目前肝功能衰竭的内科治疗尚缺乏特效药物和手段。原则上强调早期诊断、早期治疗，针对不同病因采取相应的病因治疗措施和综合治疗措施，并积极防治各种并发症。有条件者早期进行人工肝治疗。

1. 一般支持治疗

（1）卧床休息，减少体力消耗，减轻肝脏负担。

（2）推荐肠道内营养，包括高碳水化合物、低脂、适量蛋白饮食，提供每千克体质量 126～167kJ（35～40 kcal）总热量，肝性脑病患者需限制经肠道蛋白摄入，进食不足者每日静脉补给足够的热量、液体和维生素。

（3）积极纠正低蛋白血症，补充白蛋白或新鲜血浆，并酌情补充凝血因子。

（4）注意纠正水、电解质及酸碱平衡紊乱，特别要注意纠正低钠、低氯、低镁、低钾血症。

（5）肠道微生态治疗：肝功能衰竭患者存在肠道微生态失衡，肠道益生菌减少，肠道有害菌增加。应用肠道微生态制剂可改善肝功能衰竭患者预后。可应用肠道微生态调节剂、乳果糖或拉克替醇，以减少肠道细菌易位或降低内毒素血症及肝性脑病的发生。

（6）注意消毒隔离，加强口腔护理及肠道管理，预防医院感染发生。

2. 病因治疗 对病毒性肝炎肝功能衰竭的病因学治疗，目前主要针对 HBV 感染所致的患者。对 HBV DNA 阳性的肝功能衰竭患者，不论其检测出的 HBV DNA 滴度高低，建议立即使用核苷（酸）类药物进行抗病毒治疗。甲型、戊型病毒性肝炎引起的急性肝功能衰竭，目前尚未证明病毒特异性治疗有效。

3. 人工肝支持治疗 人工肝支持系统是治疗肝功能衰竭有效的方法之一，其治疗机制是基于肝细胞的强大再生能力，通过一个体外的机械、理化和生物装置，清除各种有害物质，补充必需物质，改善内环境，暂时替代衰竭肝脏的部分功能，为肝细胞再生及肝功能恢复创造条件或等待机会进行肝移植。

4. 肝移植 是治疗中晚期肝功能衰竭最有效的挽救性治疗手段。

（五）肝硬化

1. 抗病毒治疗 慢性 HBV 或 HCV 感染是导致肝炎后肝硬化的最常见原因。抗病毒治疗是延缓或降低肝功能失代偿和肝癌发生、改善生活质量和延长存活时间的关键，部分患者可出现肝纤维化消退甚至肝硬化逆转。乙型肝炎肝硬化患者通常应终身持续口服核苷（酸）类药物进行抗病毒治疗，首选 ETV、TDF、TAF。患者如达到明确的 HBsAg 消失和抗 HBs 血清学转换，在至少 12 个月的巩固治疗之后，亦可停止治疗。HCV 感染所致失代偿期肝硬化病史者，不推荐使用含 NS3/4A 蛋白酶抑制剂的方案。代偿期肝硬化患者，若不能进行密切临床或实验室监测者，不推荐使用含 NS3/4A 蛋白酶抑制剂的方案。进展期肝纤维化和肝硬化治疗后，即使获得 SVR，也需要监测 HCC 的发生以及肝硬化并发症的发生情况。

2. 抗炎保肝治疗 对于存在肝脏生化学指标异常，ALT、AST、TBil 升高或肝组织学明显炎症坏死者，在抗病毒治疗的基础上可适当选用抗炎保肝药物。可使用甘草酸制剂、水飞蓟素制剂、多不饱和卵磷脂制剂以及双环醇等保护肝细胞的药物。不宜同时应用多种抗炎保肝药物，以免加重肝脏负担及因药物间相互作用而引起不良反应。多个抗肝纤维化中药方剂，如复方鳖甲软肝片、扶正化瘀胶囊、安络化纤丸等，在实验和临床研究中显示出一定疗效。

3. 并发症的治疗 有食管胃底静脉曲张者，应避免进食坚硬、粗糙的食物。有腹腔积液者，应限制钠盐摄入。存在高容量性低钠血症的患者，应限制水的摄入。在此基础上，还需要重点预防及纠正食管胃底曲张静脉破裂出血、肝性脑病、胸腔和腹腔积液、合并感染等严重并发症，以期改善患者生活质量，延长生存时间。

（六）积极防治各种并发症

1. 腹腔积液和自发性细菌性腹膜炎 肝硬化腹腔积液患者的一线治疗包括限制钠盐摄入和利尿剂治疗。腹腔积液患者的钠盐摄入量应限制在 2g/d。利尿治疗可单用口服螺内酯或口服螺内酯联合呋塞米。螺内酯起始剂量为 60～100mg/d，呋塞米起始剂量为 20～40mg/d。如果体重减轻或尿量增加的速度不足，可每 3～5 日按照 100mg∶40mg 的比例增加利尿剂的剂量。

张力性腹腔积液患者应首先进行治疗性腹腔穿刺放液，继而开始限钠及利尿剂治疗。

顽固性腹腔积液指腹腔积液对限钠及大剂量利尿药（螺内酯 400mg/d 联合呋塞米 160mg/d）治疗无反应或治疗性腹腔穿刺放液后迅速复发。特利加压素及生长抑素类似物有助于降低门脉压力，缓解乳糜性腹腔积液。这些患者可反复进行治疗性腹腔穿刺放液。大量腹腔放液时，可考虑每放出 1L 液体，补充白蛋白 6～8g。顽固性腹腔积液患者应积极考虑肝移植治疗。另外，经颈静脉肝内门体分流术（transjugular intrahepatic porto - systemic shun，TIPS）也是一个治疗选择。

当腹腔积液细菌培养阳性和腹腔积液中性粒细胞计数 ≥250×10^6/L，且不存在可外科治疗的腹腔内感染灶时，可诊断为自发性细菌性腹膜炎。应给予及时抗感染治疗，推荐静脉滴注第三代头孢类抗生素。腹腔积液中性粒细胞计数 <250×10^6/L 的患者如有发热、腹痛、腹部压痛阳性等，提示腹腔感染的症状或体征，在等待腹腔积液细菌培养期间也应该给予经验性抗生素治疗。

2. 肝性脑病　肝性脑病的治疗主要有以下原则。①第一步是要寻找和去除诱因：包括消化道出血，感染，高蛋白饮食，使用苯二氮䓬类、抗抑郁药及麻醉药物，低钾血症，使用利尿剂，便秘，手术，急性肝炎及氮质血症等。②减少来自肠道的有害物质如氨等的产生和吸收。③适当营养支持及维持水、电解质平衡。④根据临床类型、诱因及疾病严重程度的不同，制定个体化的治疗方案。

口服不吸收双糖是目前肝性脑病的主要治疗手段之一。口服乳果糖有导泻作用，同时可以降低肠道 pH，从而减少氨的吸收。乳果糖常见的副作用有腹痛、饱胀感、腹泻和电解质紊乱。清洁肠道可迅速有效地清除肠道内的产氨物质。可使用乳果糖、乳糖醇或弱酸溶液（如食醋）灌肠，及时清除肠内含氨物质，使肠内 pH 保持在 5～6（偏酸环境），减少氨的形成和吸收。门冬氨酸鸟氨酸可提供生产尿素和合成谷氨酰胺的底物，从而加快氨的排出。

根据患者的电解质和酸碱平衡情况，酌情选用精氨酸、门冬氨酸鸟氨酸等降氨药物；酌情使用支链氨基酸或支链氨基酸与精氨酸混合制剂以纠正氨基酸失衡；抽搐患者可酌情使用半衰期短的苯妥英或苯二氮䓬类镇静药物，但不推荐预防用药；出现脑水肿者酌情应用甘露醇、袢利尿剂等降低颅压。

3. 肝肾综合征　肝肾综合征患者应停用所有肾毒性药物，包括血管紧张素转化酶抑制剂（ACEI）、血管紧张素受体拮抗剂（ARB）、非甾体类抗炎药以及保钾类利尿剂等。存在感染的患者应使用抗生素控制感染。

保持有效循环血容量，低血压初始治疗建议静脉滴注生理盐水；静脉滴注白蛋白可增加患者的有效循环血量，在输注白蛋白的基础上应用缩血管药物可纠正内脏血管扩张状态。目前常采用的治疗方案有两种。一是特利加压素，用法为 1mg 每 4 小时 1 次静脉注射，如果治疗 3 日后血肌酐水平下降程度不到 25%，可逐渐加量至 2mg 每 4 小时 1 次静脉注射。二是米多君联合奥曲肽，米多君起始剂量为 2.5～5mg 每日 3 次口服，调整剂量使平均动脉压升高至少 15mmHg，最大剂量为 15mg/d；奥曲肽起始量为 100μg 每日 3 次皮下注射或者起始 25μg 静脉注射，之后 25μg/h 持续静脉滴注。

4. 肝肺综合征　PaO$_2$ <80mmHg 时应给予氧疗，通过鼻导管或面罩给予低流量氧（2～4L/min）；对于氧气需要量增加的患者，可行加压面罩给氧或者行气管插管后上同步呼吸机。肝肺综合征缺乏有效的内科治疗药物，TIPS 的治疗效果尚不明确。肝移植是目前唯一证实对肝肺综合征有确切疗效的治疗手段，术后超过 85% 的患者换气功能恢复正常或明显改善。

5. 食管胃底曲张静脉破裂出血　发生消化道出血时需进行紧急处理，给予止血、静脉补液或输血，维持血红蛋白在 80g/L 左右。对存在严重凝血障碍或血小板显著降低的患者，可输注新鲜血浆和血小板。所有患者应预防性使用抗生素，可选用喹诺酮类抗菌药或第三代头孢菌素。预防性使用抗生素的时间最长不超过 7 日。常用于降低门脉压的药物包括生长抑素及其类似物奥曲肽、特利加压素。生长抑素用法为：首剂 250μg 静脉注射，继以 250μg/h 持续静脉滴注。奥曲肽常规用法为首剂 50μg 静脉注射，继以 50μg/h 持续静脉滴注。特利加压素起始剂量为 2mg 每 4 小时静脉注射，出血控制后，可逐渐减量到 1mg 每 4 小时静脉注射。对于确诊食管胃底曲张静脉破裂出血的患者，药物治疗应持续 3～5 日。条件允许时应在内镜下进行直接止血治疗，亦可酌情选择三腔二囊管压迫止血或急诊手术治疗。

6. 继发感染 常规进行血液和其他体液的病原学检测；除了慢性肝功能衰竭时可酌情口服喹诺酮类作为肠道感染的预防以外，一般不推荐常规预防性使用抗菌药物，一旦出现感染，应首先根据经验选择抗菌药物，并及时根据培养及药敏试验结果调整用药。使用强效或联合抗菌药物等治疗时，应同时注意防治真菌二重感染。

【预防】 微课 1-6

(一) 管理传染源

各型肝炎的患者和病毒携带者是本病的传染源。急性甲、戊型肝炎隔离期为自发病日起 3 周。乙型、丙型和丁型肝炎可不定隔离期，如需住院治疗，也不宜以 HBsAg 阴转或肝功能完全恢复正常为出院标准，只要病情稳定就可以出院。患者隔离后，对其居住和活动场所（家庭、宿舍及托幼机构等）应尽早进行终末消毒。符合抗病毒治疗的应尽可能给予抗病毒治疗，现症感染者不能从事食品加工、饮食服务、托幼保育等工作。对献血者进行严格筛查。对急性病毒性肝炎，应做病原学分型报告和统计。

(二) 切断传播途径

1. 甲、戊型肝炎 以粪-口途径为主要传播途径，重点在于加强粪便、水源管理，注意个人卫生，加强饮水消毒、食品卫生，并做好卫生宣教工作。

2. 乙、丙、丁型肝炎 把好输血、血液制品质量关，严格筛查献血者的健康状况。大力推广安全注射（包括针灸的针具），并严格遵循医院感染管理中的标准预防原则。在性伴侣健康状况不明的情况下，一定要使用安全套。服务行业所用的理发、刮脸、修脚、穿刺和文身等器具也应严格消毒。注意个人卫生，不与任何人共用剃须刀和牙具等用品。对 HBsAg 阳性的孕妇，应避免羊膜腔穿刺，并缩短分娩时间，保证胎盘的完整性，尽量减少新生儿暴露于母血的机会，采用主动和被动免疫，最大限度阻断母婴传播。

(三) 保护易感人群

1. 甲型肝炎 主要用于幼儿、学龄前儿童及其他高危人群。我国目前使用的甲肝疫苗有减毒疫苗和灭活疫苗两种，安全性和免疫原性均良好，其中，灭活疫苗的保护性免疫反应维持时间较长，可持续 20 年以上，安全性较减毒疫苗可靠。

2. 乙型肝炎

(1) 乙型肝炎疫苗 接种乙型肝炎疫苗是预防乙型肝炎的最有效措施，2005 年起已纳入免费计划免疫管理，主要用于阻断母婴传播及高危人群预防。全程需接种 3 针，按照 0、1、6 个月的接种程序。剂量为 10μg 重组酵母乙型肝炎疫苗或 20μg 仓鼠卵巢细胞（CHO）重组乙型肝炎疫苗。

对新生儿时期未接种乙型肝炎疫苗的儿童，应进行全程补种；对免疫功能低下或无应答者，应增加疫苗的接种剂量（如 60μg）和针次；对 3 针免疫程序无应答者，可再接种 1 针 60μg 或 3 针 20μg 重组酵母乙型肝炎疫苗，并于第 2 次接种乙型肝炎疫苗后 1～2 个月检测血清中抗 HBs，如仍无应答，可再接种 1 针 60μg 重组酵母乙型肝炎疫苗。

(2) 高效价乙肝免疫球蛋白（HBIG） 主要用于 HBV 感染母亲的新生儿及意外暴露于 HBV 的易感者，属于被动免疫。

对 HBsAg 阳性母亲的新生儿，应在出生后 24 小时内尽早（最好在出生后 12 小时）注射，剂量应

≥100IU，同时在不同部位接种10μg重组酵母乙型肝炎疫苗，在1个月和6个月时分别接种第2和第3针乙型肝炎疫苗。对意外暴露者，如已接种过乙型肝炎疫苗，且已知抗HBs阳性者，可不进行特殊处理。如未接种过乙型肝炎疫苗，或虽接种过乙型肝炎疫苗但抗HBs<10IU/L或抗HBs水平不详，应立即注射HBIG 200~400IU，并同时在不同部位接种1针乙型肝炎疫苗（20μg），于1个月和6个月后分别接种第2和第3针乙型肝炎疫苗（各20μg）。

3. 丙型肝炎、丁型肝炎 目前尚无特异性免疫措施。

4. 戊型肝炎 由我国科学家成功研制的世界上第一个戊型肝炎疫苗已经用于戊型肝炎预防，适用于16岁及以上易感人群，Ⅲ期临床试验中保护率可达100%。接种后4.5年内可维持较高的保护率。该疫苗采用0、1、6个月免疫接种方案，即接种第1针疫苗后，间隔1个月和6个月分别注射第2和第3针疫苗，每次接种30μg/0.5ml，注射部位为上臂三角肌，采取肌内注射方式。

⊕ **知识链接** ---------------

2022—2030消除病毒性肝炎行动计划

2022年5月，第75届世界卫生大会通过了《2022—2030年全球卫生部门关于艾滋病、病毒性肝炎和性传播疾病行动计划》（简称《2022—2030行动计划》）决议，对2016年大会通过的关于消除病毒性肝炎策略进行了修订。WHO于2022年6月正式发布。

《2020—2030行动计划》提出的目标仍然是到2030年消除病毒性肝炎的公共卫生威胁，即以2015年为基础，到2030年慢性乙型肝炎（CHB）和慢性丙型肝炎（CHC）新发感染率下降90%，死亡率降低65%，但提出了更具体的指标。

乙肝：CHB新发病由2020年150万例（20/10万），2025年降至85万例（11/10万），2030年降至17万例（2/10万）；CHB死亡由2020年82万例（10/10万），2025年降至53万例（7/10万），2030年降至31万例（4/10万）。

丙肝：CHC新发病由2020年157.5万例（20/10万），2025年降至100万例（13/10万），2030年降至35万例（5/10万）；CHC死亡由2020年29万例（5/10万），2025年降至24万例（3/10万），2030年降至14万例（2/10万）。

除了发病率和死亡率两个核心指标外，WHO还提出了四项具体目标和七项关键措施指标。

⇒ **案例讨论** ---------------

临床案例 患者，男性，50岁。反复乏力、食欲不振、尿黄2年，再次出现上述症状伴腹胀1周。既往体健，无烟、酒嗜好，无输注血液及血制品史。其母亲为慢性HBV感染者。查体：神志清楚，精神尚可，慢性肝病面容，巩膜无明显黄染，肝掌阳性，前胸可见数枚蜘蛛痣，腹部膨隆，下腹部压痛及反跳痛阳性，肝脏肋下及剑突下未触及，脾脏肋下2cm可触及，质地中等，无触痛，腹部移动性浊音阳性。实验室检查：肝功能，ALT 350U/L，AST 230U/L，ALB 28g/L，TBil 22μmol/L，DBil 10μmol/L；PTA 46%。腹部超声提示：肝硬化，腹腔积液。

讨论 1. 该患者最可能的诊断及其诊断依据？

2. 应该和哪些疾病进行鉴别？

3. 应进一步做哪些检查？

4. 简述其治疗原则。

目标检测

1. 预防 HBV 母婴传播的主要措施有哪些？
2. 慢性 HBV 感染的抗病毒治疗原则是什么？目前有哪些治疗方案？
3. 肝炎肝硬化主要的并发症有哪些？相应的治疗原则是什么？

（程勇前）

PPT

第二节　艾滋病

学习目标

1. **掌握**　艾滋病的临床分期、诊断标准及常用抗病毒药物。
2. **熟悉**　艾滋病的流行病学及预防。
3. **了解**　HIV 的结构、分型及常见机会性感染。
4. 学会艾滋病的临床诊断和治疗，具备艾滋病临床分析与处置能力。

艾滋病是获得性免疫缺陷综合征（acquired immunodeficiency syndrome，AIDS）的简称，是由人类免疫缺陷病毒（human immunodeficiency virus，HIV）引起的慢性传染病。本病经性接触、血液及母婴传播，具有传播迅速、发病缓慢、病死率高的特点。HIV 主要侵犯、破坏 CD4$^+$T 淋巴细胞，导致机体细胞免疫功能受损乃至缺陷，最终并发各种严重的机会性感染（opportunistic infection）和肿瘤。

【病原学】

HIV 属于逆转录病毒科、慢病毒属、人类慢病毒组，系 RNA 病毒。病毒呈球形颗粒，直径 100 ~ 120nm，由核心和包膜两部分组成。核心由衣壳蛋白（CA，p24）组成，衣壳内包括两条完全相同的单股正链 RNA 链（与核心蛋白 p7 结合在一起）、病毒复制所必需的酶类，主要有逆转录酶（RT，p51/p66）、整合酶（IN，p32）、蛋白酶（PR，p10）、RNA 酶 H、互补 DNA（cDNA）和病毒蛋白 R（VPR）。衣壳蛋白 p24、蛋白 p6 及 p9 将上述成分包裹其中。病毒最外层为包膜，其中，嵌有外膜糖蛋白 gp120 和跨膜糖蛋白 gp41 以及多种宿主蛋白，其中，MHC Ⅱ类抗原和 gp41 与 HIV 感染进入宿主细胞密切相关，包膜结构之下是基质蛋白（MA，p17）（图 2 - 4）。

根据基因差异，HIV 分为 HIV - 1 型和 HIV - 2 型，两型的氨基酸序列同源性为 40% ~ 60%。全球流行的主要毒株是 HIV - 1 型。HIV - 2 型主要局限于西部非洲和西欧，北美也有少量报告。HIV - 2 型的生物学特性与 HIV - 1 型相似，但其传染性和致病性均较低。

我国的主要流行株是 HIV - 1 型，已经发现有 A、B（欧美 B）、B'（泰国 B）、C、D、F、G、H、J 和 K10 个亚型，还有不同流行重组型（CRF）和独特重组型（URF）。1999 年起发现并证实，我国在部分地区有少数 HIV - 2 型感染者。随后，多地报道 HIV - 2 输入性病例，值得关注。

HIV 基因组全长约 9.7kb，基因组两端长末端重复序列（LTR）发挥着调节 HIV 基因整合、表达和病毒复制的作用。HIV 基因组含有 3 个结构基因（*gag*、*pol*、*env*）、2 个调节基因（*tat* 反式激活因子、*rev* 毒粒蛋白表达调节因子）和 4 个辅助基因（*nrf* 负调控因子、*vpr* 病毒蛋白 r、*vpu* 病毒蛋白 u 和 *vif* 病

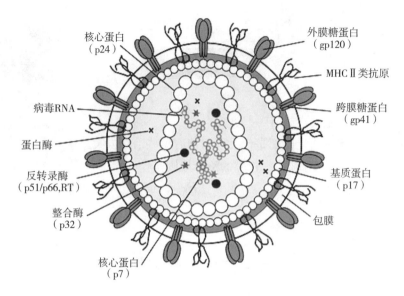

图 2-4 HIV 结构示意图

毒感染因子），其中，*vpu* 为 HIV-1 型所特有，*vpx* 为 HIV-2 型所特有。

HIV-1 入侵宿主的主要受体是表达于 T 淋巴细胞、单核-巨噬细胞及树突状细胞表面的 CD4 分子。HIV 需借助易感细胞表面的受体进入细胞，包括第一受体（CD4，主要受体）及第二受体（CCR5 或 CXCR4 等辅助受体）。根据 HIV 利用辅助受体的特性，将 HIV 分为 X4 和 R5 毒株。X4 型病毒常同时利用 CXCR4、CCR5、CCR3 受体，R5 型病毒通常只利用 CCR5 受体。CXCR4 和 CCR5 在不同 T 细胞亚群上的表达存在差异，初始 T 淋巴细胞（CD45RA）高表达 CXCR4，而记忆 T 淋巴细胞（CD45RO）、巨噬细胞及树突状细胞高表达 CCR5。在疾病的早期阶段，HIV 常利用 CCR5 作为辅助受体；而在疾病晚期，病毒常利用 CXCR4 作为辅助受体。

HIV 是一种变异性很强的病毒，尤以结构基因 env 变异率最高。变异的主要原因包括逆转录酶无校正功能导致的随机变异、病毒在体内高频率复制、宿主的免疫选择压力、药物的选择压力、不同病毒之间以及病毒与宿主之间的基因重组，其中，不规范的抗病毒治疗和患者依从性差是引起耐药变异的重要原因。HIV 变异株在细胞亲和性、复制效率、免疫逃逸以及临床表现等方面均有明显变化。及时发现且鉴定 HIV 的各种亚型，对追踪流行趋势、及时诊断、开发诊断试剂、新药研制以及疫苗开发均具有重要意义。

HIV 对外界的抵抗力较弱。常用的消毒剂如碘酊、过氧乙酸、次氯酸钠、2% 戊二醛等对乙型肝炎病毒（HBV）有效的消毒剂，对 HIV 也有良好的灭活作用。因此，对 HBV 有效的消毒和灭活方法都适用于 HIV。HIV 对 75% 乙醇敏感，但紫外线、γ 射线不能灭活 HIV。HIV 对热敏感，56℃ 30 分钟使 HIV 在体外对人的 T 淋巴细胞失去感染性，但不能完全灭活血清中的 HIV；100℃ 20 分钟可以将 HIV 完全灭活。HIV 感染人体可刺激机体产生抗体，但并非中和抗体，血清中同时存在抗体和病毒时仍有传染性。

【流行病学】

（一）传染源

HIV 感染者和艾滋病患者是本病唯一的传染源，HIV 抗体阳性的无症状病毒携带者作为传染源的意义更为重要，血清病毒阳性而 HIV 抗体阴性的窗口期感染者也是重要的传染源，窗口期一般为 2~6 周。

（二）传播途径

1. 性接触传播 是主要的传播途径，包括同性、异性和双性性接触。HIV 存在于感染者血液、精液和阴道分泌物中，唾液、眼泪、乳汁、胸腔和腹腔积液及脑脊液等体液也含有 HIV。与发病率有关的因素包括性伴侣数量、性伴侣的感染阶段、性交方式和性交保护措施等。

2. 经血液和血制品传播 共用针具静脉注射毒品、输入被 HIV 污染的血液或血制品以及介入性医疗操作等。

3. 母婴传播 感染 HIV 的孕妇可以将病毒通过胎盘感染胎儿，亦可经产道及产后血性分泌物、母乳喂养传给婴儿。目前认为，HIV 阳性孕妇中，11%～60% 会发生母婴传播。

4. 其他途径 接受 HIV 感染者的人工授精、器官移植等，医务人员的职业暴露感染。无证据表明 HIV 可经过水、食物、昆虫或日常生活接触传播。

（三）易感人群

人群普遍易感，高风险人群为男男同性性行为者、静脉药物依赖者、与 HIV 感染者/AIDS 患者有性接触者、性乱者、多次接受输血或血制品者。

（四）流行情况

联合国艾滋病规划署估计，截至 2020 年底，全球现存活 HIV 感染者/AIDS 患者 3770 万，当年新发 HIV 感染者 150 万，有 2750 万人正在接受抗病毒治疗（antiretroviral therapy，ART），有 68 万艾滋病相关死亡病例。2021 年，联合国发出"到 2030 年终结艾滋病流行的政治宣言"承诺：将预防作为优先事项，确保到 2025 年，有效的艾滋病综合预防方案涵盖 95% 的有 HIV 感染风险者；承诺 2030 年前实现 95% 的 HIV 感染者得到确诊，95% 的确诊者获得 ART，95% 接受治疗者体内病毒得到抑制；承诺 2025 年之前消除 HIV 母婴传播；承诺到 2025 年，每年新增 HIV 感染病例将控制在 37 万例以下，每年 AIDS 死亡病例将控制在 25 万例以下。

我国于 1985 年发现第一例艾滋病患者，截至 2020 年底，共有 105 万人感染 HIV。目前，我国艾滋病疫情呈现的特点为：全国疫情整体保持低流行状态，但部分地区流行程度较高；经静脉吸毒和母婴传播降至较低水平，性传播已成为主要传播途径；各地流行模式存在差异，中老年人、青年学生等重点人群疫情上升明显。因此，必须针对新的流行态势抓住防控工作的重点。

【发病机制与病理解剖】

（一）发病机制

HIV 主要侵犯人体免疫系统，包括 CD4$^+$T 淋巴细胞、单核–巨噬细胞、树突状细胞等。主要表现为 CD4$^+$T 淋巴细胞数量不断减少，机体免疫功能缺陷，导致各种机会性感染和肿瘤的发生。此外，HIV 感染也会导致心血管疾病、骨病、肾病和肝功能不全等疾病的发病风险增加。

1. 病毒动力学 HIV 进入人体后，1～2 日内到达局部淋巴结，5～10 日在外周血中可以检测到病毒成分，继而产生病毒血症，导致以 CD4$^+$T 淋巴细胞一过性减少为特征的急性感染。多数感染者未经特殊治疗，CD4$^+$T 淋巴细胞自行恢复到正常或接近正常水平，但病毒并未清除，形成无症状或有症状的慢性感染期。无症状感染期持续时间长短不一，从数月到数十年不等，平均约 8 年。值得注意的是，我国男男性行为感染 HIV 者病情进展较快，感染后平均 4.8 年进展到艾滋病期。无症状期主要表现为 CD4$^+$T 淋巴细胞数量持续缓慢减少。进入有症状期后，CD4$^+$T 淋巴细胞再次快速减少，多数患者 CD4$^+$T 淋巴细胞 <350 个/μl，部分晚期患者甚至降至 200 个/μl 以下。

2. HIV 感染与复制 HIV 借助易感细胞表面的受体进入细胞，包括第一受体（CD4）和第二受体 [CCR5 和（或）CXCR4]，HIV 的 gp120 先后与第一、二受体结合，其感染过程包括如下。①吸附、膜融合及穿入：HIV–1 选择性地吸附于靶细胞的受体上，gp120 构象改变与 gp41 分离，与宿主细胞膜融合进入细胞。②逆转录、入核及整合：在细胞质中，病毒 RNA 在逆转录酶的作用下形成 cDNA，在

DNA 聚合酶的作用下形成双链线性 DNA；进入细胞核内，在整合酶的作用下整合到宿主细胞的染色体 DNA 中。这种整合到宿主 DNA 中的病毒 DNA 称为前病毒。③转录及翻译：前病毒被活化而进行自身转录时，在细胞 RNA 聚合酶的催化下，病毒 DNA 转录形成 RNA，一些 RNA 经加帽、加尾成为病毒的子代基因组 RNA；另一些 RNA 经拼接成为病毒 mRNA，在细胞核蛋白体上转译成病毒结构蛋白（gag、gag-pol 和 env 前体蛋白）和各种非结构蛋白。合成的病毒蛋白在内质网和核糖体进行糖化和加工，在蛋白酶的作用下裂解，产生子代病毒的蛋白和酶类。④装配、出芽及成熟：gag 和 gag-pol 前体蛋白与病毒子代基因组 RNA 在细胞膜的内面进行包装，gp120 和 gp41 转运到细胞膜的表面，与正在出芽的 gag 和基质蛋白 MA 相结合，通过芽生从细胞膜上获得病毒体的包膜，形成独立的病毒颗粒。在出芽的中期或晚期，病毒颗粒中的 gag 和 gag-pol 前体蛋白在病毒自身的蛋白酶作用下裂解成更小的病毒蛋白，包括 gag 中的 p17、p24、p7、p6 以及 pol 中的逆转录酶、整合酶和蛋白酶。这些病毒蛋白与子代基因组 RNA 再进一步组合，最后形成具有传染性的成熟的病毒颗粒。

3. CD4$^+$T 淋巴细胞数量减少和功能障碍　HIV 感染 CD4$^+$T 淋巴细胞使之溶解破坏和诱导细胞凋亡，从而使 CD4$^+$T 淋巴细胞数量减少；gp120 与未感染 HIV 的 CD4$^+$T 细胞结合成靶细胞，被 CD8$^+$细胞毒性 T 细胞（CTL）介导的细胞毒作用和抗体依赖性细胞毒作用（ADCC）攻击而造成免疫损伤破坏，使 CD4$^+$T 细胞减少和功能障碍；HIV 可感染骨髓干细胞，使 CD4$^+$T 细胞生成减少。

CD4$^+$T 淋巴细胞的极化群 Th1/Th2 失衡，Th2 呈极化优势，抗病毒免疫应答弱化，抗原递呈功能受损，使 HIV 感染者/AIDS 患者易发生各种感染。

4. B 淋巴细胞功能异常　B 淋巴细胞表面有低水平 CD4 分子表达，HIV 感染 B 淋巴细胞并导致 B 细胞功能异常，表现为多克隆化、循环免疫复合物和外周血 B 淋巴细胞增高，新抗原刺激后抗体生成能力下降。

5. 单核-巨噬细胞（MP）功能异常　MP 表面也有 CD4 分子，HIV 感染 MP 导致其趋化性减弱，抗 HIV 和其他病原体的能力下降，导致机会性感染的发生；感染了 HIV 的 MP 成为病毒的储存场所，并携带病毒透过血-脑屏障引起中枢神经系统感染。

6. 自然杀伤细胞（NK）异常　HIV 感染者早期即有 NK 细胞的数量减少；HIV 抑制 NK 细胞的监视功能，使 HIV 感染者容易出现肿瘤细胞。

7. 异常免疫激活　HIV 感染后，免疫系统出现异常激活，CD4$^+$、CD8$^+$ T 淋巴细胞异常高表达 CD69、CD38 和 HLA-DR 等免疫激活标志物，且与病毒载量有相关性，随着疾病进展，细胞激活水平不断升高。

（二）病理解剖

组织炎症反应少，机会性感染病原体多是 AIDS 的主要病理特点。病变主要在淋巴结和胸腺等免疫器官。淋巴结病变可为反应性病变，如滤泡增生性淋巴结肿；也可以是肿瘤性病变，如卡波西肉瘤（Kaposi's sarcoma，KS）或非霍奇金淋巴瘤等。胸腺可发生萎缩、退行性变或炎性病变。中枢神经系统有神经胶质细胞灶性坏死、血管周围炎和脱髓鞘等。

【临床表现】

潜伏期平均 9 年（数月至 15 年）。人体初始感染 HIV 到终末期是一个较为漫长复杂的过程，与 HIV 相关的临床表现多种多样。根据中国艾滋病诊疗指南，将艾滋病分为急性期、无症状期和艾滋病期。

（一）急性期

感染 HIV 的 6 个月内，大多数患者临床症状轻微，持续 1~3 周后自行缓解。部分感染者出现 HIV 病毒血症和免疫系统急性损伤相关的临床表现。临床表现以发热最为常见，伴盗汗、咽痛、不适、恶心、呕吐、腹泻、肌肉关节痛、皮疹、淋巴结肿大及神经系统症状。此期，患者血液中可检测到 p24 抗原和 HIV RNA。HIV 抗体在感染后数周才出现。CD4$^+$T 淋巴细胞计数一过性减少，CD4$^+$/CD8$^+$T 淋巴细胞比值倒置。部分患者白细胞和（或）血小板轻度减少，肝生化指标异常。

（二）无症状期

可由急性期进入此期，或无明显的急性期而直接进入此期。持续时间一般为 4~8 年，本期持续时间长短与感染途径、感染病毒的数量和型别、个体免疫状况、营养与卫生条件以及生活习惯等因素相关。由于 HIV 在感染者体内不断复制，具有传染性。因免疫系统受损，CD4$^+$T 淋巴细胞计数逐渐下降。可出现淋巴结肿大等症状或体征。

（三）艾滋病期

HIV 感染的终末阶段。患者血浆 HIV 病毒载量明显升高，CD4$^+$T 淋巴细胞计数明显下降，多 <200 个/μl。临床主要表现为 HIV 相关症状、体征及各种机会性感染和肿瘤。

1. HIV 相关症状　主要表现为原因不明的持续 1 个月以上的不规则发热，温度在 38℃ 以上；腹泻、大便次数多于 3 次/日（1 个月以上）；6 个月内体重下降 10% 以上。部分患者表现为记忆力减退、精神淡漠、性格改变、头痛、癫痫及痴呆等神经精神症状。可出现持续性全身性淋巴结肿大，特点为：①除腹股沟以外有两个或两个以上部位的淋巴结肿大；②淋巴结直径≥1cm，无压痛、无粘连；③持续 3 个月以上。

2. 各种机会性感染　多为条件致病菌感染，病原菌包括真菌、细菌、病毒、原虫等，这些感染发生在免疫缺陷患者时，往往是潜在性致命性的感染。

（1）呼吸系统　肺孢子菌肺炎、巨细胞病毒肺炎以及结核分枝杆菌（MTB）、鸟型分枝杆菌（MAC）、念珠菌及隐球菌等感染引起病毒性肺炎和复发性细菌、真菌性肺炎。卡波西肉瘤也常侵犯肺部。肺孢子菌肺炎（pneumocystis pneumonia，PCP）是艾滋病患者最常见的机会性感染，表现为干咳、发热、进行性加重的呼吸困难、发绀，血氧分压降低，肺部体征少，肺部影像学检查可见从肺门开始的双肺对称性或弥漫性网状结节样间质浸润，肺部 CT 典型征象呈磨玻璃样改变。确诊依据患者痰液或支气管肺泡灌洗液和或肺组织活检发现肺孢子菌的包囊或滋养体。PCR 也是一种可供选择的诊断方法。

结核病是 HIV 感染者/AIDS 患者最常见的细菌感染。CD4$^+$T 淋巴细胞计数较高的患者，临床表现与普通结核病患者类似，而 CD4$^+$T 淋巴细胞计数低的患者常表现为肺外结核或播散性结核病。WHO 指南推荐快速分子诊断方法如 Xpert MTB/RIF 和 Xpert MTB/RIF Ultra 作为初始诊断检测技术，Xpert MTB/RIF 还能快速区分 MTB 和非结核分枝杆菌（NTM），具有较好的临床价值。

（2）消化系统　白假丝酵母菌病，疱疹病毒感染，巨细胞病毒引起的食管炎或溃疡；沙门菌、志贺菌属、空肠弯曲菌及隐孢子虫感染引起的肠炎。临床表现为鹅口疮、吞咽疼痛困难、胸骨后烧灼感、腹泻、体重减轻，感染性肛周炎、直肠炎，粪检和内镜检查有助于诊断。肝炎病毒、巨细胞病毒和隐孢子虫感染可导致肝功能异常。偶尔有胆囊机会性感染和肿瘤发生。

（3）神经系统　结核性脑膜炎、隐球菌脑膜炎、弓形虫脑病、巨细胞及其他各种病毒性脑膜脑炎。

（4）皮肤　真菌性皮炎、甲癣、带状疱疹、尖锐湿疣和传染性软疣等。马尔尼菲蓝状菌病可表现为脐凹样皮疹。

（5）口腔　鹅口疮、牙龈炎、舌毛状白斑、复发性口腔溃疡等。

（6）眼部　巨细胞病毒性视网膜脉络膜炎及弓形虫视网膜炎，表现为快速视力下降，眼底镜检查见眼底絮状白斑等。

3. 各种机会性肿瘤　淋巴瘤、卡波西肉瘤等。卡波西肉瘤是艾滋病患者常见的恶性肿瘤，也可作为艾滋病患者的首发症状。侵犯下肢皮肤（足趾及腿部）和口腔黏膜，表现为高出皮面的单个或多个深蓝色或紫红色斑片或结节，可融合，表面形成溃疡向四周扩散。这种恶性病变可出现于淋巴结和内脏。

【实验室检查】

（一）一般检查

不同程度的红细胞、白细胞及血小板计数的降低。尿蛋白常阳性。

（二）免疫学检查

1. CD4$^+$T 淋巴细胞检测　CD4$^+$T 淋巴细胞绝对计数进行性下降，CD4$^+$/CD8$^+$ ≤ 1.0。采用流式细胞术检测 CD4$^+$T 淋巴细胞的绝对数量可以了解 HIV 感染者机体免疫状况和病情进展，确定疾病分期和治疗时机，判断临床合并症，评估治疗效果。

2. 其他　免疫球蛋白、β$_2$微球蛋白可升高。

（三）血生化检查

血生化检查可有血清转氨酶升高和肾功能异常等。

（四）病毒及特异性抗原和（或）抗体检测

1. HIV 抗体检测　HIV–1/HIV–2 抗体检测是 HIV 感染诊断的金标准，检测血清中 gp24 及 gp120 抗体。抗体检测包括筛查试验（初筛和复检）和补充试验两步。HIV–1/HIV–2 抗体筛查方法有酶联免疫吸附试验（ELISA）、化学发光或免疫荧光试验、快速试验（斑点免疫胶体金等）、简单试验（明胶颗粒凝集试验）等。抗体补充试验（抗体确证试验）有免疫印迹法、条带/线性免疫试验等。筛查试验阳性需进行补充试验检测确认，结果阳性则出具 HIV–1/HIV–2 抗体阳性确证报告。　📱 微课 2

2. HIV 抗原检测　用 ELISA 法检测血清 HIV p24 抗原有助于抗体产生窗口期和新生儿早期感染的诊断。

3. 分离病毒　血浆、单核细胞和脑脊液可以分离出 HIV，主要用于科研。

4. HIV 核酸检测　可以使用 RT–PCR、核酸序列依赖性扩增、实时荧光定量 PCR 扩增技术等方法检测患者血清 HIV RNA。病毒载量的测定有助于早期诊断和小于 18 月龄婴幼儿 HIV 感染的诊断、预测疾病进程、评估 ART 疗效和指导 ART 方案调整；也可作为 HIV 感染诊断的补充试验，用于急性期/窗口期以及晚期患者的诊断等。

5. 耐药检测　方法包括基因型和表型检测，国内外多以基因型检测为主。以下情况应进行 HIV 耐药检测：在启动 ART 前、ART 后病毒载量下降不理想或 ART 失败需要更改治疗方案时。

6. 蛋白质芯片　能同时检测 HIV、HBV、HCV 联合感染者血液中相应核酸与抗体，具有良好的应用前景。

（五）其他检查

X 线检查有助于肺部肺孢子菌、结核分枝杆菌、真菌感染以及卡波西肉瘤等的诊断。痰、支气管分泌物或肺活检可以找到肺孢子菌包囊、滋养体、真菌孢子。隐球菌脑膜炎患者脑脊液可查见隐球菌。粪涂片可查见隐孢子虫。血或分泌物培养可以确诊继发细菌感染。弓形虫、巨细胞病毒、肝炎病毒、EB 病毒、单纯疱疹病毒等感染可以进行相应的抗体、抗原或核酸测定。组织活检可以确诊卡波西肉瘤或淋巴瘤等。

【诊断】

（一）诊断原则

HIV 感染者/AIDS 患者的诊断需要结合流行病学史、临床表现和实验室检查等进行综合分析，慎重做出诊断。流行病学史包括不安全性生活史、静脉注射毒品史、输入未经 HIV 抗体检测的血液或血制品、职业暴露史、HIV 抗体阳性者所生子女等。诊断 HIV 感染者/AIDS 患者必须是经确证试验证实的 HIV 抗体阳性。HIV RNA 和 p24 抗原的检测有助于早期诊断新生儿和窗口期的 HIV 感染。

（二）诊断标准

1. 急性期　患者近期内有流行病学史和急性期临床表现，结合实验室 HIV 抗体由阴性转为阳性，或仅实验室检查 HIV 抗体由阴性转为阳性即可诊断。

2. 无症状期　有流行病学史，结合 HIV 抗体阳性即可诊断，或仅实验室检查 HIV 抗体阳性即可诊断。

3. 艾滋病期　成人及 15 岁以上（含 15 岁）青少年，HIV 感染加之存在以下各项中的任何一项，即可确诊为艾滋病期；或者确诊 HIV 感染，且 CD4$^+$T 淋巴细胞计数 <200 个/μl，可诊断为艾滋病期。

（1）原因不明的持续不规则发热 1 个月以上，体温高于 38℃。

（2）慢性腹泻 1 个月以上，频率 >3 次/日。

（3）6 个月之内体重下降 10% 以上。

（4）反复发作的口腔真菌感染。

（5）反复发作的单纯疱疹病毒感染或带状疱疹病毒感染。

（6）反复发生的细菌性肺炎。

（7）肺孢子菌肺炎。

（8）活动性结核或非结核分枝杆菌病。

（9）活动性巨细胞病毒感染。

（10）深部真菌感染。

（11）马尔尼菲蓝状菌病。

（12）反复发生的败血症。

（13）弓形虫脑病。

（14）中枢神经系统占位性病变。

（15）中青年人出现痴呆。

（16）卡波西肉瘤、淋巴瘤。

15 岁以下儿童符合下列一项者，即可诊断为艾滋病期：HIV 感染和 CD4$^+$T 淋巴细胞百分比 <25%（<12 月龄）或 <20%（12~36 月龄）或 <15%（37~60 月龄），或 CD4$^+$T 淋巴细胞计数 <200 个/μl（5~14 岁）；HIV 感染和伴有至少一种儿童 AIDS 指征性疾病。

【鉴别诊断】

（一）原发性 CD4$^+$T 淋巴细胞减少症（ICL）

少数 ICL 可并发与 AIDS 相似的严重机会性感染，但患者无 HIV 感染流行病学资料，HIV-1/HIV-2 病原学检测阴性等可与 AIDS 鉴别。

（二）继发性 CD4$^+$T 淋巴细胞减少

多见于肿瘤及自身免疫性疾病经化疗或免疫抑制治疗后，根据病史可鉴别。

【预后】

部分 HIV 感染者无症状期可达 10 年以上。一旦发展到艾滋病期，病死率极高，平均存活期仅为 12~18 个月，同时合并卡波西肉瘤及肺孢子菌肺炎者病死率最高。

【治疗】

（一）抗逆转录病毒治疗

1. 高效抗逆转录病毒治疗（high active antiretroviral therapy，HAART） 是针对 HIV 的特异治疗，目的是：①最大限度地抑制病毒复制，使病毒载量低于检测下限并减少病毒变异；②重建或维持免疫功能；③降低异常的免疫激活；④减少 HIV 的传播风险，预防母婴传播；⑤降低 HIV 感染病死率和 HIV 相关疾病的罹患率，从而使患者获得正常的预期寿命，提高生活质量。

2. 抗逆转录病毒治疗药物 目前国际上的抗逆转录病毒药物共有六大类 30 余种，分别为核苷类逆转录酶抑制剂（nucleoside reverse transcriptase inhibitors，NRTIs）、非核苷类逆转录酶抑制剂（non - nucleoside reverse transcriptase inhibitors，NNRTIs）、蛋白酶抑制剂（PIs）、整合酶抑制剂（INSTIs）、融合抑制剂（FIs）、CCR5 抑制剂。国内抗逆转录病毒药物有 NRTIs、NNRTIs、PIs、INSTIs、FIs 五大类（包括复合制剂）。鉴于仅用一种抗病毒药物易诱发 HIV 变异，产生耐药性，目前主张联合用药，称 HAART，又称"鸡尾酒"治疗。常用的方案是 2 种 NRTIs 类骨干药物联合第三类药物治疗。每种方案都有其优缺点，如毒性、实用性、可行性、耐药性、耐受性以及对以后治疗产生的影响等，需根据患者的具体情况来制定和调整方案。

HAART 治疗方案制定须注意以下几点：①成人剂量与儿童/婴幼儿的不同；②常见药物不良反应、毒副作用并注意监测；③药物配伍禁忌和相互作用。

各类药物特点如下。

（1）NRTIs 选择性抑制 HIV 逆转录酶，掺入正在延长的 DNA 链，抑制 HIV 复制。常用以下几种。

齐多夫定（AZT）：成人 300mg/次，2 次/日；儿童 160mg/m² 体表面积，3 次/日；新生儿/婴幼儿 2mg/kg，4 次/日。主要不良反应为骨髓抑制和肝脂肪变性。

拉米夫定（3TC）：成人 300mg/次，1 次/日，或 150mg/次，2 次/日；儿童 4mg/kg，2 次/日；新生儿 2mg/kg，2 次/日。与 AZT 合用有协同作用。

阿巴卡韦（ABC）：成人 300mg/次，2 次/日；儿童 8mg/kg，2 次/日，最大剂量 300mg/次，2 次/日。HLA - 5701 阳性者、病毒载量 $\geq 10^5$ 拷贝/ml 的患者、新生儿/婴幼儿不推荐使用。

替诺福韦酯（TDF）：成人 300mg/次，1 次/日，与食物同服。

恩曲他滨/丙酚替诺福韦（FTC + TAF）：成人和 12 岁及以上且体重 ≥ 35kg 的青少年 1 片/次，1 次/日，不建议与利福平、利福布汀合用。

齐多拉米双夫定（AZT + 3TC）：每片含 AZT、3TC 各 150mg，成人 1 片/次，2 次/日。

阿兹夫定：NRTIs 辅助蛋白 Vif 抑制剂，3mg/次，1 次/日，睡前空腹整片服用，与 NRTIs 及 NNRTIs 联用，治疗病毒载量 $\geq 10^5$ 拷贝/ml 的成年患者。

（2）NNRTIs 主要作用于 HIV 逆转录酶特定位点，使其失去活性。

奈韦拉平（NVP）：成人 200mg/次，2 次/日。儿童 <8 岁，4mg/kg；>8 岁，7mg/kg；2 次/日。新生儿/婴幼儿 5mg/kg，2 次/日（开始治疗的最初 14 日，1 次/日，无严重不良反应可增加到 2 次/日）。可引起 PIs 类药物血浓度下降。

奈韦拉平齐多拉米（NVP + AZT + 3TC）：1 片/次，2 次/日，推荐用于 NVP 200mg 1 次/日的两周导入期后耐受良好的患者。

依非韦伦（EFV）：成人 400mg/次，1 次/日。儿童体重 15 ～ 25kg，200 ～ 300mg，1 次/日；25 ～ 40kg，300 ～ 400mg，1 次/日；>40kg，400mg，1 次/日。睡前服用。

利匹韦林（RPV）：25mg/次，1 次/日，随餐服用。妊娠 B 级。不推荐用于病毒载量 $\geq 10^5$ 拷贝/ml 的患者。

（3）蛋白酶抑制剂　阻断 HIV 复制和成熟过程中所必需的蛋白质的合成。

洛匹那韦/利托那韦（LPV/r）：LPV 与 RTV 复合制剂，成人 2 片/次，2 次/日；儿童 7～15kg，LPV 12mg/kg 和 RTV 3mg/kg，2 次/日；15～40kg，LPV 10mg/kg 和 RTV 2.5mg/kg，2 次/日。

达芦那韦/考比司他（DRV/c）：成人 1 片/次，1 次/日（每片含 DRV/COBI 800mg/150mg），随餐整片吞服。

（4）整合酶抑制剂　拉替拉韦（RAL）：成人 400mg/次，2 次/日。

多替拉韦（DTG）：成人和 12 岁及以上青少年 50mg/次，1 次/日，存在 INSTIs 耐药的情况下首选餐后服用。6～12 岁儿童，15～20kg，20mg/次，1 次/日；20～30kg，25mg/次，1 次/日；30～40kg，35mg/次，1 次/日；>40kg，50mg/次，1 次/日。与 EFV、NVP 联用时按 2 次/日给药。

（5）融合抑制剂　艾博韦泰（ABT）：成人及 16 岁以上青少年 320mg/次，第 1 日、第 2 日、第 3 日和第 8 日各用 1 次，此后 1 次/周，静脉滴注。

⊕ 知识链接

HIV 感染抗病毒治疗目标

目前，HIV 感染抗病毒治疗目标为最大限度地抑制病毒复制，使病毒载量降低至检测下限并减少病毒变异；重建免疫功能；降低异常的免疫激活；减少病毒的传播、预防母婴传播；降低 HIV 感染的发病率和病死率、减少非艾滋病相关疾病的发病率和病死率，使患者获得正常的预期寿命，提高生活质量。

3. **治疗方案**　成人和青少年抗病毒治疗的指征和方案如下。

成人与青少年一旦确诊 HIV 感染，无论 CD4$^+$T 淋巴细胞水平高低，均建议立即开始治疗。出现以下情况，需加快启动治疗：妊娠、诊断 AIDS、急性机会性感染、急性期感染、合并活动性 HBV 或 HCV 感染、HIV 相关肾脏疾病、CD4$^+$T 淋巴细胞 <200 个/μl。如果患者存在严重的机会性感染和（或）处于既往慢性疾病急性发作期，应待病情控制稳定后开始治疗。启动 ART 后，需终身治疗。

初治患者推荐 2 种 NRTIs 类骨干药物联合第三类药物治疗。第三类药物可以是 NNRTIs 或增强型 PIs（含利托那韦或考比司他）或 INSTIs；也可以选用复方单片制剂（STR）。基于药物可得性，我国成人及青少年初治患者 ART 的推荐及替代方案见表 2-6。

表 2-6　成人及青少年初治患者抗病毒治疗方案

推荐方案	
2 NRTIs	第三类药物
TDF + 3TC（FTC）	+ NNRTIs：EFV、RPV
TAF/FTC	或 + PIs：LPV/r
	或 + INSTIs：DTG、RAL
复方单片制剂	
TAF/FTC/BIC	
TAF/FTC/EVG/c	
ABC/3TC/DTC	
DOR/3TC/TDF	
1 NRTIs + 1 INSTIs	
DTG/3TC，或 DTG + 3TC	

续表

替代方案	
2 NRTIs	第三类药物
AZT（ABC）+3TC	+NNRTIs：EFV 或 NVP 或 RPV 或 DOR 或艾诺韦林
	或 +PIs：LPV/r、DRV/c
	或 +INSTIs：DTG、RAL
TDF +3TC（FTC）	+NNRTIs：艾诺韦林
TDF + 阿兹夫定	+NNRTIs：EFV

4. 特殊人群的抗病毒治疗

（1）儿童　一旦儿童确诊 HIV 感染，无论 CD4$^+$T 淋巴细胞水平高低，均建议立即开始 ART。儿童患者初治推荐 2 种 NRTIs 类骨干药物联合第三类药物治疗。第三类药物可以是 INSTIs 或 NNRTIs 或增强型 PIs（含利托那韦或考比司他），基于我国临床实践，儿童 HIV 感染推荐抗病毒治疗方案见表 2 - 7。

表 2 - 7　HIV 感染儿童抗病毒治疗方案

年龄	推荐方案	备选方案	说明
<3 岁儿童	ABC（或 AZT）+3TC + LPV/r（或 DTG）	ABC（或 AZT）+3TC + NVP（或 RAL）	1. 年龄非常小的婴幼儿体内药物代谢很快，且由于免疫系统功能尚未发育完全，体内病毒载量很高，婴幼儿治疗需要非常强有力的方案 2. 曾暴露于 NNRTIs 类药物的婴幼儿选择 LPV/r 3. TDF 不能用于该年龄段儿童
3 ~ 10 岁儿童	ABC +3TC + EFV（或 DTC）	AZT（或 TDF）+3TC + NVP（或 EFV 或 LPV/r 或 RAL）	
10 岁以上儿童及青少年	TDF（或 ABC）+3TC + EFV（或 DTG）	AZT + 3TC + NVP（或 EFV 或 LPV/r 或 RAL）	

（2）孕妇　所有感染 HIV 的孕妇，无论其 CD4$^+$T 淋巴细胞计数多少或疾病临床分期如何，均应尽早并终身接受 ART。首选方案：TDF/FTC（或 TDF +3TC 或 ABC/3TC 或 ABC +3TC）+ RAL 或 DTG。HIV 感染母亲所生婴儿应在出生后尽早（6 小时内）预防性服用抗病毒药物。

（3）哺乳期妇女　母乳喂养有传播 HIV 的风险，不推荐母乳喂养。如坚持母乳喂养，整个哺乳期都应坚持 ART，治疗方案同孕期 ART 方案，且新生儿在 6 月龄之后立即停止母乳喂养。

（4）合并结核分枝杆菌感染者　所有合并结核病的 HIV 感染者/AIDS 患者，无论 CD4$^+$T 淋巴细胞计数水平高低，均应接受 ART。推荐在抗结核治疗后 2 周内尽早启动 ART。中枢神经系统结核在抗结核后的 4 ~ 8 周启动 ART。一线 ART 方案：AZT（TDF）+3TC（FTC）+ FEV，也可选择含 INSTIs 的 ART 方案，但需注意药物间相互作用与配伍禁忌。

（5）合并 HBV 感染者　HIV/HBV 合并感染者应同时治疗两种病毒感染，包括两种抗 HBV 活性药物，ART 方案核苷类药物推荐 TDF（或 TAF）+3TC（或 FTC）。不建议选择仅含 1 种对 HBV 有活性的核苷类药物的治疗方案，以免诱导 HIV 产生耐药。

（6）合并 HCV 感染者　HIV/HCV 合并感染者 ART 的治疗方案可参考单纯 HIV 感染者，但需注意以下几点。①选择肝脏毒性较小的药物，有条件首选含有 INSTIs 或 FIs 的 ART 方案。②合并 HCV 感染均建议抗 HCV 治疗，根据 HCV 治疗药物更换无药物相互作用的 ART 方案，可考虑短期更换 INSTIs 或 FIs，并建议在更换 ART 方案后推迟 2 周启动抗 HCV 治疗，抗 HCV 治疗结束后，如需换回原 ART 方案，也应推迟 2 周更换，期间注意监测 HIV RNA，评估新方案是否有效抑制 HIV。③CD4$^+$T 淋巴细胞计数 <200 个/μl，推荐先启动 ART，待免疫功能得到一定程度恢复后再适时开始抗 HCV 治疗。

抗 HCV 治疗方案及疗程：与单纯 HCV 感染者治疗方案相同，推荐使用直接抗病毒药物（DAAs）方案。

（7）静脉药物依赖者　ART 治疗时机与普通患者相同，有条件者可考虑首选含 RAL 或 DTG 或 BIC 的 ART 方案，应注意患者依从性和美沙酮与抗病毒药物之间的相互作用。

5. 抗病毒治疗监测　ART 过程中要定期进行临床评估和实验室检测，以评价治疗效果、及时发现药物不良反应以及病毒是否产生耐药性等，必要时更改 ART 方案以保证 ART 的成功。

（1）疗效评估　抗病毒治疗的疗效主要通过病毒学指标、免疫学指标和临床症状三方面进行综合评估，其中病毒学指标是最重要的评估指标。

病毒学指标：大多数患者经 ART 后 4 周内，血浆病毒载量应该下降 1 个 log 以上。治疗后 3 ~ 6 个月，病毒载量应低于检测下限。

免疫学指标：ART 后 1 年内，CD4$^+$T 淋巴细胞计数与治疗前相比增加 30% 或增长 100 个／μl，提示治疗有效。

临床症状：ART 后，患者机会性感染的发生率和艾滋病的死亡率可以大大降低。对儿童可观察身高、体重、营养和发育改善情况。

（2）病毒耐药性检测　对 ART 疗效不佳或失败的患者可以进行耐药检测。

（3）药物不良反应观察　抗病毒药物的不良反应包括短期不良反应和长期不良反应，及时识别并给予相应处理，必要时更换 ART 方案。

（二）免疫重建

通过 ART 及其他治疗手段使 HIV 感染者/AIDS 患者受损的免疫功能恢复或接近正常，称免疫重建。免疫重建过程中，部分患者可能会出现一组临床综合征，主要表现为发热、潜伏感染的出现或原有感染的加重或恶化，称免疫重建炎症反应综合征（immune reconstitution inflammatory syndrome，IRIS）。多种潜伏或活动的机会性感染在 ART 后均有可能发生 IRIS，如 PCP、CMV 感染、水痘－带状疱疹病毒感染、结核病及非结核分枝杆菌感染、新型隐球菌感染、弓形虫病等。合并 HBV/HCV 感染时，IRIS 可表现为病毒性肝炎活动或加重。IRIS 多出现在 ART 后 3 个月内，需与原发或新发的机会性感染相鉴别。

IRIS 出现后应继续 ART。表现为原有感染恶化的 IRIS 多为自限性，不用特殊处理而自愈；表现为潜伏感染出现的 IRIS，需要针对性地进行抗病原治疗；严重者可短期使用糖皮质激素或非甾体类抗炎药物。

IRIS 发生的危险因素：首次进行 ART、基线病毒载量高、基线 CD4$^+$T 淋巴细胞计数较低等。有效控制急性期机会性感染后再进行 ART 或 ART 前积极发现和治疗潜在的机会性感染，可降低 IRIS 的发生率。

（三）治疗机会性感染及肿瘤

1. 肺孢子菌肺炎　首选复方磺胺甲噁唑（SMZ－TMP），轻、中度患者可口服 SMZ 75 ~ 100mg/（kg·d），TMP 15 ~ 20mg/（kg·d），分 3 ~ 4 次服用，疗程 21 日，必要时可延长疗程。重症患者予静脉用药，剂量和疗程与口服相同。

2. 真菌感染　口腔念珠菌感染首选口服氟康唑每日 100 ~ 200mg，疗程 7 ~ 14 日；替代疗法为伊曲康唑口服液 200mg，每日 1 次，疗程 7 ~ 14 日；或制霉菌素局部涂抹加碳酸氢钠漱口水漱口。食管念珠菌感染，口服或静脉注射氟康唑每日 100 ~ 400mg，或伊曲康唑口服液 200mg，每日 1 次，或口服伏立康唑 200mg，每日 2 次，疗程 14 ~ 21 日。合并口咽或食管真菌感染的患者可在抗真菌治疗的同时进行 ART。隐球菌脑膜炎或脑膜脑炎选择两性霉素 B ＋ 5 － 氟胞嘧啶治疗，治疗原则分为诱导期、巩固期、维持期三个阶段。马尔尼菲蓝状菌病首选两性霉素 B 治疗，在有效的抗真菌治疗后 1 ~ 2 周内启动 ART。

3. 巨细胞病毒视网膜炎　推荐全身治疗方案为更昔洛韦 5mg/kg，12 小时 1 次，静脉滴注，2 ~ 3 周后改为 5mg/kg 静脉滴注，每日 1 次，序贯维持治疗。局部治疗为玻璃体内注射更昔洛韦或膦甲酸，每周 1 次直到病情控制。

4. 弓形虫脑病　首选乙胺嘧啶（负荷量 100mg，口服，每日 2 次，此后每日 50～70mg 维持）＋磺胺嘧啶（1～1.5g，口服，每日 4 次），疗程至少 6 周。

5. 鸟型分枝杆菌感染　首选克拉霉素每次 500mg，每日 2 次（或阿奇霉素每日 500mg）＋乙胺丁醇 15mg/（kg·d），同时联合应用利福布汀（每日 300～600mg），疗程至少 12 个月。治疗开始 2 周后尽快启动 ART。

6. 结核病　HIV 感染者/AIDS 患者合并结核，结核病治疗原则与普通结核患者相同，推荐在抗结核治疗后再启动 ART。

7. 艾滋病相关性肿瘤　主要有非霍奇金淋巴瘤和卡波西肉瘤。肿瘤的确诊需病理活检，治疗需结合病情予个体化综合治疗。所有患者均建议尽早启动 ART，但要注意抗病毒药物和抗肿瘤药物之间的相互作用，尽量选用骨髓抑制作用和药物间此相互作用小的 ART 方案如含有 INSTIs 或 FIs 的方案。肿瘤的治疗不应因 HIV 感染而降低要求，倡导多学科合作诊治。

（四）对症支持

加强心理治疗和营养支持治疗。

【预防】

（一）管理传染源

确诊 HIV 感染者和艾滋病患者后，及时按乙类传染病向所在地 CDC 报告疫情。高危人群普查 HIV 感染和加强国境检疫有助于及早发现传染源。启动个体化 ART，提供心理和医学咨询，实行 HIV 感染者/AIDS 患者的全程管理。

（二）切断传播途径

加强艾滋病防治知识宣传教育。推广使用避孕套采取安全的性行为；加强血液及血制品的管理，推行无偿献血；加强医院感染控制，严格执行消毒制度；预防职业暴露，一旦职业暴露及时干预；阻断母婴传播；不吸毒，不共用针具；加强个人卫生，不共用牙具、剃须刀等。在知情同意及高依从性的前提下，提供抗病毒药物进行暴露前预防和暴露后预防。

（三）保护易感人群

全民加强艾滋病防治知识宣教和性道德教育以避免高危行为的发生。艾滋病疫苗尚在研制中。

⇒ 案例讨论

临床案例　患者，男性，27 岁。未婚，否认吸毒史，有同性恋史。1 个月来不明原因发热，咳嗽、痰少，2 日来乏力，进食减少，活动后气喘。入院查体：体温 39.3℃，脉搏 120 次/分，呼吸 27 次/分，血压 110/70mmHg，神志清楚，发育营养正常，口腔内见鹅口疮，呼吸急促，淋巴结无肿大，双肺轻度湿啰音，腹部肝脾未触及。血常规：白细胞 3.9×10^9/L，中性粒细胞百分比 70%，淋巴细胞百分比 22%。动脉血氧分压（PaO_2）58mmHg。肺部 X 线征为间质性肺炎。

讨论　1. 该患者的可能诊断是什么？

2. 本病的诊断依据有哪些？

3. 为明确诊断，该患者应进一步做哪些检查？

4. 该病的治疗原则是什么？

1. 艾滋病分期和各期特点？
2. HIV 感染者/AIDS 患者抗病毒治疗药物有哪几类？治疗原则是什么？

（黄利华）

PPT

第三节 病毒感染性腹泻

📖 学习目标

1. 掌握 病毒感染性腹泻的临床特征及诊断要点。

2. 熟悉 病毒感染性腹泻的发病机制；病毒感染性腹泻的流行病学特点及预防措施。

3. 了解 轮状病毒、诺如病毒和肠腺病毒的病原学特点。

4. 学会病毒感染性腹泻的鉴别诊断，具备诊治病毒感染性腹泻的能力。

病毒感染性腹泻是由肠道病毒感染引起，以呕吐、腹泻为主要临床特征的一组急性肠道传染病，尤以夏秋季多见，为《传染病防治法》中规定的丙类传染病。引起病毒感染性腹泻最常见的病毒为人轮状病毒（*Rotavirus*）和人诺如病毒（*Norovirus*），其次是人肠腺病毒（*Entericadenovirus*）、人札如病毒（*Sapovirus*）和人星状病毒（*Astrovirus*）等。

【病原学】

人类轮状病毒归属于呼肠病毒科（Reoviridae），为无包膜双链 RNA 病毒。病毒颗粒呈球形，直径 70~75nm。1973 年由澳大利亚学者 Bishop 发现。根据衣壳蛋白组特异性抗原 Vp6 的不同，将轮状病毒分为 A~J 组，已知 A、B、C 和 H 组轮状病毒可导致人类腹泻的发生。

人诺如病毒归属于人类杯状病毒科（Caliciviridae），为无包膜单股正链 RNA 病毒，直径 27~40nm。1972 年美国科学家对 1968 年诺瓦克地区一所学校胃肠炎暴发疫情中患者的粪便进行检测而发现。该组病毒极易变异，所有人群均易感，此后在其他地区又相继发现并命名了多种类似病毒，统称诺如病毒（Norwalk-like viruses）。

人肠腺病毒归属于腺病毒科（Adenoviridae），为无包膜双链 DNA 病毒，直径 70~80nm。1953 年发现人腺病毒。根据腺病毒衣壳六邻体蛋白的中和抗原性，分为 A~G 组和 100 多个血清型，F 组 40 型和 41 型主要与腹泻有关，故称肠腺病毒。

人札如病毒归属于人类杯状病毒科（Caliciviridae），为无包膜单股正链 RNA 病毒。原型株来自 1982 年日本札幌市孤儿院暴发性腹泻患儿。电镜下呈大卫星状，外观似杯状，直径 27~40nm。

人星状病毒属于星状病毒科（Astroviridae），为无包膜单股正链 RNA 病毒。1975 年在腹泻婴儿和新生儿病房暴发性腹泻患儿的粪便中被发现。电镜下呈小圆结构，外观呈现 5~6 角星状，直径 28~30nm。

【流行病学】 📱 微课 3

病毒性腹泻的传染源包括患者、无症状感染者、恢复期排毒者等；传播途径以粪-口传播和人-人接触感染为主。人群普遍易感,尤其是 5 岁以下儿童,特别是婴幼儿,可引起旅行者腹泻和各年龄段的病毒性胃肠炎,但由于病原体的不同,易感人群年龄段略有不同。我国常见病毒性腹泻的流行病学见表 2-8。

表 2-8 病毒性腹泻流行病学

流行病学	轮状病毒	诺如病毒	肠腺病毒
传染源	感染的患者和动物,病后持续排毒 4~8 日	患者和无症状感染者,病后持续排毒至腹泻停止后至少 2 日	患者和无症状感染者,持续排毒至腹泻停止后 5 日
传播途径	粪-口、水源污染及呼吸道传播	粪-口、人-人接触	粪-口、人-人接触
易感人群	A 组:婴幼儿 B 组:成人 C 组:儿童	成人及大龄儿童	2 岁以下儿童
流行特点	秋冬季	秋冬季	夏秋季

【发病机制与病理解剖】

(一) 发病机制

轮状病毒感染肠上皮绒毛细胞并复制,改变肠细胞膜蛋白的代谢,导致吸收障碍或渗透性腹泻。大部分重症轮状病毒腹泻可发生短期的病毒血症,病毒可以在免疫正常儿童的肠道外组织中检测到。人体诺如病毒感染试验显示小肠刷状缘酶活性下降(碱性磷酸酶、蔗糖酶和海藻糖酶),导致轻度脂肪泻和暂时性碳水化合物吸收不良,空肠腺苷酸环化酶活性并无升高,出现暂时性胃酸、胃蛋白酶和内因子的分泌。

(二) 病理解剖

机体感染病毒致腹泻后,空肠上部出现可逆性病变,如绒毛变宽变钝、微绒毛变短、内层上皮空泡化、隐窝增生、固有层多核中性粒细胞和淋巴细胞浸润。上述病变在症状消失后仍可持续 4 日以上。胃和结肠没有组织病理学上的改变,但可出现胃运动功能延迟,可能导致恶心和呕吐。

【临床表现】

病毒性腹泻的潜伏期通常为 24~72 小时,轮状病毒潜伏期 1~4 日,诺如病毒潜伏期 12~48 小时,札如病毒潜伏期 1~4 日,星状病毒潜伏期 1~5 日,腺病毒潜伏期 2~10 日。病毒性腹泻主要的临床症状包括非血性腹泻和呕吐,可伴有恶心、腹部绞痛和发热,也可伴有头痛、肌痛等全身不适症状。轮状病毒腹泻较为严重,病程相对长,良性惊厥是婴幼儿轮状病毒腹泻的常见并发症。诺如病毒腹泻可仅表现为呕吐而无腹泻症状,主要见于学龄儿童和成人患者,尤其是暴发性胃肠炎患者。脱水是病毒性腹泻常见的并发症,严重者可导致低血容量性休克、昏迷和死亡,主要发生在婴幼儿和老年人。病毒性腹泻可伴有一过性病毒血症和肠道外脏器受累,包括呼吸道或中枢神经系统等。

该病具有自限性,免疫功能正常的个体一般在 1 周内症状缓解。免疫功能低下的人群,病毒性腹泻病情迁延,排毒时间长。

【实验室检查】

(一) 血常规

外周血白细胞计数多正常,少数稍升高。

(二) 粪常规

粪便外观为黄色水样便。无脓细胞及红细胞,有时有少量白细胞。

（三）病原学检查

在急性发病期采集新鲜粪便标本检测病原，阳性率高，对于以呕吐为主要表现的患者，也可采集呕吐物检测病原。检测技术包括经典的电镜和病毒分离以及病毒核酸检测。目前，逆转录 – 聚合酶链反应（RT – PCR）检测技术被广泛应用于公共卫生和临床实验室，其敏感度和特异度高，并可以对病毒进行分型。

（四）血清抗体检测

应用病毒特异性抗原检测患者发病初期和恢复期双份血清的特异性抗体，抗体效价呈 4 倍以上升高有诊断意义。血清特异性抗体常在感染后第 3 周达高峰，延续至第 6 周，随后抗体水平下降。通常用 ELISA 方法进行检测。轮状病毒感染以 IgA 抗体检测的价值较大。

【诊断与鉴别诊断】

（一）诊断

病毒性腹泻主要根据流行病学特点、临床表现及实验室检查进行诊断。在流行季节特别是秋冬季，患者突然出现恶心、呕吐、腹泻、腹痛等临床症状或住院患者中突然发生原因不明的腹泻，病程短暂，往往有群体发病的特征。粪常规检查仅发现少量白细胞时应怀疑本病。粪便或者呕吐物中检测到病毒核酸，可以确诊。

（二）鉴别诊断

本病需与大肠埃希菌、沙门菌、志贺菌属、耶尔森菌、梭状芽孢杆菌等引起的细菌感染性腹泻以及溶组织内阿米巴、贾第鞭毛虫、隐孢子虫等寄生虫性腹泻相鉴别。与其他病毒性腹泻的鉴别主要依赖于特异性检查。实验室的特异性抗原学检测对鉴别不同病因及确定诊断有重要意义。

【预后】

通常预后良好。体弱及老年患者病情较重，严重脱水者未能及时治疗导致循环衰竭和多器官衰竭而死亡。

【治疗】

无特异性治疗方法，主要是针对腹泻和脱水的对症和支持治疗。轻者可采用口服补液盐纠正脱水和电解质、酸碱失衡，重症脱水患者则需静脉输液。

WHO 推荐蒙脱石散剂作为腹泻的辅助治疗，主要用于病毒性腹泻、分泌性腹泻。吐、泻严重者可予止吐剂。由于小肠受损致吸收功能下降，应以清淡及富含水分饮食为宜。吐泻频繁者禁食 8 ~ 12 小时，然后逐渐恢复正常饮食。必要时可用肠黏膜保护剂。

【预防】

（一）管理传染源

对腹泻患者应进行消化道隔离、积极治疗。对密切接触者及疑诊患者施行严密观察。

（二）切断传播途径

这是重要而有效的措施。注意食品、饮水及个人卫生。保证海鲜食品的加工、食用符合卫生要求。

（三）保护易感人群

疫苗是最有效的预防策略，现有口服 A 组轮状病毒疫苗在全球推广使用，对于预防儿童轮状病毒腹泻尤其重症者具有良好的保护效果。

⇒ **案例讨论**

　　临床案例　患儿，女性，1岁6个月，秋冬季发病。1周前患上呼吸道感染，治疗后有所好转，5日来出现恶心、呕吐、腹泻，呕吐物为胃内容物，大便呈蛋花汤样，无腥臭，无黏液，无脓血，每日10余次，患儿哭闹不止，精神萎靡，皮肤弹性较差，眼窝凹陷，唇樱红，呼吸深快、有丙酮味，尿量明显减少，四肢稍凉。血常规：白细胞8.0×10^9/L，中性粒细胞百分比65%。粪常规：白细胞10个/高倍视野；红细胞0。

　　讨论　1. 该患者的诊断是什么？

　　　　　　2. 本病的诊断依据有哪些？

　　　　　　3. 为确诊，该患者应进一步做哪些检查？

　　　　　　4. 本病应与哪些疾病进行鉴别诊断？

　　　　　　5. 本病的治疗原则是什么？

目标检测

答案解析

题库

1. 病毒感染性腹泻的临床表现有哪些？

2. 病毒感染性腹泻应与哪些疾病相鉴别？

3. 病毒感染性腹泻的治疗原则是什么？

（邵凌云）

PPT

第四节　流行性感冒病毒感染

学习目标

　　1. 掌握　流行性感冒、人感染高致病性禽流感、甲型H1N1流感的流行病学、临床表现及实验室特征、诊断以及治疗、预防原则。

　　2. 熟悉　流行性感冒、人感染高致病性禽流感、甲型H1N1流感的发病机制。

　　3. 了解　流行性感冒、人感染高致病性禽流感、甲型H1N1流感的病原学及其特点。

　　4. 学会流行性感冒、人感染高致病性禽流感、甲型H1N1流感的诊断、治疗及预防。

一、流行性感冒

　　流行性感冒（influenza），简称流感，是由流行性感冒病毒（*Influenza virus*，简称流感病毒）引起的急性呼吸道传染病，主要通过飞沫传播，有高度传染性。临床主要表现为急起高热、乏力、头痛、周身肌肉酸痛等明显中毒症状和较轻的呼吸道症状。但在老年人和慢性病患者中则可引起较严重的并发症。

【病原学】

　　流感病毒属于正黏病毒科，为RNA病毒。病毒包膜由基质蛋白、脂质双层膜和糖蛋白组成，病毒的核心由核蛋白、聚合酶和核糖核酸组成。核心包含病毒单股负链 RNA，具有特异性。基质蛋白构成病毒的外壳骨架，它起到保护病毒核心并维系病毒空间结构的作用。病毒包囊中有两种重要的糖蛋白，即植物血凝素（hemagglutinin，HA）和神经氨酸酶（neuraminidase，NA）。HA 在病毒进入宿主细胞的过程中起着重要的作用。NA 主要是协助释放病毒颗粒，促其黏附于呼吸道上皮细胞，此外还能促进病毒颗粒的播散。

根据核蛋白和基质蛋白的抗原性，流感病毒分为甲、乙、丙三型（即 A、B、C 三型），三型间无交叉免疫。感染鸟类、猪等动物的流感病毒，其部分抗原成分与人甲型流感病毒相同。甲型流感病毒根据 H 和 N 抗原性的不同分为若干亚型，H 分为 18 个亚型（$H_1 \sim H_{18}$），N 有 11 个亚型（$N_1 \sim N_{11}$）。

流感病毒易发生抗原变异，抗原漂移（antigenic drift）与抗原转变（antigenic shift）是主要的抗原变异形式。由于不断发生抗原变异，流感反复流行。甲型流感病毒抗原变异频繁、传染性强，常引起流感大流行。乙型、丙型流感病毒的抗原性非常稳定。

【流行病学】

（一）传染源

患者和隐性感染者在潜伏期即有传染性，发病 3 日内传染性最强，是主要传染源。轻型患者和隐性感染者在疾病传播上有重要意义，健康带病毒者排病毒数量少且时间短，传播意义不大。

（二）传播途径

主要通过飞沫经呼吸道传播，也可通过接触被污染的手、日常用具等间接传播。

（三）人群易感性

人群普遍易感，感染后可获得对同一亚型病毒的免疫力，但持续时间短，各亚型之间无交叉免疫，可反复患病。

（四）流行特征

1. 流行特点　突然发生、迅速传播，甲型流感病毒一般间隔 10 ~ 15 年就会发生一次抗原性转变，一般表现为 HA 和（或）NA 的抗原性发生突然而完全的质变，产生一个新的亚型，因人类对其缺乏免疫能力，可引发世界性大流行。此外，甲型流感亚型内部还会发生抗原漂移，主要是 HA 和（或）NA 内氨基酸序列的点突变，这种变化是逐渐累积产生的，一般 2 ~ 3 年发生一次。乙型流感病毒只有抗原漂移，无抗原转变。乙型流感以局部流行为主，相隔 5 ~ 6 年发生一次，丙型流感则为散发。

2. 流行季节　四季均可发生，以秋、冬季为主。南方在夏、秋季也可见到流感流行。

【发病机制与病理解剖】

（一）发病机制

流感病毒通常依靠病毒表面 HA 特异性识别并结合宿主细胞表面受体，侵入呼吸道纤毛柱状上皮细胞，进行复制，借助 NA 的作用，使病毒从细胞内释放，再侵入其他纤毛柱状上皮细胞，引起细胞变性、坏死和脱落，从而发生局部炎症，进而出现全身毒性反应。单纯流感病变主要损害呼吸道上部和中部。变形脱落的细胞随呼吸道分泌物排出体外而引起传播流行。同时，病毒亦可向下侵犯气管、支气管直至肺泡，导致肺炎发生。病毒在呼吸道上皮增殖时，也会感染单核 - 巨噬细胞及粒细胞，引起炎症性的细胞因子、趋化因子、黏附分子等的表达与活化，引起机体对病毒的特异性免疫反应，但同时导致宿主免疫系统功能失调，损伤宿主的组织器官，甚至导致死亡。病毒在上呼吸道存在的时间与年龄有关，在成人一般 3 ~ 5 日，在儿童则可持续至第 2 周。

（二）病理解剖

流感病毒性肺炎的病理特征为肺充血，黏膜下层局部炎症反应，细胞间质水肿，周围巨噬细胞浸润，肺泡细胞出血、脱落，重者可见支气管黏膜坏死、肺水肿以及毛细血管血栓形成。

【临床表现】

潜伏期为数小时至 4 日，通常为 1~3 日。

（一）典型流感

起病急，前驱期即出现乏力、高热、寒战、头痛、周身酸痛等全身中毒症状，但体征较轻，可伴或不伴流涕、咽痛、干咳等局部症状。查体可见结膜充血。肺部听诊可闻及干啰音。病程 4~7 日，咳嗽和乏力可持续数周。

（二）轻型流感

轻型流感急性起病，轻或中度发热，全身及呼吸道症状轻，2~3 日内自愈。

（三）肺炎型流感

肺炎型流感多发生于老年人、婴幼儿、慢性病患者及免疫力低下者。病初类似典型流感症状，1 日后病情迅速加重，出现高热、咳嗽、呼吸困难及发绀，可伴有心、肝、肾功能衰竭。体检双肺遍及干、湿啰音，但无肺实变体征。痰细菌培养阴性，抗生素治疗无效。多于 5~10 日内发生呼吸、循环衰竭，预后较差。

（四）其他类型

流感流行期间，患者除流感的症状体征外，还伴其他肺外表现，特殊类型主要有以下几种：胃肠型伴呕吐、腹泻等消化道症状；脑膜脑炎型表现为意识障碍、脑膜刺激征等神经系统症状；若病变累及心肌、心包，分别为心肌炎型和心包炎型。此外，还有以横纹肌溶解为主要表现的肌炎型，仅见于儿童。

【并发症】

（一）呼吸系统并发症

主要为继发性细菌感染，包括急性化脓性扁桃体炎、急性鼻窦炎、细菌性气管炎、细菌性肺炎等。

（二）肺外并发症

主要为中毒性休克、中毒性心肌炎和瑞氏综合征（Reye's syndrome）等。

【实验室检查】

（一）血常规

白细胞计数减少，淋巴细胞相对增加。如合并细菌感染，则白细胞计数和中性粒细胞增高。

（二）病毒分离

将起病 3 日内患者的含漱液或上、下呼吸道标本接种于鸡胚或组织培养进行病毒分离。

（三）血清学检查

分别对急性期及 2 周后血清进行补体结合试验或血凝抑制试验，前后抗体滴度上升≥4 倍，或单次检测抗体滴度 >1∶80，则为阳性。

（四）免疫荧光法检测抗原

起病 3 日内鼻黏膜压片染色找包涵体，荧光抗体检测抗原可呈现阳性。

【诊断与鉴别诊断】

（一）诊断

根据发病的季节，如冬、春季节在同一地区，1~2日内有大量上呼吸道感染患者出现，应考虑流感。流行期间，可根据临床表现诊断，但在流感的非流行期间或流行初期的散发病例，临床上难以诊断，需结合流行病学、临床表现、实验室检查、病毒分离和血清学抗体检测综合判断。

（二）鉴别诊断

应与其他病原体所致呼吸道感染，包括支原体、衣原体、腺病毒、肠道病毒、鼻病毒、呼吸道合胞病毒以及流感伤寒型钩端螺旋体病等进行鉴别。

【治疗】

（一）一般治疗

卧床休息，多饮水，注意营养。密切观察和监测并发症。高热者给予解热镇痛药，必要时使用止咳祛痰药物。儿童忌服含阿司匹林成分的药物，以避免产生瑞氏综合征。

（二）抗流感病毒治疗

1. 离子通道阻滞剂 金刚烷胺（amantadine）仅对甲型流感病毒有效，可阻断病毒吸附于宿主细胞，抑制病毒复制。早期应用可减少机体的排病毒量，缩短病程。该药易产生耐药性。推荐用量为成人200mg/d，老年人160mg/d，小儿每日4~5mg/kg，分两次口服，疗程3~4日。

2. 神经氨酸酶抑制剂 奥司他韦（oseltamivir）能特异性抑制甲、乙型流感病毒的神经氨酸酶，从而抑制病毒的释放，减少病毒传播。应及早服用，推荐口服剂量为成人每日2次，每次75mg，连服5日。儿童体重15kg者推荐剂量为30mg，15~23kg者为45mg，24~40kg者为60mg，大于40kg者可用75mg，1岁以下儿童不推荐使用。

3. 玛巴洛沙韦 通过抑制聚合酶酸性蛋白（一种流感病毒特异性酶）的核酸内切酶活性，从而抑制流感病毒复制。全程只需一次服药就能在24小时内停止病毒排毒，缩短传染期并大幅减少流感症状持续时间。用于治疗12岁及以上不超过48小时的无并发症的急性流感患者。体质量为40~80kg的青少年，单次剂量服40mg；体质量≥80kg的成人，单次剂量服80mg。

【预防】

（一）控制传染源

早期发现疫情，及时掌握疫情动态，及早对流感患者进行呼吸道隔离和早期治疗。隔离时间为1周或至主要症状消失。

（二）切断传播途径

流感流行期间，避免集会等集体活动，易感者尽量少去公共场所。注意通风，必要时要对公共场所进行消毒。医务人员在工作期间戴口罩，做好手卫生，防止交叉感染，流感患者的用具及分泌物使用消毒剂消毒。

（三）保护易感人群

疫苗接种是预防流感的基本措施。我国目前使用全病毒灭活疫苗、裂解疫苗和亚单位疫苗，均有良好的免疫原性，但应严格按照适应证使用。

药物预防可使用金刚烷胺，每次100mg口服，2次/日，连服10~14日，仅对甲型流感有一定的预防作用。奥司他韦可用于甲型、乙型流感的预防，成人预防用药推荐剂量为75mg，1次/日，连用7日。

二、人感染高致病性禽流感 ⓔ 微课4

人禽流感（human avian influenza）是由甲型流感病毒某些感染禽类亚型中的一些毒株感染人类引起的急性呼吸道传染病。由于禽流感病毒的血凝素结构等特点，一般感染禽类，当病毒在复制过程中发生基因重配，致使结构发生改变，获得感染人的能力，可造成高致病性禽流感（highly pathogenic avian influenza）。患者病情严重，可出现毒血症、感染性休克、多脏器功能衰竭以及瑞氏综合征等并发症而导致死亡。

【病原学】

禽流感病毒属正黏病毒科、甲型流感病毒属。至今发现能直接感染人的禽流感病毒亚型有：H5N1、H7N1、H7N2、H7N3、H7N7、H9N2 和 H7N9 亚型。其中，高致病性 H5N1 亚型和 2013 年 3 月在人体中首次发现的新禽流感 H7N9 亚型尤为引人关注。

【流行病学】

（一）传染源

传染源主要为患禽流感或携带禽流感病毒的鸡、鸭、鹅等家禽。其他禽类、野禽或猪也有可能成为传染源。患者是否为人禽流感的传染源，尚待进一步确定。

（二）传播途径

主要通过呼吸道传播，也可通过密切接触感染的禽类及其分泌物、排泄物以及病毒污染的水等被感染，高危行为包括宰杀、拔毛和加工被感染禽类等。目前尚缺乏人与人之间传播的确切证据。

（三）人群易感性

人群普遍易感。与不明原因病死家禽或感染、疑似感染禽流感家禽密切接触人员为高危人群。

【发病机制与病理解剖】

与流行性感冒的发病机制基本一致。病理解剖显示，支气管黏膜严重坏死；肺泡内大量淋巴细胞浸润，可见散在的出血灶和肺不张；肺透明膜形成。

【临床表现】

根据现有人感染 H7N9 和 H5N1 禽流感病例的调查结果，潜伏期一般在 7 日以内。

患者发病初期表现为流感样症状，包括发热、咳嗽，可伴有头痛、肌肉酸痛和全身不适，也可以出现流涕、鼻塞、咽痛等。部分患者肺部病变较重或病情发展迅速时，出现胸闷和呼吸困难等症状。呼吸系统症状出现较早，一般在发病后 1 周内即可出现，持续时间较长，部分患者在经过治疗 1 个月后仍有较为严重的咳嗽、咳痰。在疾病初期即有胸闷、气短以及呼吸困难，常提示肺内病变进展迅速，将会迅速发展为严重缺氧状态和呼吸衰竭。重症患者病情发展迅速，多在 5~7 日内出现重症肺炎，体温大多持续在 39℃ 以上，呼吸困难，可伴有咯血痰；可快速进展为急性呼吸窘迫综合征（acute respiratory distress syndrome，ARDS）、脓毒症（sepsis）、感染性休克，部分患者可出现纵隔气肿、胸腔积液等。有相当比例的重症患者同时合并其他多个系统或器官的损伤或衰竭，如心肌损伤导致心功能衰竭，个别患者还表现有消化道出血和应激性溃疡等消化系统症状，也有的重症患者发生昏迷和意识障碍。

【并发症】

轻症患者预后良好。H7N9 和 H5N1 亚型感染重症病例病情发展迅速，常出现重症肺炎、ARDS、肺出血、胸腔积液、全血细胞减少、多脏器功能衰竭、败血症、休克及瑞氏综合征等并发症。禽流感重症患者预后差。

【实验室检查】

（一）血常规检查

外周血白细胞计数一般正常或降低，重症患者多有白细胞计数及淋巴细胞减少，可有血小板降低。

（二）病毒抗原及基因检测

取患者呼吸道标本，采用免疫荧光法或酶联免疫法检测甲型流感病毒核蛋白（nucleoprotein，NP）抗原及禽流感病毒 H 亚型抗原。还可以采用 RT – PCR 法检测相应核酸。

（三）病毒分离

从患者呼吸道标本（如鼻咽分泌物、口腔含漱液、气管吸出物或呼吸道上皮细胞）中分离禽流感病毒。

（四）血清学检查

采集发病初期和恢复期双份血清，采用血凝抑制实验、补体结合试验或 ELISA 检测禽流感病毒抗体，前后滴度上升≥4 倍可作为回顾性诊断的参考标准。

（五）影像学检查

X 线胸片可见肺内斑片状、弥漫性或多灶性浸润，但缺乏特异性。重症患者肺内病变进展迅速，呈大片磨玻璃状或肺实变影像，少数可伴有胸腔积液。

【诊断与鉴别诊断】

（一）诊断

在禽流感流行时，发病前一周曾到过疫点，有明确的病、死禽及其分泌物、排泄物接触史，或与人禽流感患者有密切接触者，结合临床表现、实验室检查、病毒分离和血清学抗体检测易于诊断。应注意从患者呼吸道分泌物中分离出特定病毒或采用 RT – PCR 检测到禽流感 H 亚型病毒基因，且双份血清抗禽流感病毒抗体滴度在恢复期较发病初期有 4 倍或以上升高，是本病确诊的重要依据。

（二）鉴别诊断

应与流感、普通感冒、细菌性肺炎、传染性非典型肺炎（SARS）、新型冠状病毒感染、腺病毒肺炎、传染性单核细胞增多症、巨细胞病毒感染、衣原体肺炎、支原体肺炎等疾病进行鉴别。

【预后】

人感染 H7N9 和 H5N1 亚型者预后较差，病死率为 20% ～80%。影响预后的因素可能包括患者年龄、基础疾病、合并症等。

【治疗】

（一）隔离

对疑似病例、临床诊断病例和确诊病例均应进行隔离治疗。

（二）一般治疗

同流行性感冒治疗。

（三）抗病毒治疗

应在发病 48 小时内使用抗流感病毒药物。用药方法见"流行性感冒"。

（四）重症患者的治疗

处理要点：①营养支持；②加强血氧监测和呼吸、循环功能支持；③防止继发细菌感染；④防治其他并发症，如短期给予肾上腺糖皮质激素改善毒血症症状及呼吸窘迫等。

【预防】

（一）监测及控制传染源

加强禽类疾病的监测，一旦发现禽流感疫情，立即封锁疫区，捕杀疫区内的全部家禽，并对疫区 5km 范围内的易感禽类进行强制性疫苗紧急免疫接种。此外，应加强对密切接触禽类人员的检疫。

（二）切断传播途径

发生禽流感疫情后，彻底消毒禽类养殖场、市售禽类摊档以及屠宰场，销毁或深埋死禽及禽类废弃物；彻底消毒患者排泄物、用于患者的医疗用品及诊室；医护人员做好个人防护。检测患者标本和禽流感病毒分离应严格按照生物安全标准进行。保持病室内空气清新流通；做好手卫生，杜绝院内感染。

（三）保护易感人群

目前，尚无人用 H7N9 和 H5N1 疫苗。对密切接触者试用抗流感病毒药物或按中医药辨证施治。

三、甲型 H1N1 流感

甲型 H1N1 流感为急性呼吸道传染病，其病原体是一种新型的甲型 H1N1 流感病毒。初始 WHO 将此型流感称为"人感染猪流感"，后将其更名为"甲型 H1N1 流感"。

【病原学】

甲型 H1N1 流感是由一个新的甲型 H1N1 亚型流感病毒株引起的，该病毒株来源于猪、禽类和人类的病毒基因片段，是人流感病毒、猪流感病毒、禽流感病毒通过感染猪后发生基因重组而形成的"混合体"。

【流行病学】

（一）传染源

甲型 H1N1 流感患者为主要传染源，无症状感染者也具有传染性。目前，尚无动物传染人类的证据。

（二）传播途径

主要通过飞沫经呼吸道传播，也可通过口腔、鼻腔、眼睛等处黏膜直接或间接接触传播。接触患者的呼吸道分泌物、体液和被病毒污染的物品亦可引起感染。通过气溶胶经呼吸道传播有待进一步确证。

（三）易感人群

人群普遍易感。

【发病机制与病理解剖】

甲型 H1N1 流感的发病机制与流行性感冒的发病机制基本一致。主要病理改变为肺部广泛的炎症和水肿，偶可见上皮坏死和出血。发生 ARDS 的病例表现为支气管壁坏死、弥漫性肺泡损害伴肺透明膜病变。肺外脏器如心、肾、肝、脾和骨髓也可受损。

【临床表现】

潜伏期一般为 1~7 日，多为 1~3 日。

典型患者起病急，首发症状为发热，数小时内达 38℃ 以上，可呈稽留热、弛张热或不规则热，可伴有畏寒或寒战，有咽痛、流涕、鼻塞、咳嗽、咳痰、头痛、全身酸痛、乏力。部分病例出现呕吐和（或）腹泻、肌肉痛或疲倦、球结膜充血等。发热一般持续 2~3 日。

轻型患者临床症状较轻，仅有轻微的上呼吸道症状，无发热或低热。体征主要包括咽部充血和扁桃体肿大。常呈现自限性过程。

严重患者起病急剧，体温快速上升至 39℃ 以上，并持续不退，超过 3 日，呼吸道症状明显加重，出现心率加快，呼吸急促，口唇发绀，气喘加重，也可出现反应迟钝、嗜睡、躁动等精神神经症状。少数病例病情进展迅速，出现呼吸衰竭、多脏器功能不全或衰竭。

本病可诱发原有基础疾病加重，呈现相应的临床表现，甚至发生严重病情，导致患者死亡。

与流行性感冒相同，老年人、婴幼儿、慢性病患者及免疫力低下者常为重症病例，肥胖和妊娠也是引起本病加重的重要因素。

【并发症】

并发症主要有病毒性肺炎、细菌性肺炎。少数患者出现肌炎。极少数患者出现肌红蛋白尿和肾功能衰竭。出现心肌损害者常表现为心电图异常、心律失常、心肌酶升高等。

【实验室检查】

（一）血常规

1. 白细胞　白细胞计数一般不高或降低。中性粒细胞计数正常，重症患者中性粒细胞百分数和绝对值降低。

2. 淋巴细胞　大部分重症患者淋巴细胞百分数和绝对值降低。

3. 血小板　部分患者出现血小板降低，极少数病例血小板计数低于 $30 \times 10^9/L$。

（二）病原学检查

1. 病毒核酸检测　用 RT－PCR（最好采用 real－time RT－PCR）法检测呼吸道标本（咽拭子、鼻拭子、鼻咽或气管抽取物、痰）中的甲型 H1N1 流感病毒核酸，结果呈阳性。

2. 病毒分离　常用鸡胚和 MDCK（狗肾细胞）分离培养流感病毒。通过此方法可以从呼吸道标本中分离出甲型 H1N1 流感病毒。

3. 抗原检测

（1）快速抗原检测　对患者咽、鼻拭子或含漱液标本中流感病毒的 NP 抗原和 M1 抗原进行快速检测。此方法较病毒分离培养和 RT－PCR 的敏感性低，无法确定流感病毒的亚型，一般可以提示甲型或乙型流感病毒感染。

（2）直接免疫荧光法检测　检测呼吸道分泌物标本中脱落细胞含有的流感病毒抗原，阳性即可确诊。

4. 血清抗体检查　动态检测发病初期和恢复期双份血清甲型 H1N1 流感病毒特异性抗体滴度上升≥4 倍。

（三）胸部影像学检查

影像学上主要表现为磨玻璃影，单发或多发的斑片状实变影，病灶多分布在中下肺野中外带，气道较少受累。合并肺炎时肺内可见片状阴影，多表现为全肺叶、肺段或亚肺段实变影。

【诊断与鉴别诊断】

（一）诊断

在甲型 H1N1 流感流行时，发病前 7 日内曾到过疫点，与传染期甲型 H1N1 流感确诊病例有密切接触者，结合临床表现、实验室检查、病毒分离和血清学抗体检测易于诊断。应注意从患者呼吸道标本中分离出甲型 H1N1 流感病毒或检测到甲型 H1N1 流感病毒核酸，且双份血清甲型 H1N1 流感病毒的特异性抗体水平有 4 倍或以上升高，是本病确诊的重要依据。

（二）鉴别诊断

应与普通流感、禽流感、SARS、上呼吸道感染、肺炎、传染性单核细胞增多症、巨细胞病毒感染、军团菌肺炎、支原体肺炎等相鉴别。

【预后】

典型甲型 H1N1 流感和轻型甲型 H1N1 流感预后较好。甲型 H1N1 流感危重症预后差，病死率较高。

【治疗】

（一）隔离

对疑似病例、临床诊断病例和确诊病例均应进行隔离治疗。

（二）一般治疗

同流行性感冒治疗。

（三）抗病毒治疗

神经氨酸酶抑制剂奥司他韦（oseltamivir）、扎那米韦（zanamivir）有效。金刚烷胺和金刚乙胺呈耐药。奥司他韦用药见"流行性感冒"。

扎那米韦：用于成人及 7 岁以上儿童。成人用量为 10mg 吸入，每日 2 次，疗程为 5 日。7 岁及以上儿童用法同成人。

（四）重症患者的治疗

同禽流感重症患者处理原则。

【预防】

（一）管理传染源

患者就地隔离治疗至热退后 2 日。对于密切接触者的医学观察期限为 7 日。

（二）切断传播途径

流行期间少到公共场所、娱乐场所及暂停集会。与患者近距离接触时，应戴外科口罩和防护眼镜。对患者用具进行煮沸消毒。病房可用过氧乙酸（$0.75g/m^2$）等消毒。

（三）保护易感人群

我国于 2009 年下半年开始应用国产甲型 H1N1 流感灭活疫苗对流行区人群进行接种，证明这是一种安全、有效的疫苗。

目前，还没有公认的能够预防甲型 H1N1 流感的药物。

⇒ 案例讨论

临床案例

案例 1 患者，男性，56 岁。从事禽业养殖工作。因发热入院，体温 39.2℃，有下呼吸道感染的临床表现，外周血淋巴细胞降低，伴有肝功能异常，血气分析表现明显低氧血症，影像学可见肺炎征象。既往无呼吸道基础疾病。病情发展快，3 日内急剧恶化，死于呼吸、循环、肝、肾功能衰竭。血清中甲型流感病毒 H5 抗体阳性。当地有鸡的禽流感疫情。

讨论 1. 该患者最可能的诊断是什么？

2. 如需确诊，还需做什么检查？

3. 该病的治疗原则是什么？

案例 2 患者，男性，67 岁。于 2 月 4 日因突起高热，伴头疼、全身酸痛 5 小时急诊入院。有轻度咽痛及鼻塞，有明显流涕及咳嗽。2 日前其孙子（10 岁）因高热入儿童医院，诊断为"流感"，当地正有"感冒"流行。

讨论 1. 该患者最可能的诊断及诊断依据是什么？

2. 该病的治疗原则是什么？

目标检测

答案解析 题库

1. 简述流感的预防措施。
2. 简述流感的治疗。
3. 简述人禽流感的临床表现。

（刘祥忠）

PPT

第五节 麻 疹

学习目标

1. **掌握** 麻疹的临床及实验室特征、诊断及鉴别诊断要点以及治疗、预防原则。
2. **熟悉** 麻疹的流行病学。
3. **了解** 麻疹病毒的基本特点。
4. 学会识别麻疹的皮疹特点，具备鉴别其他出疹性疾病的能力。

麻疹（measles）是由麻疹病毒（*Measles virus*）引起的急性呼吸道传染病，其临床特征为发热、流涕、咳嗽、眼结膜炎等卡他症状，以及出现特殊的麻疹口腔黏膜斑（Koplik's spots）和全身斑丘疹。麻疹疫苗的应用已经使得麻疹的流行得到了明显控制。

【病原学】

麻疹病毒属于副黏病毒科（Paramyxovirus）、麻疹病毒属，单链 RNA 病毒，为球形或丝形。外有 3 种结构脂蛋白，血凝素（hemagglutinin，H）和融合蛋白（fusion protein，F）是表面蛋白，能够识别靶细胞受体，促进病毒黏附、融合于宿主细胞并形成合胞体，H 蛋白是中和抗体的主要靶点；基质蛋白（matrix protein，M）与病毒繁殖有关。临床上可以根据这 3 种表面蛋白产生的抗体进行诊断。麻疹病毒体外抵抗力弱，对热、紫外线及一般消毒剂敏感，56℃ 30 分钟即可灭活。但耐寒、耐干燥，室温下可存活数日，-70℃下可保存数年。

【流行病学】

（一）传染源

麻疹患者是唯一传染源，前驱期传染性最强，潜伏期末 2 日和出疹后 5 日均具有传染性，出疹后传染性逐渐降低，直至皮疹消退，传染性消失。

（二）传播途径

主要通过呼吸道飞沫传播。可以经口、咽、鼻部或眼结膜侵入易感者。密切接触者亦可经污染病毒的手传播。第三者媒介传播仅限于很短距离内。

（三）人群易感性

人对麻疹病毒普遍易感，感染后90%以上发病，感染后可获得持久免疫力。6 个月内婴儿可从母体获得抗体，很少患病，易在6个月至5岁小儿间流行。目前成人麻疹病例逐渐增多，甚至在局部地区有小的流行。

（四）流行特征

麻疹在全世界均有流行，自20世纪60年代麻疹疫苗普遍接种以来，麻疹流行得到有效控制，发病数已经显著减少，病死率下降。但在许多发展中国家，麻疹仍是目前严重的公共卫生问题之一。发病以冬春季节为常见，但全年可散发。

【发病机制与病理解剖】

麻疹病毒随飞沫进入易感者的上呼吸道、口咽部或眼结膜，在上皮细胞内复制，并侵入局部淋巴组织，繁殖后扩散入血液系统，3日左右形成第一次病毒血症。病毒进入血中的淋巴细胞，后被运输到全身单核－吞噬细胞系统中增殖。在感染后5~7日出现第二次病毒血症，致全身组织器官广泛受累，病毒在这些组织内复制并导致损伤，引起高热、出疹等一系列临床表现。病程约2周后，临床进入恢复期，病毒被机体特异性免疫清除。人体可以产生补体结合抗体，为IgM，表示新近感染；也可产生血凝抑制抗体及中和抗体，为IgG，为感染后免疫。麻疹的特征性病理变化是感染部位多个细胞融合成多核巨细胞，可见于皮肤、眼结膜、呼吸道、胃肠道、肝、脾及全身淋巴组织，存在于上皮组织中的为上皮巨细胞。常见于前驱期及出疹后1~4日，故有早期诊断价值。皮疹形成为病毒直接或免疫损伤致血管内皮细胞肿胀、渗出、充血及炎症细胞浸润，皮疹消退后，表皮细胞坏死及退行性变性形成脱屑。口腔黏膜斑的病理机制与皮疹相似。

【临床表现】

潜伏期为6~21日，平均10日。疫苗接种失败或未接种疫苗，大多表现有麻疹典型临床经过。但近年来轻型病例明显增多。

（一）典型麻疹 🄴 微课5

典型麻疹临床过程分为三期。

1. 前驱期　持续2~4日，表现为发热、眼结膜充血、流泪、流涕、喷嚏、咳嗽等卡他症状。体温38~39℃，在发热第2~3日，患者的两侧颊黏膜会出现针尖大小、盐粒状小白点，微隆，周围有红晕的是有早期诊断价值的麻疹黏膜斑（Koplik's spots），1~2日迅速增多融合，扩散至整个颊黏膜，似鹅口疮，2~3日内消失。发热时可伴有全身不适、精神萎靡、食欲减退、腹泻、呕吐等全身症状。少数患者可于病初1~2日在颈、胸、腹部出现一过性风疹样皮疹，数小时消失，也称麻疹前驱疹。

2. 出疹期　持续3~5日。发热、呼吸道症状明显加重，一般在发热后4~5日开始出现皮疹，首先见于耳后、发际，渐次前额、面、颈部，直至胸、腹、背及四肢，最后到手掌、足底。皮疹初为淡红色斑丘疹，压之可退，直径2~5mm，疹间皮肤正常。微隆出皮肤，逐渐增多，高峰时融合成片，颜色加深。全身中毒症状加重，体温可达40℃以上，昏睡，烦躁不安，甚至出现谵妄、抽搐。咳嗽加重，肺部可闻干、湿啰音，可出现心功能衰竭。成人麻疹中毒症状重，但并发症少。

3. 恢复期　持续2~3日。皮疹高峰过后，体温下降，全身症状明显减轻，皮疹按出疹顺序依次消退，出现糠皮样脱屑，可见褐色色素沉着，1~2周可以完全消失。

单纯麻疹一般病程为10~14日。

（二）非典型麻疹

1. 轻型麻疹　多见于接种过麻疹疫苗或有部分免疫力者。如6个月内婴儿从母体获得部分免疫。轻型麻疹病程短，病情轻，发热时间短，温度低，皮疹少或不典型，卡他症状也轻，麻疹黏膜斑不典型或没有。病程一般为1周左右。

2. 重型麻疹 多见于免疫力低下或继发其他严重疾病者。起病急，高热，可高达40℃，持续时间长，中毒症状重，常出现循环衰竭或心功能衰竭，甚至出现谵妄、抽搐、昏迷。皮疹可为出血性，也可呈疱疹样，融合成大疱。此型病情凶险，病死率高。

3. 异型麻疹 是指既往接种过麻疹疫苗的患者，再次接触麻疹病毒引起迟发型超敏反应而出现的一系列症状，与典型麻疹比较，往往高热持续时间长，中毒反应重，头痛、肌肉酸痛，可有心肌受损；出疹顺序与典型麻疹相反，先手脚心、四肢、躯干，逐渐蔓延至面颊。皮疹为多形性，可为疱疹、斑丘疹、荨麻疹等。异型麻疹虽病情重，但鲜有死亡病例报道，无传染性。

【并发症】

（一）肺炎

肺炎是麻疹最常见的并发症，也是麻疹死亡的主要原因。麻疹病毒引起的原发性肺炎一般不严重，而继发于其他病毒或细菌的继发性肺炎可使病情突然恶化，多见于5岁以下儿童或免疫力低下、伴有其他严重器质性疾病者。

（二）喉炎

喉炎大多由麻疹病毒引起，也可继发细菌感染致喉部组织水肿，声音嘶哑、呛咳，严重者可引起喉梗阻，致呼吸困难，需气管切开。

（三）心肌炎、心功能不全

重症麻疹因高热、中毒症状而严重影响心肌功能，尤其2岁以内小儿并发肺炎时，气促、四肢发冷、面色苍白、心音低钝、心率快。心电图显示T波和ST段改变或低电压。病情危重。

（四）脑炎

脑炎多发生于出疹后2~6日，临床表现类似于其他病毒性脑炎，发病率为0.01%~0.5%，病死率约15%，多数可恢复，少数患儿可有智力低下、癫痫、瘫痪等后遗症。

（五）亚急性硬化性全脑炎

亚急性硬化性全脑炎（subacute sclerosing panencephalitis，SSPE）为麻疹的罕见远期并发症，属亚急性进行性全脑炎，发病率为1~4/100万，是由于麻疹病毒M抗原变异而造成的中枢神经系统退行性病变。潜伏期为2~17年，好发于5~15岁儿童，患者逐渐出现智力障碍、性格改变、运动不协调、语言和视听障碍、癫痫发作，最后因昏迷、强直性瘫痪而死亡。

【实验室检查】

（一）血常规

白细胞计数减少，增多往往提示继发细菌感染，淋巴细胞相对增多，白细胞显著减少，提示预后较差。

（二）血清学检查

酶联免疫吸附试验（ELISA）或化学发光法测定血清特异性IgM是诊断新近感染麻疹病毒的标准方法，IgG抗体在恢复期4倍以上增高也具有诊断价值。

（三）病原学检查

采用逆转录聚合酶链反应（RT-PCR）技术从早期患者血液、尿液或眼、鼻、咽分泌物中扩增麻疹病毒RNA，是灵敏性和特异性均好的诊断方法；也可将上述标本接种于人胚胎肾细胞分离麻疹病毒，但不常规开展；免疫荧光和免疫酶法可以检查麻疹病毒抗原，可确诊。临床标本中如见到多核巨细胞，也具有诊断价值。

【诊断】

典型麻疹根据患者有麻疹接触史以及典型的临床表现如急性发热，上呼吸道卡他症状、结膜充血、口腔麻疹黏膜斑和典型的皮疹等可诊断，结合实验室特异性检查可确诊。

【鉴别诊断】

（一）风疹

风疹多见于幼儿，中毒症状及呼吸道症状均轻，起病 1~2 日出疹，为红色斑丘疹，无麻疹黏膜斑，1~2 日退疹，无色素沉着和脱屑，耳后、颈部淋巴结肿大是其特点。

（二）幼儿急疹

幼儿急疹多见于 2 岁内婴儿，突起高热，持续 3~5 日，热退疹出，皮疹为玫瑰色，多位于躯干是其特征。

（三）猩红热

猩红热有发热、咽痛，起病 1~2 日出疹，为针尖大小，疹间皮肤充血，压之可退，面部无疹，口周呈苍白圈，持续 4~5 日，退疹时脱屑脱皮，白细胞计数及中性粒细胞明显增高。

（四）药物疹

药物疹有用药史，无发热，无黏膜斑及卡他症状，停药后皮疹可退。

【预后】

无并发症的单纯麻疹预后良好，重症麻疹病死率高。

【治疗】

尚无特效的抗麻疹病毒药物，治疗主要为对症治疗，加强护理，预防和治疗并发症。

（一）一般治疗

患者应呼吸道隔离至体温正常或至少出疹后 5 日；保持室内空气新鲜流通，温度舒适；保持眼、鼻、口腔清洁，婴幼儿应多补充维生素 A，促进呼吸道黏膜上皮的修复。

（二）对症治疗

高热可酌情用小剂量解热药物或头部冷敷；咳嗽可用祛痰止咳药；剧咳和烦躁不安可用少量镇静药；重症患儿可早期注射丙种球蛋白；必要时给氧，保证水、电解质及酸碱平衡等。

（三）并发症治疗

1. 喉炎 蒸汽雾化吸入稀释痰液，酌情应用抗菌药物，对喉部水肿者可试用肾上腺糖皮质激素。喉梗阻严重时及早行气管切开。

2. 肺炎 麻疹病毒性肺炎主要行对症治疗。考虑细菌性肺炎时，参考药敏试验选用抗生素。

3. 心肌炎 出现心功能衰竭应及早静脉注射强心药物，同时应用利尿药，重症者可用肾上腺糖皮质激素保护心肌。

4. 脑炎 处理同病毒性脑炎，主要是对症治疗。SSPE 目前无特殊治疗。

【预防】

预防麻疹的关键是对易感者接种麻疹疫苗，提高其免疫力。

（一）管理传染源

对麻疹患者应做到早诊断、早报告、早隔离、早治疗并隔离至出疹后 5 日，有并发症者适当延长。

轻型麻疹也应隔离至症状消失 1~2 日。易感的接触者检疫 3 周，并使用被动免疫制剂。

（二）切断传播途径

流行期间避免去公共场所或人多拥挤处，出入应戴口罩；无并发症的患儿应在家中隔离，以减少传播和继发医院感染。

（三）保护易感人群

1. 主动免疫　主要对象为婴幼儿，我国实施麻疹计划免疫，婴儿满 8 月龄时接种一次麻疹减毒活疫苗，以后再适时复种。发生麻疹流行早期还需实行应急接种。

2. 被动免疫　体弱、妊娠妇女及年幼的易感者接触麻疹患者后，应立即注射人丙种球蛋白进行被动免疫。

⇒案例讨论

　　临床案例　患儿，2 岁。4 日前出现发热，体温 38.2℃，伴流泪、流涕、咳嗽，两侧颊黏膜会出现针尖大小、盐粒状小白点，发热后 4 日开始出现皮疹，首先见于耳后、发际，渐次前额、面、颈部。淡红色斑丘疹，压之可退，疹间皮肤正常，皮疹微隆出皮肤，逐渐增多。血常规：白细胞 4×10^9/L，中性粒细胞百分比 57%。

　　讨论　1. 该患者最可能的诊断是什么？

　　　　　2. 本病的诊断依据有哪些？

　　　　　3. 为确诊，该患者应进一步做哪些检查？

　　　　　4. 本病应与哪些疾病进行鉴别诊断？

　　　　　5. 本病的治疗原则是什么？

目标检测

答案解析　　　　题库

1. 典型麻疹的临床表现是什么？
2. 麻疹需与哪些出疹疾病进行鉴别？

（谭友文）

第六节　水痘和带状疱疹

PPT

📖学习目标

　　1. **掌握**　水痘和带状疱疹的临床特征、诊断及鉴别诊断要点以及治疗、预防原则。

　　2. **熟悉**　水痘和带状疱疹的流行病学及并发症的临床特点。

　　3. **了解**　水痘和带状疱疹病毒的基本特点。

　　4. 学会识别水痘和带状疱疹的皮疹特点，具备与其他出疹性疾病相鉴别的能力。

水痘和带状疱疹均由水痘 - 带状疱疹病毒（*Varicella - zoster virus*，VZV）引起。初次感染为原发性感染，表现为水痘，多见于儿童，临床表现为全身性的、同时出现的丘疹、水疱及结痂。水痘病愈后，病毒继续潜伏在脊神经后根和脑神经的感觉神经节细胞内，再激活后出现沿身体一侧周围神经呈带状分布的、成簇出现的疱疹，多见于老年人。

【病原学】

水痘 – 带状疱疹病毒属疱疹病毒科，球形，直径 150 ~ 200nm，有一个血清型。外层为脂蛋白包膜，核心为双链 DNA，病毒含 DNA 聚合酶（DNA polymerase）和胸腺嘧啶激酶（thymidine kinase），后者被认为是水痘 – 带状疱疹病毒潜伏造成带状疱疹的原因。病毒对外界抵抗力弱，不耐酸和热，能被乙醚等消毒剂灭活。人是唯一宿主。

【流行病学】

（一）传染源

患者是唯一传染源，水痘传染性极强，发病前 1 ~ 2 日至皮疹完全结痂均有传染性。带状疱疹传染性相对弱，但可使易感者发生水痘。

（二）传播途径

主要由空气飞沫经呼吸道传播。疱液有传染性，密切接触也可传染。孕妇患水痘或带状疱疹可经胎盘传给胎儿。

（三）人群易感性

水痘传染性强，人群普遍易感，学龄前儿童好发，接触后 90% 以上发病。病后获得持久免疫力，但病毒可以潜伏以后发生带状疱疹。好发于冬春季节。

【发病机制与病理解剖】

病毒经呼吸道进入体内并在其黏膜细胞内增殖，2 ~ 3 日后释放入血，形成第一次病毒血症，病毒随血液到达全身单核 – 吞噬细胞系统增殖后再次入血，形成第二次病毒血症，侵入各脏器。主要病损部位是皮肤，病毒间歇性入血导致皮疹分批出现。皮肤病变部位主要在棘细胞层，细胞肿胀，水肿形成疱疹。初次感染表现为水痘，但部分病毒经感觉神经纤维传入，潜伏于脊髓背侧神经根和三叉神经节的神经细胞内，当机体免疫功能低下时，病毒重新激活复制，病毒沿感觉神经轴突到达该神经支配的皮区，细胞变性、肿胀，形成带状疱疹。病毒在神经节中复制可引起急性神经炎，甚至引起神经节细胞坏死、神经节内出血。在免疫功能缺陷者可引起病毒播散，累及其他脏器。

【临床表现】 e 微课6

（一）水痘

潜伏期 12 ~ 21 日，以 14 ~ 16 日多见。骤然起病，往往先见皮疹，婴幼儿常无症状或轻微症状，年长儿童和成人可有发热和其他乏力、头痛、咳嗽、恶心等症状，1 ~ 2 日后才出现皮疹。

皮疹先发于躯干受压部位和头皮，以后延及面部和四肢。向心性分布，躯干为主，四肢相对少，初为红斑疹，数小时变为丘疹并发展成疱疹。疱疹为单房性，直径 3 ~ 5mm，外周红晕，疹液透明。1 ~ 2 日后疱疹干瘪、结痂。1 周左右痂皮脱落愈合。皮疹分批出现，故病程中在同一部位可见各种皮疹形态。

儿童症状和皮疹均较轻，成人症状较重，易并发水痘肺炎。除典型水痘外，可有疱疹内出血的出血型水痘，病情极严重，疱疹内出血是血小板减少或弥散性血管内凝血（DIC）所致。

（二）带状疱疹

先有低热和全身不适，随后出现沿神经节段分布的局部皮肤感觉过敏、烧灼感和浅表性刺痛。1 ~ 3 日后出现成簇的红色斑丘疹，1 ~ 2 日发展成疱疹，直径 3 ~ 5mm，成批出现，沿神经支配的皮肤呈带状排列。疱疹初期清澈透明，后逐渐浑浊或呈出血性，灼痛。10～12日结痂，2～3周脱痂，疼痛消失。带状疱疹可发生于任何感觉神经分布区，但以脊神经胸段最常见，皮疹多为一侧性，罕见双侧受累。也可侵犯三叉神经眼支，发生眼带状疱疹，病后常发展成角膜炎与虹膜睫状体炎，可致失明。病毒还可侵犯脑神经，出现面瘫、听力丧失、眩晕等。50岁以上患者可发生疱疹后神经痛，可持续数月。

本病较轻者可不出现皮疹，仅有节段性神经疼痛。重者可发生播散性带状疱疹，除皮疹外还伴有高热和中毒血症，常并发疱疹肺炎和脑膜脑炎，病死率高。

【并发症】

（一）皮疹继发细菌感染

如化脓性感染、丹毒、蜂窝织炎、败血症等。

（二）肺炎

原发性水痘-带状疱疹肺炎多见于成人或免疫功能缺陷者，多发生在水痘或带状疱疹的急性期。继发性肺炎多为继发细菌感染，多见于小儿。

（三）脑炎

水痘病期发生的脑炎即水痘脑炎，大多发生在出疹后3～8日。带状疱疹期间发生的脑炎称为带状疱疹脑炎，多发生在出疹后3～5周，多见于免疫功能缺陷者。临床表现和脑脊液改变与病毒性脑炎相似，预后较好。重者可遗留神经系统后遗症。

（四）其他

心脏受累可能在水痘潜伏期已开始，间质性心肌炎、心包炎和心内膜炎均有报道，严重的心律失常可导致水痘患者突然死亡。肾小球增大伴有内膜增生、肾小管上皮变性和水肿等损害。眼部并发症的发生率约为4%，除结膜疱疹外，可发生角膜和葡萄膜炎。对肝脏也可损害，表现为ALT升高，少数出现肝脂肪变性。

【实验室检查】

（一）血常规及脑脊液检查

血白细胞计数正常或稍增高。出现脑炎、脑膜炎、脊髓炎者，脑脊液细胞数及蛋白有轻度增加，糖和氯化物正常。

（二）疱疹刮片

刮取新鲜疱疹基底组织涂片，经吉姆萨（Giemsa）或HE染色可见多核巨细胞和核内包涵体，有助于诊断。

（三）血清学检查

抗VZV特异性IgM阳性，或急性期和恢复期特异性IgG滴度4倍以上增长均有诊断意义。带状疱疹系复发性感染，IgM检出率较低。

（四）病原学检查

1. 病毒分离　取病程3～4日疱疹液种于人胚成纤维细胞，可分离病毒鉴定。

2. 抗原检查　采用免疫荧光法对病变皮肤刮取物进行病毒抗原检查。

3. 核酸检测　用PCR检测组织标本中的病毒DNA，是敏感、快速的早期诊断方法。

【诊断】

典型水痘根据临床皮疹特点诊断多无困难，非典型水痘患者须依赖实验室检查。带状疱疹应注意既往水痘病史，典型病史也不难诊断。

【鉴别诊断】

（一）手足口病

由 EV71 等病毒引起，多见于年长儿。皮疹主要见于手、足和口腔，红色丘疹，部分丘疹顶部呈疱疹样。

（二）脓疱疹

为儿童常见的细菌感染性疾病。常发于鼻唇周围或四肢暴露部位，初为疱疹，周围常红、肿，感染成脓疱，无分批出现特点，无全身症状。

（三）丘疹样荨麻疹

系过敏性疾病，婴幼儿多见，四肢、躯干皮肤分批出现红色丘疹，顶端有小疱，无红晕，不结痂。

（四）单纯疱疹

带状疱疹有时需与单纯疱疹相鉴别，后者常反复发生，分布无规律，疼痛不明显。

【预后】

无并发症者水痘或带状疱疹预后较好，重症、播散性或并发脑炎、肺炎等严重并发症患者预后差，可以导致死亡。

【治疗】

（一）一般治疗和对症治疗

做好隔离，加强护理，保持皮肤清洁，疱疹破溃可涂甲紫或抗生素软膏。对急性带状疱疹引起的疼痛，可局部涂以 9% 利多卡因软膏或镇痛药。

（二）抗病毒治疗

阿昔洛韦（acyclovir，ACV）及其衍生物是抗 VZV 治疗的首选药物，在加速水痘和带状疱疹皮损愈合、减轻带状疱疹后神经痛和预防播散性 VZV 感染方面均有效果。2 岁以上儿童 20mg/kg，每日 4 次，共 5 日。成人常用量一次 0.8g，每日 5 次，共 7 ~ 10 日。

（三）防治并发症

继发细菌感染时，及时选用抗生素。对肾上腺糖皮质激素的使用一直存在争议，使用需谨慎。

【预防】

水痘患者应予呼吸道隔离至全部疱疹结痂，其污染物、用具均需消毒、日晒。易感儿童与患者接触后需观察 3 周。带状疱疹患者不必隔离，但应避免与水痘易感儿童接触。对免疫功能低下者、孕妇等有水痘接触史，可用丙种球蛋白 0.4 ~ 0.6ml/kg 或带状疱疹免疫球蛋白 0.1ml/kg。

⇒ 案例讨论

临床案例　患儿，18 个月。2 日前出现发热，体温最高 38.1℃，伴有躯干红斑疹，数小时变为丘疹并发展成疱疹。疱疹为单房性，直径 3 ~ 5mm，外周红晕，疱液透明。2 日后可见疱疹干瘪、结痂。但仍可见斑丘疹、疱疹等不同形态皮疹出现。1 周前与水痘患儿有接触史。血常规：白细胞 4.7×10^9/L，中性粒细胞百分比 58%。

讨论　1. 该患者的诊断是什么？

2. 本病的诊断依据有哪些？

3. 为确诊，该患者应进一步做哪些检查？

4. 本病应与哪些疾病进行鉴别诊断？

5. 本病的治疗原则是什么？

答案解析　　　　题库

目标检测

1. 典型水痘和带状疱疹的临床表现？
2. 水痘和带状疱疹需与哪些出疹性疾病进行鉴别？

（谭友文）

第七节　流行性腮腺炎

PPT

学习目标

1. **掌握**　流行性腮腺炎的典型临床表现及其并发症。
2. **熟悉**　流行性腮腺炎的诊断、鉴别诊断。
3. **了解**　流行性腮腺炎病毒的病原学特性及流行病学特点。
4. 学会流行性腮腺炎的鉴别诊断，具备流行性腮腺炎的诊治能力。

　　流行性腮腺炎（mumps）是由腮腺炎病毒引起的急性呼吸道传染病，以腮腺非化脓性炎症及腮腺区肿痛为临床特征，主要发生在儿童及青少年，是一种基本可以通过疫苗预防的病毒性疾病。腮腺炎病毒除侵犯腮腺外，尚能侵犯神经系统及各种腺体组织，引起脑膜炎、睾丸炎、卵巢炎和胰腺炎等。

【病原学】

　　腮腺炎病毒（Mumps virus，MuV）属于副黏病毒科，腮腺炎病毒属，单股负链 RNA 病毒，呈球形，直径在 80～300nm 之间，迄今只有一个血清型。人是腮腺炎病毒的唯一自然宿主。

【流行病学】

（一）传染源

　　患者和隐性感染者，后者占感染人数的 30%～50%。腮腺肿胀前 7 日至肿胀后 9 日均有传染性。

（二）传播途径

　　通过带毒者的呼吸道分泌物和飞沫经呼吸道传播。

（三）人群易感性

　　人群普遍易感，好发年龄为 5～14 岁。病后可有持久免疫力。

（四）流行特征

　　本病遍布全球，全年均可发病，但以冬、春季为主。可呈流行或散发。在儿童集体机构、部队以及卫生条件不良的拥挤人群中易造成暴发流行。

【发病机制与病理解剖】

（一）发病机制

　　腮腺炎病毒经呼吸道侵入人体后，在局部黏膜上皮细胞和局部淋巴结中复制，进入血流，播散至腮腺和中枢神经系统，引起腮腺炎和脑膜炎。病毒进一步繁殖复制后，可再次侵入血流，形成第二次病毒血症，侵犯下颌下腺、舌下腺、睾丸、胰腺等，故流行性腮腺炎是系统性、多脏器受累的疾病，临床表现形式多样。

（二）病理解剖

腮腺炎的病理特征是非化脓性炎症。腺体肿胀发红，腮腺导管有卡他性炎症，周围间质组织水肿等病变可导致腮腺导管阻塞、扩张和淀粉酶潴留。因淀粉酶排出受阻，则经淋巴管进入血液循环，使血和尿中淀粉酶增高。腮腺炎病毒易累及成熟睾丸，幼年患者很少出现睾丸炎。

【临床表现】

潜伏期 12～25 日，平均 18 日。起病大多较急，发热，伴畏寒、头痛、全身不适，以一个或多个唾液腺肿大为特点，腮腺肿大最常见。腮腺肿大具有特征性，一般以耳垂为中心，向前、后、下发展，边缘不清，状如梨形；有触痛及感觉过敏，表面灼热；因腮腺导管阻塞，言语、咀嚼（尤其进酸性饮食）时刺激唾液分泌，导致疼痛加剧。通常先一侧腮腺肿大，1～4 日后对侧肿大，双侧肿大者约占 75%。腮腺肿大多于 1～3 日达高峰，持续 4～5 日后逐渐消退而恢复正常。整个病程为 10～14 日。其他唾液腺在腮腺肿胀时可同时累及，下颌下腺较易累及，舌下腺极少累及。腮腺管口在病初常出现红肿。不典型病例可无腮腺肿胀，而单纯表现为脑膜脑炎、睾丸炎或下颌下腺炎等。

【并发症及后遗症】 微课 7

（一）神经系统并发症

脑膜炎、脑膜脑炎、脑炎：多见于儿童患者。腮腺炎脑炎的发病率为 0.3%～8.2%。脑膜炎和脑膜脑炎症状可发生于腮腺肿胀前 6 日或肿胀后 2 周内。可出现头痛、呕吐、嗜睡及脑膜刺激征等，脑脊液变化与其他病毒性脑膜炎和脑炎相仿，脑电图可有异常改变。预后一般良好。

耳聋：因听神经损害，可发生短暂性高频耳聋和永久性非对称性耳聋。

（二）生殖系统并发症

1. 睾丸炎 腮腺炎病毒好侵犯成熟的生殖腺体，故成人患者常常出现睾丸炎。一般 13～14 岁以后发病率明显增高。常见于腮肿后 1 周左右，突发高热、寒战、睾丸肿痛，伴剧烈触痛，病变大多侵犯一侧，急性症状为 3～5 日，全程 10 日左右。病后 1/3～1/2 的病例发生不同程度的睾丸萎缩，很少导致不育症。

2. 卵巢炎 发生于 5%～7% 的成年女性，可有发热、下腹部疼痛、月经失调等症状。很少影响生育。

（三）胰腺炎

儿童少见，成人患者中约占 5%。常发生于腮腺肿胀后 3～7 日，可有恶心呕吐及中上腹疼痛和压痛。由于单纯腮腺炎即可引起血、尿淀粉酶增高，需做脂肪酶检查，若升高有助于胰腺炎的诊断。

（四）其他并发症

另外还可以引起甲状腺炎、乳腺炎、心肌炎等。妊娠前 3 个月患流行性腮腺炎，常引起胎儿死亡及流产。

【实验室检查】

血常规提示白细胞计数大多正常或稍增加，淋巴细胞相对增多。尿常规多正常，有肾损害时尿中可检出蛋白及管型。90% 的患者有血清和尿淀粉酶轻-中度增高，此检查可作为早期诊断的依据，其升高程度往往与腮腺肿胀程度成正比。但诊断胰腺炎需做血清脂肪酶检测。疑有脑膜炎者可行脑脊液检查。

从患者咽拭子、唾液、脑脊液等标本中分离到病毒，或用 RT-PCR 检测腮腺炎病毒 RNA；通过血清学检测腮腺炎病毒特异性 IgM 抗体，或恢复期和急性期双份血清特异性 IgG 抗体的 4 倍以上升高等方法，对患者进行确诊。

【诊断与鉴别诊断】

（一）诊断

根据流行情况、接触史及腮腺肿大的特征可做出诊断。不典型病例或可疑病例应依赖实验室检查方法，结合流行病学资料明确诊断。

（二）鉴别诊断

1. 化脓性腮腺炎　多为单侧，局部红肿、压痛明显，后期有波动感，挤压时有脓液自腮腺导管流出。实验室检查提示白细胞计数和中性粒细胞增加。

2. 症状性腮腺肿大　常并发于糖尿病、营养不良、慢性肝病或应用碘化物、激素类等过程中，腮腺肿大双侧对称，质软无肿痛感。

3. 颈部或耳前淋巴结炎　肿大不以耳垂为中心，局限于颈部或耳前区，坚硬、边缘清楚，压痛明显。

4. 其他原因引起的腮腺肿大　如单纯性腮腺肿大多见于青春期男性，无症状，因功能性分泌增多致代偿性腮腺肿大；过敏性腮腺炎、腮腺导管阻塞，均有反复发作史，常突然肿大，消肿迅速。

【预后】

流行性腮腺炎大多预后良好，病死率为 0.5% ~2.3%。患者主要死于并发脑膜脑炎，需慎重处理，积极抢救。

【治疗】

（一）一般治疗

对症和支持治疗，患者应卧床休息，清淡饮食，避免酸性食物，保持口腔清洁。保证每日液体摄入量。腮腺肿胀或头痛较重时可适当应用解热镇痛剂。

（二）抗病毒治疗

发病早期应用利巴韦林有一定疗效。使用干扰素治疗尚无可靠的循证医学证据。

（三）并发症的治疗

脑膜脑炎患者治疗同其他病毒性中枢神经系统感染。并发睾丸炎时，可用丁字带将睾丸托起，局部冷敷。并发胰腺炎时，可暂时禁食补液。

【预防】

按呼吸道传染病隔离。预防的重点是应用疫苗对易感者进行主动免疫。

（一）管理传染源

早期隔离患者直至腮腺肿大完全消退为止。

（二）切断传播途径

室内通风换气、食醋蒸熏消毒。对幼儿园、学校集体宿舍注意勤通风、勤晒被及空气消毒。

（三）保护易感人群

腮腺炎疫苗安全有效，目前常采用麻疹、风疹、腮腺炎（MMR）三联疫苗。18 月龄及以上健康儿童可接种，接种后腮腺炎病毒中和抗体可维持数年。

⇒ 案例讨论

临床案例 患儿，男性，14岁。5日前出现发热，右侧腮腺肿痛，体温最高40.1℃。查体：腮腺右侧肿大，腮腺导管口红肿，挤压无脓性分泌物流出，可及下颌下腺肿大。经抗病毒及对症支持治疗，症状好转。1日前出现左侧睾丸胀痛，发热，查双侧腮腺未见肿大。查体：左侧睾丸肿大、触痛，阴囊皮肤红肿。实验室检查：血常规，白细胞 $11.0 \times 10^9/L$，中性粒细胞百分比85%。尿常规正常。

讨论 1. 该患者的诊断是什么？

      2. 本病的诊断依据有哪些？

      3. 本病还应与哪些疾病进行鉴别诊断？

      4. 本病的治疗原则是什么？

目标检测

答案解析

题库

1. 流行性腮腺炎患者血、尿淀粉酶升高的原因是什么？
2. 流行性腮腺炎应与哪些疾病进行鉴别诊断？

（邵凌云）

第八节 流行性乙型脑炎

PPT

📓 学习目标

1. **掌握** 流行性乙型脑炎的临床表现及实验室检查、诊断、治疗及预防原则。
2. **熟悉** 流行性乙型脑炎的流行病学及鉴别诊断要点。
3. **了解** 流行性乙型脑炎的发病机制。
4. 学会不同型流行性乙型脑炎的诊断和鉴别诊断，具备治疗流行性乙型脑炎的能力。

流行性乙型脑炎（epidemic encephalitis B，以下简称乙脑），在国际上称日本脑炎（Japanese encephalitis），是由乙型脑炎病毒（encephalitis B virus，以下简称乙脑病毒）引起的以脑实质炎症为主要病变的中枢神经系统急性传染病。蚊虫为主要传播媒介，常流行于夏秋季，主要分布在亚洲。临床上以高热、意识障碍、抽搐、病理反射及脑膜刺激征为特征。重症者常伴中枢性呼吸衰竭，病死率高达20% ~ 50%，部分患者可留有严重后遗症。

【病原学】

乙脑病毒属虫媒病毒乙组、黄病毒科，呈球形，直径40 ~ 50nm，核心含核心蛋白和单股正链RNA，被主要含糖基化蛋白（E）和非糖基化蛋白（M）的外膜包裹。E蛋白是病毒的主要抗原成分，其形成的表面抗原决定簇具有血凝活性、中和活性，此外还与多种重要的生物学活性紧密相关。乙脑病毒的抗原性较稳定，人与动物感染乙脑病毒后，可产生补体结合抗体、中和抗体及血凝抑制抗体。这些特异性抗体的检测有助于临床诊断和流行病学调查。

乙脑病毒抵抗力不强，对温度、常用消毒剂均很敏感。不耐热，100℃ 2 分钟或 56℃ 30 分钟可灭活病毒。但耐低温和干燥，采用冰冻干燥法在 4℃ 冰箱中可存活数年。乙脑病毒能在乳鼠脑组织中传代，也能在鸡胚、猴肾细胞、Hela 细胞中生长繁殖。

【流行病学】

（一）传染源

乙脑是人兽共患的自然疫源性疾病，人和动物（包括猪、牛、羊、马、鸭、鹅、鸡等）均可成为传染源。人感染后因病毒血症期短，血中病毒数量少，不是主要传染源。动物特别是猪的感染率高，仔猪感染率几乎 100%，其病毒血症期长、血中病毒含量多，且猪的饲养面广、更新率快，因此，猪是主要传染源。乙脑病毒在人群流行前 1~2 个月往往有猪乙脑病毒感染高峰期，通过检查猪的乙脑病毒感染率，能预测当年乙脑在人群中的流行强度。

（二）传播途径

主要通过蚊（库蚊、伊蚊和按蚊）叮咬而传播，三带喙库蚊因分布广泛，是最主要传播媒介。蚊感染乙脑病毒后不发病，但可带病毒越冬或经卵传代，成为乙脑病毒的长期储存宿主。此外，受感染的候鸟、蠛蠓、蝙蝠也是乙脑病毒的长期储存宿主。

（三）人群易感性

普遍易感，以隐性感染为主，显性与隐性感染之比为 1：300~1：2000。感染后可获得较持久的免疫力，母亲传递的抗体对婴儿有一定的保护作用。患者多为 10 岁以下儿童，以 2~6 岁儿童发病率最高。近年来由于儿童和青少年广泛接种乙脑疫苗，成人和老年人的发病率相对增加，但总的发病率呈下降趋势。

（四）流行特征

乙脑主要分布于亚洲。我国除东北、青海、新疆、西藏外均有流行，农村发病高于城市。因发病与气温、雨量和蚊繁殖密度有关，热带地区乙脑全年均可发生，温带和亚热带地区则呈严格的季节性，80%~90% 的病例集中在 7、8、9 月。乙脑集中发病少，呈高度散发性，家庭成员中少有多人同时发病者。

【发病机制与病理解剖】

（一）发病机制

带乙脑病毒的蚊虫叮咬人后，病毒进入人体，先在单核 - 巨噬细胞内繁殖，随后进入血液循环引起病毒血症。乙脑病毒进入人体后是否发病以及发病的严重性，一方面与感染病毒的数量、毒力有关，另一方面更重要的是取决于机体的免疫力。如机体免疫力强时，感染后只发生短暂的病毒血症，病毒迅速被清除，不侵入中枢神经系统，表现为隐性感染或轻型病例，并可获得终身免疫力。当机体免疫力低下且病毒数量多、毒力强时，乙脑病毒可侵入中枢神经系统引起脑炎。

（二）病理解剖

乙脑病变范围较广，可累及脑及脊髓，以大脑皮层、基底核和视丘最为严重。病变部位越低，病情越轻。肉眼可见软脑膜充血、水肿、出血，镜下可出现以下病理变化。

1. 神经细胞变性、坏死　神经细胞变性、肿胀及坏死，尼氏小体消失，核可溶解，细胞内出现空泡。

2. 软化灶形成　灶性神经细胞坏死、液化形成镂空筛网状软化灶，散于脑实质各部位，对本病的诊断有一定的特征性。

3. 血管病变和炎症反应 脑实质及脑膜血管充血扩张，血管周围间隙增宽，形成脑水肿。脑实质中有淋巴细胞和大单核细胞浸润，常聚集在血管周围，形成"血管套"。

4. 胶质细胞增生 胶质细胞呈弥漫性增生，聚集在坏死的神经细胞周围形成胶质小结。

【临床表现】 微课 8

潜伏期 4 ~ 21 日，一般为 10 ~ 14 日。

（一）典型乙脑的临床表现

可分为 4 期。

1. 初期 为病初的 1 ~ 3 日。起病急，体温在 1 ~ 2 日内升至 39 ~ 40℃，伴头痛、精神倦怠、恶心、呕吐和嗜睡，易被误诊为上呼吸道感染。少数患者可有神志淡漠、颈项强直及抽搐。

2. 极期 为病程第 4 ~ 10 日，初期症状加重，以脑实质受损症状为主要表现。

（1）**高热** 体温常高达 40℃，一般持续 7 ~ 10 日，重者可达 3 周以上。发热越高、热程越长，病情越重。

（2）**意识障碍** 出现嗜睡、谵妄、昏迷、定向力障碍等。神志不清最早可见于病程第 1 ~ 2 日，但多见于第 3 ~ 8 日，通常持续 1 周左右，重者可长达 4 周以上。昏迷的深浅、持续时间的长短与病情的严重性和预后呈正相关。

（3）**惊厥或抽搐** 是病情严重的表现，发生率为 40% ~ 60%，可由高热、脑实质炎症及脑水肿所致。先见面部、眼肌、口唇的小抽搐，随后单肢、双肢或四肢肢体抽搐、强直性痉挛，严重时出现全身强直性抽搐，历时数分钟至数十分钟不等，均伴有意识障碍。长时间或频繁抽搐可导致紫绀，加重脑缺氧或脑水肿，甚至出现呼吸暂停。

（4）**呼吸衰竭** 主要为中枢性呼吸衰竭，多见于重症患者，系脑实质炎症、缺氧、脑水肿、颅内高压、脑疝和低血钠脑病等导致，其中以脑实质病变尤其是延髓呼吸中枢病变为主要原因。表现为呼吸节律不规则及幅度不均，如呼吸表浅、双吸气、叹息样呼吸、潮式呼吸、抽泣样呼吸等，最后呼吸停止。脑疝患者除上述呼吸异常外，早期尚有以下临床表现：①面色苍白，喷射性呕吐，反复或持续惊厥、抽搐、肌张力增高、脉搏转慢、过高热；②昏迷加重或烦躁不安；③瞳孔忽大忽小，对光反应迟钝。因并发肺部感染、痰液堵塞呼吸道及脊髓受损导致呼吸肌麻痹，乙脑患者有时也可出现外周性呼吸衰竭，表现为呼吸困难、呼吸先快后慢、胸式或腹式呼吸减弱、发绀，但呼吸节律整齐。

（5）**其他神经系统症状和体征** 多在病程 10 日内出现，第 2 周后就较少出现新的神经系统症状和体征。常有浅反射减弱或消失，深反射如膝、跟腱反射等先亢进后消失，可有肢体强直性瘫痪、偏瘫或全瘫，伴肌张力增高、病理征阳性，常出现脑膜刺激征。婴幼儿常有前囟隆起而脑膜刺激征缺如。严重者可伴膀胱和直肠麻痹，出现大、小便失禁或尿潴留。

（6）**循环衰竭** 少见，常与呼吸衰竭同时出现。

高热、抽搐和呼吸衰竭是乙脑极期的严重表现，三者相互影响，其中，呼吸衰竭为临床死亡的主要原因。

3. 恢复期 体温逐渐下降，精神神经症状逐日好转，一般于 2 周左右可完全恢复。但重症患者可有持续性低热、多汗、反应迟钝、痴呆、失语、流涎、吞咽困难、颜面瘫痪、四肢强直性瘫痪或不自主运动、癫痫样发作等症状。经积极治疗后，大多数患者于 1 ~ 6 个月内恢复。

4. 后遗症期 患病超过 6 个月精神神经症状仍未恢复则称为后遗症。5% ~ 20% 的重症患者留有后遗症，主要有意识障碍、痴呆、失语、精神失常、肢体瘫痪和扭转痉挛等，经积极治疗可有不同程度的恢复。癫痫后遗症可持续终身。

（二）临床分型

乙脑分为轻型、普通型、重型和极重型（暴发型），各型临床表现见表2-9。

表2-9 乙脑临床分型和临床表现

型别	体温（℃）	神志	抽搐	脑膜刺激征及病理征	呼吸衰竭	恢复期症状	后遗症	病程
轻型	38~39	清楚或轻度嗜睡	无	不明显	无	无	无	1周
普通型	39~40	嗜睡或浅昏迷	偶有	有	无	多无	多无	7~14日
重型	40~41	昏迷	反复或持续	明显	可有	常有	可有	2周以上
极重型或暴发型	>41	深昏迷	反复或持续强烈抽搐	明显	迅速出现	有	多有严重后遗症	多在极期死亡

【实验室检查】

（一）血常规

白细胞计数常在（10~20）×10⁹/L，中性粒细胞百分比在80%以上，部分患者血常规始终正常。

（二）脑脊液

压力增高，外观无色透明或微混，白细胞计数多在（50~500）×10⁶/L，个别可高达1000×10⁶/L以上。早期以中性粒细胞为主，随后淋巴细胞增多。白细胞计数的高低与病情轻重及预后无关。蛋白轻度增高，氯化物正常，糖正常或偏高。少数病例于病初脑脊液检查正常。

（三）血清学检查

乙脑血清学检查方法及其特点见表2-10。

表2-10 乙脑血清学检查方法及其特点

检测方法	抗体出现时间（发病后）	高峰出现时间	持续时间	应用
特异性IgM抗体测定	3~4日（脑脊液在第2日出现）	2周	—	早期诊断指标
补体结合试验	2周	5~6周	1年左右	回顾性诊断或流行病学调查
血凝抑制试验	4~5日	2周	1年以上	临床诊断及流行病学调查

1. 特异性IgM抗体测定 方法有ELISA、间接免疫荧光法、2-巯基乙醇（2-ME）耐性试验等。

2. 补体结合试验 补体结合抗体为IgG抗体，具有较高特异性。

3. 血凝抑制试验 与登革热病毒、黄热病病毒有弱的交叉反应，故可出现假阳性。

（四）病原学检查

1. 病毒分离 病程第1周内死亡病例的脑组织中可分离到病毒，但脑脊液和血中不易分离到病毒。

2. 病毒抗原或核酸的检测 通过直接免疫荧光或PCR可检测组织、血液或其他体液中的乙脑病毒抗原或特异性核酸。

【并发症】

发生率约10%，以支气管肺炎最常见，多因昏迷患者呼吸道分泌物不易咳出或应用人工呼吸器后引起。其次为肺不张、败血症、尿路感染、褥疮、水和电解质紊乱等。重型患者要警惕应激性溃疡致上消化道大出血。

【诊断】

（一）流行病学资料

严格的季节性（7、8、9 月），发病年龄以 10 岁以下为主。

（二）临床特点

起病急、高热、头痛、呕吐、意识障碍、抽搐、病理反射及脑膜刺激征阳性等。

（三）实验室检查

血常规白细胞计数及中性粒细胞增高，脑脊液检查符合无菌性脑膜炎改变。血清学检查中特异性 IgM 抗体阳性可助确诊。如检测到乙脑病毒抗原、特异性核酸者可确诊。急性期抗乙脑病毒 IgM 或 IgG 抗体阴性而恢复期阳性者，或恢复期抗乙脑病毒 IgG 抗体或中和抗体滴度 4 倍以上增高者也可确诊。

【鉴别诊断】

（一）中毒型细菌性痢疾

多发于夏秋季，10 岁以下儿童常见。起病较乙脑更急，常在发病 24 小时内出现高热、抽搐与昏迷及感染性休克。一般无脑膜刺激征，脑脊液多正常。做肛拭子或生理盐水灌肠镜检，粪便可见大量脓、白细胞，便培养有助于诊断。

（二）化脓性脑膜炎

脑膜炎球菌所致者多发生在冬春季，皮肤黏膜常出现瘀点。其他化脓菌所致者多可找到原发病灶。临床上以脑膜炎表现为主，脑实质损害不明显，脑脊液呈细菌性脑膜炎改变，涂片或培养可发现病原菌。

（三）结核性脑膜炎

无季节性。起病较缓，病程长，以脑膜刺激征为主。常有结核病史或结核病接触史。脑脊液中蛋白明显增高，氯化物明显下降，糖降低，细胞分类多以淋巴细胞为主，其薄膜涂片或培养可检出结核杆菌。X 线胸片及眼底检查可能发现结核病灶。

（四）其他病毒性脑炎

临床表现相似。确诊有赖于血清学检查和病毒分离。

【预后】

轻型和普通型患者多可顺利恢复，但重型和暴发型患者的病死率可高达 20% 以上，存活者可有程度不等的后遗症。主要死亡原因是中枢性呼吸衰竭。

【治疗】

早期可试用利巴韦林、干扰素等行抗病毒治疗。应积极对症和支持治疗，强调护理的重要性。重点处理好高热、抽搐和呼吸衰竭等危重症状。

（一）一般治疗

患者应隔离于有防蚊和降温设备的病房，控制室温在 30℃ 以下。要注意口腔及皮肤清洁。昏迷患者应定时翻身、侧卧、拍背、吸痰以防止发生肺部感染及压疮。注意保护角膜。昏迷抽搐患者应设床栏以防坠床。注意水及电解质平衡。重症患者应静脉输液，成人每日 1500 ~ 2000ml，小儿 50 ~ 80ml/kg，并酌情补充钾盐，纠正酸中毒，注意输液量不宜过多，以免加重脑水肿。昏迷者可给予鼻饲。

（二）对症治疗

抢救乙脑患者的关键是及时控制高热、抽搐及呼吸衰竭。高热、抽搐及呼吸衰竭是危及患者生命的三种主要症状，且互为因果，形成恶性循环：高热增加耗氧量，加重脑水肿和神经细胞病变，使抽搐加重；抽搐又加重缺氧，导致呼吸衰竭并进一步加重脑组织病变，使体温升高。

1. 高热　物理降温为主，药物降温为辅，使肛温控制在38℃左右，具体措施如下。

（1）物理降温　冰敷额、枕部和体表大血管部位（如腋下、颈部及腹股沟等），30%～50%乙醇或温水擦浴，冷盐水灌肠等。降温不宜过快过猛，禁用冰水擦浴，以免引起寒战和虚脱。

（2）药物降温　适当应用退热药，对幼儿或年老体弱者可用50%安乃近滴鼻，要防止过量退热药物致大量出汗而引起循环衰竭。

（3）亚冬眠疗法　持续高热伴抽搐者可用亚冬眠疗法，具有降温、镇静、解痉作用。但该类药物可抑制呼吸中枢及咳嗽反射，用药过程要保持呼吸道通畅并密切观察生命体征变化。以氯丙嗪和异丙嗪每次各0.5～1mg/kg肌内注射，每4～6小时1次，配合物理降温，疗程为3～5日。

2. 惊厥或抽搐　去除病因及镇静止痉。

（1）因脑水肿所致者以脱水为主，可用20%甘露醇静脉滴注或推注（20～30分钟内），每次1～2g/kg，根据病情每4～6小时重复应用，必要时可加用肾上腺糖皮质激素、呋塞米、50%葡萄糖注射。

（2）因呼吸道分泌物堵塞者，应以吸痰、给氧为主，保持呼吸道通畅，必要时行气管切开。

（3）因高热所致者以降温为主。

（4）因脑实质病变引起的抽搐，可使用镇静剂。首选地西泮，成人每次10～20mg，小儿每次0.1～0.3mg/kg（每次不超过10mg），肌内注射或缓慢静脉注射。或水合氯醛鼻饲或灌肠，成人每次1～2g，儿童每次60～80mg/kg（每次不超过1g），也可用亚冬眠疗法。预防抽搐可用巴比妥钠，成人每次0.1～0.2g，小儿每次5～8mg/kg。

3. 呼吸衰竭　给予病因治疗，措施如下。

（1）氧疗：可予鼻导管或面罩给氧，通过增加吸入氧浓度来纠正缺氧状态。

（2）脑水肿所致者应脱水治疗，常用20%甘露醇静脉滴注或推注。

（3）呼吸道分泌物阻塞所致者，应定时吸痰、翻身拍背，可用化痰药物（α-糜蛋白酶、氨溴索等）和糖皮质激素雾化吸入，并适当用抗菌药物防治细菌感染。经上述处理无效、病情危重者，可行气管插管或气管切开建立人工气道。人工呼吸器是维持有效呼吸功能、保证呼吸衰竭抢救成功、减少后遗症的重要措施之一，因此，必要时应适当放宽气管切开的指征。

（4）中枢性呼吸衰竭时可用呼吸兴奋剂。首选洛贝林，成人每次3～6mg，小儿每次0.15～0.2mg/kg，肌内注射或静脉滴注；亦可用尼可刹米，成人每次0.375～0.75g，小儿每次5～10mg/kg，肌内注射或静脉滴注；其他如盐酸哌甲酯（利他林）、二甲弗林（回苏林）等可交替或联合使用。

（5）可用血管扩张剂改善微循环、减轻脑水肿、解除脑血管痉挛和兴奋呼吸中枢。可用东莨菪碱，成人每次0.3～0.5mg，儿童每次0.02～0.03mg/kg，或山莨菪碱（654-2），成人每次20mg，儿童每次0.5～1mg/kg，加入葡萄糖液静脉注射，10～30分钟重复使用，时间为1～5日。此外尚可用阿托品、酚妥拉明等。

（6）纳洛酮是特异性的吗啡受体拮抗剂，早期应用有助于退热、止痉、神志转清及纠正呼吸衰竭等。

4. 循环衰竭　注意补充血容量，给予升压、强心、利尿等治疗，防止水、电解质紊乱。

5. 肾上腺糖皮质激素　激素的使用目前尚存争议，在重型患者的抢救中可根据情况酌情使用。

（三）恢复期及后遗症治疗

加强护理，防止褥疮和继发感染。应行功能训练（包括吞咽、语言和肢体功能锻炼），并结合理疗、针灸、按摩、中药、高压氧等，对智力、语言和运动功能的恢复有较好疗效。

【预防】

应采取以防蚊、灭蚊及预防接种为主的综合措施。

（一）管理传染源

早发现、早治疗患者，隔离患者至体温正常。强调对主要传染源、易感家畜尤其是对幼猪的管理，搞好饲养场所的环境卫生，人畜居地分开。流行季节前给幼猪进行疫苗接种，减少猪群的病毒血症，能有效地控制人群中乙脑的流行。

（二）切断传播途径

防蚊和灭蚊是预防乙脑的重要措施。注意环境卫生，消灭蚊虫滋生地，灭越冬蚊和早春蚊。做好饲养场所的灭蚊工作。用蚊帐、驱蚊剂等防蚊。

（三）保护易感人群

预防接种是保护易感人群的根本措施。国内多采用地鼠肾细胞灭活和减毒活疫苗，接种后保护率达60%～90%。疫苗接种应在乙脑开始流行前1个月完成。以10岁以下的儿童和初进入流行区的人员为主要接种对象，初种2次，间隔7～10日，第2年加强注射一次，连续3次加强后不必再注射，可获得较持久的免疫力。接种时应注意过敏等不良反应，不能与伤寒三联菌苗同时注射，有中枢神经系统疾患和慢性酒精中毒者禁用。

⇒ **案例讨论**

　　临床案例　患儿，女性，10岁。8月10日出现发热，初起体温38.5℃，1日后升至41℃，伴头痛及精神萎靡、食欲不振。8月13日出现抽搐、意识障碍而就医。入院时，患儿意识呈浅昏迷状态，脑膜刺激征阳性，心肺腹未见阳性体征，Kernig征阳性，双侧Babinski征阳性。血常规：白细胞16×10^9/L，中性粒细胞百分比86%。腰穿脑脊液外观无色透明，压力升高，为260mmH$_2$O，白细胞450×10^6/L，蛋白质轻度增高，葡萄糖及氯化物正常。

　　讨论　1. 根据发病时间，该患者首先应考虑什么疾病？

　　　　2. 本例患者的诊断依据有哪些？

　　　　3. 本病应与哪些疾病进行鉴别诊断？

　　　　4. 如需确诊，应进一步做什么检查？

　　　　5. 本病的治疗原则是什么？

目标检测

答案解析

题库

1. 乙脑最主要的死亡原因是什么？

2. 乙脑常用于临床诊断的血清学检查是什么？

3. 乙脑发病与否及症状轻重取决于什么？

（章益民）

第九节 肾综合征出血热

PPT

📖 **学习目标**

1. **掌握** 肾综合征出血热的临床表现、实验室检查、诊断及鉴别诊断、治疗。
2. **熟悉** 肾综合征出血热的流行病学及预防原则。
3. **了解** 肾综合征出血热的病原学特点。
4. 学会肾综合征出血热的诊断及鉴别诊断，具备肾综合征出血热的诊治能力。

肾综合征出血热（hemorrhagic fever with renal syndrome，HFRS），也称流行性出血热（epidemic hemorrhagic fever，EHF），是由汉坦病毒（*Hantavirus*）引起、以鼠类为主要传染源的一种自然疫源性疾病。主要病理变化是全身小血管广泛性损害，临床上以发热、低血压休克、充血出血和急性肾功能衰竭为主要表现。典型病例呈五期经过。主要分布于亚欧等许多国家，我国为高发区。

【病原学】

肾综合征出血热病毒属布尼亚病毒科（Bunyaviridae）、汉坦病毒属，为负性单链 RNA 病毒，圆形或卵圆形，有双层包膜，外膜上有纤突。平均直径为 120nm。其基因 RNA 可分为大、中、小三个片段，即 L、M 和 S。S 基因编码核衣壳蛋白，M 基因编码膜蛋白，L 基因编码聚合酶。

汉坦病毒的核衣壳蛋白有较强的免疫原性和稳定的抗原决定簇。宿主感染后核衣壳蛋白抗体出现最早，有利于早期诊断。膜蛋白含中和抗原、血凝抗原，能诱导宿主产生具有保护作用的中和抗体。而膜蛋白具有的血凝活性，能产生低 pH 依赖性细胞融合，有利于病毒颗粒黏附于受感染宿主的细胞表面，这对随后病毒脱衣壳进入胞质起重要作用。

根据血清学检查，汉坦病毒至少可分为 20 个血清型，其中，Ⅰ 型汉滩病毒（*Hantann virus*，野鼠型）、Ⅱ 型汉城病毒（*Seoul virus*，家鼠型）、Ⅲ 型普马拉病毒（*Puumala virus*，棕背䶄型）、Ⅳ 型希望山病毒（*Prospect hill virus*，田鼠型）是经 WHO 认定的。我国流行的主要是 Ⅰ 型和 Ⅱ 型病毒。近几年我国还发现了 Ⅲ 型病毒。由于病毒型别不同，引起人类发病的临床症状轻重不同，其中 Ⅰ 型较重，Ⅱ 型次之，Ⅲ 型多为轻型。

汉坦病毒对外界抵抗力不强，对乙醚、三氯甲烷和去氧胆酸盐敏感，37℃以上和 pH 5.0 以下易灭活，56℃ 30 分钟和 100℃ 1 分钟可灭活。对紫外线、乙醇和碘酒等消毒剂敏感。

【流行病学】

（一）传染源

目前全球有 170 多种脊椎动物，我国发现 53 种动物携带病毒。主要宿主动物是啮齿类，其他动物包括猫、猪、狗、兔等。在我国，黑线姬鼠和褐家鼠为主要宿主动物和传染源，在林区为大林姬鼠。患者早期的血和尿中携带病毒，虽然有个别病例接触后感染本病，但人不是主要传染源。

（二）传播途径

1. 呼吸道传播 鼠类携带病毒的排泄物如尿、粪、唾液等污染尘埃后形成的气溶胶能通过呼吸道而感染人体。

2. 消化道传播 进食被鼠类携带病毒的排泄物所污染的食物可经口腔和胃肠黏膜感染。

3. 接触传播 被鼠咬伤或破损伤口接触带病毒的鼠类血液和排泄物可导致感染。

4. 垂直传播　孕妇感染本病毒，病毒可经胎盘感染胎儿。

5. 虫媒传播　曾有报告寄生于鼠类身上的革螨或恙螨具有传播作用。

（三）易感性

人群普遍易感，流行区隐性感染率为 3.5% ~ 4.3%。

（四）流行特征

1. 地区性　主要分布于亚洲，其次为欧洲和非洲。我国疫情最重，除青海和新疆外均有病例报告。目前我国的流行趋势是老疫区病例逐渐减少，新疫区不断增加。

2. 季节性和周期性　本病四季均可发病，但有明显高峰季节。黑线姬鼠传播者以 11 月至次年 1 月为高峰，5 ~ 7 月为小高峰，呈双峰流行。褐家鼠传播者以 3 ~ 5 月为高峰，以大林姬鼠为传染源者流行高峰在夏季，均呈单峰流行。以黑线姬鼠和棕背䶄为主要传染源的疫区，发病率有一定周期性波动，一般相隔数年有一次较大流行。以褐家鼠为传染源的疫区，周期性尚不明确。

3. 人群分布　男性青壮年农民和工人发病较多，与其接触传染源的机会较多有关，其他人群亦可发病。

【发病机制与病理解剖】

（一）发病机制

尚未完全阐明，目前认为与以下方面有关。

1. 病毒直接作用　主要依据是：①临床上患者有病毒血症期，且有相应的中毒症状；②不同血清型的病毒，所引起的临床症状轻重也不同；③患者几乎所有的脏器组织中均能检出汉坦病毒抗原，尤其是基本病变部位血管内皮细胞中，而且，有抗原分布的细胞往往发生病变；④体外培养正常人骨髓细胞和血管内皮细胞，在排除细胞免疫和体液免疫作用的情况下，感染汉坦病毒后出现细胞膜和细胞器的损害。

2. 免疫损伤作用

（1）变态反应　肾综合征出血热病毒侵入人体后，可引起机体一系列免疫应答，各型变态反应均参与其中。目前认为，免疫复合物引起的损伤（Ⅲ型变态反应）是本病血管和肾脏损害的原因。至于Ⅰ、Ⅱ、Ⅳ型变态反应在本病发病机制中的地位，尚需进一步研究。

（2）各种细胞因子和介质的作用　肾综合征出血热病毒能诱使发机体的巨噬细胞和 T 细胞等释放各种细胞因子和介质，如白细胞介素 1（IL-1）、γ 干扰素（IFN-γ）、肿瘤坏死因子（TNF）、血浆内皮素以及血管紧张素Ⅱ等，引起临床症状和组织损害。

（二）病理生理

1. 休克　病程 3 ~ 7 日出现的低血压休克称为原发性休克，少尿期以后发生的休克称为继发性休克。原发性休克的原因主要是血管通透性增加，血浆外渗于疏松组织，血容量下降。此外由于血浆外渗使血液浓缩，血液黏稠度升高及 DIC 的发生，致血液循环淤滞，进一步降低有效血容量。继发性休克的原因主要是大出血、继发感染和多尿期水、电解质补充不够而导致的有效血容量不足。

2. 出血　血管壁损伤、血小板减少和功能异常、肝素类物质增加和 DIC 所致的凝血机制异常是主要原因。

3. 急性肾功能衰竭　其原因包括肾血流不足，肾小球和肾小管基底膜的免疫损伤，肾间质水肿和出血，肾小球微血栓形成和缺血性坏死，肾素、血管紧张素Ⅱ的激活，以及肾小管管腔被蛋白、管型所阻塞等。

（三）病理解剖

本病的病理变化以小血管和肾脏病变最明显，其次为心、肝、脑等脏器。

1. 血管病变 基本病变是小血管（包括小动脉、小静脉和毛细血管）内皮细胞肿胀、变性和坏死。管壁呈不规则收缩和扩张，最后呈纤维素样坏死和崩解，管腔内可有微血栓形成。

2. 肾脏病变 肉眼可见肾脂肪囊水肿、出血，切面皮质苍白，髓质暗红，极度充血、出血和水肿。镜检肾小球充血，基底膜增厚，肾近曲小管变性。肾间质高度充血、出血和水肿，使肾小管受压而变窄或闭塞。间质有细胞浸润。

3. 心脏病变 右心房内膜下广泛出血，心肌纤维不同程度地变性、坏死，部分可断裂。

4. 脑垂体及其他脏器病变 脑垂体肿大，前叶显著充血、出血和凝固性坏死。垂体后叶无明显变化。后腹膜和纵隔有胶冻样水肿。肝、胰和脑实质有充血、出血和细胞坏死。

【临床表现】 📱微课9

潜伏期4~46日，一般为7~14日，以2周多见。典型病例的病程有发热期、低血压休克期、少尿期、多尿期和恢复期5期经过。越期现象可出现于非典型和轻型病例，发热期、休克期和少尿期之间互相重叠则多见于重型患者。

（一）发热期

主要表现有发热、全身中毒症状、毛细血管损伤和肾损害。

1. 发热 起病多急骤，体温常在39~40℃之间，以稽留热和弛张热多见。热程多数为3~7日，少数达10日以上。一般体温越高，热程越长，则病情越重。重症患者热退后病情反而加重是其特点。

2. 全身中毒症状 表现为全身酸痛、头痛、腰痛和眼眶痛。头痛、腰痛和眼眶痛简称"三痛"，其发生系相应部位周围组织充血、水肿导致。眼眶痛重者可伴有眼压升高和视力模糊。多数患者可出现食欲减退、恶心、呕吐或腹痛、腹泻等胃肠中毒症状。腹痛剧烈者腹部有压痛和反跳痛，易误诊为急腹症而行手术。腹泻时粪便可有黏液和血而误诊为痢疾或肠炎。若出现嗜睡、烦躁、谵妄或抽搐等神经精神症状，患者多数发展为重型。

3. 毛细血管损害 主要表现为充血、出血和渗出水肿征。皮肤充血潮红主要见于颜面、颈、胸等部位，简称"三红"，重者呈酒醉貌。黏膜充血见于眼结膜、软腭和咽部。皮肤出血多见于腋下和胸背部，常呈条索点状、搔抓样等特征性瘀点。黏膜出血常见于软腭，呈针尖样出血点，眼结膜呈片状出血。少数患者有鼻衄、咯血、黑便或血尿。如病程4~6日在腰、臀部或注射部位出现大片瘀斑和腔道大出血，可能为DIC所致。渗出水肿征表现在球结膜水肿，轻者眼球转动时结膜有涟漪波，重者球结膜呈水疱样，甚至突出睑裂。部分患者出现腹腔积液。渗出水肿征越重，病情越重。

4. 肾损害 主要表现在蛋白尿和尿镜检发现管型等。

（二）低血压休克期

以低血压、休克为主要表现。一般发生于第4~6病日，多数患者发热末期或热退同时出现血压下降，少数于热退后发生。持续时间短者数小时，长者可达6日以上，一般为1~3日。其持续时间长短与病情轻重、治疗措施是否及时和正确有关。轻型患者可不发生低血压或休克，重型患者可出现顽固性休克，由于长期组织灌注不良而出现紫绀，并促进DIC、脑水肿、急性呼吸窘迫综合征（ARDS）和急性肾功能衰竭的发生。

（三）少尿期

少尿期一般发生于第5~8病日，持续时间短者1日，长者可达10余日，一般为2~5日。常继低血压休克期而出现，亦可与低血压休克期重叠或由发热期直接进入此期。与休克期重叠的少尿，应和肾前性少尿相区别。一般以 24 小时尿量少于 400ml 为少尿，少于 100ml 为无尿。少数患者无明显少尿而存在氮质血症，称无少尿型肾功能衰竭，这是肾小球受损而肾小管受损不严重所致。

少尿期的主要表现是尿毒症、酸中毒和水、电解质紊乱，严重患者可出现高血容量综合征和肺水肿。临床可出现厌食、恶心、呕吐、腹胀、腹泻等消化系统症状，常有顽固性呃逆；可出现头晕、头痛、烦躁、嗜睡甚至昏迷、抽搐等精神神经系统症状；可出现皮肤瘀斑增加及鼻衄、呕血、便血、血尿、阴道出血、颅内出血等内脏出血。酸中毒表现为呼吸增快或 Kussmaul 深大呼吸。水钠潴留则使组织水肿加重，可出现腹腔积液和高血容量综合征，表现为体表静脉充盈，脉搏洪大，脉压差增大，脸部胀满和心率增快。电解质紊乱如低血钠、高血钾时可出现心律失常或脑水肿。低血钙可引起手足搐搦。

（四）多尿期

多数患者少尿期后进入此期，少数由发热期或低血压期转入此期。多尿期一般出现在 9～14 病日，持续时间短者 1 日，长者可达数月。此期为新生的肾小管吸收功能尚未完善，此外，尿素氮等潴留物质引起高渗性利尿作用，使尿量明显增加。根据尿量和氮质血症情况，可分以下三期。

1. 移行期 尿量由 400ml/d 增加至 2000ml/d，此期虽尿量增加，但血尿素氮（BUN）和肌酐（Cr）等反而上升，不少患者因并发症而死于此期，应特别注意观察病情。

2. 多尿早期 尿量超过 2000ml/d，氮质血症未见改善，症状仍较重。

3. 多尿后期 尿量超过 3000ml/d，并逐日增加，氮质血症逐步缓解，精神、食欲逐日好转。一般尿量可达 4000～8000ml/d，少数可达 15000ml/d 以上。此期应注意水和电解质补充不足或继发感染导致的继发性休克，及低钠、低钾症状的发生。

（五）恢复期

尿量逐步恢复为 2000ml/d 以下，精神、食欲基本恢复，体力完全恢复尚需 1～3 个月。少数患者可遗留高血压、肾功能障碍、心肌劳损和垂体功能减退等症状。

临床分型：根据发热高低、中毒症状轻重和出血、休克、肾功能损害的严重程度，该病在临床上可分为五型（表 2-11）。

表 2-11　肾综合征出血热临床分型

	发热	中毒症状	出血情况	休克	肾损严重程度
轻型	< 39℃	轻	出血点	无	无或轻
中型	39～40℃	较重，球结膜水肿明显	明显的出血	有	轻或中度，尿蛋白（＋＋＋），有少尿期
重型	> 40℃	重，可出现中毒性神经精神症状	出血重，有皮肤瘀斑和腔道出血	有	少尿持续 5 日以内或无尿 2 日以内
危重型		在重型的基础上出现以下情况之一者：①难治性休克；②重要脏器出血；③少尿超出 5 日或无尿 2 日以上和 BUN 高于 42.84mmol/L；④出现心功能衰竭、肺水肿；⑤出现脑水肿、脑出血或脑疝等中枢神经系统并发症；⑥严重感染			
非典型	< 38℃	轻或无	可有散在出血点	无	轻或无，尿蛋白（±）

【实验室检查】

（一）血常规

白细胞计数在病程 1～2 日多正常，第 3 病日后逐渐升高，可达（15～30）×10⁹/L，少数重症患者可达（50～100）×10⁹/L。发病初期中性粒细胞增多，重症患者可见幼稚细胞，呈类白血病反应。第 4～5 病日后淋巴细胞增多，并出现较多的异型淋巴细胞。发热后期和低血压休克期因血浆外渗、血液浓缩，血红蛋白和红细胞明显升高。血小板从第 2 病日起开始减少，可见异型血小板。

（二）尿常规

病程第 2 日可出现尿蛋白，第 4 ~ 6 病日尿蛋白常为 +++~++++。尿蛋白常随病情加重而增加，突然出现大量尿蛋白对诊断很有帮助。大量蛋白、红细胞和脱落上皮细胞的凝聚物可致部分患者尿中出现膜状物。尿沉渣中可发现巨大的融合细胞，该细胞中能检出汉坦病毒抗原，这是汉坦病毒的包膜糖蛋白在酸性条件下引起泌尿系脱落细胞的融合。镜检尚可发现管型和红、白细胞。

（三）血液生化检查

血尿素氮和肌酐多在低血压休克期开始上升，少数在发热后期开始升高，移行期末达高峰，多尿后期开始下降。发热期血气分析以呼吸性碱中毒多见，与发热换气过度有关。休克期和少尿期以代谢性酸中毒为主。血钠、氯、钙在本病各期中多数降低，而血钾在发热期和休克期处于低水平，少尿期升高，多尿期又降低。

（四）凝血功能检查

发热期开始血小板减少，且黏附、凝聚和释放功能降低。血小板在 $50 \times 10^9/L$ 以下时提示可能出现DIC。DIC 高凝期则凝血时间缩短，消耗性低凝血期则纤维蛋白原降低，凝血酶原时间延长和凝血酶时间延长。进入纤溶亢进期，则出现纤维蛋白降解物（FDP）升高。

（五）免疫学检查

1. 特异性抗体检测　第 2 病日即可检测出 IgM 抗体 1 : 20 为阳性，IgG 抗体 1 : 40 为阳性，1 周后滴度上升 4 倍或以上有诊断价值。

2. 特异性抗原检测　常用免疫荧光法或 ELISA 法，胶体金法更为敏感。早期患者的血清及周围血中性粒细胞、单核细胞、淋巴细胞以及尿沉渣细胞均可检出汉坦病毒抗原。

（六）分子生物学方法

应用 RT‑PCR 法可以检出汉坦病毒的 RNA，敏感性较高，有诊断价值。

（七）病毒分离

将发热期患者的血清、血细胞和尿液等接种于 Vero‑E6 细胞或 A549 细胞可分离汉坦病毒。

（八）其他检查

肝功能中 ALT 及血清胆红素可升高。心电图多数为窦性心动过缓，可有心律失常、心肌损害等表现。高血钾时出现 T 波高尖，低血钾时出现 U 波。重症患者眼压常明显增高，脑水肿患者可见视神经乳头水肿。胸部 X 线约 30% 患者有肺水肿表现，约 20% 出现胸腔积液和胸膜反应。

【并发症】

（一）腔道出血

呕血、便血最常见，可引起继发性休克。大量咯血可导致窒息。腹腔出血、鼻衄和阴道出血等均较常见。

（二）中枢神经系统合并症

包括汉坦病毒侵犯中枢神经系统引起的脑炎和脑膜炎，因休克、凝血机制异常、电解质紊乱和高血容量综合征等引起的脑水肿，高血压脑病和颅内出血等，CT 颅脑检查有助于诊断。

（三）肺水肿

1. 急性呼吸窘迫综合征（ARDS）　表现为呼吸急促、发绀，肺部可闻及支气管呼吸音和干、湿啰音。X 线表现为双侧斑点状或片状磨玻璃样阴影。肺毛细血管损伤、通透性增高使肺间质大量渗液，此外，肺内微小血管血栓形成以及肺泡表面活性物质生成减少均可致 ARDS。血气分析动脉氧分压低于 60mmHg，常见于休克期和少尿期。发生在美国新墨西哥州等地、以 ARDS 为主要表现的汉坦病毒感染，常于发病 2~6 日内因呼吸窘迫导致急性呼吸衰竭而死亡，病死率高达 67%。

2. 心源性肺水肿 由高血容量或心肌受损所引起，主要为肺泡内渗出。

（四）其他

包括继发性感染、自发性肾破裂、心肌损害和肝损害等。

【诊断】

（一）流行病学资料

包括流行季节，病前 2 个月内有进入疫区活动或与鼠类及其他宿主动物接触史。

（二）临床特征

包括发热中毒症状，"三痛、三红征"、皮肤搔抓样或条索状瘀点和肾损害。典型病例有五期经过。患者热退后症状反而加重是与其他感染性疾病不同的特点，有助于诊断。

（三）实验室检查

有助于诊断的指标包括血液浓缩、血红蛋白和红细胞增高、白细胞计数增高、血小板减少，有异型淋巴细胞出现，以及尿蛋白大量出现、尿中带膜状物。确诊指标包括血清、血细胞和尿沉渣细胞中检出病毒抗原，血清中检出特异性 IgM 抗体或间隔 1 周以上血清 IgG 抗体 4 倍上升。RT-PCR 检测病毒 RNA，有助于早期和非典型患者快速诊断。

【鉴别诊断】

发热期应与上呼吸道感染、败血症、急性胃肠炎和细菌性痢疾等相鉴别。休克期应与其他感染性休克鉴别。少尿期则与急性肾炎及其他原因引起的急性肾功能衰竭相鉴别。出血明显者需与消化性溃疡出血、血小板减少性紫癜和其他原因所致的 DIC 相鉴别。以 ARDS 为主要表现者应注意与其他病因引起者相区别。腹痛为主者应与外科急腹症相鉴别。

【预后】

病情轻重、治疗早晚及措施是否正确与本病预后密切相关，通过早期诊断和治疗措施的改进，目前病死率由 10% 降为 3%~5% 或以下。

【治疗】

"三早一就"为本病治疗原则，即早期发现、早期休息、早期治疗和就近治疗。本病治疗以综合疗法为主，早期可应用抗病毒治疗，中晚期则针对病理生理进行对症治疗。治疗中要注意防治休克、出血和肾功能衰竭。

（一）发热期

治疗原则：抗病毒、减轻外渗、改善中毒症状和预防 DIC。

1. 抗病毒 发病 4 日以内成人患者可应用利巴韦林 1g/d，加至 10% 葡萄糖液中静脉滴注，持续 3~5 日，进行抗病毒治疗，可减轻病情和缩短疗程。也可用 α 干扰素肌内注射。

2. 减轻外渗 及早卧床休息，为降低血管通透性可给予芦丁、维生素 C 等。每日输注平衡盐液和葡萄糖盐水 1000ml 左右，高热、大汗或呕吐、腹泻者可适当增加。

3. 改善中毒症状 高热以物理降温为主，忌用强烈发汗退热药，以防大汗而进一步丧失血容量。中毒症状重者可给予地塞米松 5~10mg 静脉滴注，呕吐频繁者给予甲氧氯普胺 10mg 肌内注射。

4. 预防 DIC　适当给予低分子右旋糖酐或丹参注射液静脉滴注，以降低血液黏滞性。定期检测凝血时间，处于高凝状态时可给予小剂量肝素抗凝，一般 0.5~1mg/kg，6~12 小时 1 次缓慢静脉注射。再次用药前宜复查凝血时间，疗程 1~3 日。

（二）低血压休克期

治疗原则：积极补充血容量、纠正酸中毒和改善微循环。

1. 补充血容量　应早期、快速和适量，争取 4 小时内使血压稳定。早期可以加压快速输液，并密切观察血压变化，血压正常后输液仍需维持 24 小时以上。输液原则为"晶胶结合、晶三胶一、胶不过千"。液体以平衡盐为主，切忌单纯输入葡萄糖液。胶体溶液常用低分子右旋糖酐、甘露醇、血浆和白蛋白，10% 低分子右旋糖酐每日输入量不宜超过 1000ml，否则易引起出血。由于本期存在血液浓缩，故不宜应用全血。

2. 纠正酸中毒　主要用 5% 碳酸氢钠溶液进行纠酸治疗，可根据二氧化碳结合力或动态监测血气分析分次补充，或每次 60~100ml，根据病情给予 1~4 次/日。5% 碳酸氢钠溶液的渗透压为血浆的 4 倍，既能纠酸，还有扩容作用。

3. 血管活性药物与肾上腺糖皮质激素的应用　经以上处理后血红蛋白已恢复正常，但血压仍不稳定者可应用血管活性药物，如多巴胺 10~20mg/100ml 静脉滴注，同时亦可用地塞米松 10~20mg 静脉滴注。

（三）少尿期

治疗原则为"稳、促、导、透"，即稳定机体内环境、促进利尿、导泻和透析治疗。

1. 稳定机体内环境　少尿早期需与休克所致的肾前性少尿相鉴别。若尿比重 > 1.20，尿钠 < 40mmol/L，尿 BUN 与血 BUN 之比 > 10：1，应考虑肾前性少尿。可输注电解质溶液 500~1000ml，或用 20% 甘露醇 100~125ml 静脉注射，观察 3 小时，尿量若少于 100ml，则为肾实质损害所致少尿，宜严格控制输入量。每日补液量为前一日测得的出量（尿量和呕吐量等）加 500~700ml（估计通过呼吸、皮肤蒸发的水分）。补液成分除纠酸所需 5% 碳酸氢钠溶液外，主要输入高渗葡萄糖液（含糖量 200~300g），以减少体内蛋白质分解，控制氮质血症。必要时加入适量胰岛素。

2. 促进利尿　因肾间质水肿压迫肾小管是本病少尿的原因之一，故少尿初期可应用 20% 甘露醇 125ml 静脉注射，以减轻肾间质水肿。用后效果明显者可重复应用一次，效果不明显时应停用。常用的利尿药物为呋塞米（速尿），从小剂量开始，逐步加大剂量至 100~300mg/次，静脉注射。效果不明显时可适当加大剂量，4~6 小时重复一次。亦可应用血管扩张剂如酚妥拉明 10mg 或山莨菪碱 10~20mg，2~3 次/日，静脉滴注。

3. 导泻和放血疗法　为防止高血容量综合征和高血钾，对无消化道出血者可进行导泻，常用甘露醇 25g、50% 硫酸镁 40ml 或大黄 10~30g 煎水口服。放血疗法目前已少用，对少尿伴高血容量综合征所致肺水肿、心功能衰竭患者可以放血 300~400ml。

4. 透析疗法　可行血液透析或腹膜透析。适应证：①少尿持续 4 日以上或无尿 24 小时以上；②明显氮质血症、血 BUN > 28.56mmol/L，有严重尿毒症表现；③每日 BUN 升高 > 7.14mmol/L；④血钾 > 6mmol/L，心电图有高尖 T 波表现；⑤高血容量综合征；⑥出现肾性脑病或其他严重并发症者。

（四）多尿期

治疗原则：移行期和多尿早期的治疗同少尿期。多尿后期主要是维持水和电解质平衡，防治继发感染。

1. 维持水与电解质平衡　给予半流质和含钾食物，适当补钠。水分补充以口服为主。

2. 防治继发感染　注意防治呼吸道和泌尿系感染，发生感染后忌用对肾脏有毒性作用的抗菌药物。

（五）恢复期

治疗原则为补充营养，逐步恢复工作。出院后应休息 1~3 个月。定期复查肾功能、血压和垂体功能，如有异常及时治疗。

（六）并发症治疗

1. 消化道出血　给予病因治疗，若处于 DIC 消耗性低凝血期，宜补充凝血因子和血小板。DIC 纤溶亢进期则应用 6－氨基己酸或对羧基苄氨静脉滴注。肝素类物质增加所致出血，可应用鱼精蛋白或甲苯胺蓝静脉注射。局部治疗可应用凝血酶 4000U，用生理盐水 100ml 稀释后口服。

2. 中枢神经系统并发症　出现抽搐时应用地西泮（安定）或异戊巴比妥钠静脉注射，脑水肿或颅内高压则应用甘露醇脱水治疗。

3. 心功能衰竭肺水肿　吸氧、半卧位并停止或控制输液，应用西地兰强心、地西泮镇静及应用利尿药物，给予血管扩张剂来降低血压、减轻心脏负荷，可行导泻或透析治疗。

4. ARDS　可应用大剂量肾上腺糖皮质激素静脉注射，限制入液量，进行高频通气或应用呼吸机进行正压通气。

5. 自发性肾破裂　手术缝合。

【预防】

（一）管理传染源

1. 监测疫情　做好鼠密度、鼠带病毒率、易感人群识别等监测工作。

2. 防鼠灭鼠　居住地灭鼠是关键，野外工作或宿营时注意防鼠。

（二）切断传播途径

首先做好食品卫生和个人卫生，防止食品被鼠类排泄物污染，避免用手接触鼠类及其排泄物。动物实验时要防止被大、小白鼠咬伤。

（三）保护易感人群

我国研制的沙鼠肾细胞疫苗（Ⅰ型病毒）和地鼠肾细胞疫苗（Ⅱ型病毒）每次 1ml，共注射 3 次（间隔时间按说明书），保护率达 88%~94%。1 年后应加强注射一针。有发热、严重疾病和过敏者忌用。关于重组疫苗和 DNA 疫苗，国内外已进行研究。

⇒案例讨论

　　临床案例　患者，男性，40 岁。3 日前突发高热，体温 40℃，伴明显头痛、腰痛、眼眶痛，并有食欲不振。查体可见患者颜面潮红，软腭可见针尖样出血点，双肾叩击痛阳性。血常规：白细胞 12×10^9/L，中性粒细胞百分比 84%。尿常规：尿蛋白（+++)。肾功能 BUN 8.9mmol/L，Cr 206μmol/L。

　　讨论　1. 该患者的诊断及诊断依据是什么？

　　　　　2. 为明确诊断，应进一步做哪些检查？

　　　　　3. 本病应与哪些疾病进行鉴别？

　　　　　4. 本病的治疗原则是什么？

1. 肾综合征出血热的基本病变是什么？"三痛""三红"分别指什么？
2. 典型病例病程的五期经过及少尿期的治疗原则是什么？
3. 常用于肾综合征出血热的免疫学检查及其阳性标准是什么？

（刘祥忠）

PPT

第十节　登革热与登革出血热

学习目标

1. 掌握　登革热的临床类型及临床特点；登革热的诊断依据。

2. 熟悉　登革热的病原学特点、流行病学特点、鉴别诊断及治疗原则。

3. 了解　登革热的发病机制、病理改变与预防。

4. 学会对各型登革热进行临床分析及处理。

登革热（dengue fever，DF）是由登革病毒（*Dengue virus*）引起，经伊蚊传播的急性传染病。临床特征为突起高热，全身肌肉、骨关节痛，极度疲乏，部分患者可有皮疹、出血倾向和淋巴结肿大，白细胞和血小板减少。重者可表现为登革出血热（dengue hemorrhagic fever，DHF）和登革休克综合征（dengue shock syndrome，DSS），导致呼吸道、消化道、泌尿生殖道和中枢神经系统等部位大出血，致死率高。

【病原学】

登革病毒归为黄病毒科（Flaviviridae）、黄病毒属（*Flavivirus*）。其在形态、分子结构、生物性状等方面与乙脑病毒等虫媒病毒相似。成熟的登革病毒呈球形，直径 45～55nm。病毒基因组为单链正股RNA，长约 11kb，只含有一个长的开放读码框架，编码病毒的 3 个结构蛋白（包括衣壳蛋白 C、膜蛋白 M 和包膜蛋白 E）和 7 个非结构蛋白（NS1、NS2a、NS2s、NS3、NS4a、NS4s 和 NS5）。包膜蛋白 E 具有病毒颗粒的主要生物功能，如细胞嗜性、血细胞凝集抑制抗体、中和抗体及保护性抗体的诱导。登革病毒有 I、II、III、IV 共四个血清型，各型病毒之间及与乙脑病毒之间存在部分交叉免疫反应。感染单一登革病毒的恢复患者仅对该病毒具有终身免疫，对其他 3 种病毒只有部分和短暂的交叉免疫能力，还会增加感染者罹患 DHF 的风险。四型登革病毒均可引起登革出血热，而以 II 型最常见。

登革病毒耐低温，在人血清中保存于 -20℃可存活 5 年，-70℃存活 8 年以上。但不耐热，50℃ 30分钟或 100℃ 2 分钟即可灭活，超声波、紫外线、0.05% 甲醛溶液、乳酸、高锰酸钾、甲紫（龙胆紫）等均可灭活该病毒。

【流行病学】

（一）传染源

患者和隐性感染者为主要传染源，未发现健康病毒携带者。患者在潜伏期末至病程第 6 日具有明显的病毒血症，可使叮咬的伊蚊受感染。流行期间，轻型患者数量为典型患者的 10 倍，隐性感染者占人群的 1/3，是本病的重要传染源。

（二）传播途径

本病主要通过伊蚊叮咬传播。传播媒介主要为埃及伊蚊和白纹伊蚊。当伊蚊叮咬患者或隐性感染者后，病毒进入蚊体，在伊蚊的唾液腺及神经细胞中大量复制，8~12 日后当再叮咬正常人时，病毒随唾液排出进入人体，造成感染。伊蚊一旦感染上病毒，可终身保持传播登革病毒的能力，埃及伊蚊的卵有很强的抗干燥能力，能长期存活并将病毒传给后代。

（三）易感性

在新流行区，人群普遍易感，但发病以成人为主。在地方性流行区，发病以儿童为主，20 岁以上者血清中几乎都可检出抗登革病毒的中和抗体。登革病毒感染后，人体可对同型病毒产生持久免疫力，但对异型病毒感染不能形成有效保护，若再次感染异型或多个不同血清型的病毒，机体可能发生免疫反应，从而导致严重的临床表现。

（四）流行特征

1. 地区分布 本病呈世界性分布，全球登革热疫情严重的区域包括美洲地区、西太平洋地区和东南亚地区。中国属于西太平洋地区国家，登革病毒的 4 种血清型均在我国发生过流行，主要疫情区分布在广东、海南、福建和浙江等省区。近年来登革热有扩大流行的趋势，全球气候变暖造成该病流行范围从热带、亚热带向温带地区扩展，受害人群增多，并使蚊子活动季节延长，活动区域扩大，病毒在蚊体内增殖活跃，病毒的毒力增强。人口大量流动及现代化交通更促成了登革热的远距离扩散。WHO 最新统计资料显示，全世界 40% 以上的人口（约 25 亿）面临感染登革热及 DHF 的危险，每年有 5000 万至 1 亿新发登革热感染病例。2013 年全球登革热发病估计值达到 9600 万例，较 2012 年增长了 3 倍。

2. 季节分布 登革病毒的传播通常发生在适宜伊蚊繁殖和存活的雨季，即主要发生于夏秋雨季。同时，春末秋初的适宜温度不仅加速伊蚊的孵化，使幼蚊增多，同时还缩短了登革病毒感染的潜伏期。虽然我国全年各月均有病例报告，但高峰期集中在 8~10 月。

3. 周期性 登革热流行有一定周期性，在东南亚地区以及我国广东省每 3~5 年出现一次流行高峰。

【发病机制与病理解剖】

（一）发病机制

登革病毒通过伊蚊叮咬进入人体，在毛细血管内皮细胞和单核 - 吞噬细胞系统内增殖至一定数量后进入血液循环，形成第一次病毒血症。然后再定位于单核 - 吞噬细胞系统和淋巴组织中复制，再次释入血流形成第二次病毒血症，引起临床症状。机体产生的抗登革病毒抗体与登革病毒形成免疫复合物，激活补体系统，导致血管通透性增加。体内各类 T 细胞的激活导致过量细胞因子、炎性分子的释放，如 IL - 2、IFN - γ、组胺等，产生一系列免疫反应。同时抑制骨髓中白细胞和血小板系统，导致白细胞和血小板减少，DIC 形成，导致出血甚至休克。

（二）病理解剖

病理改变表现为：登革热患者出现肝、肾、心和脑的退行性变，心内膜、心包、胸膜、腹膜、胃肠黏膜、肌肉、皮肤及中枢神经系统有不同程度的出血，皮疹活检见小血管内皮细胞肿胀、血管周围水肿及单核细胞浸润，瘀斑中有广泛血管外溢血。登革出血热的主要病变为全身血管损害引起的血管扩张、充血，导致出血和血浆外渗。内脏小血管及毛细血管周围出血、水肿及淋巴细胞浸润，肝脾及淋巴结中的淋巴细胞及浆细胞增生，肺充血及出血，间质细胞增多，肝实质脂肪变并有灶性坏死，汇管区有淋巴细胞、组织细胞及浆细胞浸润。肾上腺毛细血管扩张、充血及灶性出血、球状带脂肪消失，有灶性坏死。骨髓示巨核细胞成熟障碍。

【临床表现】

潜伏期 3~15 日，通常为 5~8 日。WHO 将登革热分为登革热和登革出血热，前者在临床上分为典型、轻型与重型登革热，后者又分为无休克的登革出血热及登革休克综合征，二者其实是登革出血热的两个严重临床类型。

（一）登革热的临床表现

1. 典型登革热　病程约为 2 周。 微课 10

（1）发热及全身毒血症症状　患者通常急性起病，首发症状为寒战、高热，24 小时内体温可达 40℃，持续 5~7 日后骤退至正常。部分病例发热 3~5 日后体温降至正常，1 日后再度上升，称双峰热或马鞍热。发热时可伴随严重头痛，背痛，眼球后痛，骨、肌肉及关节痛，极度乏力，并可出现恶心、呕吐、腹痛、腹泻等胃肠道症状。儿童病例起病较慢，体温较低，毒血症较轻，恢复较快。

（2）皮疹　于病程第 3~6 日出现，皮疹分布于全身、四肢、躯干或头面部，多为斑丘疹或麻疹样皮疹，也有猩红热样疹、红斑疹及出血点等，可同时有两种以上皮疹，多有痒感，疹退后无脱屑及色素沉着，持续 3~4 日后消退。

（3）出血　25%~50% 的病例可出现不同程度的出血现象，如皮下出血、注射部位瘀点瘀斑、牙龈出血、鼻衄、咯血、血尿、阴道出血、腹腔或胸腔出血等，出血多发生在病程第 5~8 日。

（4）淋巴结肿大　患者多有颈部、颌下、耳后及腹股沟等处淋巴结肿大伴触痛。

（5）其他　约 1/4 的病例有轻度肝肿大，个别病例有黄疸，脾肿大少见。

2. 轻型登革热　在流行期间，此型病例较多。临床表现类似流行性感冒，发热体温较低，全身疼痛较轻，皮疹稀少或不出疹，无出血倾向，浅表淋巴结常肿大，病程 1~4 日。

3. 重型登革热　早期临床表现类似典型登革热，在病程第 3~5 日时突然加重，出现剧烈头痛、呕吐、烦躁、昏迷、抽搐、大量出汗、血压骤降、颈项强直等脑膜脑炎表现。有些病例表现为消化道大出血和出血性休克。此型病情凶险，进展迅速，多于 24 小时内死于中枢性呼吸衰竭或出血性休克。本型罕见，但死亡率很高。

（二）登革出血热的临床表现

WHO 将登革出血热分为无休克的登革出血热及登革休克综合征。

1. 无休克的登革出血热　开始表现为典型登革热。发热、肌痛、腰痛，但骨、关节痛不显著，而出血倾向严重，如鼻衄、呕血、咯血、尿血、便血等。常有两个以上器官大量出血，出血量大于 100ml。血液浓缩，红细胞压积增加 20% 以上，血小板计数 $<100 \times 10^9/L$。有的病例出血量虽小，但出血部位位于脑、心脏、肾上腺等重要脏器而危及生命。

2. 登革休克综合征　具有典型登革热的表现。在病程中或热退后，病情突然加重，有明显出血倾向伴周围循环衰竭。表现为皮肤湿冷，脉快而弱，脉压差进行性缩小，血压下降甚至测不到，烦躁、昏睡、昏迷等。病情凶险，如不及时抢救，可于 4~6 小时内死亡。

【并发症】

以急性血管内溶血为最常见，发生率约 1%，多发生于葡萄糖 6-磷酸脱氢酶（G-6-PD）缺乏的患者。其他并发症包括精神异常、心肌炎、尿毒症、肝肾综合征、急性脊髓炎、格林-巴利综合征及眼部病变等。

【实验室检查】

（一）一般检查

1. 血常规　白细胞计数减少，多数病例早期开始下降，病程第 4～5 日降至最低点（可达 $2 \times 10^9/L$），白细胞分类计数以中性粒细胞下降为主，淋巴细胞相对增高，可见异型淋巴细胞。多数病例有血小板减少，DHF 患者血小板可低至 $10 \times 10^9/L$ 以下。

2. 尿常规　可有少量蛋白、红细胞、白细胞，有时有管型。

3. 生化检查　约半数病例有轻度 ALT 升高。脑型病例脑脊液压力升高，白细胞和蛋白质正常或稍增加，糖和氯化物正常。

（二）血清学检查

常用补体结合试验、红细胞凝集抑制试验和中和试验。红细胞凝集抑制试验的灵敏性较高，补体结合试验的特异性较高。ELISA 法检测 lgM 抗体作为早期诊断，恢复期单份血清补体结合试验效价达到 1∶32 以上、血凝抑制试验效价达到 1∶1280 以上有诊断意义。双份血清恢复期抗体效价比急性期高 4 倍以上者可以确诊。中和试验特异性高，但操作困难，中和指数超过 50 者为阳性。登革病毒 NS1 抗原阳性也是急性登革热感染的标志物。

（三）分子生物学诊断方法

RT－PCR、原位杂交技术具有高度敏感性和特异性，可用于早期快速诊断及血清型鉴别。

（四）病毒分离

取急性期患者血清接种于乳鼠脑内、组织培养液、伊蚊 C6/36 细胞中可分离登革病毒，分离阳性率为 20%～65%。

【诊断】

根据流行病学、临床表现及实验室检查等进行综合诊断。

（一）登革热的诊断

1. 流行病学资料　在登革热流行季节中，凡是流行区或到过流行区，发生大量高热病例时，应想到本病。

2. 临床表现　有急性起病，高热、剧烈肌肉和骨关节痛、皮疹、出血、浅表淋巴结肿大、白细胞和血小板减少等症状者，应考虑为登革热。WHO 提出的登革出血热临床诊断标准为：①发热；②出血现象，至少包括一个束臂试验阳性结果和一个大的或小的出血现象；③肝大；④休克（脉率高于 100 次/分和血压低至 20mmHg 或更低，或低血压）；⑤血小板减少症（$\leqslant 100 \times 10^9/L$）；⑥血液浓缩（血细胞浓度增加 $\geqslant 20\%$）。

3. 实验室检查　外周血白细胞计数、血小板显著减少；血清 IgM 抗体阳性或双份血清中恢复期特异性 IgG 抗体比急性期升高 4 倍或 4 倍以上可以确诊。采用核酸杂交技术检测病毒 RNA，阳性者有助于诊断。在发病早期将患者血清接种于白纹伊蚊细胞株做组织培养，分离登革病毒阳性者可以确诊。

（二）重症登革热的诊断

在典型登革热诊断标准的基础上出现下列情况之一者，可诊断为重症登革热。

1. 严重出血　包括皮下血肿、消化道出血、咯血、阴道流血、肉眼血尿、颅内出血等。

2. 休克　表现为皮肤湿冷、脉搏细数、脉压变小、低血压或血压测不到等。

3. 严重脏器功能障碍或衰竭　包括脑病（脑炎、脑膜脑炎）、急性心功能衰竭或心肌炎、急性肾功能衰竭、肝脏损伤 [ALT 和（或）AST > 1000IU/L]、呼吸衰竭或 ARDS 等。

【鉴别诊断】

登革热需与流行性感冒、钩端螺旋体病、斑疹伤寒、疟疾、伤寒、麻疹、猩红热、药疹等相鉴别。登革出血热需与肾综合征出血热、黄疸出血型钩端螺旋体病及败血症相鉴别。

【治疗】

本病为自限性疾病，目前尚无特效的抗病毒治疗药物，主要采取支持及对症治疗措施。治疗原则是早发现、早诊断、早治疗、早防蚊隔离。重症病例的早期识别和及时救治是降低病死率的关键。

（一）一般治疗

急性期应卧床休息，给予流质或半流质饮食，监测神志、生命体征、液体入量、尿量以及血小板、血细胞压积（HCT）、电解质等。在有防蚊设备的病室中隔离到完全热退为止，恢复期时不宜过早活动，防止病情加重。保持皮肤和口腔清洁。对血小板明显下降者，进行动静脉穿刺时要防止出血、血肿发生。

（二）对症治疗

1. 高热应以物理降温为主 对出血症状明显的患者，应避免酒精擦浴。解热镇痛剂对本病退热不理想，且可诱使 G-6-PD 缺乏的患者发生溶血，应谨慎使用。对中毒症状严重的患者，可短期使用小剂量肾上腺糖皮质激素，如口服强的松 5mg，3 次/日。

2. 维持水、电解质平衡 对于大汗或腹泻者应鼓励患者口服补液，对频繁呕吐、不能进食或有脱水、血容量不足的患者，应及时静脉输液，但应高度警惕输液反应致使病情加重及导致脑膜脑炎型病例发生。

3. 出血的处理 有出血倾向者可选用安络血、止血敏、维生素 C 及维生素 K_1 等止血药物。对大出血病例，应输入新鲜全血或血小板、大剂量维生素 K_1 静脉滴注、口服云南白药等。

（三）重症登革热的治疗

对重症登革热患者应加强监护，除监测患者神志、生命体征、尿量以及血小板、HCT 等一般指标外，还应动态监测电解质。采取相应的措施积极治疗严重血浆渗漏、休克、严重出血或其他重要脏器功能障碍。

1. 补液原则 补液是救治重症登革热患者的必要而关键的治疗措施。重症登革热补液原则是依据患者血细胞比容、血小板计数、电解质变化等情况随时调整补液的种类和数量，在维持良好的组织器官灌注和尿量达约 $0.5ml/(kg \cdot h)$ 的前提下，避免出现补液过量。可选择 0.9% 盐水、乳酸林格液等晶体液，对于渗出严重的患者还应及时补充白蛋白等胶体液。

2. 抗休克治疗 出现休克时尽早进行液体复苏，纠正中心和外周循环障碍以及改善组织器官的灌注，输液种类及输液量参照补液原则。同时积极纠正酸碱失衡和电解质紊乱。当采取适当的液体复苏治疗仍无法维持血压稳定时，可考虑使用血管活性药物。对于由严重出血引起的休克，应及时输注红细胞等。

3. 止血治疗 重症登革热患者常发生消化道出血或成年女性的阴道出血；部分患者出现鼻衄、咯血、肉眼血尿、皮下血肿等；少数患者并发颅内出血或胸、腹腔出血等，大量出血可危及生命，应尽早发现并积极抢救。对于一般出血，可给予卡巴克洛、酚磺乙胺或维生素 K 进行止血治疗；对严重的胃肠道出血，可给予口服冰盐水或去甲肾上腺素并静脉给予抑酸药；对严重的大出血和（或）伴血小板减少者，可输注浓缩红细胞、血小板等。尽量避免插鼻胃管、尿管等侵入性诊断及治疗，以免引起严重出血、堵塞气道等并发症。

【预防】

（一）控制传染源

地方性流行区或可能流行地区要做好登革热疫情监测预报工作，早发现，早诊断，及时隔离治疗。

同时尽快进行特异性实验室检查，识别轻型患者。加强国境卫生检疫。

（二）切断传播途径

防蚊灭蚊是预防本病的根本措施。改善卫生环境，消灭伊蚊滋生地。喷洒杀蚊剂消灭成蚊。

（三）提高人群免疫力

疫苗预防接种处于研究试验阶段，随着感染性 cDNA 技术的成熟，采用 DNA 重组技术，如能构成四型病毒的嵌合体并产生对全部四型病毒的保护性免疫，将很有发展前景。

⇒案例讨论

　　临床案例　患者，男性，32 岁。因突发高热伴头痛、全身肌肉关节疼痛 5 日，皮疹 1 日，于 6 月 12 日入院。体格检查：患者神志清楚，精神萎靡，体温 39.6℃，巩膜和皮肤无黄染。皮肤有散在分布的麻疹样皮疹和皮下出血点，以躯干、四肢为多，双侧腋下及腹股沟均可触及黄豆大小浅表淋巴结。心肺未见异常，肝脏肋下及边，脾肋下未触及。血常规：白细胞 $3.2 \times 10^9/L$，血红蛋白 125g/L，血小板 $10 \times 10^9/L$。尿常规正常。

　　讨论　1. 该患者最可能的诊断是什么？试述其依据。

　　　　　2. 为明确诊断，该患者应进一步做哪些检查？

　　　　　3. 该病应如何治疗？

目标检测

答案解析

题库

1. 登革热的发病机制主要是什么？
2. 登革热的典型临床表现是什么？
3. 重症登革热的临床表现是什么？
4. 重症登革热的治疗原则是什么？

（黄　燕）

PPT

第十一节　埃博拉病毒病

📖学习目标

　　1. 掌握　埃博拉病毒病的临床表现、诊断要点。

　　2. 熟悉　埃博拉病毒病的治疗原则。

　　3. 了解　埃博拉病毒病的发病机制。

　　4. 学会埃博拉病毒病的预防，具备埃博拉病毒病的临床分析及处理能力。

埃博拉病毒病（Ebola virus disease）既往称为埃博拉出血热（Ebola hemorrhagic fever，EboHF），是由埃博拉病毒感染引起的，以发热、出血和多脏器损伤为主要临床特征的，致死率高达 50%～90% 的一种急性传染病。

【病原学】

埃博拉病毒属丝状病毒科，为单股负链 RNA 病毒。病毒呈长丝状体，可有分支，呈 "U" 状、"6" 形或环形等多种形态。病毒直径 80～100nm，长度差异较大，为 300～14000nm。依据病毒抗原的不同，埃博拉病毒分五个亚型，分别为扎伊尔型（Ebola - Zaier）、苏丹型（Ebola - Sudan）、塔伊森林型（Ebola - Taï forest）、莱斯顿型（Ebola - Reston）和本迪布焦型（Ebola - Bundibugyo）。除莱斯顿型对人不致病外，其余四种亚型感染后均能导致人发病，且以扎伊尔亚型毒力最强。莱斯顿型仅导致非人灵长类动物发病，尚无感染人类的报道。

埃博拉病毒在室温下稳定，对热有中等抵抗力，60℃ 1 小时才能使之完全灭活，100℃ 5 分钟即可灭活，4℃ 存放 1 个月后感染性无明显改变，在 -70℃ 下稳定。γ 射线、紫外线、1% 甲醛、次氯酸、酚类消毒剂及脂类溶剂均可灭活病毒。

【流行病学】 微课 11

（一）传染源

患者和感染埃博拉病毒的灵长类动物为人埃博拉病毒病的主要传染源。目前仍不能确定哪一种动物是这种病毒的自然储存宿主或媒介。有研究认为果蝠可能为该病的天然宿主。

（二）传播途径

直接接触患者的血液、其他体液和排泄物以及死亡患者/动物尸体和脏器易获得感染。病毒可能通过破损皮肤、黏膜，如口腔和呼吸道黏膜或眼结膜传播，也可通过未经消毒的针头、各种穿刺针或经气溶胶、性接触和母乳喂养传播。

（三）易感人群

人类对埃博拉病毒普遍易感。生活在非洲热带雨林地区并与野生动物频繁接触的人群、医护人员、科研人员、流行病学调查人员等是主要的高危人群。

（四）流行情况

埃博拉病毒病的流行无明显季节性。从 1976 年首次发现至今，埃博拉病毒病在非洲地区已发生 20 余次疫情。2013 年 12 月前，埃博拉病毒病主要发生在赤道 10°线内的 5 个非洲国家，包括苏丹（南部地区）、加蓬、刚果（布）、刚果（金）和乌干达，累计发病 2345 例，死亡 1546 例。2013 年 12 月至 2016 年，西非暴发史上最大规模的埃博拉疫情，流行范围波及利比里亚、几内亚、塞拉利昂、尼日利亚、马里、塞内加尔，在美国和西班牙也出现输入性病例。此次西非疫情累计确诊超过 28000 例，病死率达 62.9%。2018 年 5 月 -2020 年 6 月在刚果（金）又多次出现埃博拉疫情，截至 2020 年 6 月 21 日，累计确诊和疑似病例 3470 例，死亡 2287 例，病死率达 65.9%。

【发病机制与病理解剖】

（一）发病机制

埃博拉病毒是一种泛嗜性病毒，可侵犯机体各器官系统。病毒的包膜糖蛋白与网状内皮系统以及血管内皮细胞的结合会破坏内皮的完整性，导致出血和血浆渗漏。埃博拉病毒感染单核 - 吞噬细胞系统后可释放大量细胞因子和趋化因子，重症患者出现炎症因子风暴。病毒感染树突状细胞后可抑制树突状细胞将抗原提呈给 T 细胞，从而抑制机体的天然免疫和适应性免疫应答。

（二）病理解剖

埃博拉病毒病的主要病理改变为微血管内皮损伤、血栓形成、血管闭塞和出血。广泛的皮肤黏膜瘀点瘀斑、实质脏器出血和肝脾等肿大，脑水肿常见，脑实质中多处可见出血。

【临床表现】

潜伏期 2~21 日，平均 7 日。

（一）急性期

急起发病，高热、乏力、全身不适，头痛、肌痛，多数有恶心、呕吐、腹痛和腹泻等消化道症状，脱水和消瘦提示病情进展。起病后数日可出现出血倾向，轻重不一，如皮肤穿刺点、牙龈出血和鼻腔渗血，消化道以及肺出血。除妊娠期患者流产外，呕血及咯血等大量出血少见。多数患者死于肝、肾功能衰竭及其他并发症。中枢神经系统受累的常见表现为情绪异常、意识障碍和侵犯行为，并可持续至恢复期。少数病例可出现抽搐或脑膜炎的表现。孕妇感染埃博拉病毒病情严重，易发生流产，病死率高达95.5%。急性期并发症有心肌炎、细菌性肺炎等。严重者多在 2 周内死于出血、多脏器功能障碍等。

（二）恢复期

非重症患者在发病后 2 周逐渐恢复，食欲渐增，可出现游走性非对称性关节疼痛，多累及大关节。部分病例仍有发热、食欲减退、肌痛、头痛、乏力、听力丧失或耳鸣、眼结膜炎、葡萄膜炎、肝炎、女性患者闭经、男性患者单侧睾丸炎等迟发性损害。

【实验室检查】

由于埃博拉病毒传染性极强，实验室检查必须在生物安全性 4 级的实验室中按照生物安全操作规程进行，避免实验室内污染和传播。

（一）常规实验室检查

1. 血、尿常规　病程初期表现为白细胞减少，淋巴细胞减少，出现异型淋巴细胞，血小板减少，可见不同程度的贫血。病情进展，白细胞计数可增加。有肾损害的患者，可出现蛋白尿和血尿。

2. 血清生化检测　可有转氨酶增高，以天冬氨酸氨基转移酶（AST）升高更明显。可伴有代谢性酸中毒及血清淀粉酶、碱性磷酸酶（ALP）、乳酸脱氢酶（LDH）和肌酸激酶（CK）升高。有肾损害者血尿素氮（BUN）和肌酐（Cr）升高。可出现电解质紊乱，以低钾、低钠、低钙血症常见。凝血酶原时间、凝血酶时间、部分凝血活酶时间延长以及纤维蛋白降解物水平升高。

（二）病原学检查

1. 病毒核酸检测　采用实时 RT－PCR 检测病毒 RNA，多数患者在第 3~6 病日外周血中可检测到病毒核酸，亦可采集唾液、泪液、汗液、乳汁、尿液、脑脊液、羊水、阴道分泌物和精液进行检测。病毒载量多于第 3~7 病日达到高峰，死亡患者病毒载量较存活患者高 10~100 倍。

2. 病毒抗原检测　埃博拉病毒抗原在发病后第 3~6 日可以被检出，但是持续时间很短，起病后7~16 日即消失。死亡患者可通过皮肤活检用免疫组织化学方法检测病毒抗原。

3. 病毒分离　最常用的方法是将急性期血标本接种于 Vero 细胞培养或接种于豚鼠的腹腔内，然后用免疫荧光试验（immunofluorescence assay，IFA）或其他特异性免疫检测手段鉴定培养物。

（三）免疫学检查

抗 EboV IgM 在症状出现后 2~9 日可以检出，在 30~168 日消失。抗 EboV IgG 在发病后 6~18 日出现，可以持续数月。由于多数患者抗体产生较晚，抗体检测用于埃博拉病毒病急性期的诊断效果不理想。

【诊断与鉴别诊断】

因埃博拉病毒病早期临床表现缺乏特异性，早期临床诊断相当困难，应参考流行病学资料、临床表现和实验室检查进行综合分析和诊断。对于来自疫区的患者出现发热、结膜充血、皮疹、咽喉炎伴有明显吞咽痛以及有出血现象者，应高度警惕。注意与流感、疟疾、伤寒、急性重型肝炎、败血症、非伤寒沙门菌感染、各种脑炎，以及登革热、黄热病、马尔堡热和拉沙热等出血性疾病相鉴别。

【预后】

埃博拉病毒病病情发展迅速，病死率高达50%～90%。出血倾向、无尿、呃逆与呼吸急促均提示预后不良。死亡者大多常于临终前数小时出现呼吸急促。发病后患者存活达1周者，存活率有希望达30%，若发病后>2周仍存活者，则存活率明显提高，可望达70%。

【治疗】

目前尚无特效的治疗方法，对症支持治疗是管理埃博拉病毒病患者的重点。对症处理包括发热患者的降温，适当补液和补充营养物质，吸氧，维持体液和电解质平衡，纠正血容量不足以防治休克和肾功能不全，补充各种凝血因子以预防和控制出血等。尽量减少注射、插管等有创性操作，以减少传播的风险。

目前尚无对埃博拉病毒有效的抗病毒药物。法匹洛韦有一定的抗埃博拉病毒的作用。法国已批准法匹洛韦用于抗埃博拉病毒的治疗，但治疗的病例数较少，其疗效还需进一步在大样本的病例中观察。

免疫治疗也是研究的热点。单克隆抗体混合制剂ZMapp曾在美国被用于治疗埃博拉病毒病患者，但疗效并不确定。我国研制的单克隆抗体MIL77也正处于临床研究阶段。

【预防】

目前尚无有效疫苗。控制传染源是预防和控制该病的重要措施。对疑似病例和患者要采取严格隔离措施，监测密切接触者；医护人员应加强自身防护，与患者接触要戴口罩、手套、帽子和穿隔离衣，防止接触传播；对患者的分泌物和排泄物应严格消毒，及时妥善掩埋死者。

⊕ 知识链接

埃博拉病毒病抗病毒药物与疫苗

目前针对埃博拉病毒尚无特效药物，法匹洛韦在早期的实验动物研究中显示出希望，但未能发现对患者有益，因此未再进行研究。2018年11月至2019年8月在刚果民主共和国埃博拉疫情期间进行了一项随机多药物试验，评估了多种抗体（包括REGN-EB3、mAb114、ZMapp）和核苷酸类似物前药——瑞德西韦的有效性，研究发现使用REGN-EB3或mAb114的患者比使用ZMapp或remdesivir的患者生存率更高。然而，高病毒载量患者的病死率仍然高达63.6%～85.3%。

目前针对埃博拉病毒尚无公认有效的疫苗，重组水疱性口炎病毒扎伊尔埃博拉疫苗（rVSV-ZEBOV）和一种两剂疫苗系列（AD26. ZEBOV/MVA-BN-Filo）显示出良好的安全性和免疫原性，在西非和刚果民主共和国埃博拉疫情期间的初步临床研究结果显示可有效地保护密切接触者使之不被感染，但其有效性仍有待进一步验证。

⇒ 案例讨论

临床案例 患者，女性，21岁。因发热3日，伴头痛、全身不适、腹泻于2015年4月10日入院。发病前1周曾参加亲属的葬礼，当地有埃博拉病毒病流行。体格检查：患者神志模糊，精神萎靡，体温39.6℃，轻度脱水貌。皮肤注射部位有瘀斑。心肺未见异常，肝脏肋下及边，脾肋下未触及。血常规：白细胞3.5×10^9/L，血红蛋白120g/L，血小板25×10^9/L。

讨论 1. 该患者最可能的诊断是什么？试述其依据。

2. 该患者应如何进一步确诊？

3. 本病应如何治疗？

答案解析　　　　题库

目标检测

1. 埃博拉病毒病的发病机制主要是什么?
2. 埃博拉病毒病的典型临床表现是什么?
3. 埃博拉病毒病的预防措施是什么?

(黄　燕)

PPT

第十二节　发热伴血小板减少综合征——新型布尼亚病毒感染 ⓔ微课 12

> **学习目标**
>
> 1. **掌握**　新型布尼亚病毒感染的临床表现、诊断和治疗原则。
> 2. **熟悉**　新型布尼亚病毒感染的流行病学。
> 3. **了解**　新型布尼亚病毒感染的发病机制。
> 4. 学会新型布尼亚病毒感染的临床诊断思维,具备基本的处置能力。

发热伴血小板减少综合征(severe fever with thrombocytopenia syndrome,SFTS)是一种由新型布尼亚病毒感染所致的传染病,主要经蜱虫叮咬传播。临床表现以发热伴白细胞和血小板减少为主要特征,多伴有肝功能和心肌酶谱异常,少数患者病情较重且发展迅速,可因多脏器功能衰竭而死亡。

【病原学】

新型布尼亚病毒又称为发热伴血小板减少综合征布尼亚病毒(severe fever with thrombocytopenia syndrome bunyavirus,SFTSV),属于布尼亚病毒科、白蛉病毒属。病毒颗粒呈球形,直径 80~100nm,外有脂质包膜,表面有 5~7nm 的多肽棘突。SFTSV 基因组包含三个单股负链 RNA 片段(L、M 和 S),L 片段全长为 6368 个核苷酸,编码 RNA 依赖的 RNA 聚合酶,此酶促进病毒 RNA 的复制和转录;M 片段全长为 3378 个核苷酸,编码 1073 个氨基酸的糖蛋白前体,对病毒组装、病毒颗粒的形成及黏附至新的靶细胞上均有至关重要的作用;S 片段是一个双义 RNA,基因组以双向的方式编码病毒核蛋白和非结构蛋白,核蛋白对 RNA 转录、复制和病毒组装有活化作用,SFTSV 的核蛋白和非结构蛋白均能通过抑制 β 干扰素和核因子 κB 信号通路的活化来抑制宿主细胞的抗病毒免疫反应。布尼亚病毒科病毒抵抗力弱,不耐酸,易被热、乙醚、去氧胆酸钠和常用消毒剂及紫外线照射等迅速灭活。

【流行病学】

(一) 传染源

尚未完全明确。患者可以作为传染源,已经证实患者的血液和血性分泌物具有传染性,尤其是有出血表现的患者可以作为传染源造成传染。

我国多个省区的血清流行病学调查发现,牛、羊、猪、狗、鸡等家畜和家禽血清内均可检测到 SFTSV 抗体和核酸,其中,牛、羊、猪的核酸检出率最高,同时从家养动物体内分离的 SFTSV 病毒株与人源病毒株的同源性达 95%,推测其可以成为 SFTSV 的宿主而成为传染源。但是直接接触上述动物引起感染的证据不足。

（二）传播途径

目前认为主要有以下几种传播途径。

1. 虫媒传播　白蛉病毒属病毒通常以节肢动物为传播媒介。SFTSV 可能系由长角血蜱叮咬人而传播，已从病例发现地区的蜱虫中分离到该病毒。流行区内的长角血蜱病毒携带率高于非流行地区，提示长角血蜱是 SFTSV 传播的主要媒介。但也有部分病例发病前没有明确的蜱叮咬史，而在流行区域的革螨、恙螨、牛虻体内也检测到了 SFTSV，由此可以推测革螨、恙螨、牛虻或其他节肢动物亦可能是 SFTSV 潜在的传播媒介。

2. 接触传播　流行病学证据显示，SFTSV 可通过接触患者血液、分泌物或排泄物而感染。同样，接触携带 SFTSV 的动物血液可能也会引起 SFTSV 感染。

3. 其他　如同其他布尼亚病毒一样，SFTSV 也可能通过气溶胶接触黏膜而传播，但尚未获得充足的证据。

（三）人群易感性

人群普遍易感。在丘陵、山地、森林等地区生活、生产的居民和劳动者以及赴该类地区户外活动的人群感染风险较高。SFTSV 存在人传人的传播方式，医护人员、患者亲属及陪同人员是第二高风险的易感人群。

（四）流行特征

自 2010 年我国首次报告后至 2016 年 10 月，我国已有 23 个省区发现此病病例，其中经我国 CDC 确认的有 18 个省区。2013 年至 2016 年 10 月中国共发病 7419 例，死亡 355 例，发病例数较高的省份依次是河南、山东、安徽、湖北，其中，农村患者占 97%。日本、韩国、美国亦有发病报道。

患者主要集中在山区和丘陵地带的农村，呈高度散发。发病季节多为春、夏季。发病时间集中于 3~9 月，最主要的发病时间是 5~7 月。

【发病机制】

SFTS 的发病机制目前未完全清楚。布尼亚病毒科病毒常见的致病特点是能抑制宿主的免疫反应，以病毒的快速复制和多器官衰竭为特征。研究发现，SFTS 患者的 CD3$^+$T 细胞和 CD4$^+$T 细胞的数量明显低于正常人，而 NK 细胞的比例升高，尤其是在重症 SFTSV 感染的急性期。免疫功能的抑制可使患者身体条件恶化，增加继发性感染的风险。

产生 β 干扰素是宿主固有免疫系统对抗病毒感染的一个防御机制。然而，在 SFTS 患者血中几乎检测不到 β 干扰素。此外，SFTSV 编码的核蛋白和非结构蛋白等蛋白抑制了 β 干扰素启动子和核因子 κB 信号的活化。

炎症因子在病毒所致疾病的发病机制中起着重要作用。当初次免疫反应不能抑制病毒复制时，病毒可诱导靶细胞释放过量的细胞因子，从而导致病理性损伤。几种促炎性细胞因子以细胞因子风暴形式异常表达，这与 SFTS 的严重程度有关。IL-1 受体拮抗剂、IL-6、IL-10、G-CSF、γ 干扰素诱导蛋白和单核细胞趋化蛋白 1 在 SFTS 中表达增加，并且常见于重症患者多于非重症患者；相反，血小板衍生生长因子以及调节活化和正常 T 细胞表达的因子（RANTES）水平下降，在康复期，这些细胞因子恢复至正常水平。RANTES 低表达与病毒所致疾病的严重程度有关。SFTS 患者体内 RANTES 与血小板衍生生长因子低表达可能是由于循环中血小板数量减少，外周循环中的血小板是这两种细胞因子的主要来源。SFTS 中的出血热症状也与 TNF-α 增高有关。TNF-α 作用于内皮细胞，诱导血管舒张物质产生，并刺激一氧化碳合成，增加毛细血管内皮细胞通透性。SFTSV 能黏附至血小板上，这可被脾巨噬细胞识别并吞噬，导致血小板减少，这是 SFTS 一个常见的临床表现。SFTSV 可在多种细胞类型中进行复制，但是其主要的靶目标是网状细胞。受感染的单核细胞几乎是完整的且不凋亡，它们能够保持持续的病毒复制，SFTSV 通过淋巴管播散至血液循环中，引起初次病毒血症。虽然 SFTSV 可劫持巨噬细胞进行病毒复制，但是在小鼠模型中巨噬细胞可抑制病毒生长并最终将其清除。综上，免疫力强的患者可将 SFTSV 清除；但是在免疫抑制的患者中，病毒可有效增殖并导致多器官功能障碍或患者死亡。

【临床表现】

SFTS 以发热和呼吸道或消化道症状急性起病，随后出现血小板和白细胞计数进行性下降。典型的 SFTS 感染分为四期：潜伏期、发热期、多器官功能衰竭期和恢复期。

（一）潜伏期

潜伏期尚不十分明确，一般为 1～2 周，平均 9 日。潜伏期的长短可受病毒剂量和感染途径等多个因素影响。接触或暴露于患者的血液或血性分泌物至发病的平均时间为 10 日（7～12 日）。

（二）发热期

以流感样症状为特征，如突发高热（38～41℃），持续时间可达 6～16 日，平均 10 日，伴头痛、疲乏、肌痛等全身中毒症状及纳差、恶心、呕吐、腹泻等消化道症状，同时伴随着血小板和白细胞减少、淋巴结肿大。这个时期可检测到高病毒载量，是临床诊断的一个重要标志。

（三）多器官衰竭期

可与发热期重叠，以重症患者的多器官功能进行性下降或存活者的自限性恢复为特征。多器官衰竭发展迅速，首先累及肝脏和心脏，然后是肺和肾脏。多器官衰竭期可与发热期重叠，大部分病例在发病的 5 日后进入多器官衰竭期并持续 7～14 日。在多器官衰竭期，存活者的血清病毒载量逐渐下降，但是在死亡患者中病毒载量仍很高。此期，死亡患者体内重要的生物标志物水平（如丙氨酸氨基转移酶、肌酸激酶、乳酸脱氢酶和 CK－MB）均明显高于存活者。出血、神经系统症状、DIC、多器官衰竭和持续的血小板数下降等临床症状提示病重，死亡风险大。多器官衰竭期的治疗非常重要，这是因为此期存活下来的患者最终可获得康复。从发病至死亡的平均时间是 9 日。大部分患者（85%）预后良好，但是既往有基础疾病、出现精神症状、有出血倾向、低钠血症或为老年患者，临床预后较差。

（四）恢复期

存活者的恢复期在发病后 11～19 日开始。此时临床症状开始消退，实验室检查逐渐恢复正常。血小板减少（＜100×10⁹/L）和白细胞减少（＜4.0×10⁹/L）似乎是 SFTSV 感染始终如一的特征，这可能是因为外周器官损伤或循环抗体对血小板的损伤在增加。存活者在 3～4 周内生化检查恢复至正常。

病毒复制和宿主的免疫反应可影响 SFTS 的严重程度和临床预后。重症患者与非重症患者实验室检查中与死亡关系密切的指标包括：血 RNA 病毒载量等于或高于 10^5 拷贝/ml，凝血酶原时间等于或长于 65.1 秒，部分活化凝血酶原时间等于或长于 62.6 秒，丙氨酸氨基转移酶等于或高于 288U/L。多数患者预后良好，既往有基础疾病或老年患者，出现精神神经症状、出血倾向明显、低钠血症、肌酸激酶显著增高等提示病重，预后较差。

【实验室检查】

（一）血常规

80% 以上的患者外周血白细胞计数减少，多为（1.0～3.0）×10⁹/L，重症者可降至 1.0×10⁹/L 以下，中性粒细胞比例、淋巴细胞比例多正常；90% 以上的患者血小板降低，多为（30～60）×10⁹/L，重症者可低于 $30 \times 10^9/L$。

（二）尿常规

半数以上病例出现尿蛋白（＋～＋＋＋），少数病例出现尿潜血或血尿以及肌酐、尿素氮增高等。

（三）生化检查

可出现不同程度的 LDH、CK 及 AST、ALT 等升高，尤以 AST、CK－MB 升高为主，常有低钠血症，个别病例 BUN 升高。

（四）凝血功能检查

大部分患者出现部分活化凝血酶原时间（activated partial thromboplastin time，APTT）延长，而少有凝血酶原时间延长，纤维蛋白原多正常。

（五）脑脊液检查

白细胞计数正常或轻度升高，蛋白、糖、氯化物正常，部分患者脑脊液中可检测到 SFTSV 核酸。

（六）血清抗体检查

包括：①血清特异性 IgM 抗体；②血清特异性 IgG 抗体，采用 ELISA、免疫荧光、中和试验等方法检测，新型布尼亚病毒 IgG 抗体阳转或恢复期滴度较急性期 4 倍以上增高者，可确认为新近感染；③血清特异性总抗体，可采用双抗原夹心 ELISA 法检测，总抗体阳性表明曾受到病毒感染。

（七）病原学检查

1. 核酸检测　采用 RT－PCR 病毒核酸诊断方法进行检测和诊断，患者血清中特异性核酸检测阳性，可确诊新型布尼亚病毒感染。

2. 病毒分离　患者急性期血清标本经处理后，可采用 Vero、Vero E6 等细胞或其他敏感细胞接种，分离到病毒可确诊。

【诊断】

依据流行病学史（流行季节在丘陵、林区、山地等地工作、生活或旅游史等，或发病前 2 周内有被蜱虫叮咬史）、临床表现和实验室检测结果进行诊断。

具有上述流行病学史、发热等临床表现且外周血血小板和白细胞降低者可临床诊断。确诊需要在临床诊断的基础上具备下列情况之一：①病例标本新型布尼亚病毒核酸检测阳性；②病例标本检测新型布尼亚病毒 IgM 抗体阳性，或 IgG 抗体阳转或恢复期滴度较急性期 4 倍以上增高；③病例标本分离到新型布尼亚病毒。

【鉴别诊断】

应当与人粒细胞无形体病等立克次体病、肾综合征出血热、登革热、败血症、伤寒、血小板减少性紫癜等疾病相鉴别。还应与一些蜱媒传染病如斑点热、莱姆病等相鉴别。

【治疗】

本病尚无特异性治疗手段，主要为对症支持治疗。患者应当卧床休息，进流食或半流食，多饮水。密切监测生命体征及尿量等。不能进食或病情较重的患者，应当及时补充热量，保证水、电解质和酸碱平衡，尤其注意对低钠血症患者的补充。高热者行物理降温，必要时使用药物退热。有明显出血或血小板明显降低（如低于 $30 \times 10^9/L$）者，可输血浆、血小板。中性粒细胞严重低下（低于 $1 \times 10^9/L$）患者，建议使用粒细胞集落刺激因子。肝功能严重受损、呼吸衰竭、颅内出血及胃肠道出血、继发真菌及细菌感染等严重并发症，应积极治疗、加强监护。

体外实验结果提示Ⅰ型和Ⅱ型干扰素及利巴韦林对该病毒有抑制作用，临床上可以试用。重症患者可以给予丙种球蛋白冲击治疗，剂量为每日 10～20g 静脉滴注，疗程 3～5 日，使用越早，效果越好。继发细菌、真菌感染者，应当选敏感抗生素治疗。同时注意基础疾病的治疗。目前尚无证据证明糖皮质激素有治疗获益，建议慎重使用。

目前尚无证据证明糖皮质激素的治疗效果，对于部分重症患者可在给予免疫支持的情况下短期慎重使用。持续性血液滤过或血浆置换均可部分清除患者体内的炎症因子，有助于缓解炎症因子风暴造成的组织损伤，血浆置换还可以补充凝血因子以纠正出血倾向，已有血浆置换成功治疗本病的报道，但尚缺乏大样本临床研究。

【预防】

加大媒体宣传以提高社会人群的知晓率，提醒人们尽量减少野外危险地带的活动，高危人群要增强防护意识，加大防护力度，必要时穿防护服、防护鞋，戴防护口罩和帽子，以防止病毒的侵袭。

一般患者不需隔离，但有出血表现者尽量安排单间隔离。由于患者血液或血性分泌物具有传染性，医务人员及陪护人员在接触患者血液、体液、分泌物、排泄物等时应戴乳胶手套，从事气管插管或其他可能接触患者血液或血性分泌物的操作时，应穿隔离衣并且戴护目镜（或防护面罩）和外科口罩。对患者的血液、分泌物、排泄物及被其污染的环境和物品，采取高温、高压、含氯消毒剂等方式进行消毒处理。

⇨ 案例讨论

临床案例 患者，男性，55 岁。因发热 10 日入院。体温波动于 38.5～40.0℃，伴乏力，呕吐，腹泻，心肌损害。居住于山区，发病前 2 周有明确蜱虫叮咬史。入院后，查外周血：白细胞 1.24×10^9/L，中性粒细胞 0.78×10^9/L，血红蛋白 113g/L，血小板 23×10^9/L，ALT 80U/L，AST 356U/L，CK－MB 升高，LDH 654U/L，疾控中心检测新型布尼亚病毒 IgM 抗体阳性。

讨论 1. 该患者的初步诊断是什么？

2. 为确诊，该患者应进一步做哪些检查？

3. 本病应与哪些疾病进行鉴别诊断？

4. 本病的治疗原则是什么？

目标检测

答案解析

题库

1. 新型布尼亚病毒感染的诊断依据是什么？

2. 新型布尼亚病毒感染的治疗原则是什么？

（郜玉峰）

第十三节　传染性单核细胞增多症 微课13

PPT

学习目标

1. **掌握**　传染性单核细胞增多症的临床及实验室特征、诊断要点以及治疗原则。
2. **熟悉**　传染性单核细胞增多症的流行病学。
3. **了解**　传染性单核细胞增多症的病原学特点。
4. 学会传染性单核细胞增多症的临床诊断，具备基本的诊疗处置能力。

传染性单核细胞增多症（infectious mononucleosis，IM）是由 EB 病毒（*Epstein - Barr virus*，EBV）感染所致的急性自限性传染病。其典型临床特征为发热、咽峡炎、淋巴结肿大、肝脾大、外周血淋巴细胞及异型淋巴细胞显著增多。多数患者预后良好，少数患者可出现噬血细胞综合征等严重表现。

【病原学】

EBV 为疱疹病毒科，双链 DNA 病毒，是一种嗜人类淋巴细胞的疱疹病毒。完整的病毒颗粒由类核、膜壳、壳微粒和包膜组成，电镜下呈球形，直径 150 ~ 180nm，主要侵犯 B 细胞。1964 年由 Epstein 和 Barr 等在非洲恶性伯基特淋巴瘤组织体外培养的淋巴瘤细胞系中发现，1968 年确定为本病的病原体。EBV 对生长要求极为特殊，仅在非洲淋巴瘤细胞、传染性单核细胞增多症患者血液、白血病细胞和健康人脑细胞等培养中繁殖，故病毒分离较困难。EBV 有嗜 B 细胞特性并可作为其致裂原，使 B 淋巴细胞转为淋巴母细胞。

EBV 基因组编码 5 种抗原蛋白：即衣壳抗原（capsid antigen，VCA）、膜抗原（membrane antigen，MA）、早期抗原（early antigen，EA）、淋巴细胞检出的膜抗原（lymphocyte detected membrane antigen，LYDMA）和 EBV 核抗原（EBV nuclear antigen，EBNA）。5 种抗原均能产生相应的抗体。

【流行病学】

本病在全球各地均有发生，常呈全年散发性，以秋末和春初为主。亦可能引起流行。

（一）传染源

人是 EBV 的储存宿主，EBV 病毒携带者及患者为本病的传染源。病毒在口咽部上皮细胞内增殖，唾液含有大量病毒，可持续数周至数月。长期病毒携带者可持续或间断排毒达数年之久。健康人群中带毒率约为15%。

（二）传播途径

80%以上患者的鼻咽部有 EB 病毒存在，恢复后15% ~ 20%可长期咽部带病毒。经口鼻密切接触为主要传播途径，飞沫传播并不重要，偶可通过输血传播。

（三）易感人群

人群普遍易感，但儿童及青少年患者更多见。6 岁以下幼儿患本病时大多表现为隐性或轻型发病。15 岁以上感染则多呈典型发病。病后可获持久免疫力。

【发病机制与病理解剖】

（一）发病机制

其发病机制尚未完全阐明。EBV 进入口腔后先在咽部淋巴组织内复制，导致渗出性咽部扁桃体炎症，局部淋巴结肿大，继而侵入血液循环而致病毒血症，并进一步累及淋巴系统的各组织和脏器。B 细胞表面具有 EBV 的受体，故先受累，导致 B 细胞抗原性改变，继而引起 T 细胞的强烈反应，后者可直接对抗被 EB 病毒感染的 B 细胞，因此，CTL 在免疫损伤中起着重要作用，它一方面杀伤携带 EBV 的 B 细胞，另一方面破坏多种组织器官，导致临床发病。

（二）病理解剖

本病的病理特征是淋巴组织的良性增生，淋巴结肿大但并不化脓，淋巴细胞及单核 - 巨噬细胞高度增生，肝、脾、心肌、肾、肾上腺、肺、中枢神经系统均可受累，主要为异常的多形性淋巴细胞浸润。

【临床表现】

潜伏期在儿童一般为 9 ~ 11 日，成人通常为 4 ~ 7 周。起病急缓不一，症状呈多样性表现，约 40% 的患者有前驱症状，如乏力、头痛、纳差、恶心、轻度腹泻和畏寒等，病程多为 2 ~ 3 周，少数可迁延数月。本病的症状虽多样化，但大多数可出现较典型的症状，发病期典型临床表现如下。

（一）发热

除极轻型的病例外，均有发热，体温高低不一，多在 38 ~ 40℃ 之间。热型不定。热程自数日至数周，甚至达数月。可伴有寒战和多汗。中毒症状多不严重。

（二）淋巴结肿大

多于起病后 2 周达到高峰，见于 70% 以上的患者。全身淋巴结均可累及，以颈淋巴结肿大最为常见，腋下及腹股沟次之。直径 1 ~ 4cm，质地中等，分散而不粘连，无明显压痛，不化脓、双侧不对称等为其特点。肿大淋巴结消退需数周至数月。肠系膜淋巴结肿大引起腹痛及压痛。

（三）咽峡炎

虽仅有半数患者主诉咽痛，但大多数患者可见咽、腭垂和扁桃体充血、水肿或肿大，少数患者咽部有溃疡或假膜形成，可见出血点。齿龈也可肿胀或有溃疡。喉和气管的水肿和阻塞罕见。

（四）肝脾肿大

仅 10% 的患者出现肝脏肿大，儿童更常见，肝功能异常者则可达 2/3。少数患者可出现黄疸，但转为慢性和出现肝功能衰竭者少见。50% 以上的患者有轻度脾肿大，病程早期即可出现，持续 3 ~ 4 周，多在肋缘下 2 ~ 3cm，偶可发生脾破裂。

（五）皮疹

成人约 10% 的病例出现皮疹，儿童皮疹的发生率可达 1/3，常在病程 1 ~ 2 周出现多形性皮疹，为淡红色斑丘疹，亦可有麻疹样、猩红热样、荨麻疹样皮疹，多见于躯干部，一周内隐退，无脱屑。

（六）神经系统症状

神经系统极少累及，见于少数严重的病例。可表现为无菌性脑膜炎，脑炎及周围神经根炎等，90% 以上的患者可恢复。

慢性活动性 EBV 感染在日本等亚洲国家多见，西方国家较少，病程持续超过 6 个月，主要表现为反复的发热、肝脾肿大、肝功能异常、血小板减少、淋巴结病和皮疹。约有 1/3 的患者可以出现蚊虫叮咬过敏，表现为蚊虫叮咬后局部皮肤的红斑、水疱及溃烂，同时伴有高热。

【实验室检查】

（一）血常规

病初时白细胞计数多为正常，发病后 10 ~ 12 日白细胞计数常升高，高者可达（30 ~ 60）× 10^9/L，第 3 周恢复正常。淋巴细胞比例升至 50% 以上者可见于 70% 左右的病例。在发病的第 1 ~ 21 日可出现异常淋巴细胞（10% ~ 20% 或更多），血小板计数可减少，极个别患者有粒细胞缺乏或淋巴细胞减少，可能与机体异常免疫反应有关。

（二）EBV 抗体测定

原发性 EBV 感染过程中首先产生针对 VCA 的 IgG 和 IgM，抗 VCA IgM 在早期出现，持续 1 ~ 2 个月，提示新近感染，IgG 抗体出现较迟，可持续数年存在，因此不能区别既往或新近感染；随后抗 EA 抗体出现，EA 是 EBV 进行增殖周期初期时形成的抗原，抗 EA IgG 于发病后 3 ~ 4 周达高峰，持续 3 ~ 6 个月，是新近感染或 EBV 活跃增殖的标志；在恢复期，抗 NA 抗体产生。抗 VCA IgG 和抗 NA IgG 可持续终身。抗 VCA IgM 阳性是原发 EB 病毒感染的诊断依据。但有的病例抗 VCA IgM 产生延迟，甚至持续缺失或长时间存在，给诊断造成一定困难。机体在受到病原体入侵时首先产生低亲和力抗体，随着感染的继续和进展，抗体亲和力升高。因此，低亲和力抗体的检出提示原发性急性感染。有研究显示，90% 以上的原发性急性 EBV 感染患者在临床症状出现 10 日内可检测到抗 EBV – VCA IgG 低亲和力抗体，结合抗 EBV – VCA IgG 为低亲和力抗体以及抗 EBV – NA IgG 阴性，可增加诊断的敏感性和特异性。

（三）EBV 核酸检测

PCR 检测标本中的 EBV DNA 有较高的敏感性和特异性。患者外周血中 EBV 病毒载量在 2 周内达到高峰，随后很快下降，病程 3 周左右消失。EBV DNA 阳性提示机体存在活动性 EBV 感染，但不能判断是原发感染还是既往感染后再激活。

（四）嗜异性凝集试验

嗜异性凝集试验的阳性率达 80% ~ 90%，与年龄有关，儿童阳性率低。其原理是患者血清常含有属于 IgM 的嗜异性抗体，可与绵羊、山羊、牛或马红细胞凝集。抗体在体内持续的时间为 2 ~ 5 个月。较晚出现嗜异性抗体者常恢复较慢。少数病例（约 10%）的嗜异性凝集试验始终阴性，大多属轻型，尤以儿童患者为多。正常人、血清病患者以及少数淋巴网状细胞瘤、单核细胞白血病、结核病等患者，其嗜异性凝集试验也可呈阳性结果。嗜异性凝集素效价为 1∶50 ~ 1∶224 均具有临床价值，一般认为其效价在 1∶80 以上具有诊断价值。若动态测定效价上升 4 倍以上，则意义更大。

【诊断与鉴别诊断】

（一）诊断

散发病例易被忽视，临床诊断以临床症状、典型血象以及嗜异性凝集试验阳性为主要依据，尤以后二者较为重要，异型淋巴细胞计数大于 10%、凝集效价大于 1∶64 有诊断价值。当出现流行时，流行病学资料有重大参考价值。传染性单核细胞增多症的诊断依据：临床诊断病例，满足下列任意 3 项临床表现及任一非特异性实验室检查；确诊病例，满足下列任意 3 项临床表现及任一项原发性 EBV 感染的实验室证据。

1. 临床表现　①发热；②咽峡炎；③颈淋巴结肿大；④肝脏肿大；⑤脾脏肿大；⑥眼睑水肿。

2. 原发性 EBV 感染的实验室证据　①抗 EBV – CA IgM 和抗 EBV – CA IgG 阳性，且抗 EBV – NA IgG 阴性；②单一抗 EBV – CA IgG 阳性，且抗 EBV – CA IgG 为低亲和力抗体。

3. 非特异性实验室检查　①外周血异型淋巴细胞比例≥10%；② 6 岁以上儿童外周血淋巴细胞比

例 >50% 或淋巴细胞绝对值 >5.0 × 10^9/L。

（二）鉴别诊断

传染性单核细胞增多症应注意与巨细胞病毒、腺病毒、弓形虫、嗜肝病毒、人类免疫缺陷病毒（human immunodeficiency virus，HIV）及风疹病毒引起的类传染性单核细胞增多症以及链球菌引起的咽峡炎等进行鉴别。巨细胞病毒、弓形虫和 HIV 等感染者外周血中也可见异型淋巴细胞，但其比例常为 3% ~5%。根据病原学检查和外周血常规检测，不难鉴别。本病也需与急性淋巴细胞白血病相鉴别，骨髓细胞学检查有确诊价值。

【并发症】

（一）呼吸系统

约 30% 的患者可并发咽峡部溶血性链球菌感染。

（二）泌尿系统并发症

急性肾炎的发生率可高达 13%，部分患者可出现水肿、蛋白尿、尿中管型及血尿素氮增高等类似肾炎的变化，病变多为可逆性。

（三）心血管系统并发症

并发心肌炎者约占 6%，心电图示 T 波倒置、低平及 P – R 间期延长。

（四）神经系统并发症

可出现脑膜炎、脑膜脑炎、周围神经病变，发生率约为 1%。

（五）其他并发症

有脾破裂、溶血性贫血、胃肠道出血、腮腺肿大等。

【治疗】

本病无特异性治疗，多为自限性，预后良好。早期应用更昔洛韦有明确疗效，阿昔洛韦、干扰素等抗病毒制剂亦有一定治疗作用，后期以对症治疗为主。当并发细菌感染时，如咽部、扁桃体的 β – 溶血性链球菌感染可选用青霉素治疗，疗程 7 ~10 日，避免使用氨苄西林或阿莫西林等，可显著增加多形性皮疹的机会。

重症患者如出现咽部、喉头严重水肿，神经系统并发症、血小板减少性紫癜、心肌炎、心包炎等表现时，应用短疗程肾上腺糖皮质激素可改善症状，消除炎症。但一般病例不宜采用。小儿重症患者可联合使用抗病毒制剂及人免疫球蛋白，200 ~400mg/（kg·d），能有效改善症状和缩短病程。对于严重的或危及生命的 EBV 感染，若普通治疗仍不能控制病毒感染，可考虑试用抗 CD20 单克隆抗体治疗。

【预后】

本病预后大多良好。病程一般为 1 ~2 周，但可有复发。部分患者低热、淋巴结肿大、乏力、病后软弱可持续数周或数月。极个别者病程迁延达数年之久。本病病死率为 1% ~2%，死因为脾破裂、脑膜炎、心肌炎等。

【预防】

目前尚无有效预防措施。急性期患者应进行呼吸道隔离。其呼吸道分泌物及痰液应用漂白粉或煮沸消毒。因病毒血症可长达数月，病后至少 6 个月不能参加献血。疫苗尚在研制中。

案例讨论

　　临床案例　患儿，9岁。因"间断发热伴咽痛1周"入院。体温最高39.5℃，伴鼻塞、声音略嘶哑，偶有头痛，无咳嗽、流涕等不适。既往体质尚可。查体：患儿声音略嘶哑，右侧颈部可触及4cm×4cm大小淋巴结，略有压痛，可移动。咽部充血，双侧扁桃体Ⅱ度肿大，可见较多白色分泌物附着，余无阳性体征。血常规：白细胞$16.0×10^9$/L，中性粒细胞百分比18.5%，淋巴细胞百分比72.7%，血红蛋白113g/L，血小板$165×10^9$/L。

　　讨论　1. 该患者的初步诊断是什么？

　　　　　2. 本病的诊断依据有哪些？

　　　　　3. 为确诊，该患者应进一步做哪些检查？

　　　　　4. 本病应与哪些疾病进行鉴别诊断？

　　　　　5. 本病的治疗原则是什么？

目标检测

答案解析

题库

1. 传染性单核细胞增多症的诊断依据是什么？

2. 传染性单核细胞增多症的主要临床表现有哪些？

（郜玉峰）

PPT

第十四节　巨细胞病毒感染 ｅ微课14

学习目标

　　1. **掌握**　巨细胞病毒感染的临床表现、诊断和治疗原则。

　　2. **熟悉**　巨细胞病毒感染的流行病学。

　　3. **了解**　巨细胞病毒感染的病原学特点。

　　4. 学会巨细胞病毒感染的临床特点，具备基本的诊疗处置能力。

　　巨细胞病毒（cytomegalovirus，CMV）属于疱疹病毒科，人巨细胞病毒（human cytomegalovirus，HCMV）又称为人类疱疹病毒5型，属β疱疹病毒亚科，在人群中感染广泛，可以引起肺、肝脏、泌尿生殖系统、中枢神经系统、胃肠道系统和血液循环系统等全身各器官病变。HCMV感染的临床表现与个体免疫功能和年龄有关，临床症状与体征多种多样。成人感染与免疫功能密切相关，在接受免疫抑制剂治疗的患者、器官移植者和HIV感染患者中感染率高。

　　【病原学】

　　HCMV是人类疱疹病毒组中最大的一种DNA病毒，直径200nm，呈球形，由外壳和内核组成。外壳为一个直径110nm、由162个壳粒构成的对称20面体，具有典型的疱疹病毒结构。内核为64nm，含线性双链DNA，全长240kb，至少有200个开放阅读码框。HCMV有1个血清型，可分为3个以上亚型。HCMV在人成纤维细胞中增殖，而不能在其他动物细胞中生长，增殖非常缓慢，其特点为细胞膨胀变圆、细胞及核变大，核周围出现一轮"晕"的大型嗜酸性包涵体，故 HCMV 感染又称为巨细胞包涵体病。

HCMV 的主要结构蛋白包括衣壳蛋白、被膜蛋白和包膜糖蛋白等。衣壳蛋白中 pUL86 是其主要成分，约占 90%，抗原性弱，在感染时可诱导特异性抗体产生。被膜蛋白中 ppUL83 是其主要成分，又称 pp65 蛋白，由于其抗原性强，在病毒感染的急性期和恢复早期诱导的抗体滴度很高，可以作为病毒血症的血清学指标，因而广泛用于临床检测。包膜糖蛋白与 HCMV 在细胞间的扩散和融合有关，并具有中和抗体的主要识别位点，是作为疫苗的优选表位。

HCMV 不耐酸，不耐热，在 20% 乙醚中最多存活 2 小时。当 pH<5 或置于 56℃ 30 分钟或紫外线照射 5 分钟可被充分灭活，10% 家用漂白粉可使其感染性明显降低。

【流行病学】

（一）传染源

患者及病毒携带者为本病传染源，已经证实在人体血液、唾液、泪液、精液、粪便、乳汁、尿液、子宫颈和阴道分泌物等体液中均存在 HCMV，病毒可由乳汁、唾液及尿排出，可持续数周至数年。

（二）传播途径

1. 垂直传播 HCMV 在妊娠期可通过胎盘传给胎儿，为胎儿宫内感染最常见的病毒之一。也可在分娩时经产道和泌乳的方式传播给新生儿。

2. 水平传播 HCMV 在人群中的感染大多为隐性感染，多为唾液、尿液、精液、宫颈分泌物、泪液及粪便感染所致。

3. 医源性感染 可通过输血、器官移植、体外循环等途径传播。同源性 HCMV 感染是输血和器官移植的一种严重危害，多次输血或一次大量输血使原发和再发感染的危险性增高，输入含白细胞血液的危险性更高，器官或骨髓移植术后 HCMV 感染率高。免疫功能正常的受血者接受污染的血制品后有 95% 属于亚临床型感染；而在血液病、肿瘤和器官移植受者等免疫功能低下患者中则可引起严重感染，甚至危及生命。将抗体阳性的组织器官移植给抗体阴性者可引起 80% 的受体出现原发性 HCMV 感染。

4. 性传播 病毒常存在于泌尿生殖道分泌物和精液中，所以通过性交可直接传播。

（三）人群易感性

HCMV 感染呈全球性分布，人对其有广泛的易感性，人是 HCMV 的唯一宿主。机体对 HCMV 的易感性取决于年龄、免疫功能状态、社会经济情况等因素。不同国家及不同经济状况下的感染率不同，在亚洲和非洲 90% 的人口受过感染，大多数人在青少年期即有抗体。成年人 HCMV 感染与免疫功能有密切关系，患者虽已产生循环抗体，但病毒仍能够持续或间断排出，提示慢性或隐性感染，当宿主免疫状态失去平衡时，潜伏的病毒得以复活，如因器官移植而接受免疫抑制剂治疗者，常因所供器官和输入血液中有潜伏病毒或免疫抑制使潜伏的病毒活化而发病，艾滋病患者 HCMV 感染发病率高。

【发病机制与免疫应答】

（一）发病机制

HCMV 主要通过与细胞膜融合或经吞饮作用进入细胞，可累及多种组织器官，初次感染后，HCMV 可在宿主细胞中无限期存在，呈潜伏状态。HCMV 在人体内常潜伏在血管内皮细胞和平滑肌细胞内，当病毒活化并攻击靶细胞时，先以其衣壳黏附于靶细胞膜上，其后病毒基因和宿主细胞的基因融合，出现宿主细胞变性，体积增大，呈现为巨细胞化，进而崩解，导致局部坏死和炎症。

（二）免疫应答

HCMV 感染可引起机体的免疫功能降低，特别是细胞免疫功能下降。HCMV 感染引起的免疫抑制与病毒在细胞内的复制有关，其中，单核-巨噬细胞最易感染 HCMV。HCMV 感染的免疫抑制作用主要是被病毒感染的大单核细胞和 CD8$^+$T 细胞的功能异常所致。NK 细胞有拮抗 HCMV 扩散的作用，一旦存在感染，NK 细胞能在 HCMV 感染早期出现，有限制扩散、使感染局限的作用。NK 细胞、CTL 是抗 HCMV 的重要效应细胞。在 HCMV 复制早期，感染性病毒体产生前，它们能裂解感染细胞，使病毒在细胞间扩散。

【临床表现】

（一）先天性感染

约 25% 的先天性感染患儿在出生后有明显的感染症状，典型表现为肝脾肿大、持续性黄疸、皮肤瘀点、小头畸形、脉络膜视网膜炎、智力低下和运动障碍等。上述表现可单独存在，也可伴有生长迟缓及烦躁等，有时有发热，体温无明显特点。中枢神经系统、内耳和眼脉络膜受累是先天性感染的特点，在出生后即刻或不久可见患儿神情淡漠、呼吸窘迫和抽搐，可在数日或数周内死亡。因出生时仅少数患儿有症状，确诊困难。

（二）后天获得性感染

多为自限性疾病，临床表现一般较轻，儿童多表现为肝脾和淋巴结肿大、皮疹、支气管炎或肺炎等，也可出现肝炎。与先天性感染不同，神经系统极少被侵犯。正常成人表现为隐性感染，无任何症状，少数可发生单核细胞增多症，表现为发热、淋巴细胞增多并可见异型淋巴细胞，预后多良好，与EB 病毒导致的传染性单核细胞增多症相似，嗜异性凝集试验多为阴性，可出现免疫异常如类风湿因子及抗核抗体的一过性阳性。

（三）免疫缺陷患者 HCMV 感染

免疫缺陷患者 HCMV 感染的临床表现多种多样，从无症状携带到病情严重甚至可能导致死亡。AIDS 合并 HCMV 感染的主要临床表现主要有视网膜炎、脑炎、多发性神经根炎、肺部感染、胃肠道感染等。在其他免疫缺陷患者中引起的临床症状常首先表现为长时间发热、乏力不适、食欲减退、盗汗及关节肌肉酸痛等。患者可出现肝功能异常、白细胞减少、血小板减少和异型淋巴细胞增多等。

HCMV 感染的自然史很复杂，在原发性感染以后排毒，往往持续数周、数月甚至数年，然后感染转为潜伏，常有复发感染导致重新排毒，甚至在原发感染后很多年，潜伏病毒再激活，也可能有不同抗原性病毒株的再感染。HCMV 感染的临床表现与个体免疫功能和年龄有关。不论垂直感染、平行传播或医源性感染，所出现的症状与体征都是多种多样的。

【实验室检查】

（一）血常规和生化检查

白细胞计数升高，淋巴细胞增多，可出现异型淋巴细胞，常占白细胞计数的 10% 以上。肝功能检查可示 ALT 升高。

（二）病毒分离

诊断 CMV 感染，病毒分离是最直接的诊断方法，可从体液如尿液、泪液、乳汁、唾液、精液及阴道或宫颈分泌物等以及血成分和活检或尸检的各种组织中分离得到。但获得结果需要 3 周以上，无法用于快速检测，标本中病毒量低时可以出现假阴性，故该法不适用于临床检测。

（三）抗体检测

可通过检测血清中的抗 HCMV IgG 和抗 HCMV IgM，来间接证实体内 CMV 的存在。IgG 阳性提示既往HCMV 感染史，若 HCMV 的抗体滴度在病程中呈 4 倍以上升高，亦提示急性感染。IgM 一般在感染后10 ~ 14 日检出，6 ~ 8 周达高峰，12 ~ 16 周消失，阳性则提示有活动性感染。IgM 检测快速、方便，为目前临床常用的检测手段。

（四）抗原检测

pp65 抗原是 HCMV 复制时最早产生的抗原，在外周血白细胞中检测到 CMV 抗原称为 HCMV 抗原血症。活动性 HCMV 感染时，病毒抗原血症水平高且变化快，而在潜伏性感染时不能检出或水平较低。pp65 抗原血症已被公认为 HCMV 活动性感染的重要标志。由于该检验是检测血白细胞中的 pp65 抗原负荷量，在白细胞减少的患者中应用受限。

（五）PCR 检测 HCMV 核酸

PCR 可用于检测 HCMV DNA。标本来源包括外周全血、血浆、房水、脑脊液、痰液、支气管肺泡灌洗液、尿液、粪便及组织标本等，可提供病毒在患者体内复制的直接证据，其结果可以预测临床转归和监测抗 HCMV 治疗的疗效。

（六）病理学活组织检查

病理学活组织检查可检测到典型的 CMV 包涵体，用于确认组织侵袭性的 CMV 病。但该法需通过侵袭性手段获取样本，因而正逐渐被无创方法取代。

【诊断与鉴别诊断】

（一）诊断

本病的诊断主要依靠流行病史、临床表现和实验室检查综合判断。婴幼儿患者，母亲在妊娠期有可疑巨细胞病毒感染史（表现为肝炎、肺炎、异型淋巴细胞增多等）；先天性畸形；新生儿黄疸延迟消退，肝、脾肿大，重度溶血性贫血；白细胞增多伴异型淋巴细胞增多；有颅内钙化、脑部症状而原因不明。年长儿童及成人单核细胞增多而嗜异性凝集试验阴性，发生间质性肺炎或原因不明的肝炎，器官移植后接受免疫抑制治疗者以及艾滋病患者均应考虑该病。

（二）鉴别诊断

先天性 HCMV 感染应与弓形虫病、风疹、单纯疱疹及其他病毒、新生儿败血症等相鉴别；后天获得性 HCMV 感染应与传染性单核细胞增多症、其他病毒所致的病毒性肝炎和肺炎等相鉴别。

【预后】

HCMV 感染的预后取决于患者的感染年龄、免疫功能状态和感染部位。先天性感染可能导致新生儿先天畸形、智力低下及流产、早产和死胎。一般成人和儿童感染巨细胞病毒后，病情常为自限性，预后良好。免疫缺陷者的 HCMV 感染与免疫功能密切相关，若不及时治疗，预后一般较差。

【并发症及后遗症】

HCMV 宫内感染是导致流产、死胎以及先天性残障儿的一个重要原因。先天性 HCMV 感染严重时可累及多脏器，最严重的后果是中枢神经系统受累，可出现先天畸形，遗留不同程度的听力或视力减退、智力迟钝、行为异常、运动失调等躯体和精神发育障碍。

【治疗】

HCMV 感染的治疗特别强调早期诊断和治疗。妊娠早期出现原发性 HCMV 感染时，应尽快终止妊娠。妊娠中、晚期感染者应进一步检查胎儿有无畸形并采取相应措施。对于有临床症状或先天性 HCMV 感染者可进行抗病毒治疗。进行免疫抑制治疗的患者应定期监测 HCMV 激活情况，尽早进行抗病毒治疗。一般选用下列药物。

1. 更昔洛韦　是目前抗 HCMV 治疗的首选药物，分为诱导治疗和维持治疗。诱导治疗剂量为

5mg/kg 静脉滴注，每 12 小时一次，持续 2 周。2 周后改为维持治疗，剂量为 5mg/kg，每日 1 次，连续 5 ~ 7 日。更昔洛韦的主要不良反应是肝功能损害，白细胞、血小板减少，静脉滴注局部肿痛，皮疹、恶心、呕吐和头痛等。

2. 膦甲酸钠　常用于不能耐受更昔洛韦或用更昔洛韦治疗无效的 HCMV 感染患者的治疗。常用初始剂量为 60mg/kg，每 8 小时一次，持续 2 ~ 3 周，维持剂量每日 90 ~ 120mg/kg，免疫缺陷者疗程需更长。主要不良反应为肾毒性、电解质紊乱、胃肠不适、恶心、头痛、乏力、贫血等。

3. 缬更昔洛韦　为更昔洛韦的前体，口服后迅速转化为更昔洛韦，用于治疗 AIDS 患者的 HCMV 视网膜炎以及预防高危移植受体的 HCMV 病。

4. HCMV 特异性免疫球蛋白　用高效价 HCMV 特异性免疫球蛋白可中和 HCMV，阻止其细胞毒性 T 细胞效应，从而减轻组织损害，对病情危重的 HCMV 患者可注射高效价 HCMV 特异性免疫球蛋白。

【预防】

鉴于 HCMV 感染广泛、传播途径不易控制且缺乏特别有效的治疗药物，积极预防十分重要，尤其是针对免疫缺陷患者。应加强孕妇、婴儿及免疫缺陷患者的个人防护和筛查。国外研制的各种疫苗能诱导产生抗体，但免疫效果尚不能确定，尚未投入临床正式使用。

⊕ **知识链接**

先天性巨细胞病毒感染的管理

①所有孕妇及卫生保健人员需接受先天性巨细胞病毒感染及预防的相关知识教育。②不建议已有原发性巨细胞病毒感染的孕妇常规使用巨细胞病毒高效价免疫球蛋白来预防胎儿巨细胞病毒感染。③不建议妊娠期通过常规抗病毒治疗来预防胎儿先天性巨细胞病毒感染。

⇨ **案例讨论**

临床案例　患者，女性，43 岁。因"乏力、发热、皮肤黄染 3 周"入院。体温波动于 37.5 ~ 38.0℃，伴皮肤黄染、尿色加深，腹胀，厌油腻饮食，大便正常，无腹痛、腹泻，无咳嗽、咯痰，无排尿刺激症状。入院查体：轻度贫血貌，皮肤、巩膜重度黄染，腹平软，肝区轻度压痛，肝脾未及肿大。入院检查：甲、乙、丙、戊型肝炎病毒血清学指标均为阴性；超声检查显示，肝脏回声弥漫性增强，脾脏略增大。肝功能：TBil 190μmol/L，ALT 783U/L，AST 345U/L，PT 28 秒，PTA 29%。肝穿刺活检病理检查显示，肝脏亚大块坏死，部分肝细胞及毛细胆管淤胆，汇管区单核细胞、淋巴细胞和中性粒细胞浸润。入院后查血，抗 CMV IgM 阳性。

讨论　1. 该患者的初步诊断是什么？

2. 为确诊，该患者应进一步做哪些检查？

3. 本病应与哪些疾病进行鉴别诊断？

4. 本病的治疗原则是什么？

目标检测

答案解析

题库

1. 巨细胞病毒感染的传播途径是什么？

2. 巨细胞病毒感染的治疗原则是什么？

（郗玉峰）

第十五节　狂犬病

PPT

狂犬病（rabies）是由狂犬病毒（*Rabies virus*）引起的侵犯中枢神经系统为主的急性人兽共患传染病。狂犬病毒通常由病兽通过唾液以咬伤方式传给人。临床表现为特有的恐水、怕风、恐惧不安、流涎、咽肌痉挛、进行性瘫痪等。恐水是常见症状，故本病也称为恐水症。一旦发病，病死率达100%。

【病原学】

狂犬病毒属弹状病毒科（Rhabdoviridae）、拉沙病毒属（*Lyssavirus*），形似子弹，大小约75nm × 180nm，为单股负链RNA病毒。狂犬病毒含5个结构基因，为 G、N、L、P 和 M 基因，分别编码糖蛋白、核蛋白、转录酶大蛋白、磷蛋白和基质蛋白。其中，糖蛋白能够诱导产生中和抗体以及刺激细胞免疫，能与乙酰胆碱受体结合，决定了狂犬病毒的嗜神经性。核蛋白是荧光免疫法检测的靶抗原，有助于临床诊断。基质蛋白位于病毒外膜的内侧，用于连接病毒的核衣壳和外膜。

适于培养狂犬病毒的原代细胞有地鼠肾细胞、鸡胚、犬肾细胞、猴肾细胞、人胚肾细胞、羊胚肾细胞等。从患者或患病动物中直接分离到的病毒称为野毒株（wild virus）或街毒株（street strain），致病力强，能在唾液腺中繁殖。野毒株连续在动物脑内传代，潜伏期逐渐缩短，最后固定在4~6日，称固定毒株（fixed strain）。固定毒株对人和犬的致病力明显降低，不侵犯唾液，不侵入脑组织，不形成内基小体（Negri body），但仍保持其免疫原性，可供制备减毒活疫苗。

狂犬病毒对热敏感，加热56℃ 30~60分钟、100℃ 2分钟可灭活。容易被紫外线、甲醛、苯扎溴铵（新洁尔灭）、碘酒、高锰酸钾、乙醇等灭活。肥皂水也有灭活作用。冻干或低温条件下可保持活力持久。

【流行病学】

（一）传染源

犬科动物对狂犬病最易感，常成为本病的传染源和病毒的储存宿主。我国狂犬病的主要传染源是病犬，其次为猫、猪、牛、马等家畜。发达国家和地区由于有效实行犬类、狐类免疫方法，人类狂犬病的传染源转为野生动物如狼、蝙蝠、浣熊、臭鼬、狐狸等。

狂犬病患者因其唾液所含病毒量较少，不是传染源，不形成人与人之间的传染。

（二）传播途径

人类多通过被患病动物咬伤而感染，也可由带病毒犬的唾液经各种伤口和抓伤、舔伤的黏膜入侵，少数可在宰杀病犬、剥皮、切割等过程中被感染。有报道称可经呼吸道感染狂犬病，如蝙蝠群居洞穴中的含病毒气溶胶可经呼吸道传播。器官移植也可传播狂犬病。

（三）人群易感性

人群普遍易感。被野生动物咬伤与被犬咬伤相比，临床表现重，进展快，病情凶险。被病兽咬伤后是否发病与下列因素有关：①咬伤部位，头、面、颈、手指处被咬伤后发病概率高；②咬伤的严重性，创口深而大或者多处受伤者发病率高；③伤口处理情况，未能及时、彻底清创者发病率高；④及时、全程、足量注射狂犬疫苗和免疫球蛋白者发病率低；⑤被咬伤者免疫功能低下或免疫缺陷者发病概率高。

（四）流行特征

本病存在于80多个国家，绝大多数发生在发展中国家，以东南亚国家发病率最高。我国狂犬病疫情主要分布在人口稠密的华南、西南、华东地区。

【发病机制与病理解剖】

（一）发病机制

狂犬病毒对神经组织有强大的亲和力，自皮肤或黏膜侵入人体后，致病过程可分为以下三个阶段。

1. 组织内病毒小量增殖期　病毒首先在伤口附近的肌细胞内小量增殖，在局部可停留3日或更久，然后入侵人体近处的末梢神经。

2. 侵入中枢神经系统期　病毒沿神经的轴突以较快的速度向中枢神经做向心性扩展至脊髓的背根神经节，在此大量繁殖，随后入侵脊髓并很快到达脑部。主要侵犯脑干、小脑等处的神经细胞。

3. 向各器官扩散期　病毒从中枢神经系统向周围神经扩展，侵入其他组织器官，包括唾液腺、肾上腺髓质、肾脏、眼、皮肤和肺等，尤以唾液腺、舌部味蕾、嗅神经上皮等的病毒量较多。

由于迷走神经核、舌咽神经核及舌下脑神经核受累，致吞咽肌及呼吸肌痉挛，临床出现恐水、吞咽困难和呼吸困难等症状。交感神经受累时出现唾液分泌和出汗增多，心率增快、血压升高。迷走神经节、交感神经节和心脏神经节受损时，可引起患者心血管功能紊乱或者猝死。

（二）病理解剖

病理变化主要为急性弥漫性脑脊髓炎，以大脑基底、海马回和脑干部位（中脑、脑桥和延髓）及小脑损害最为明显。脑实质充血、水肿、微小出血等。镜下可见脑实质有非特异性的神经细胞变性与炎性细胞浸润。本病特异性的病变是神经细胞质内见到的内基小体，直径 $3 \sim 10 \mu m$，是一种嗜酸性包涵体，为狂犬病毒的集落，最常见于海马及小脑蒲肯野细胞（purkinje cell）中。该小体位于细胞质内，呈圆形或椭圆形，经苏木精 – 伊红染色法（hematoxylin – eosin staining，HE）染色后呈樱桃红色，具有诊断意义。

【临床表现】 　微课15

潜伏期长短不一，可短至5日，也可长达10余年，大多在3个月内发病，潜伏期长短与宿主的免疫机制、伤口部位、伤口深浅、入侵病毒数量和毒力等因素相关。典型临床经过分为以下3期。

（一）前驱期

本期持续2~4日。多数患者有低热、乏力、头痛、恶心、全身不适等症状，继而出现恐惧不安，烦躁失眠，对声、光、风等刺激敏感而出现喉头紧缩感。具有诊断意义的早期症状是在伤口部位及其神经支配区有痒、刺痛、麻木及蚁走感等异样感觉，发生于50%～80%的病例，为病毒复制时刺激神经元所致。

（二）兴奋期

本期持续1~3日。患者体温升高（38~40℃，甚至超过40℃），表现为高度兴奋、恐惧不安、烦躁、恐水、恐风。恐水为本病的特征。典型患者虽极渴而不敢饮，见水、闻流水声、饮水或仅提及水时均可引起咽肌严重痉挛，表情十分痛苦。外界多种刺激如声、风、光以及触摸也可引起咽肌痉挛。由于声带痉挛而出现声嘶、说话吐词不清。严重发作时可出现全身肌肉阵发性抽搐，因呼吸肌痉挛致呼吸困难和发绀。患者常出现流涎、乱吐唾液、多汗、心率快、血压增高等交感神经功能亢进表现。括约肌功能障碍可导致排尿、排便困难。因累及下丘脑及杏仁核，患者可有性欲增强等改变。患者神志大多清楚，部分患者可出现精神失常、幻视、幻听等。

（三）麻痹期

本期一般持续 6～18 小时。患者肌肉痉挛逐渐减少或停止，进入全身弛缓性瘫痪，多见于四肢。眼肌、颜面部肌肉和咀嚼肌也可受累。患者由安静进入昏迷状态。最后因呼吸、循环衰竭而死亡。

本病全程一般不超过 6 日。

除上述典型（狂躁型）表现外，尚有以脊髓或延髓受损为主的麻痹型（静型）狂犬病。该型患者无兴奋期和典型的恐水表现，常见高热、头痛、呕吐、肢体软弱无力、腱反射消失、共济失调和大、小便失禁，呈横断性脊髓炎或上行性麻痹等症状，最终因全身弛缓性瘫痪而死亡。

【实验室检查】

（一）血常规及脑脊液检查

外周血白细胞计数轻 - 中度升高，中性粒细胞百分比一般为 80% 以上。脑脊液检查多无明显改变，少数患者脑脊液呈病毒性脑炎改变，压力稍增高，细胞数轻度增高，一般不超过 $200 \times 10^6/L$，以淋巴细胞为主，蛋白轻度增高，糖和氯化物正常。

（二）病原学检查

1. 抗原检查 可取患者的脑脊液或唾液直接涂片、角膜印片或咬伤部位皮肤组织或脑组织通过免疫荧光法检测抗原，阳性率可达 98%。

2. 病毒分离 取患者的唾液、脑脊液、皮肤或脑组织进行细胞培养或接种于动物脑组织分离病毒。

3. 内基小体检查 取动物或死者的脑组织做切片染色，镜检找内基小体，阳性率为 70%～80%。

4. 核酸测定 取新鲜唾液和皮肤活检组织行 RT - PCR 法测定狂犬病毒 RNA。

（三）抗体检测

抗体检测主要用于流行病学调查，疾病后期（8 日后）血清中方可检出病毒特异性抗体。存活 1 周以上者做血清中和试验或补体结合试验检测抗体、效价上升者有诊断意义。国内多采用 ELISA 检测血清中特异性的抗体。

【并发症】

重症患者常出现肺炎和其他感染并发症，此外还可出现气胸、纵隔气肿、心律失常、心功能衰竭、动静脉栓塞、上消化道出血、急性肾功能衰竭等。

【诊断】

依据有被病犬或病兽咬伤或抓伤史，出现典型症状如恐水、怕风、咽喉痉挛或怕光、怕声、多汗、流涎和咬伤处出现麻木、感觉异常等即可做出临床诊断。在疾病早期，咬伤史不明确的情况下，诊断困难。确诊有赖于检查病毒抗原、病毒核酸或者尸检脑组织中的内基小体或病毒分离等检查。

【鉴别诊断】

本病需与破伤风、病毒性脑膜脑炎、脊髓灰质炎、类狂犬病性癔症等疾病相鉴别。

【预后】

狂犬病是所有传染病中最凶险的病毒性疾病，一旦发病，病死率为 100%。

【治疗】

狂犬病目前无特效治疗方法，发病后以对症支持等综合治疗为主。

（一）隔离患者

严格隔离患者，患者分泌物、排泄物及污染物均应严格消毒处理。尽量保持患者安静，减少光、风、声等刺激。医护人员做好自我防护。

（二）对症及支持治疗

治疗原则为对症治疗，防治各种并发症。对症支持治疗包括加强监护，密切监测呼吸、循环系统并发症，给予镇静，解除痉挛，给氧，必要时行气管切开。补充热量，纠正酸中毒，维持水、电解质平衡，稳定血压，有心动过速、心律失常、血压升高时予β受体拮抗剂或强心剂，出现脑水肿时给予脱水剂等。

（三）抗病毒治疗

临床曾应用α干扰素、阿糖胞苷、大剂量人抗狂犬病免疫球蛋白进行治疗，均未获成功。还需进一步研究有效的抗病毒治疗药物。

【预防】

本病一旦发病，病情凶险，目前尚无特异性治疗药物，抗狂犬病高效免疫球蛋白及疫苗均不能改变预后。因此，做好暴露前免疫接种、暴露后进行预防接种和被动免疫以及彻底的伤口处理是防止狂犬病发病的有效手段。

（一）管理传染病

对犬和野生动物实行全面、综合的预防措施，以犬的管理为主。捕杀野犬，管理和免疫家犬，实行进出口动物检疫等措施。病死动物应予焚毁或深埋处理。

（二）伤口处理

早期、正确的伤口处理极为重要。咬伤后立即应用20%肥皂水或0.1%苯扎溴铵（新洁尔灭）反复彻底冲洗伤口至少半小时，力求去除狗涎，挤出污血。再用大量清水冲洗。深部伤口需要用注射器或导管伸入伤口进行液体灌注、清洗。彻底冲洗后用2%碘酒或75%乙醇涂擦伤口，伤口一般不予缝合或包扎，以便排血引流。如有抗狂犬病免疫球蛋白或免疫血清，则应在伤口底部和周围行局部浸润注射。

（三）预防接种

1. 疫苗接种 可用于暴露后预防，也可用于暴露前预防。我国为狂犬病流行地区，凡被犬、狼、狐等咬伤者，或被发病随后死亡或其他可疑动物咬伤、抓伤者，或医务人员的皮肤破损处被狂犬病患者唾液污染时均需做暴露后预防接种。暴露前预防主要用于高危人群，即兽医、山洞探险者、从事狂犬病毒研究人员和动物管理人员。

我国批准的疫苗有地鼠肾细胞疫苗、鸡胚细胞疫苗和 Vero 细胞疫苗。暴露前预防：接种 3 次，每次 2ml，肌内注射，于 0、7、28 日进行；1~3 年加强注射一次。暴露后预防：接种 5 次，每次 2ml，肌内注射，于 0、3、7、14 和 28 日完成，如严重咬伤，可全程注射 10 针，于当日至第 6 日每日 1 针，随后于 10、14、30、90 日各注射 1 针。部分 Vero 细胞疫苗可应用 2－1－1 免疫程序：于 0 日在左右上臂三角肌肌内各注射 1 剂（共 2 剂），幼儿可在左右大腿前外侧区肌内各注射 1 剂（共 2 剂），7 日、21 日各注射本疫苗 1 剂，全程免疫共注射 4 剂，儿童用量相同。对下列情形之一的，建议首剂狂犬疫苗剂量加倍给予：①注射疫苗前 1 个月内注射过免疫球蛋白或抗血清者；②先天性或获得性免疫缺陷患者；③接受免疫抑制剂（包括抗疟疾药物）治疗的患者；④老年人及慢性病患者；⑤暴露后 48 小时或更长时间后才注射狂犬疫苗的人员。

2. 免疫球蛋白注射　凡咬伤严重、有多处伤口者或者头面部、颈部和手指被咬伤者，在接种疫苗的同时还应注射免疫球蛋白。常用的制品有人抗狂犬病毒免疫球蛋白（human anti - rabies immunoglobulin，HRIG）和抗狂犬病马血清两种，以人抗狂犬病毒免疫球蛋白为佳。抗狂犬病马血清使用前应做皮试过敏实验。

⊕ 知识链接

联合抗击狂犬病以实现"2030 年零死亡"

每年，狂犬病在 100 多个国家造成数万人死亡，95% 以上的人类狂犬病病例发生在非洲和亚洲，主要涉及儿童，常常发生在卫生保健服务有限的偏远地区，因为这些社区获得卫生和兽医服务的机会有限。成功的狂犬病防控措施主要包括：社区参与的健康宣教、大规模狂犬疫苗接种以及被咬伤后的积极救治。目前，WHO 正在制定一项战略计划，为各国实施"同一个健康"跨部门的狂犬病消除计划提供指导。WHO、联合国粮食及农业组织、世界动物卫生组织和全球狂犬病联盟已启动全球抗击狂犬病倡议，这一行动标志着人类和动物卫生部门首次共同致力于消灭狂犬病战略。各国也正在为加强狂犬病应对、到 2030 年实现人类零死亡的目标而行动起来。孟加拉国实行了一项具有成本效益的狂犬病消除计划，即大规模地给狗接种狂犬疫苗，从 2010 年到 2013 年，狂犬病死亡人数减少了 50%。"联合抗击狂犬病"平台将有助于促进和协调在世界范围内实现"到 2030 年人类狂犬病零死亡"目标的全球努力。通过联合抗击狂犬病以实现"2030 年零死亡"，到那时，狂犬病将成为历史。

⇒ 案例讨论

临床案例　患者，男性，28 岁。5 日前开始出现发热，周身不适，体温最高 38.5℃，自认为感冒，应用复方氨酚烷胺片治疗效果不佳。2 日前患者感到皮肤瘙痒，痰多，流涎，同时家人发现其言语增多，混乱，烦躁、紧张、恐惧，饮水呛咳、恐水，同时自述胸痛。查体：体温、脉搏、呼吸、血压均无异常，神志清楚，烦躁不安，颈软，无抵抗；双肺呼吸音清，未闻及啰音；腹软，无压痛，肝脾未触及。追问得知患者 3 个月前曾被狗咬伤右前臂，仅用水冲洗，未注射狂犬疫苗。

讨论　1. 该患者最可能的诊断是什么？

2. 本病的诊断依据有哪些？

3. 为确诊，该患者应进一步做哪些检查？

4. 本病应与哪些疾病进行鉴别诊断？

目标检测

答案解析

题库

1. 典型狂犬病的临床表现是什么？

2. 狂犬病的诊断依据是什么？

3. 狂犬病主要应与哪些疾病进行鉴别？

（张国民）

第十六节 脊髓灰质炎 微课16

PPT

📖 **学习目标**

1. 掌握 脊髓灰质炎的流行病学、临床分型、瘫痪型临床表现、诊断依据及鉴别诊断要点；脊髓灰质炎的预防方法与疫苗服用注意事项。

2. 熟悉 脊髓灰质炎的发病机制、治疗原则及治疗中应该注意的事项。

3. 了解 脊髓灰质炎的病毒学特点。

4. 学会脊髓灰质炎的诊断和鉴别诊断，具备识别各型脊髓灰质炎患者和瘫痪型各期的能力。

脊髓灰质炎（poliomyelitis）是由脊髓灰质炎病毒（poliomyelitis virus）引起的消化道急性传染病。人体感染后绝大多数为隐性感染；部分患者临床表现为发热、咽痛、皮肤感觉过敏和肢体疼痛，其中少数病例发生肢体弛缓性瘫痪，严重者因呼吸麻痹而死亡。本病多见于儿童，故俗称"小儿麻痹症"，简称"脊灰"。

脊髓灰质炎系古老传染病，20 世纪 40 年代开始在工业化国家大规模流行，每年有数千名儿童患病，严重危害人类的健康。我国从 1882 年开始有脊髓灰质炎病例记录，从 20 世纪 50 年代开始流行，许多省区曾发生过脊髓灰质炎流行，且发病率较高；自 20 世纪 60 年代广泛接种脊髓灰质炎疫苗以来，发病率大幅度下降。1988 年第 41 届世界卫生大会发起"全球消灭脊髓灰质炎行动"。我国于 2000 年向全世界宣布在全国范围内消灭了脊髓灰质炎。

【病原学】

（一）特性及抗原结构

脊髓灰质炎病毒属于微小核糖核酸病毒科（Picornaviridae）、肠道病毒属（Enterovirus），病毒系直径 20～30nm 的球形颗粒。蛋白衣壳由 60 个结构相同的亚单位组成，按其抗原性的不同将病毒分为 Ⅰ、Ⅱ、Ⅲ 共 3 个血清型，型间很少有交叉免疫。病毒内核直径为 16nm，含单股 RNA。世界各地多流行 Ⅰ 型，在接种疫苗地区也见 Ⅱ、Ⅲ 型感染。脊髓灰质炎病毒对人、猩猩及猴均可致病，可用人胚肾、肺细胞以及猴肾细胞、HeLa 细胞、Hep-2 细胞和 RD 细胞等细胞培养来分离病毒及制备疫苗。

（二）抵抗力

病毒对各种理化因素的抵抗力强。在 pH 3.0～10.0 的环境中活力稳定，故在人胃肠道内可抵抗胃酸、肠液而生长繁殖。耐寒冷，对热、干燥及氧化消毒剂敏感。在食品、粪便或污水中可存活数月，4℃存活 6 个月以上，-40℃存活数年。50℃ 30 分钟或煮沸即被灭活，紫外线以及常规浓度的 2% 碘酊、高锰酸钾（1∶1000）、含氯消毒剂、3%～5%甲醛、3%过氧化氢等均可灭活病毒。

【流行病学】

（一）传染源

人是脊髓灰质炎病毒唯一的天然宿主，患者、隐性感染者和无症状病毒携带者都是传染源。其中，隐性感染者和无症状病毒携带者由于数量多且不易被发现，而成为主要传染源。感染者自潜伏期末至瘫痪前期传染性强，通过粪便排毒，数量多且持续时间长，可长达数周至数月。

（二）传播途径

主要通过粪-口途径传播，通过接触被感染者粪便污染的水、食物、手、生活用具及玩具而感染为其主要传播方式。感染之初，病毒也可随咽部分泌物排出，故亦可以飞沫方式通过呼吸道传播。

（三）人群易感性

人群普遍易感，感染后获得对同型病毒株的持久免疫力，但各型间无交叉免疫。

（四）流行特征

本病在全球各国都有流行，以温带地区发病较多，夏秋季发病高于冬春季。6个月以下婴儿可从母体获得特异性抗体，5岁以上儿童及成人因隐性感染而获得免疫，故以6个月至5岁儿童发病为主。随着我国疫苗接种的推广，高发年龄后移至较大儿童甚至成人。本病隐性感染率高达90%以上，流行时以无症状隐性感染及无瘫痪型轻症为多，瘫痪型病例仅占1/1000~1/60。

【发病机制与病理解剖】

（一）发病机制

病毒经口进入人体，在扁桃腺和鼻咽部、小肠的淋巴组织中增殖，病毒外膜蛋白可诱导机体产生特异性中和抗体。足量的抗体可以将病毒清除，即形成隐性感染；若抗体产生不充分，病毒便经淋巴进入血液循环，形成病毒血症，侵犯呼吸道、消化道、心、肾等非神经组织，引起前驱症状。此时若体内已产生足量的中和抗体，病毒即被清除，可使疾病停止发展（顿挫型感染），而不发生神经系统病变。如感染病毒量大、毒力强或机体免疫功能差，则病毒能沿周围神经的轴突播散到中枢神经系统，并经较低级运动神经元纤维进一步扩展到脊髓或大脑。病毒在繁殖过程中损伤或彻底破坏这些细胞而出现相应的临床表现。轻者不出现瘫痪（无瘫痪型），病变严重者则可引起瘫痪（瘫痪型）；也可引起脑膜炎或脑炎。严重者累及脑干的呼吸中枢和血管运动中枢以及脑运动神经元而出现相应症状。病变很少累及感觉神经。

（二）病理解剖

脊髓灰质炎病毒为嗜神经病毒，主要累及中枢神经系统的运动神经细胞。自脊髓至大脑都可受到侵犯，以脊髓受累最为常见，并以颈段和腰段尤其腰段脊髓前角运动细胞受损最严重，故下肢瘫痪更为多见；脑干受累次之；严重者可上延至延髓、中脑、小脑、大脑。病灶特点为多发、散在且不对称。后角和脊神经节受刺激可引起疼痛和感觉过敏；侧角受刺激可引起自主神经症状。软脑膜和蛛网膜也可有散在炎性病灶，故脑脊液呈轻微炎性改变。

早期病变呈可逆性，在显微镜下可见神经细胞胞质内染色体溶解，尼氏小体消失，胞质空泡变；在电镜下可见内质网退行性变，线粒体肿大、破裂、空泡变性。病变进一步发展引起细胞核固缩及坏死，线粒体和神经原纤维完全碎裂、消失，终至细胞完全破坏，被吞噬细胞清除。伴周围组织充血、水肿，局灶性和血管周围炎性细胞浸润，神经胶质细胞增生。长期瘫痪者受损神经纤维所支配的肌肉纤维发生萎缩。

【临床表现】

潜伏期3~35日，一般为5~14日。依据临床表现可分为无症状型（隐性感染）、顿挫型、无瘫痪型及瘫痪型共4型。

（一）隐性感染或无症状型

最常见，占全部感染者的90%以上。感染后不出现症状或症状不明显，在鼻咽分泌物和粪便中分离出病毒，并有血清特异性抗体升高。

（二）顿挫型

占全部感染者的4%~8%。患者表现为发热、乏力、嗜睡等症状，可伴有呼吸道炎症、胃肠道功能紊乱或流感样症状，而无神经系统受累表现。大多数患者1~3日后热退，其他症状随之消失而愈。早期有排毒，恢复期血清可检出特异性抗体。

（三）无瘫痪型

患者除有顿挫型症状外，还出现明显的神经系统症状，但不发生瘫痪。热度较高、烦躁不安，剧烈头痛、颈痛、背痛及四肢疼痛，婴幼儿表现为拒抱。可出现脑膜刺激征和锥体外系症状，腹壁反射等浅反射初期可亢进，后渐减弱而消失。可有短暂的意识障碍或嗜睡、多汗、尿潴留等，脑脊液呈无菌性脑膜炎改变。通常在3~5日内热退，其他症状随之消失而愈，也有病程长达10余日者。

（四）瘫痪型

仅占全部感染者的0.1%。其特征是在无瘫痪型临床表现的基础上出现脊髓、脑干、大脑等受损的表现。

1. 前驱期　与顿挫型表现相似，儿童以发热伴上呼吸道感染症状为主，约1/3的患儿有双峰热；成人以发热、全身肌肉酸痛及皮肤感觉过敏为主，少见双峰热，持续时间往往较儿童延长。本期多于1~4日热退。

2. 瘫痪前期　多数患者由前驱期进入本期，少数于前驱期热退4~7日后出现，亦可无前驱期而以本期发病。临床表现同无瘫痪型。本期通常持续3~4日。

3. 瘫痪期　瘫痪多发生于发病2~7日，体温开始下降时出现瘫痪，以后逐渐加重，体温恢复正常后瘫痪停止进展。根据病变部位，有以下类型。

（1）脊髓型　占瘫痪型病例的80%，为下运动神经元弛缓性瘫痪，肌张力减退，腱反射减弱或消失，多不伴感觉障碍。瘫痪多不对称，最常见于下肢，其次为上肢；可表现为单瘫、双瘫、截瘫甚至四肢瘫痪。儿童患者以单侧下肢瘫痪最为常见，其次为双下肢瘫痪；成人患者以截瘫、四肢瘫痪及呼吸肌瘫痪较多见。躯干肌肉瘫痪见于18%的瘫痪型病例，但很少单发。颈背肌瘫痪导致不能抬头、起坐及翻身；影响呼吸肌时引起呼吸运动受限，严重者有缺氧甚至呼吸衰竭；偶有腹肌、肠肌和膀胱肌瘫痪，引起肠麻痹、尿潴留或失禁。

（2）延髓型　较少见，常与脊髓型同时发生。主要表现如下。①脑神经瘫痪：第Ⅶ对脑神经麻痹表现为口角歪斜、睑下垂等面肌瘫痪；第Ⅸ、Ⅹ及Ⅻ对脑神经麻痹表现为软腭、声带和咽部肌肉瘫痪，出现吞咽困难、饮水呛咳、声音嘶哑及咽反射消失等。其次，亦可波及第Ⅲ、Ⅳ、Ⅴ、Ⅵ对脑神经而引起相应症状。②呼吸中枢瘫痪：病变在延髓网状结构外侧，出现中枢性呼吸障碍，表现为呼吸浅表不规则、双吸气、叹气样呼吸、潮式呼吸、呼吸变慢及呼吸暂停等，严重者有缺氧及呼吸衰竭。③血管运动中枢瘫痪：病变在延髓网状结构内侧，出现脉搏细弱不规则、心律失常、血压下降、四肢厥冷、发绀及循环衰竭。

（3）脑型　较少见，可呈弥漫性或局灶性脑炎，临床表现与其他病毒性脑炎无异。发热、剧烈头痛、烦躁不安、嗜睡、震颤、昏迷及惊厥。可有上运动神经元瘫痪。

（4）混合型　同时存在上述两种或以上类型，其中以脊髓型和脑干型同时存在最常见。

4. 恢复期　一般从肢体远端小肌群开始恢复，继之近端大肌群和躯干肌群，肌力逐渐增加，腱反射随自主运动的恢复而渐趋正常。脑神经受损所致的肌肉瘫痪多能恢复正常。最初2个月恢复较快，6个月后恢复较慢。轻者1~3个月恢复，重者常需6~18个月甚至更长时间才能恢复。

5. 后遗症期　因运动神经元严重受损而发生受累肌肉的瘫痪和萎缩，神经功能不能恢复，造成受累肢体畸形，如足内翻、足外翻、足下垂、脊柱前凸、侧凸等，导致跛行或不能站立行走，并影响小儿的生长发育。严重者出现萎缩，部分瘫痪型病例在感染后数十年发生进行性神经肌肉疼痛，受累肢体瘫痪加重，称"脊髓灰质炎后肌肉萎缩综合征"，病因不明。

【实验室检查】

（一）血常规

外周血白细胞计数多正常。急性期红细胞沉降率可升高。

（二）脑脊液检查

顿挫型患者脑脊液一般正常，无瘫痪型或瘫痪型瘫痪前期患者脑脊液呈病毒性脑膜炎改变。白细胞计数一般为 $(50 \sim 500) \times 10^6/L$，早期以中性粒细胞为主，后期以淋巴细胞为主。蛋白轻度增加，糖与氯化物均正常。热退后白细胞迅速恢复正常，但蛋白仍持续升高，呈蛋白 – 细胞分离现象，4 ~ 10 周后恢复正常。

（三）病毒分离

采用患者发病后 1 周内的血液、脑脊液分离出病毒，诊断价值大。虽粪便中病毒存在时间长，但粪便和鼻咽部分泌物分离阴性不能排除病毒携带者。

（四）免疫学检查

1. 补体结合试验及中和试验　病程中特异性抗体滴度呈 4 倍或以上升高有诊断价值，阳性率和特异性均较高。补体结合抗体出现早，消失也快；中和抗体出现稍晚，但持续时间长，因而前者阳性提示近期（2 ~ 3 个月）感染。若中和抗体阳性而补体结合抗体阴性，则为既往感染。

2. ELISA　在感染后 10 ~ 15 日，可检测血液和脑脊液中特异性 IgM 抗体，作为早期诊断手段。

（五）核酸检测

RT – PCR 具有快速、敏感、特异和简便的特点，既可作为临床检测手段，也可作为病毒培养后病毒鉴定的方法。

【并发症】

多见于脑干型患者，常因呼吸肌和（或）呼吸中枢麻痹以及吞咽肌麻痹而出现呼吸道并发症，如吸入性肺炎、肺不张、肺气肿及急性肺水肿等。瘫痪肢体静脉血流淤滞可引起血管栓塞。尿潴留患者容易并发泌尿系感染；严重瘫痪患者因长期卧床，致骨骼脱钙，偶可发生高钙血症和泌尿系结石。此外，还可见心肌炎、高血压及胃肠麻痹而导致消化道出血与穿孔。

【诊断与鉴别诊断】

（一）诊断

1. 流行病学资料　根据当地的流行病学资料，对未曾服用过脊髓灰质炎疫苗的低龄儿童，出现不明原因发热时应引起注意。

2. 临床表现　患者有发热、多汗、烦躁、嗜睡、头痛、呕吐、肌肉疼痛及肢体感觉过敏等，应疑及本病；如出现不对称的肢体弛缓性瘫痪，则临床诊断成立。

3. 实验室检查　患者血清或脑脊液中分离出病毒或者双份血清特异性抗体效价升高 4 倍以上者可以确诊。对于非瘫痪型患者，流行病学资料对诊断尤为重要，确诊也依靠病毒分离或血清特异性抗体的检测。

（二）鉴别诊断

瘫痪型应与下列疾病相鉴别。

1. 急性感染性多发性神经根神经炎（Guillian – Barrè syndrome，GBS）　多发于大龄儿童及 20 ~ 40 岁成年人，一般不发热或仅有低热。病前 2 ~ 4 周常有感染史，弛缓性瘫痪呈渐进性、上行性、对称性，伴感觉障碍，但程度较运动障碍为轻。脑脊液蛋白明显增多而细胞数相对较少（10个以下，偶可达数十个），即呈蛋白－细胞分离现象。瘫痪恢复迅速且完全；后遗症很少。

2. 急性脊髓炎 表现为脊髓横贯性损伤，既有运动障碍，又有感觉和自主神经功能障碍，且程度较为平行。发病前多有发热或上呼吸道感染等病史，但在出现神经症状时不伴发热。发病较急，早期为弛缓性瘫痪，后渐演变为痉挛性瘫痪，伴病理性反射阳性。脊髓 MRI 检查有助诊断。

3. 其他肠道病毒感染 柯萨奇病毒和埃可病毒偶可引起肢体弛缓性瘫痪，但肌肉受累范围小、程度轻、不呈流行性，后遗症少。确诊需依靠病毒分离和血清学检查。

4. 家族性周期性瘫痪 多见于成年男性，常有家族史和既往发作史。肢体瘫痪突然发生，并迅速达高峰，呈对称性，近端重于远端，不伴感觉障碍和括约肌功能障碍。无发热，发作时血钾降低，补钾后迅速恢复。

5. 假性瘫痪 小儿因骨折、关节炎、骨髓炎、骨膜下血肿、维生素 C 缺乏症等，使肢体活动减少而被误诊为瘫痪。通过详细的问诊、细致的体格检查和 X 线检查等可明确诊断。

此外，脑型或脑干型脊髓灰质炎需与流行性乙型脑炎以及其他肠道病毒和流行性腮腺炎病毒等引起的病毒性脑炎相鉴别。主要依赖不同的流行病学资料和血清学检查来鉴别。

【预后】

脊髓灰质炎的病死率在 5%～10%，但伴延髓麻痹者病死率高达 25%～75%，因呼吸衰竭是脊髓灰质炎死亡的主要原因。存活者瘫痪肌肉恢复的迟早与神经病变程度有关。多数病例一般在病后 1～3 个月内恢复步行能力，1 年瘫痪肌肉仍不恢复，称后遗症。

【治疗】

目前尚无抗脊髓灰质炎病毒的特效药物，治疗的重点在于对症处理和支持治疗。

（一）急性期

1. 前驱期及瘫痪前期

（1）患者绝对卧床休息至热退后 2 周，隔离 40 日。卧床时使用踏脚板使脚和小腿有一正确角度，以利于功能恢复。第 1 周实施呼吸道和肠道隔离，之后以肠道隔离为主。

（2）避免劳累、肌内注射及手术等刺激和损伤，可减少瘫痪的发生。

（3）饮食应营养丰富、清淡可口，可口服大量维生素 C 和维生素 B。注意体液和电解质平衡。

（4）烦躁不安者予以镇静剂；高热者给予物理降温和解热剂；肌痛强直处以局部热敷为主，必要时予以止痛剂。发热体温高、中毒症状重的早期患者，可考虑肌内注射丙种球蛋白制剂。重症患者可短期应用肾上腺糖皮质激素治疗，一般使用 3～5 日。有报道称，用 α 干扰素有一定效果。

（5）继发感染时加用抗生素治疗。

2. 瘫痪期

（1）肢体瘫痪 护理好瘫痪的肢体，避免刺激和受压，保持功能体位，用支架以防止肢体受压及发生手、足下垂。瘫痪停止进展后，应用加兰他敏及地巴唑，以促进神经肌肉的兴奋传导。

（2）呼吸障碍 保持呼吸道通畅，并应吸氧；根据引起呼吸障碍原因的不同，予以针对性处理。慎用镇静剂，以免加重呼吸和吞咽困难；及早使用抗生素，以防肺部继发感染；密切注意血气变化和电解质紊乱，随时予以纠正。

延髓麻痹引起吞咽困难时应取头低脚高、右侧卧位，加强吸痰，必要时及早行气管切开。单纯吞咽困难引起的呼吸障碍忌用人工呼吸器。呼吸肌麻痹或呼吸中枢麻痹应采用人工呼吸器，对后者同时应用呼吸兴奋剂。

（二）恢复期和后遗症期

体温正常及瘫痪停止进展，可采用针灸、推拿按摩及理疗等以促进瘫痪肢体的恢复。遗留严重畸形者可行矫正手术。

早期诊断、及时治疗、避免不必要的刺激均可减轻麻痹的发生及发展。恢复期采取积极的康复治疗措施，亦可减少或减轻后遗症的发生。

【预防】

本病的减少乃至消灭主要归功于疫苗的广泛应用。

（一）主动免疫

多采用口服减毒活疫苗，于出生后2、3、4个月各服三价混合疫苗（白色糖丸），每次1粒、连续3次，4岁时加服1次，其他时期根据流行情况决定是否加强。服疫苗应注意：①冬春季服用，以保证在秋季时已获免疫及免受其他肠道病毒的干扰；②避免开水服用，以免灭活病毒而降低免疫效果；③原发性免疫功能缺陷病和由严重营养不良、佝偻病、活动性肺结核等引起继发性免疫功能缺陷者，以及急慢性心、肝、肾疾病患儿忌服。

减毒活疫苗多无不良反应，偶有低热或腹泻。但在极少见的情况下，疫苗株可突变而恢复其致病性，引起疫苗相关性麻痹性脊髓灰质炎。

我国目前需要面对的主要威胁是输入性脊髓灰质炎病毒流行，加强对未服用疫苗而与患者密切接触的小于5岁的流动儿童疫苗接种的监测及补充接种是预防脊髓灰质炎的重要工作之一。另外，控制口服疫苗衍生病毒和口服疫苗相关麻痹病例是我国面临的另外一个挑战。2013年11月，国家卫生和计划生育委员会表示，将按照WHO的要求，口服减毒活疫苗在5年内将逐步退出使用，到2018年全部使用灭活疫苗。

（二）被动免疫

小儿和先天性免疫缺陷的儿童应及早注射免疫球蛋白，每次 $0.3 \sim 0.5ml/kg$，每月1次，共2次。注射后1周内发病者可减轻症状，2~5周仍不发病者可认为已获得保护，免疫效果可维持2个月左右。

⊕ 知识链接

脊髓灰质炎疫苗

在中国成为无脊髓灰质炎国家的历史进程中，糖丸疫苗沉淀在了一代人的童年记忆里，中国科学家顾方舟牵头发明的糖丸疫苗为彻底消灭脊髓灰质炎提供了有力武器。1959年12月，脊髓灰质炎活疫苗研究协作组经卫生部批准成立，顾方舟担任组长。怎样才能制造出既方便运输又让小孩爱吃的疫苗呢？顾方舟突发灵感：为什么不能把疫苗做成固体糖丸呢？经过一年多的研究测试，团队终于成功研制出糖丸疫苗。糖丸疫苗是液体疫苗的升级版，在保存了活疫苗效力的前提下，大大延长了保存期。随着糖丸疫苗大规模生产，我国进入全面控制脊髓灰质炎流行的历史阶段。2000年，"中国消灭脊髓灰质炎证实报告签字仪式"在卫生部举行，74岁的顾方舟作为代表郑重签名，标志着我国成为无脊髓灰质炎国家。"糖丸爷爷"顾方舟为几代中国人带来了健康，他却说自己一生只做了一颗小小的糖丸。

案例讨论

临床案例　患儿，男性，3 岁。3 日前出现发热、呕吐、全身肌肉酸痛及皮肤感觉过敏表现，昨日开始出现右下肢弛缓性瘫痪，于 8 月 13 日入院。体格检查：患儿精神萎靡，体温 37.6℃，巩膜和皮肤无黄染，无皮疹和皮下出血点。患儿抬头、翻身困难，双上肢、左下肢活动及肌力正常，生理反射存在、病理反射未引出。右下肢弛缓性瘫痪，无感觉障碍，但腱反射消失。血常规：白细胞 $4.2 \times 10^9/L$，红细胞 $5.2 \times 10^{12}/L$，血小板 $180 \times 10^9/L$。

讨论　1. 该患者最可能的诊断是什么？试述其依据。

2. 该患者应如何进一步确诊？

3. 该病应怎样预防？

目标检测

答案解析　　　　题库

1. 脊髓灰质炎的传染源及传播途径是什么？
2. 脊髓灰质炎依据临床表现可以分为哪些类型？
3. 瘫痪型脊髓灰质炎的临床特点有哪些？
4. 如何进行脊髓灰质炎的预防性免疫？

（章益民）

第十七节　手足口病

PPT

学习目标

1. **掌握**　手足口病的临床表现、诊断及鉴别诊断、治疗原则。
2. **熟悉**　手足口病的病原学、流行病学、预防。
3. **了解**　手足口病的发病机制和实验室检查。
4. 学会手足口病的临床分析及处理，具备重症手足口病的救治能力。

手足口病（hand，foot and mouth disease，HFMD）是由肠道病毒引起的急性传染病。多发生于 10 岁以下的婴幼儿，3 岁以下幼儿的发病率最高，典型表现为手、足、口腔等部位皮肤黏膜的皮疹、疱疹、溃疡等，少数患儿可发生心肌炎、肺水肿、脑脊髓膜炎、脑炎等并发症，个别重症患儿病情发展快，可导致死亡。

【病原学】

肠道病毒属病毒是引起手足口病的主要病原体，均为单股正链 RNA 病毒。其中，以柯萨奇病毒 A 组 16 型（*Coxsackie virus A16*，CoxA16）和肠道病毒 71 型（*Enterovirus 71*，EV71）感染最常见。病毒颗粒呈立体对称的二十面体球形结构，直径 20～30nm，由核酸、蛋白衣壳构成，无表面包膜，核酸基因长度为 7.4～7.5kb。

病毒对外界有一定的抵抗力，但对紫外线及干燥敏感，对多种氧化剂、甲醛和碘酒等也都比较敏感。病毒在50℃时可被迅速灭活，在 -20℃时可长期保存。

【流行病学】

（一）传染源

本病患者和隐性感染者为主要传染源。患者发病1周内传染性最强，其呼吸道分泌物、粪便及疱疹液中均可检出病毒。

（二）传播途径

手足口病主要通过消化道传播，其次是经呼吸道传播。此外，接触到由患者污染的手、日常用具、衣物及医疗器具等均可感染。传播中的关键媒介是污染的手。

（三）人群易感性

人群普遍易感，以隐性感染为主，隐性感染与显性感染之比约为100：1，感染后可获得特异性的中和抗体及肠道局部抗体，有一定的免疫力，但各型之间无交叉免疫，机体可先后或同时感染多种不同血清型或亚组病毒。

（四）流行特征

手足口病分布极广泛，无严格地域性。四季均可发病，以夏秋季多见，冬季的发病较为少见。本病常呈暴发流行后散在发生，该病流行期间，幼儿园和托儿所易发生集体感染，家庭也有此类发病集聚现象。

【发病机制与病理解剖】

（一）发病机制

病毒主要通过口腔或鼻腔进入人体。病毒首先在咽和肠道淋巴组织中进行繁殖扩增，然后进入血液循环形成第一次病毒血症而扩散，进一步在网状内皮细胞及肝、脾、淋巴结等处大量复制，并再次进入血液循环形成第二次病毒血症，最终侵犯脑膜、脊髓和皮肤等靶器官。EV71具有高度的嗜神经性，可在侵犯外周神经末梢后沿轴突逆行至中枢神经系统，从而引起神经系统病变。一般情况，柯萨奇病毒A组不引起细胞病变，故症状多较轻；而柯萨奇病毒B组、EV71、埃可病毒引起细胞病变，可表现为严重病例。

（二）病理解剖

病理变化主要为皮疹或疱疹，是其特征性组织学病变。表皮内水疱有中性粒细胞和嗜酸性粒细胞碎片；水疱周围上皮有细胞间和细胞内水肿。电镜下可见上皮细胞内有嗜酸性包涵体。

手足口病的三个严重并发症是脑膜脑炎、心肌炎和肺水肿。重症患者表现为淋巴细胞性软脑膜炎，脑灰质和白质血管周围淋巴细胞和浆细胞浸润、局灶性出血和局灶性神经细胞坏死以及胶质反应性增生。并发心肌炎可表现为局灶性心肌细胞坏死，偶见间质淋巴细胞和浆细胞浸润。肺部受累表现为多灶性出血的水肿和局部透明膜形成，可见肺细胞脱落和增生及片状肺不张，一般无明显炎性细胞浸润及弥漫性细胞损伤，无病毒包涵体。

【临床表现】 📱 微课17

潜伏期为2~10日，多为3~5日。

1. 普通病例 急性起病，多数患者有中、低热（38℃左右），伴乏力，可出现咳嗽、流涕等上呼吸道感染症状，也可出现食欲减退、恶心、呕吐等胃肠道症状。典型特征为发热同时或数日后出现手、足、口腔、臀部皮疹及疱疹。口腔黏膜出疹较早，可为斑丘疹或水疱，严重者可有溃疡，周围有红晕，位于舌、颊黏膜及硬腭等处为多，也可波及软腭、牙龈、扁桃体和咽部。口腔内疱疹可伴有明显疼痛，常影响患儿进食。手、足等部位及臀部出现充血性斑丘疹或疱疹，无疼痛及瘙痒。斑丘疹在数日左右由红变暗，然后消退；疱疹内有浑浊液体，呈圆形或椭圆形，周围可有红晕，一般在1周左右疱液吸收并逐渐消失，不留瘢痕。手、足、口腔病损在同一患者不一定全部出现，且皮疹偶见于躯干及四肢。部分病例皮疹表现不典型，可出现于单一部位或仅表现为斑丘疹。有些患者仅表现为疱疹性咽峡炎。多在1周内痊愈，预后良好。

2. 重症病例 少数病例（尤其是小于3岁者）病情进展迅速，在发病1～5日出现脑膜炎、脑炎（以脑干脑炎最为凶险）、脑脊髓炎、肺水肿、循环障碍等，极少数病例病情危重，可致死亡。

（1）神经系统表现 往往出现在皮疹后2～4日，表现为头痛、呕吐、精神差、嗜睡、易激惹、谵妄甚至昏迷；肢体抖动，肌阵挛、抽搐；中枢性瘫痪或急性弛缓性瘫痪。查体可见脑膜刺激征，腱反射减弱或消失，巴氏征等病理征阳性。危重患者可表现为昏迷、脑水肿、脑疝。

（2）呼吸系统表现 呼吸浅促、呼吸困难或节律改变，口唇发绀，咳嗽，咳白色、粉红色或血性泡沫样痰液；肺部可闻及湿啰音。

（3）循环系统表现 面色灰白、皮肤花纹、四肢发凉，指（趾）发绀；出冷汗。心率增快或减慢，脉搏浅速或减弱甚至消失；血压升高或下降。

【实验室检查】

（一）血常规

轻症病例一般无明显改变，重症病例白细胞计数可明显升高（＞15×10^9/L）。

（二）血生化检查

部分病例可有ALT、AST以及心肌酶水平增高，升高程度与疾病严重程度和预后密切相关。病情危重者可有肌钙蛋白（cTnI）、血糖升高，严重时血糖＞9mmol/L。并发多器官功能损伤者还可出现血氨、肾功能等的异常。C反应蛋白一般不升高。

（三）血气分析

轻症患儿血气分析在正常范围内。重症患儿呼吸系统受累时可有动脉血氧分压降低、血氧饱和度下降，二氧化碳分压升高，代谢性酸中毒。

（四）脑脊液检查

神经系统受累时脑脊液外观清亮，压力增高，白细胞增多，多以单核细胞为主，蛋白正常或轻度升高，糖和氯化物正常。

（五）病原学检查

CoxA16、EV71等肠道病毒特异性核酸阳性或分离到肠道病毒为确诊的主要方法。咽、气道分泌物和疱疹液、粪便等标本阳性率较高。

（六）血清学检查

可以检测血清中肠道病毒中和抗体的滴度，通过将急性期血清与恢复期血清滴度进行比较，抗体滴度4倍或以上增高证明病毒感染。

（七）影像学检查

重症患儿早期胸部X线检查可无异常或仅有双肺纹理增粗模糊，中、晚期出现双肺大片浸润阴影及胸腔积液，进一步发展为神经源性肺水肿时，肺部CT表现为弥漫而无规律的斑片状、团絮状或片状边界模糊的密度增高影。神经系统受累时，受累部位 MRI 表现为 T_1WI 低信号、T_2WI 高信号，增强扫描为斑片状轻度强化或不强化。

（八）脑电图

可表现为弥漫性慢波，少数可出现棘（尖）慢波。

（九）心电图

无特异性改变。少数病例可见窦性心动过速或过缓，Q－T 间期延长，ST－T 改变。

【并发症】

重症手足口病患者常出现呼吸系统、循环系统和神经系统并发症。可引起心肌炎、肺水肿、脑脊髓膜炎、脑炎、循环衰竭等并发症。神经系统并发症按受累程度可分为 3 种神经综合征：无菌性脑膜炎、急性肌肉麻痹、脑干脑炎，其中以脑干脑炎最多见。

【诊断】

（一）临床诊断病例

1. 在流行季节发病，常见于学龄前儿童，婴幼儿多见。

2. 发热伴手、足、口、臀部皮疹，部分病例可无发热。

3. 极少数重症病例皮疹不典型，临床诊断困难，需结合病原学或血清学检查做出诊断。

4. 无皮疹病例，临床不宜诊断为手足口病。

（二）确诊病例

临床诊断病例具有下列之一者即可确诊。

1. 肠道病毒（CoxA16、EV71 等）特异性核酸检测阳性。

2. 分离出肠道病毒，并鉴定为 CoxA16、EV71 或其他可引起手足口病的肠道病毒。

3. 特异性 IgM 抗体阳性，或急性期与恢复期血清 CoxA16、EV716 或其他可引起手足口病的肠道病毒 IgG 抗体有 4 倍以上升高。

（三）临床分类

1. 普通病例　手、足、口、臀部皮疹，伴或不伴发热。

2. 重症病例

（1）重型　出现神经系统受累表现。如：精神差、嗜睡、易惊、谵妄；头痛、呕吐；肢体抖动、肌阵挛、眼球震颤、共济失调、眼球运动障碍；无力或急性弛缓性瘫痪、惊厥等。查体可见脑膜刺激征，腱反射减弱或消失。

（2）危重型　出现下列情况之一者：①频繁抽搐、昏迷、脑疝；②呼吸困难、紫绀、血性泡沫痰、肺部啰音等；③休克等循环功能不全表现。

（四）重症病例早期识别

具有以下特征，尤其 3 岁以下的患者，有可能在短期内发展为危重病例，应密切观察病情变化，进行必要的辅助检查，有针对性地做好救治工作。

1. 持续高热不退。

2. 精神差、呕吐、易惊、肢体抖动、无力。

3. 呼吸、心率增快。

4. 出冷汗、末梢循环不良。

5. 高血压。

6. 外周血白细胞计数明显增高。

7. 高血糖。

【鉴别诊断】

（一）其他儿童发疹性疾病

手足口病普通病例需要与丘疹性荨麻疹、水痘、不典型麻疹、幼儿急疹、带状疱疹以及风疹等相鉴别。可根据流行病学特点、皮疹形态及部位、出疹时间、有无淋巴结肿大以及伴随症状等进行鉴别，以皮疹形态及部位最为重要。最终可依据病原学和血清学检测进行鉴别。

（二）其他病毒所致脑炎或脑膜炎

由其他病毒如单纯疱疹病毒、巨细胞病毒（CMV）、EB 病毒、呼吸道病毒等引起的脑炎或脑膜炎，临床表现与手足口病合并中枢神经系统损害的重症病例表现相似，对皮疹不典型者，应根据流行病学史尽快留取标本进行肠道病毒尤其是 EV71 的病毒学检查，结合病原学或血清学检查做出诊断。

（三）肺炎

重症手足口病可发生神经源性肺水肿，应与肺炎相鉴别。肺炎主要表现为发热、咳嗽、呼吸急促等呼吸道症状，一般无皮疹，无粉红色或血性泡沫痰；胸片加重或减轻均呈逐渐演变，可见肺实变病灶、肺不张及胸腔积液等。

（四）口蹄疫

一般发生于畜牧区，主要通过接触病畜，经皮肤黏膜感染，成人牧民多见，四季散发。皮疹特征为口、咽、掌等部位出现大而清亮的水疱，疱疹易溃破，继发感染成脓疱，然后结痂、脱落。

【预后】

绝大多数手足口病患者预后良好。危重症患者的病死率约 20%。少部分神经系统严重受累患者会遗留后遗症。

【治疗】

（一）普通病例

1. 一般治疗　注意消毒隔离，避免交叉感染。适当休息，进清淡饮食。口腔有糜烂时进流质食物，禁食刺激性食物。每次餐后应用温水漱口，口腔有糜烂时可涂金霉素、鱼肝油。患儿衣服、被褥保持清洁干燥。剪短患儿指甲，必要时包裹双手，防止抓破皮疹致破溃感染。疱疹破裂者，局部涂擦 1% 甲紫或抗生素软膏。

2. 对症治疗　发热时可让患儿多饮水，应用物理降温，效果不佳时可使用解热镇痛药。有咳嗽、咳痰者给予镇咳、祛痰药。呕吐、腹泻者予补液，纠正水、电解质、酸碱平衡紊乱。

3. 病原治疗　手足口病目前还缺乏特异、高效的抗病毒药物，可酌情选用利巴韦林（ribavirin）进行抗病毒治疗，也可应用清热解毒中药。

（二）重症病例

1. 神经系统受累治疗

（1）控制颅内高压：限制入量，积极给予甘露醇降颅压治疗，每次 0.5 ~ 1.0g/kg，每 4 ~ 8 小时一次，20 ~ 30 分钟快速静脉注射。根据病情调整给药间隔时间及剂量。必要时加用呋塞米。

（2）酌情应用糖皮质激素治疗：参考剂量为甲基泼尼松龙 1 ~ 2mg/（kg·d）；氢化可的松 3 ~ 5mg/（kg·d）；地塞米松 0.2 ~ 0.5mg/（kg·d），病情稳定后，尽早减量或停用。个别病例进展快、病情凶险，可考虑加大剂量，如在 2 ~ 3 日内给予甲基泼尼松龙 10 ~ 20mg/（kg·d）（单次最大剂量不超过 1g）或地塞米松 0.5 ~ 1.0mg/（kg·d）。

（3）酌情应用静脉注射免疫球蛋白：总量 2g/kg，分 2 ~ 5 日给予。

（4）其他对症治疗：降温、镇静、止惊。

（5）严密观察病情变化，密切监护。

2. 呼吸、循环衰竭治疗

（1）保持呼吸道通畅，吸氧。

（2）确保静脉通路通畅，监测呼吸、心率、血压和血氧饱和度。

（3）呼吸功能障碍时，及时行气管插管、使用正压机械通气。根据血气、X 线胸片结果，随时调整呼吸机参数。适当给予镇静、镇痛。

（4）在维持血压稳定的情况下，限制液体入量（有条件者根据中心静脉压、心功能、有创动脉压监测来调整液量）。

（5）头肩抬高 15° ~ 30°，保持中立位；留置胃管、导尿管。

（6）药物应用：根据血压、循环的变化可选用米力农、多巴胺、多巴酚丁胺等药物；酌情应用利尿药物治疗。

（7）保护重要脏器功能，维持内环境的稳定。

（8）监测血糖变化，严重高血糖时可应用胰岛素。

（9）抑制胃酸分泌：可应用胃黏膜保护剂及抑酸剂等。

（10）继发感染时给予抗生素治疗。

3. 恢复期治疗

（1）促进各脏器功能恢复。

（2）功能康复治疗。

（3）中西医结合治疗。

【预防】

目前 EV71 灭活疫苗已应用于临床，但仅能预防 EV71 所致手足口病，并不能预防其他肠道病毒所致手足口病的流行。搞好儿童个人、家庭和托幼机构的卫生是预防本病感染的关键。流行期间，家长尽量少让孩子到拥挤公共场所，减少被感染机会。儿童出现相关症状，要及时到医疗机构就诊以减少交叉感染机会。患儿所用物品应彻底消毒，一般采用含氯消毒液浸泡及煮沸消毒。患儿粪便需经含氯的消毒剂消毒后倾倒。

⇒ **案例讨论**

临床案例 患儿，男性，3 岁。1 日前开始出现发热，体温最高 38.3℃，伴哭闹、拒食，家人发现口腔疱疹及溃疡，给予头孢克肟及布洛芬口服治疗，效果不佳。半日前家人发现其手、足出现皮疹而来诊。查体：体温 39℃，神志清，精神差，咽部充血，口腔内可见溃疡，咽峡部可见疱疹，双手、足部、双下肢、臀部可见散在红色丘疹及疱疹。心肺腹查体未见阳性体征。血常规：白细胞 12.5×10^9/L，中性粒细胞百分比 70%。

讨论 1. 该患者最可能的诊断是什么？

2. 本病的诊断依据有哪些？

3. 为确诊，该患者应进一步做哪些检查？

4. 对该患者应注意哪些表现以早期发现重症手足口病？

答案解析　　　题库

1. 简述普通型手足口病的临床表现。

2. 重症手足口病早期识别特点有哪些？

3. 手足口病的确诊依据有哪些？

（张国民）

PPT

第十八节　新型冠状病毒感染

学习目标

1. **掌握**　新型冠状病毒感染的临床分型和诊断标准。

2. **熟悉**　新型冠状病毒感染的预防措施。

3. **了解**　新型冠状病毒感染的病原学和流行病学特征。

4. 学会新型冠状病毒感染的诊断与鉴别诊断，具备新型冠状病毒感染的诊治能力。

新型冠状病毒感染又称为 2019 冠状病毒病（COVID - 19），是一种由全新的冠状病毒 SARS - CoV - 2 引起的呼吸道传染病。该病于 2019 年末首次被报道，随着人群的流动迅速扩展而演变为全球大流行。

【病原学】

新型冠状病毒（SARS - CoV - 2）属冠状病毒科，基因组大小约为 29891 个核苷酸，为单股正链 RNA 病毒。病毒颗粒呈圆形或椭圆形，直径 60 ~ 140nm。病毒具有 5 个必需基因，分别编码核蛋白（N）、病毒包膜（E）、基质蛋白（M）和刺突蛋白（S）4 种结构蛋白和 RNA 依赖性的 RNA 聚合酶（RdRp）。刺突蛋白通过结合血管紧张素转化酶 2（ACE - 2）进入宿主细胞。

与其他病毒一样，新型冠状病毒基因组也会发生变异，某些变异会影响病毒的生物学特性。WHO 提出的"关切的变异株"（variant of concern，VOC）有 5 个，分别为阿尔法（Alpha）、贝塔（Beta）、伽马（Gamma）、德尔塔（Delta）和奥密克戎（Omicron）。目前，Omicron 株已取代 Delta 株成为主要流行株，现有证据显示 Omicron 株传播力强，致病力有所减弱。

新型冠状病毒对紫外线和热敏感，56℃ 30 分钟、乙醚、75% 乙醇、含氯消毒剂、过氧乙酸和三氯甲烷等脂溶剂均可有效灭活病毒，氯己定不能有效灭活病毒。

【流行病学】

（一）传染源

COVID - 19 患者及无症状感染者均有传染性。

（二）传播途径

经呼吸道飞沫传播和密切接触传播是主要传播途径。在相对封闭的环境中可经气溶胶传播。接触被病毒污染的物品后也可造成感染。

（三）人群易感性

人群普遍易感。感染后或接种新型冠状病毒疫苗后可获得一定的免疫力。

（四）流行特征

SARS－CoV－2 在人群中的传播性较强，存在一定比例的具有传染性的无症状感染者是 SARS－CoV－2 更容易传播的重要原因。而且 SARS－CoV－2 在流行中不断发生变异，部分变异病毒的传播能力增高。已知的 Omicron 变异株，其致病性和毒性减弱，免疫逃逸能力陡增，传播更加迅速，更易通过物体表面和气溶胶媒介进行传播。人群感染后潜伏期缩短，无症状和轻症者居多，住院和死亡风险降低。

【发病机制与病理解剖】

SARS－CoV－2 表面的刺突蛋白能与宿主细胞受体 ACE－2 相结合，介导病毒进入细胞，因此，人体 *ACE－2* 基因高表达的细胞如 II 型肺泡细胞（AT2）、心肌细胞、肾脏近端小管细胞等易受到病毒感染。最易受损的肺部会出现实变，伴有大量渗出及炎症细胞浸润。同时，小支气管内较多分泌物堵塞小气道，干扰气体交换，引起低氧血症。

【临床表现】

潜伏期为 1～14 日，多为 3～7 日。

以发热、乏力、干咳为主要表现，可有鼻塞、流涕、咽痛、嗅觉味觉减退或丧失、结膜炎、肌痛和腹泻等症状。部分患者症状轻微，少数患者无明显症状或无肺炎表现。老年人及有慢性基础疾病者、免疫功能缺陷者、晚期妊娠和围生期女性、肥胖及重度吸烟人群等感染后易发展为重症。部分患者在发病后 1 周出现呼吸困难等症状，严重者可进展为急性呼吸窘迫综合征（acute respiratory distress syndrome, ARDS）及多器官功能损伤。

临床分型包括如下。①轻型：临床症状轻微，影像学未见肺炎表现。②中型：具有上述临床表现，影像学可见肺炎表现。③重型：成人符合下列任何一条：出现气促，呼吸频率 ≥30 次/分；静息状态下，吸空气时指氧饱和度 ≤93%；动脉血氧分压（PaO_2）/吸氧浓度（FiO_2）≤300mmHg；临床症状进行性加重，肺部影像学显示 24～48 小时内病灶进展 >50% 者。儿童符合下列任何一条：持续高热超过 3 日；出现气促；静息状态下，吸空气时指氧饱和度 ≤93%；辅助呼吸（鼻翼扇动、三凹征）；出现嗜睡、惊厥；拒食或喂养困难，有脱水征。④危重型：符合下列情况之一者：出现呼吸衰竭，且需要机械通气；出现休克；合并其他器官功能衰竭需 ICU 监护治疗。

曾接种过新型冠状病毒疫苗及感染 Omicron 毒株者以无症状及轻症为主。重型/危重型高危人群：大于 60 岁的老年人；有心脑血管疾病、慢性肺部疾病、糖尿病、慢性肝病、肾脏疾病、肿瘤等基础疾病者；免疫功能缺陷者，如艾滋病患者、长期使用皮质类固醇或其他免疫抑制药物导致免疫功能减退的患者；肥胖（BMI≥30）；晚期妊娠和围生期女性；重度吸烟者。

【并发症】

本病早期多以呼吸道症状为主，逐步出现缺氧症状，疾病进展到重症阶段易出现 ARDS、急性心肌损伤、急性肾功能损伤、急性肝功能损伤、弥漫性血管内凝血、酸碱平衡紊乱等并发症，病毒损伤相关脏器以及机体缺氧均会促进并发症的出现。

【实验室检查】

（一）一般检查

发病早期患者外周血白细胞计数正常或减少，淋巴细胞计数减少，部分患者可出现肝功能异常以及乳酸脱氢酶、肌酶和肌红蛋白、肌钙蛋白和铁蛋白增高。多数患者 C 反应蛋白和红细胞沉降率升高，降钙素原正常。重型和危重型患者可有 D－二聚体升高，外周血淋巴细胞进行性减少，炎症因子水平升高。

（二）病原学及血清学检查

1. 病原学检查 采用核酸扩增检测方法在鼻、咽拭子以及痰和其他下呼吸道分泌物、粪便等标本中检测新型冠状病毒核酸。

2. 血清学检查　包括新型冠状病毒特异性抗原检测及 IgM 和 IgG 抗体检测。新型冠状病毒特异性抗原检测快速简便，但其敏感性与感染者病毒载量呈正相关，病毒抗原阳性支持诊断，但阴性不能排除。IgM 和 IgG 抗体检测的敏感性和特异性有限，恢复期 IgG 水平较急性期升高 4 倍或以上有回顾性诊断意义。

【影像学检查】

早期 CT 检查表现为多发小斑片或磨玻璃影，以肺外带明显。数日后病灶增多，范围扩大，呈双肺广泛、多发磨玻璃影或浸润病灶，部分出现肺实变。进入恢复期后部分出现纤维索条影，大部分患者病灶可完全吸收。

【诊断】

诊断原则：根据流行病学史、临床表现、实验室检查等综合分析来做出诊断，新型冠状病毒核酸检测阳性为确诊的首要标准。

诊断标准如下。

（1）具有新型冠状病毒感染的相关临床表现。

（2）具有以下一种或以上病原学、血清学检查结果：①新型冠状病毒核酸检测阳性；②新型冠状病毒抗原检测阳性；③新型冠状病毒分离、培养阳性；④恢复期新型冠状病毒特异性 IgG 水平较急性期升高 4 倍或以上。

【鉴别诊断】

1. 新型冠状病毒感染轻、中型需与其他病毒引起的上呼吸道感染相鉴别。

2. 新型冠状病毒肺炎主要与流感病毒、腺病毒、呼吸道合胞病毒、鼻病毒、人偏肺病毒等引起的其他已知病毒性肺炎及肺炎支原体感染相鉴别。

3. 还要与非感染性疾病，如血管炎、皮肌炎等结缔组织疾病引起的肺间质性病变和机化性肺炎等相鉴别。

4. 儿童患者出现皮疹、黏膜损害时，需与川崎病相鉴别。

5. 与新型冠状病毒感染者有密切接触者，即使常见呼吸道病原检测阳性，也应及时进行新型冠状病毒病原学检测。

【治疗】

（一）一般治疗

1. 卧床休息，加强支持治疗，保证充分能量和营养摄入；注意水、电解质平衡，维持内环境稳定。

2. 密切监测生命体征，特别是静息和活动后的指氧饱和度等。

3. 根据病情监测血常规、尿常规、C 反应蛋白、肝肾功能、心肌酶谱、凝血功能、动脉血气分析、胸部影像学等。有条件者可行血清炎症因子检测。

4. 根据病情给予规范有效的氧疗措施，包括鼻导管、面罩给氧及经鼻高流量氧疗等。一旦患者进展到重症和危重症，需积极给予氧疗和呼吸支持，必要时采用体外膜氧合（ECMO），同时加强循环功能的保护与维持、减轻肺间质炎症、注意肾脏及肠道功能的保护，防治细胞因子风暴。

5. 抗菌药物治疗：避免盲目或不恰当使用抗菌药物，尤其是联合使用广谱抗菌药物。

（二）抗病毒治疗

1. 奈玛特韦/利托那韦片　适用人群为发病 5 日内的轻、中型且伴有进展为重型高风险因素的成人和青少年（12~17 岁，体重≥40kg）。用法：300mg 奈玛特韦与 100mg 利托那韦同时服用，每 12 小时一次，连续服用 5 日。

2. 阿兹夫定　用于治疗中型成年患者。用法：每次 5mg，每日 1 次，疗程最多不超过 14 日。

3. 其他可及的小分子药物　如莫诺拉韦等，可根据基础疾病状况和基础用药的相互作用等进行选择。

（三）免疫治疗

1. 糖皮质激素　对于氧合指标进行性恶化、影像学进展迅速、机体炎症反应过度激活状态的重型和危重型患者，酌情短期内（不超过 10 日）使用糖皮质激素。

2. IL－6 抑制剂　托珠单抗。对于重型、危重型且实验室检测 IL－6 水平升高者可试用。

（四）抗凝治疗

用于具有重症高危因素、病情进展较快的中型、重型和危重型患者，无禁忌证的情况下可给予治疗剂量的低分子肝素或普通肝素。

（五）俯卧位治疗

具有重症高危因素、病情进展较快的中型、重型和危重型患者，应当给予规范的俯卧位治疗，建议每日俯卧位时间不少于 12 小时。

（六）中医治疗

本病属于中医"疫"病范畴，病因为感受"疫戾"之气，可根据病情、症候及气候等情况进行辨证论治。

【预后】

在医疗资源较充足的情况下，COVID－19 的总体病死率为 1%~2%，其中高龄、合并基础疾病人群的病死率高。因新型冠状病毒（SARS－CoV－2）传播性极强，短期内的暴发导致医疗资源不足会进一步推高病死率。

【预防】　微课 18

（一）控制传染源

1. 医院应设置独立的发热门诊，加快对疑似患者的诊断和排除流程。尽量简化对疑似患者的诊断程序，缩短诊断或排除时间。

2. 对确诊患者进行收治，按病情轻重分类管理治疗。

（二）切断传播途径

主要措施包括：①佩戴口罩；②保持良好的个人卫生习惯，勤洗手。咳嗽、打喷嚏时要用手肘或纸巾盖住口鼻，避免触摸眼、鼻和嘴；③与他人保持至少 1m 的距离，尤其是咳嗽、打喷嚏和发烧的人；④尽量减少外出活动；⑤室内经常通风换气，保证空气流通。

（三）保护易感人群

接种新型冠状病毒疫苗可以减少新型冠状病毒感染和发病，是降低重症和死亡发生率的有效手段，符合接种条件者均应接种。符合加强免疫条件的接种对象，应及时进行加强免疫接种。同时保持良好的生活习惯，保证充足的睡眠，避免紧张和压力，在保证休息的前提下适量运动以增强体质和自身免疫力亦是预防感染的可行办法。

⇨ 案例讨论

　　临床案例　患者，男性，31岁。发热伴鼻塞1日，发病前3日自外地出差返回，住当地酒店1周，期间当地有新冠肺炎病例报告。2022年5月30日到发热门诊就诊，测体温38℃。血常规：白细胞4×10^9/L，中性粒细胞百分比56%，淋巴细胞百分比30%。胸片未见明显异常。

　　讨论　　1. 该患者的可能诊断是什么？

　　　　　　2. 本病的诊断依据有哪些？

　　　　　　3. 为确诊，该患者还需要做哪些检查？

目标检测

答案解析

题库

　　1. 简述新型冠状病毒感染的临床分型及其临床表现。

　　2. 简述新型冠状病毒感染的诊断标准。

　　3. 简述新型冠状病毒感染的预防措施。

（邵凌云）

书网融合……

本章小结	微课 1 – 1	微课 1 – 2	微课 1 – 3	微课 1 – 4
微课 1 – 5	微课 1 – 6	微课 2	微课 3	微课 4
微课 5	微课 6	微课 7	微课 8	微课 9
微课 10	微课 11	微课 12	微课 13	微课 14
微课 15	微课 16	微课 17	微课 18	

第三章　细菌感染性疾病

第一节　伤寒与副伤寒

PPT

📖 学习目标 ────────────────────────────────────

1. **掌握**　伤寒的临床表现和常规实验室诊断。
2. **熟悉**　伤寒的病原治疗。
3. **了解**　伤寒的病原学、发病机制及病理解剖、流行病学。
4. 学会典型伤寒的临床分析及处理。

一、伤寒

伤寒（typhoid fever）是由伤寒沙门菌（*Salmonella typhi*）引起的急性消化道传染病。临床特征为持续发热、表情淡漠、相对缓脉、玫瑰疹、肝脾肿大和白细胞减少等，可出现肠出血、肠穿孔等严重并发症。

【病原学】

伤寒沙门菌又称为伤寒杆菌，属沙门菌属 D 群，革兰染色阴性，呈短杆状，周边有鞭毛和菌毛，有活动力，不产生芽孢，无荚膜。在普通培养基上能生长，在含有胆汁的培养基上生长更好。伤寒沙门菌含有菌体抗原（O）、鞭毛抗原（H）和表面抗原（Vi）。应用血清凝集试验检测患者血清中"O"和"H"抗体可辅助临床诊断。Vi 抗体的检测有助于伤寒沙门菌带菌者的筛查。伤寒沙门菌不产生外毒素，其菌体裂解时释放内毒素，在发病过程中起重要作用。

伤寒沙门菌在自然界中生命力较强，在水中存活 2～3 周，在粪便中存活 1～2 个月，耐低温，在冷冻环境中可存活数月，但对光、热、干燥及消毒剂的抵抗力弱，加热 60℃ 15 分钟或煮沸后立即死亡。

【流行病学】

（一）传染源

患者和带菌者均为传染源。患者整个病程均有传染性，以病程 2～4 周传染性最强。排菌期在 3 个月以内者称为暂时性带菌者，持续排菌 3 个月以上者称为慢性带菌者。原先有胆石症或慢性胆囊炎等胆道系统疾病的女性或老年患者容易变为慢性带菌者，慢性带菌者是引起伤寒不断传播或流行的主要传染源。

（二）传播途径

通过粪－口途径传播。水源污染是本病传播的重要途径，也是伤寒暴发流行的主要原因。食物污染也可引起本病流行。散发病例以日常生活密切接触传播多见；苍蝇和蟑螂等媒介可机械性携带伤寒沙门菌而引起散发流行。

（三）人群易感性

人群普遍易感，病后可获得持久性免疫，再次发病者极少。伤寒与副伤寒之间无交叉免疫。

（四）流行特征

世界各地均有发病，以热带和亚热带地区多见，在发展中国家主要因水源污染而暴发流行，发达国家则以国际旅游感染为主。伤寒可发生于任何季节，但以夏秋季多见。发病以儿童和青壮年多见。

【发病机制与病理解剖】

（一）发病机制

伤寒的发病与否主要取决于所摄入伤寒沙门菌的数量、毒力以及人体的免疫力。伤寒沙门菌随污染的水或食物进入消化道后，未被胃酸杀灭的细菌进入回肠下段，穿过肠黏膜上皮屏障，侵入回肠集合淋巴结，在单核－巨噬细胞内繁殖形成初发病灶，进一步侵犯肠系膜淋巴结经胸导管进入血液循环，引起第一次菌血症，此阶段患者无症状，临床上处于潜伏期。伤寒沙门菌随血流进入肝、脾、胆囊、肾、骨髓等组织器官内，继续大量繁殖后再次进入血液循环引起第二次菌血症，并释放脂多糖内毒素，可激活单核－巨噬细胞释放 IL-1 和 TNF 等细胞因子，引起持续发热、表情淡漠、相对缓脉、白细胞减少等表现。此阶段相当于发病初期和极期（病程第 1～3 周）。伤寒沙门菌继续随血流播散至全身，并经胆管进入肠道，一部分随粪便排出体外，一部分穿过小肠黏膜再次侵入肠壁淋巴结，使原先致敏的肠道淋巴组织产生严重炎症反应，导致肠壁坏死或溃疡形成，临床上相当于缓解期（病程第 3～4 周）。在极期和缓解期，当坏死或溃疡的病变累及血管时，可引起肠出血；当溃疡侵犯小肠的肌层和浆膜层时，可引起肠穿孔。病程第 4 周开始，机体免疫力逐渐增强，血流和脏器中的伤寒沙门菌逐渐被清除，肠壁溃疡逐渐愈合，不留瘢痕，也不引起肠道狭窄，临床上处于恢复期。

（二）病理解剖

伤寒的主要病理特点是全身单核－吞噬细胞系统的增生性反应，以回肠下段集合淋巴结与孤立淋巴滤泡的病变最具有特征性。镜下见淋巴组织内有大量巨噬细胞增生，胞质内常见被巨噬细胞吞噬的伤寒沙门菌、红细胞、淋巴细胞及细胞碎片，称"伤寒细胞"（typhoid cell）。伤寒细胞聚集成团，形成小结节，称"伤寒小结"（typhoid nodule）或"伤寒肉芽肿"（typhoid granuloma），具有病理诊断意义。

【临床表现】

潜伏期 2～30 日，一般为 7～14 日。

（一）典型伤寒

自然病程约 4 周，可分为 4 期。

1. 初期 发病第 1 周。多数起病缓慢，发热是最早出现的症状，体温呈阶梯形上升，5～7 日内达 39～40℃。发热前可有畏寒，少有寒战，热退时出汗不多。常伴有全身乏力、食欲减退、呕吐、腹痛、腹泻等。

2. 极期 病程第 2～3 周，出现伤寒特征性表现。

（1）持续高热 多呈稽留热型，少数呈弛张热型或不规则热型，一般持续 10～14 日，长者可达 3～4 周。

（2）消化系统症状 食欲缺乏明显，出现舌尖与舌缘的舌质红，舌苔厚腻，腹部不适，腹胀，可有便秘或腹泻，下腹有轻压痛。

（3）神经系统症状 患者可出现表情淡漠、反应迟钝、耳鸣、重听或听力减退。重症患者可有谵妄、抽搐、昏迷、脑膜刺激征（虚性脑膜炎）。

（4）**相对缓脉** 稽留热期间成人常见，儿童或并发心肌炎者不明显。

（5）**肝脾肿大** 多数患者有脾肿大，质软、可有触痛。少数患者有肝脏肿大。并发中毒性肝炎时，可出现 ALT 升高或黄疸。

（6）**玫瑰疹** 在病程第 7～14 日，患者皮肤可出现淡红色小斑丘疹，称玫瑰疹（rose spots）。直径 2～4mm，压之褪色，一般在 10 个以下，主要分布在胸、腹部，偶见肩背部及四肢，2～4 日内消退，可分批出现。

3. 缓解期 病程第 3～4 周，体温开始下降，食欲逐渐好转，腹胀消失，脾开始回缩。但本期仍有可能出现肠出血、肠穿孔等并发症。

4. 恢复期 病程第 5 周左右，体温恢复正常，症状消失，食欲恢复，一般在 1 个月左右完全康复。体弱、原有慢性疾病或出现严重并发症者病程往往较长。

（二）其他临床类型

1. 轻型 发热 38℃左右，全身毒血症症状轻，病程短，1～3 周即可恢复。多见于儿童或有伤寒菌苗预防接种及早期应用有效抗菌治疗者。

2. 迁延型 起病与典型伤寒相似，由于机体免疫力低下或合并有胆石症、慢性血吸虫病等基础性疾病，发热可持续 5 周以上至数月之久。

3. 逍遥型 起病初期症状轻，可正常工作与生活，部分患者因肠出血或肠穿孔才被诊断。

4. 暴发型 起病急，全身毒血症症状严重，有畏寒、高热、肠麻痹、心肌炎、中毒性脑病、中毒性肝炎或休克等，病死率高。

（三）特殊临床背景下伤寒的特点

1. 小儿伤寒 临床表现不典型，随年龄增长，其临床表现越类似成人。常急性起病，弛张热多见，呕吐、腹泻等胃肠道症状明显，玫瑰疹少见，多数患儿无相对缓脉，肝、脾肿大明显，外周血白细胞计数可不减少。易并发支气管炎或肺炎，肠出血及肠穿孔少见，死亡率较低。

2. 老年伤寒 临床表现不典型，通常体温不高，但易出现虚脱，常合并支气管肺炎和心功能衰竭，病程迁延，恢复慢，病死率较高。

3. 复发 复发（relapse）是指患者热退后 1～3 周再次出现临床症状和体征，血培养可再度呈阳性。原因是机体免疫力降低，病灶内的细菌未被完全清除，再次侵入血流。多见于抗菌治疗不彻底的患者。

4. 再燃 再燃（recrudescence）是指患者在缓解期体温逐渐下降而未至正常时又重新升高，持续 5～7 日后热退，此时血培养可再次出现阳性。原因与伤寒沙门菌菌血症未得到完全控制有关，有效和足量的抗菌药物治疗可减少和杜绝再燃。

【并发症】

（一）肠出血

肠出血为较常见的严重并发症，发生率为 2%～8%，多见于病程第 2～4 周。饮食不当、因便秘而过度用力排便、治疗性灌肠等常为诱因。根据出血量多少可表现为大便潜血阳性、黑便或暗红色血便，大量出血者可出现头晕、面色苍白、冷汗、脉细速、血压下降等休克表现。

（二）肠穿孔

肠穿孔为最严重的并发症，发生率为 1%～4%，多见于病程第 2～4 周，好发于回肠末端。穿孔发生时，突然腹部剧烈疼痛，右下腹为甚，伴有恶心、呕吐、冷汗、脉搏细速、体温和血压下降。随后出现体温再度升高，腹部压痛、反跳痛、腹肌紧张等急性腹膜炎征象，肝浊音界缩小或消失，腹部 X 线检查可见游离气体，外周血白细胞升高并伴核左移。

（三）中毒性肝炎

发生率为 10%～50%，多见于病程第 1～3 周，表现为肝肿大、压痛，ALT 升高或有黄疸，随病情好转，肝损害恢复。

（四）中毒性心肌炎

多发生于病程第 2～3 周。有严重毒血症者，表现为心率加快、第一心音低钝、心律失常、血压下降等。心电图呈低电压、S－T 段下降或平坦、T 波改变等异常。

（五）支气管炎及肺炎

病程第 1 周大多由伤寒沙门菌引起，病程极期或后期多为继发其他细菌或病毒感染，极少由伤寒沙门菌引起。

（六）溶血－尿毒综合征（hemolytic uremic syndrome，HUS）

一般发生于病程第 1～3 周，第 1 周常见。可能为伤寒沙门菌的内毒素诱发肾小球微血管内凝血所致，主要表现为溶血性贫血和急性肾功能衰竭。

（七）其他

其他并发症包括急性胆囊炎、肾盂肾炎、骨髓炎、脑膜炎和血栓性静脉炎等。

【实验室检查】

（一）常规检查

1. 血常规 白细胞计数一般为（3～5）×10^9/L，中性粒细胞减少；嗜酸性粒细胞减少或消失，随病情好转而逐渐上升，复发者再度减少，对伤寒的诊断与病情评估有重要的参考意义。

2. 尿常规 从病程第 2 周开始，可有轻度蛋白尿或偶见少量管型。

3. 粪便常规 在肠出血时有潜血试验阳性或肉眼血便。

（二）细菌学检查

1. 血培养 病程第 1～2 周阳性率可达 80%～90%，第 3 周下降至 50% 左右，第 4 周不易检出，复发和再燃者可再度呈阳性。

2. 骨髓培养 较血培养阳性率高，可达 90% 以上，阳性持续时间较长，适用于血培养阴性或使用过抗菌药物的疑似患者。

3. 粪便培养 第 3～4 周阳性率较高，可达 75% 左右。慢性带菌者可持续阳性 1 年。

4. 尿培养 早期多为阴性，第 3～4 周阳性率仅为 25% 左右。

5. 其他 玫瑰疹刮取物或活检切片也可获阳性培养。

（三）肥达反应 🅔 微课 1

肥达反应（Widal test）即伤寒血清凝集试验，是指应用已知的伤寒沙门菌菌体抗原（O）、鞭毛抗原（H）及副伤寒沙门菌甲（A）、乙（B）、丙（C）型的鞭毛抗原与患者血清做凝集反应，检测其相应抗体的效价。肥达反应对伤寒与副伤寒有辅助诊断价值。通常在病后第 1 周开始产生抗体，第 2 周逐渐增高，第 3～4 周达高峰，阳性率高达 70%～90%，病愈后可维持数月。肥达反应在临床中可出现假阳性或假阴性反应，评价结果时应注意以下特点。

1. O 抗体凝集效价在 1∶80 以上、H 抗体效价在 1∶160 以上，或者 O 抗体效价呈 4 倍以上升高，才有辅助诊断意义。

2. 因伤寒和副伤寒甲、乙、丙沙门菌之间有部分 O 抗原相同，O 抗体升高只能支持沙门菌感染，不能区分伤寒或副伤寒。

3. 接种伤寒疫苗后，H 抗体效价明显上升并可持续数年。并且，既往感染者及其他发热性疾病出现的回忆反应也可有较高滴度，故仅 H 抗体升高而 O 抗体不升高对伤寒诊断帮助不大。

4. 某些疾病如风湿病、败血症、结核病、血吸虫病、溃疡性结肠炎等可出现假阳性反应。部分免疫功能低下、早期应用抗菌药物的患者可出现假阴性反应。

5. Vi 抗体效价在伤寒和副伤寒患者中一般不高；主要用于慢性带菌者的调查，效价在 1∶40 以上有诊断参考价值。

（四）其他检查

近年来建立了酶联免疫吸附试验（ELISA）、被动血凝试验、对流免疫电泳、免疫荧光试验等新的免疫学诊断方法来检测伤寒沙门菌的抗原和抗体，以及利用 DNA 探针或 PCR 技术等分子生物学技术检测伤寒沙门菌基因组特异性靶序列，提高了检测的敏感性和特异性，有助于早期诊断，但临床常规应用有许多问题尚待解决。

【诊断】

（一）流行病学资料

当地伤寒疫情和流行季节，有不洁饮食史，是否有伤寒既往史、预防接种史以及与患者接触史。

（二）临床表现

持续发热 1 周以上，腹胀、腹泻或便秘，表情淡漠、相对缓脉、玫瑰疹、脾肿大等，并发肠出血或肠穿孔者更有助于诊断。

（三）实验室检查

外周血白细胞计数减少，嗜酸性粒细胞减少或消失。肥达反应阳性有辅助诊断意义。伤寒沙门菌培养阳性为确诊依据。

【鉴别诊断】

（一）病毒感染

呼吸道病毒和肠道病毒感染均可引起发热、头痛及白细胞减少而与伤寒相似，但起病较急，多伴上呼吸道症状，无相对缓脉、玫瑰疹等，病程一般为 1 周左右。

（二）疟疾

有发热、肝脾肿大、白细胞减少与伤寒相似，但起病急，体温每日波动大，寒战明显，出汗后体温骤降，热退后一般情况好，红细胞和血红蛋白降低，外周血或骨髓涂片可找到疟原虫。

（三）革兰阴性杆菌败血症

高热、畏寒、脾肿大、白细胞计数可不升高与伤寒相似，但常有胆道、泌尿系统或腹腔内感染等原发病灶，寒战明显，弛张热多见，可有皮肤出血点，甚至早期出现中毒性休克，血培养可检出相应致病菌等。

（四）恶性组织细胞病

长期发热、肝脾肿大、白细胞降低与伤寒相似。但患者多为不规则高热，进行性贫血，淋巴结肿大，外周血常规全血细胞减少，骨髓检查可见恶性组织细胞。

（五）血行播散性结核病

有长期发热、白细胞减少与伤寒相似，但患者常有结核病史或结核接触史，发热不规则，伴有盗汗，胸部 X 线或 CT 检查可见粟粒性结核病灶等可与伤寒相鉴别。

【预后】

病死率约 1%。并发肠穿孔、肠出血、心肌炎、严重毒血症表现者，死亡率较高。婴幼儿、年老体弱及免疫功能低下者预后较差。

【治疗】

（一）一般治疗与对症处理

1. 休息与隔离　按消化道传染病消毒隔离，发热期患者绝对卧床休息。临床症状消失后每隔 5 ~ 7 日送检粪便培养，连续 2 次阴性才可解除隔离。

2. 护理与饮食　应给予高热量、高营养、易消化的饮食，供给必要的维生素。发热期间给予流质或细软无渣半流质饮食，少量多餐。热退后，可逐渐进稀饭、软饭，忌吃坚硬多渣食物，以免诱发肠出血和肠穿孔。注意观察患者的体温、脉搏、血压及粪便性状等的变化，保持口腔及皮肤清洁，预防压疮和肺部感染。

3. 对症处理　高热者可用物理降温，如冰袋冷敷、酒精擦浴等，慎用发汗退热药，以免虚脱。便秘者可用开塞露入肛或生理盐水低压灌肠，禁用高压灌肠和泻药。腹胀者给予低糖低脂肪饮食，可用松节油腹部涂擦或肛管排气，禁用新斯的明等促进肠蠕动药物。中毒症状重者，可在足量有效抗菌药物治疗的同时，选择地塞米松 2 ~ 5mg 或者氢化可的松 50 ~ 100mg 静脉滴注，每日 1 次，疗程不超过 3 日。有明显鼓肠和腹胀的患者慎用糖皮质激素，以免诱发肠出血和肠穿孔。

（二）病原治疗

1. 喹诺酮类药物　是治疗伤寒的首选药物，疗程 10 ~ 14 日。但因可能影响骨骼发育，孕妇、哺乳期妇女及儿童不宜选用。

（1）左氧氟沙星　每次 0.1 ~ 0.2g，口服，2 次/日。

（2）氧氟沙星　每次 0.2g ~ 0.3g，口服，2 次/日。

（3）环丙沙星　每次 0.5g，口服，2 次/日。

重型或有并发症的患者可采取静脉滴注，症状控制后改为口服。其他新开发的喹诺酮类药物如洛美沙星、培氟沙星、司氟沙星等均有满意的疗效。

2. 第三代头孢菌素　是孕妇、哺乳期妇女及儿童首选药物，也适用于氯霉素耐药菌所致伤寒。

（1）头孢噻肟　每次 2g，儿童每次 50mg/kg，每 8 ~ 12 小时静脉滴注 1 次，疗程 14 日。

（2）头孢哌酮　每次 2g，儿童每次 50mg/kg，每 12 小时静脉滴注 1 次，疗程 14 日。

（3）头孢曲松　每次 1 ~ 2g，儿童每次 50mg/kg，每日静脉滴注 1 次，疗程 14 日。

（4）头孢他啶　每次 1 ~ 2g，儿童每次 50mg/kg，每 12 小时静脉滴注 1 次，疗程 14 日。

3. 其他抗菌药物　近年发现有些伤寒菌株对氯霉素、氨苄西林和复方磺胺甲噁唑等药物呈现多重耐药性，故仅用于敏感菌株的治疗。

（1）氯霉素　每日 1.5 ~ 2g，分 3 ~ 4 次口服，热退后改为每次 0.5g，2 次/日，疗程 14 日。

（2）氨苄西林（或阿莫西林）　氨苄西林每日 4 ~ 8g，儿童每日 100 ~ 150mg/kg，分 2 ~ 4 次口服或静脉滴注；阿莫西林每日 2 ~ 4g，分 3 ~ 4 次口服，儿童每日 20 ~ 40mg/kg，分 3 次口服，疗程 14 日。

（3）复方磺胺甲噁唑　成人 2 片，2 次/日，口服，疗程 14 日。

（三）带菌者的治疗

可选择氨苄西林每日 3 ~ 6g，丙磺舒每日 1 ~ 1.5g，分 3 次口服，连用 4 ~ 6 周；或喹诺酮类药物如氧氟沙星每次 0.3g，每日 2 次或环丙沙星每次 0.5g，每日 2 次，口服，疗程 6 周。若合并胆结石等疾病，抗菌治疗无效，可考虑原发病的手术治疗。

（四）并发症的治疗

1. 肠出血　禁食，绝对卧床休息，密切监测血压、脉搏、神志变化及粪便出血量。烦躁不安可予地西泮或苯巴比妥镇静；补充血容量及维持水、电解质和酸碱平衡；使用止血药，必要时输血。大量出血经内科积极治疗无效者，应考虑手术治疗。

2. 肠穿孔　局限性穿孔者给予禁食，胃管减压，选择有效的抗菌药物控制腹膜炎；肠穿孔并发腹膜炎者应及早手术治疗。

3. 中毒性肝炎　在抗菌治疗的基础上给予保肝支持治疗，避免使用损害肝脏的药物。

4. 中毒性心肌炎　绝对卧床休息，应用改善心肌营养的药物，必要时可加用肾上腺糖皮质激素及应用小剂量洋地黄制剂来控制心功能衰竭。

5. 溶血-尿毒综合征　有效控制伤寒沙门菌原发感染；输血、补液，碱化尿液；使用糖皮质激素如地塞米松、泼尼松龙等；应予小剂量肝素和（或）低分子右旋糖酐进行抗凝；必要时可行腹膜或血液透析，促进肾功能恢复。

【预防】

（一）控制传染源

及时发现患者及带菌者，及早隔离治疗，患者体温正常后 2 周或粪便培养连续 2 次阴性（2 次间隔 5~7 日），可解除隔离。患者大小便等排泄物、便器、餐具、生活用品均需消毒处理。对密切接触者医学观察 3 周。

（二）切断传播途径

是预防和控制本病的关键。做好水源、饮食、粪便管理和消灭苍蝇等卫生工作，养成良好的个人卫生和饮食习惯。

（三）保护易感人群

对易感人群可进行预防接种。口服的伤寒沙门菌 Ty21A 减毒活疫苗，保护率为 50%~96%；注射用伤寒 Vi 多糖疫苗，保护率为 70% 左右。新一代伤寒结合疫苗（typhoid conjugate vaccine，TCV）的保护率可达 87% 左右，初次接种后保护作用可持续达 5 年。与患者密切接触等需应急性预防用药者，可予复方磺胺甲噁唑 2 片，每日 2 次，服用 3~5 日。

⊕ 知识链接

伤寒的防控策略

随着我国人民生活条件的改善，伤寒总体发病率呈逐年下降趋势。但在经济不发达国家，伤寒发病率仍然很高，而且抗菌药物耐药性伤寒沙门菌株的出现和扩散，使伤寒的防治面临新的挑战。为有效预防伤寒地方性流行传播，2018 年 3 月，WHO 更新发布了《关于伤寒疫苗意见书》，再次强调了疫苗接种对控制伤寒的重要性，提出了伤寒疫苗接种的最新建议。所有伤寒疫苗接种计划都应在控制该疾病的其他努力的背景下实施，包括健康教育、水质和卫生设施的改善以及对医疗专业人员的诊断和治疗培训。建议在伤寒疾病负担最重或抗菌药物耐药性伤寒沙门菌负担重的国家优先引入新一代伤寒结合疫苗（TCV）。

二、副伤寒

副伤寒（paratyphoid fever）是由甲、乙、丙型副伤寒沙门菌引起的一组细菌性传染病。副伤寒的流行病学、发病机制及病理解剖、临床表现、诊断、治疗及预防与伤寒相似，但也有与伤寒不同的临床特点。

（一）副伤寒甲、乙

我国成人副伤寒以副伤寒甲为主，儿童以副伤寒乙常见。潜伏期一般为8~10日；起病常有腹痛、腹泻、呕吐等急性胃肠炎症状，2~3日后出现发热，以弛张热或不规则热多见，稽留热少见，热程较短，为2~3周；全身中毒症状轻，相对缓脉少见；玫瑰疹出现较早而多，颜色较深；肠穿孔、肠出血等并发症少见，病死率较低。

（二）副伤寒丙

副伤寒丙的临床表现比较复杂，可表现为败血症型、伤寒型或急性胃肠炎型，以败血症型多见。败血症型患者起病急，体温迅速上升，不规则热型，常伴寒战，可并发肺部、骨及关节的化脓性病灶，偶可并发化脓性脑膜炎、心内膜炎、肾盂肾炎、胆囊炎、皮下脓肿、肝脓肿等。伤寒型与副伤寒甲、乙类同。急性胃肠炎型主要表现为发热、呕吐、腹痛、腹泻，病程短，一般2~5日恢复。

副伤寒甲、乙、丙的治疗与伤寒相同。有化脓性病灶者，脓肿一旦形成，应在有效抗菌治疗的同时进行外科手术处理。

⇒ 案例讨论

临床案例 患者，男性，30岁。因畏寒发热10日就诊。患者10日前开始发热，体温39~40℃，呈稽留热型，发热前有畏寒，但无寒战，伴有食欲不振、腹胀、腹泻，曾进行病毒性感冒治疗，疗效不佳。查体：体温39.5℃，神志清楚、表情淡漠、听力减退；舌尖红，舌苔黄厚；右胸前皮肤有数个淡红色小斑丘疹，压之褪色。听诊双肺无异常，心率72次/分，律齐，肝肋下1.5cm，剑突下2cm，质软，有轻度触痛，脾肋下2cm。血常规：白细胞$3.2×10^9$/L，中性粒细胞百分比56%，嗜酸性粒细胞百分比0。

讨论　1. 该患者的诊断最可能是什么？

　　　2. 本病的诊断依据有哪些？

目标检测

答案解析

题库

1. 典型伤寒的临床表现有哪些？
2. 试述伤寒的病原治疗。

（邱源旺）

PPT

第二节　细菌性食物中毒

细菌性食物中毒（bacterial food poisoning）是由于食用被细菌或细菌毒素所污染的食物而引起的急性中毒性疾病，根据临床表现的不同，分为胃肠型食物中毒和神经型食物中毒。本病以夏秋季为多，以集体单位同食者或家庭共食者同时发病为特点。食品的保存与处理不当是该病发生的主要原因。

一、胃肠型食物中毒

胃肠型食物中毒以夏秋季多见，临床以恶心、呕吐、腹痛、腹泻等急性胃肠炎症状为主。

【病原学】

引起胃肠炎食物中毒的细菌很多，常见的有沙门菌属、副溶血性弧菌、变形杆菌、大肠埃希菌、金黄色葡萄球菌、蜡样芽孢杆菌、空肠弯曲菌和产气荚膜梭菌等。

（一）沙门菌属（*Salmonella*）

沙门菌目前被认为是世界范围内最重要的食源性致病菌之一，为革兰阴性杆菌，需氧或兼性厌氧，不产生芽孢，无荚膜，绝大多数有鞭毛，能运动。沙门菌有 2500 余种血清型，引起胃肠炎型食物中毒的有鼠伤寒沙门菌、猪霍乱沙门菌和肠炎沙门菌。对外界的抵抗力较强，不耐热，55℃ 1 小时或 60℃ 10 ~ 20 分钟死亡，5% 石炭酸 5 分钟内即可将其杀灭。沙门菌毒素是主要的毒力因子。

（二）副溶血性弧菌（*Vibrio parahaemolyticus*）

革兰阴性杆菌，嗜盐生长，无芽孢，菌体一端有鞭毛，运动活泼。该细菌分为 25 个血清型。本菌为嗜盐性细菌，广泛存在于海水中，偶见于淡水。在 37℃ pH 7.7 含氯化钠 3% ~ 4% 的环境中生长最好。对酸敏感，pH 6 以下无法生长。不耐热，56℃ 5 分钟、90℃ 1 分钟即可灭活。对低温及高浓度氯代钠的抵抗力甚强。本菌对常用消毒剂的抵抗力很弱。该细菌主要来自海产品如墨鱼、海鱼、海虾、海蟹、海蜇，以及含盐分较高的腌制食品如咸菜、腌肉等。

（三）变形杆菌（*Proteus*）

革兰阴性、两端钝圆、无芽孢多形性小杆菌，需氧或兼性厌氧，有鞭毛与动力。其抗原结构有菌体（O）及鞭毛（H）抗原 2 种。普通变形杆菌（*P. vulgaris*）和奇异变形杆菌（*P. mirabilis*）与食物中毒有关。该菌在自然界中广泛分布，主要污染肉类、动物内脏和蛋类等动物性食品。在食物中能产生肠毒素，还可产生组胺脱羧酶，使蛋白质中的组氨酸脱羧成组胺，从而引起过敏反应，导致胃肠型和过敏型两类食物中毒表现。

（四）大肠埃希菌（*E. coli*）

常见的肠杆菌科革兰阴性杆菌，需氧或兼性厌氧，多数菌株有周鞭毛，能运动。细菌体外抵抗力较强，在水和土壤中能存活数月，在阴凉处室内尘埃中可存活 1 个月，在含余氯 0.2mg/L 的水中不能生存。引起细菌性食物中毒的大肠埃希菌主要有 4 种，即肠产毒性大肠埃希菌、肠侵袭性大肠埃希菌、肠致病性大肠埃希菌和肠出血性大肠埃希菌，其中，O157：H7 是肠致病性大肠埃希菌和肠出血性大肠埃希菌的主要菌型。本菌为人和动物肠道正常寄居菌，特殊条件下可致病。

（五）金黄色葡萄球菌（*Staphylococcus aureus*）

革兰阳性球菌，需氧或兼性厌氧，无鞭毛及芽孢，最适生长温度为 37℃，最适生长 pH 为 7.4。在乳类、肉类食物中极易繁殖，在剩饭菜中亦易生长。产肠毒素金黄色葡萄球菌可引起食物中毒，肠毒素分为 A、B、C、D、E、F 共 6 种血清型。对热的耐受性好，100℃ 30 分钟只能杀灭细菌，不能破坏其肠毒素。

（六）蜡样芽孢杆菌（*Bacillus cereus*）

厌氧革兰阳性粗大芽孢杆菌，无鞭毛，不活动。芽孢能耐高温，100℃ 30 分钟才能被杀死。在 28～35℃ 的适宜温度下可大量繁殖，能分泌强烈的外毒素。该菌在自然界中分布较广，污水、垃圾、土壤、人和动物的粪便、昆虫以及食品等中均可检出。

【流行病学】

（一）传染源

被上述病原体感染的人或动物为本病主要传染源，海产品是副溶血性弧菌的主要传染源。

（二）传播途径

经消化道传播，进食被细菌或其毒素污染的食物而发病。

（三）人群易感性

人群普遍易感，感染后产生免疫力弱，可反复多次感染。

（四）流行特征

本病在 5～10 月较多，7～9 月最易发生，与夏季气温高、细菌易于大量繁殖密切相关。各年龄组均可发病。常因食物不新鲜，保存、烹调不当而引起。病例可散发或集体发病。沿海地区易发生副溶血性弧菌、沙门菌所致食物中毒，内陆省区的细菌性食物中毒常由葡萄球菌、大肠埃希菌、蜡样芽孢杆菌和沙门菌导致。

【发病机制与病理解剖】

（一）发病机制

病原菌在污染的食物中大量繁殖，并产生肠毒素类物质，或菌体裂解释放内毒素。是否发病和病情轻重，与进食活菌数及毒素量的多少、人体抵抗力的强弱有关。进入肠道的细菌借助黏附因子附着于肠上皮细胞，增殖后可侵袭肠壁致损伤。许多病原体还可分泌毒力因子，如副溶血性弧菌产生耐热、不耐热溶血毒素和尿素酶，致肠祥肿胀、充血及肠液潴留而引起腹泻。变形杆菌可产生肠毒素、细胞结合溶血因子及溶血素。腹泻型蜡样芽孢杆菌的不耐热肠毒素、葡萄球菌肠毒素及沙门菌毒素均可与肠上皮细胞受体结合，激活腺苷酸环化酶，使 ATP 转化为 cAMP，促进细胞分泌肠液，抑制肠上皮细胞重吸收钠和水，致大量液体蓄积于消化道内，可致呕吐及腹泻症状。

（二）病理解剖

病变主要累及十二指肠及空、回肠上部，肠黏膜弥漫性充血、水肿，轻度糜烂，可深达肌层及浆膜层。严重者可有胃、肝、脾、肺和肾等中毒性病变。

【临床表现】

潜伏期短，食后数小时发病。

各型病原菌感染后临床症状相似。临床表现以急性胃肠炎为主，如恶心、呕吐、腹痛、腹泻等。葡萄球菌食物中毒的呕吐症状较明显，呕吐物含胆汁，有时含血液和黏液。腹痛以上腹部及脐周多见。腹泻频繁，多为黄色稀便和水样便。侵袭性细菌引起的食物中毒，可有发热、腹部阵发性绞痛和黏液脓血便。病程短，多在 1~3 日恢复。腹泻严重者可致脱水、酸中毒甚至休克。

【实验室检查】

（一）血常规

沙门菌感染者白细胞计数多正常，副溶血性弧菌及金黄色葡萄球菌感染者，白细胞计数可达 $10 \times 10^9/L$，中性粒细胞百分比增高。

（二）粪便检查

粪便呈稀水样，镜检可见少量白细胞，血水样便可见多数红细胞、少量白细胞，与痢疾样便相似。

（三）细菌培养

将患者的吐泻物及可疑食物做细菌培养，如多次获相同病原菌有利诊断。

（四）分子生物学检测

主要方法包括脉冲场凝胶电泳、核糖分型和随机扩增多态性 DNA 等多重 PCR，可进行细菌亚型分析。

【诊断与鉴别诊断】

（一）诊断

细菌性食物中毒主要根据不洁饮食和群体发病的病史以及典型呕吐、腹泻等消化道症状得出临床诊断。根据不洁食物类型及相关表现，可获取疑似病原菌类型。如食物、患者呕吐物及粪便培养出同一病原菌，即可确诊。

（二）鉴别诊断

1. 其他类型肠道疾病　如细菌性痢疾、阿米巴痢疾、霍乱、弯曲菌性肠炎、病毒性肠炎等，应详细询问进食情况及特殊临床表现，并积极寻找病原以明确诊断。

2. 非细菌性食物中毒　如化学性毒物（砷、有机磷农药等）和生物性毒物（如生鱼胆、毒菌和河豚等）所致的食物中毒。这类中毒的潜伏期仅数分钟至数小时，一般不发热，以频繁呕吐为主，腹痛、腹泻较少，但神经系统症状明显，病死率较高。应详细询问进食情况，并在可疑食物及患者吐、泄物中检查有关毒物以协助诊断。

【预后】

多数预后良好，个别有并发症的老年患者及免疫力低下者危及生命。

【治疗】

（一）一般治疗

卧床休息，早期给予易消化饮食，病情好转后恢复正常饮食。沙门菌食物中毒应床边隔离。

（二）对症治疗

呕吐、腹痛明显时可口服丙胺太林（普鲁本辛）15~30mg，或皮下注射阿托品 0.5mg，也可注射山莨菪碱 10mg。能进食者口服补液盐，呕吐剧烈不能进食者静脉补液。如出现电解质及酸碱失衡，应予以纠正。

（三）抗菌治疗

细菌性食物中毒者多为自限性，轻者可不予抗菌治疗，病情重者应选用有效抗菌药物。

【预防】

注意饮食卫生、加强食品卫生管理是预防本病的关键。一旦发生食物中毒，应立即报告防疫部门，及时进行调查、分析，制定防疫措施，以尽早控制疫情。认真贯彻《中华人民共和国食品安全法》（以下简称《食品安全法》），加强食品卫生管理。不吃腐败变质的食物或未煮熟的肉类蛋制品。本病目前尚无可靠的预防性疫苗。

二、神经型食物中毒

神经型食物中毒亦称为肉毒中毒（botulism），是由于进食含有肉毒梭菌外毒素的食物而引起的中毒性疾病。临床上以恶心、呕吐及中枢神经系统症状如眼肌及咽肌瘫痪为主要表现。病情轻重不一，轻者仅轻微不适，无需治疗，重者可于 24 小时内死亡。

【病原学】

肉毒梭菌（*Clostridium botulinum*）为革兰阳性梭状芽孢杆菌，厌氧、低温生长并可产生肉毒毒素。有周鞭毛，能运动。芽孢耐热性强，煮沸 6 小时仍具有活性，需 120℃高压灭菌 20 分钟或干热 180℃ 5 ~ 15 分钟才能被杀灭。对常用消毒剂不敏感，5% 苯酚或 20% 甲醛溶液 24 小时方可将其杀灭。10% 盐酸溶液需 60 分钟才能破坏芽孢。

本菌广泛存在于自然界，以芽孢形式存在于土壤或海水中，可存在于牛、羊、猪等的粪便中，也可附着于蔬菜、水果上，极易污染食物。肉毒梭菌污染火腿、腊肠、罐装或瓶装食物后，在厌氧条件下繁殖并产生外毒素。外毒素是一种嗜神经毒素，毒力极强，对人的致死量为 0.01mg 左右。肉毒梭菌毒素有 7 个血清型（A ~ G），其中 A、B、E、F 型肉毒毒素可引发人类肉毒中毒，A 型最常见，与神经组织的亲和力也最强。

【流行病学】

（一）传染源

携带肉毒梭菌的动物是主要传染源，患者不具传染性。

（二）传播途径

主要通过进食被肉毒梭菌外毒素污染的食物而传播。

（三）人群易感性

肉毒中毒为单纯中毒性疾病，外毒素对人及动物均有高度致病性，病后无明显免疫力。

【发病机制与病理解剖】

（一）发病机制

肉毒毒素是一种嗜神经毒素，经口进入消化道后，不被胃酸及消化酶消化，经肠黏膜吸收入血，与神经 - 肌肉接头处的胆碱能突触前膜相结合后抑制乙酰胆碱的释放，导致眼肌、咽肌以及全身骨骼肌处于持续瘫痪状态。

（二）病理解剖

肉毒中毒的病理变化呈非特异性，脑及脑膜显著充血、水肿，并有广泛的点状出血和血栓形成。镜下可见颅神经核和脊髓前角细胞退行性改变，脑干神经核也可受损。

【临床表现】 🔲 微课 2

潜伏期一般为 12 ~ 36 小时，可短至 2 小时，或长达 10 日。潜伏期长短与感染外毒素的数量有关，潜伏期越短，病情越重。

临床症状轻重不一，有的感染者仅轻微不适，重者 24 小时内死亡。常突然起病，以神经系统症状为主，胃肠道症状较轻。病初全身乏力，头痛、晕眩、恶心、呕吐等，随即出现神经麻痹症状，如复视、斜视、视物模糊、瞳孔散大、对光反射消失、眼球固定、眼睑下垂等眼肌麻痹症状。胆碱能神经的传递作用受损时，可出现便秘、尿潴留及唾液和泪液分泌减少，重者腭、舌、呼吸肌呈对称性弛缓性轻瘫，严重者可出现咽肌麻痹，表现为吞咽、咀嚼、发音困难甚至呼吸困难。病情重者于发病后 3 ~ 10 日内可因呼吸或循环衰竭而死亡。

4 ~ 26 周婴儿食入少量肉毒梭菌芽孢，细菌在肠内繁殖，产生神经毒素，引起中毒综合征。首发症状为便秘、拒奶、哭声无力，颈软不能抬头及颅神经损害。病程进展迅速，可因呼吸衰竭而死亡。

【实验室检查】

（一）病原学检查

可疑食物、患者吐泻物加热煮沸 20 分钟后接种于血琼脂上行厌氧培养，可检出致病菌。

（二）毒素试验

对可疑标本行中和试验或禽眼接种试验，可检测标本中是否有引起神经麻痹的肉毒毒素存在。

（三）肌电图检查

有肌纤维颤动，持续期短而小波幅多相运动及电势增加等特点，有助于本病诊断。

【诊断与鉴别诊断】

（一）诊断

根据进食可疑肉毒毒素污染罐头或腊肠、同餐者发病等流行病学资料，结合临床表现有咽干、便秘、视物模糊和颅神经麻痹等症状和体征，一般不难做出诊断。如对可疑食物和粪便做严格厌氧培养检出细菌或检出肉毒毒素即可确诊。

（二）鉴别诊断

神经型食物中毒的早期可有咽干、咽红、咽痛症状，应注意与咽炎鉴别；呕吐、腹痛、便秘者应注意与肠梗阻鉴别；瞳孔扩大、黏膜干燥应与阿托品或曼陀罗中毒相鉴别；还需要与河豚或毒蕈所致食物中毒相鉴别；明显无力及瘫痪还应与多发性神经炎、重症肌无力、白喉后神经麻痹、脊髓灰质炎等相鉴别。

【预后】

本病病死率高，A 型为 60% ~ 70%，B 型为 10% ~ 30%，E 型为 30% ~ 50%。早期使用抗毒素血清可明显降低病死率。

【治疗】

（一）一般治疗及对症治疗

1. 清除胃肠内毒素 肉毒梭菌外毒素在碱性液中易破坏，在氧化剂的作用下毒性减弱，故确诊或疑似肉毒中毒时，可用 5% 碳酸氢钠或 1 : 4000 高锰酸钾溶液洗胃，清除摄入的毒素。对没有肠麻痹者，可应用导泻剂和灌肠排除肠内未吸收的毒素，但不宜使用枸橼酸镁和硫酸镁，因镁剂可加强肉毒毒素的毒性而引起神经肌肉阻滞作用。

2. 对症治疗　加强监护，密切观察病情变化。呼吸道有分泌物不能自行排出者，应予以定期吸痰，必要时行气管切开。一旦发生呼吸衰竭，应尽早使用呼吸器辅助呼吸。对严重肠梗阻患者应用鼻胃管胃肠减压。有尿潴留者应给予导尿。同时注意补充液体及营养，有吞咽困难者应予鼻饲饮食或者静脉滴注以补充每日所需营养。

（二）抗毒素治疗

早期、足量使用精制肉毒抗毒素血清。在毒型未能鉴定之前应给予多价抗毒素（A、B、E 混合三联抗毒素）5 万~10 万 U，一次肌内注射或静脉注射，必要时 6 小时后重复给药。当毒素分型明确时，应采用同型抗毒素血清注射。抗毒素血清注射前，应做皮内过敏试验，如为阳性，必须从小剂量开始，逐步加量脱敏注射，直到病情缓解为止。

（三）其他治疗

盐酸胍啶有促进周围神经释放乙酰胆碱的作用，故认为对神经瘫痪和呼吸功能有改善作用，剂量为 15~50mg/（kg·d），可经鼻饲给予。有并发感染者予抗感染治疗。

【预防】

（一）管理传染源

一旦发生可疑食物中毒，应立即报告防疫部门，及时进行调查、分析，制定防疫措施，以尽早控制疫情。严格执行《食品安全法》，对罐头食品、火腿、腌腊食品的制作及保存应进行卫生检查。

（二）切断传播途径

与胃肠型细菌性食物中毒相同。

（三）保护易感人群

如所进食物证明被肉毒梭菌及外毒素污染或者同进食者已发生肉毒中毒时，应立即注射多价抗毒血清 1000~2000U，以防止发病。

⇒ **案例讨论**

> **临床案例**　患者，男性，34 岁。4 小时前吃酱牛肉后出现发热、腹痛、腹泻及恶心呕吐症状，腹泻为水样便，带有黏液，未见肉眼脓血便，急诊入院。查体：体温 39℃，腹部脐周压痛，肠鸣音亢进。患者家庭成员中有 3 人与其共进午餐，均出现相似症状。血常规：白细胞 10×10^9/L，中性粒细胞百分比 81%。
>
> 　讨论　1. 该患者的可能诊断是什么？
> 　　　　2. 本病的诊断依据有哪些？
> 　　　　3. 为确诊，该患者还需要做哪些检查？
> 　　　　4. 本病还应与哪些疾病进行鉴别诊断？

目标检测

答案解析

题库

1. 细菌性食物中毒如何诊断？
2. 发生细菌性食物中毒后的治疗措施有哪些？

3. 细菌性食物中毒应与哪些疾病进行鉴别诊断?

（邵凌云）

PPT

第三节　细菌感染性腹泻

📖 学习目标

1. **掌握**　常见细菌感染性腹泻的临床表现、诊断和治疗。
2. **熟悉**　常见细菌感染性腹泻的病原和预防。
3. **了解**　常见细菌感染性腹泻的流行病学、发病机制。
4. 学会对常见细菌感染性腹泻患者进行临床分析及处理。

广义而言，细菌感染性腹泻（bacterial diarrhea）包括所有以腹泻为主要表现的细菌感染性疾病，但一些特殊的疾病（如霍乱、细菌性痢疾、伤寒、副伤寒、肠结核等）在专门章节讲述，本节仅讲述其他常见细菌感染性腹泻。

非伤寒沙门菌、致泻性大肠埃希菌、副溶血性弧菌、空肠弯曲菌等均可导致感染性腹泻。临床表现多为急性过程，以胃肠道症状为主。多为自限性，预后较好。治疗以补液对症治疗为主，部分需要病原治疗。预防措施主要为切断传播途径，即注意饮食饮水卫生。

【病原学】

革兰阴性和阳性细菌均可导致感染性腹泻，其中常见的革兰阴性菌包括：①肠杆菌科中的沙门菌属（*Salmonella sp.*）、埃希菌属（*Escherichia sp.*）、耶尔森菌属；②弧菌科中的副溶血性弧菌，类志贺邻单胞菌，亲水气单胞菌；③螺菌科中的弯曲菌属（*Campylobacter sp.*）。常见的革兰阳性菌包括金黄色葡萄球菌、蜡样芽孢杆菌。免疫力低下者还可出现机会致病菌性腹泻，如普通变形杆菌、奇异变形杆菌、艰难梭菌、肺炎克雷伯菌、弗劳地枸橼酸菌、铜绿假单胞菌等。上述革兰阴性菌多可以菌体（O）抗原分群，以鞭毛（H）抗原和（或）荚膜（K）抗原分血清型，不同血清型的致病性不同。如肠出血性大肠埃希菌 O157∶H7 致病力强，病死率高，是发达国家监测大肠埃希菌感染的主要目标菌。常见病原菌的特点详见表 3-1。

不同地区不同人群的主要致病菌不同，如沿海地区进食海产品较多，其病原菌以副溶血性弧菌为主，其他地区则以沙门菌属、埃希菌属多见。婴幼儿以机会性致病菌为主，而年长儿以沙门菌属为主。致泻性大肠埃希菌是儿童和旅行者腹泻的常见致病菌，分别为肠致病性大肠埃希菌（*enteropathogenic E. coli*，EPEC）、肠侵袭性大肠埃希菌（*enteroinvasive E. coli*，EIEC）、肠产毒性大肠埃希菌（*enterotoxigenic E. coli*，ETEC）、肠出血性大肠埃希菌（*enterohemorrhagic E. coli*，EHEC）、肠聚集性大肠埃希菌（*enteroaggregative E. coli*，EAEC）、弥散黏附性大肠埃希菌（*diffusely adherent E. coli*，DAEC）。

表 3-1　常见细菌感染性腹泻的病原菌的特点

菌属	主要菌株	常见污染食品	形态	抵抗力	致病因素和机制
沙门菌属	鼠伤寒沙门菌、肠炎沙门菌为主，另有猪霍乱沙门菌等	禽类、畜类肉，乳制品	杆菌，无芽孢，无荚膜，绝大多数有周鞭毛，能运动	较强，在水和土壤中能存活数月，在粪便中能存活 1~2 个月，在冰冻土壤中能越冬。不耐热，65℃ 15~20 分钟即被灭活，对常用化学消毒剂敏感	侵袭性致病，鼠伤寒沙门菌还可分泌肠毒素

续表

菌属	主要菌株	常见污染食品	形态	抵抗力	致病因素和机制
埃希菌属	致泻性大肠埃希菌	多种动植物来源食品	短杆菌，多有鞭毛，能运动，无芽孢，部分有荚膜	较强，在水和土壤中能存活数月，在阴凉处室内尘埃中可存活1个月，在含余氯0.2mg/L的水中不能生存	因菌种而异，包括黏附、侵袭性致病，产生内毒素、耐热肠毒素、不耐热肠毒素、志贺毒素、细胞毒素等
变形杆菌属	普通变形杆菌、奇异变形杆菌	熟食等多种食物	多形性小杆菌，两端钝圆，有周鞭毛，运动活泼，无芽孢，无荚膜	条件致病菌。对外界适应力强，营养要求低。耐低温，4℃可繁殖。广泛存在自然界及人和家禽、家畜的肠道中	产生肠毒素，还可引起机体过敏反应
耶尔森菌属	致病性小肠结肠炎耶尔森菌	多种动植物来源食品	小杆菌，无芽孢，无荚膜，有周鞭毛（温度较高时丧失）	抵抗力强，耐低温，4℃可生长	侵袭性致病，黏附，产生耐热肠毒素
弧菌属	副溶血性弧菌	海产品	多形性球杆菌。菌体一端有单根鞭毛，无芽孢，有荚膜	嗜盐生长，对酸敏感，在食醋中3分钟即死亡。不耐热，56℃5~10分钟灭活。对多种消毒剂敏感	尚未明确，可能与侵袭、黏附素、耐热直接溶血素有关
邻单胞菌属	类志贺邻单胞菌	水产品，尤其是淡水产品	短杆菌，可成双或短链状排列，有周鞭毛，无芽孢	不耐热。对多种化学消毒剂敏感	产生肠毒素
气单胞菌属	亲水气单胞菌	淡水产品	短杆菌，成单或成双排列，两端钝圆，单鞭毛，有穿梭样动力，无芽孢，有荚膜	不耐热。对多种化学消毒剂敏感	黏附因子，产生不耐热肠毒素、细胞毒素
弯曲菌属	空肠弯曲菌	多种食物	形态细长弯曲，一端或两端有单鞭毛，运动活泼。无荚膜，无芽孢	较弱。对多种化学消毒剂敏感。不耐热，加热56℃5分钟灭活。潮湿环境中4℃可存活数周	侵袭性致病
葡萄球菌属	金黄色葡萄球菌	乳类、肉类食物，剩饭菜	球菌，无芽孢，多无荚膜	对热和干燥的抵抗力较一般无芽孢细菌强，加热80℃30分钟才被灭活。在干燥痰液中可存活2~3个月。在5%石炭酸中10~15分钟死亡	产生耐热肠毒素
芽孢杆菌属	蜡样芽孢杆菌	淀粉或乳制品，熟食	大杆菌，两端钝圆，有周鞭毛，能运动。无荚膜	广泛分布于自然环境中。芽孢抵抗力强。对过氧乙酸、二氧化氯等敏感	产生腹泻毒素（类似于不耐热肠毒素）、呕吐毒素

【流行病学】

（一）流行情况

广泛流行于世界各地。全年均可发病，好发于夏秋季，与夏秋季气温高致细菌易于繁殖相关。常因食物不新鲜及食物加工、保存与烹调不当而引起。病例一般为散发，有时流行或暴发。

（二）传染源

患者、带菌者，被致病菌感染的动物也可成为传染源。

（三）传播途径

消化道传播，摄入被细菌污染的食物或水。

（四）人群易感性

人群普遍易感。病后通常不产生免疫力，可反复感染致病。儿童、老人、免疫功能低下者（如艾滋病、肿瘤患者及应用免疫抑制剂者）患病风险相对高。

【发病机制与病理解剖】

细菌经口摄入到胃肠道，累及小肠和（或）大肠，通过黏附于肠道、侵袭性损害及释放肠毒素、细胞毒素、内毒素等多种机制导致腹泻。

（一）侵袭性损害导致炎症性腹泻

沙门菌、空肠弯曲菌、侵袭性大肠埃希菌、耶尔森菌、副溶血性弧菌、变形杆菌等能侵袭肠黏膜上皮细胞，引起肠黏膜充血、水肿及上皮细胞变性、坏死、脱落并形成溃疡。粪便量相对少，可见黏液和脓血。

（二）肠毒素导致分泌性腹泻

肠产毒性大肠埃希菌、金黄色葡萄球菌、类志贺邻单胞菌等细菌能产生肠毒素或类似毒素，其致病机制基本相似。不耐热肠毒素激活腺苷酸环化酶，使细胞质中的 ATP 转变为 cAMP，cAMP 浓度增高可促进胞质内蛋白质磷酸化过程，并激活细胞有关酶系统，促进肠黏膜细胞主动分泌 Cl^-、HCO_3^-，抑制 Na^+ 和 Cl^- 的吸收，水被动地向外流出，导致腹泻。耐热肠毒素可激活肠黏膜细胞的鸟苷酸环化酶，提高 cGMP 水平，引起肠隐窝细胞分泌增强和绒毛顶部细胞吸收能力降低而引起腹泻。分泌性腹泻者，肠黏膜病变轻微。粪便多为水样便。

一些细菌如艰难梭菌，本身不侵犯肠黏膜，可分泌细胞毒素导致黏膜坏死、脱落，致假膜性肠炎。沙门菌菌体裂解后释放的内毒素可引起发热、全身不适、多脏器功能不全等。一些变形杆菌能使蛋白质中的组氨酸脱羧而成组胺，引起过敏表现。一些大肠埃希菌（如 EHEC O157：H7）可释放 Vero 毒素，又称志贺毒素或志贺样毒素，进入血流作用于血管内皮细胞、肾脏等，导致血栓性微血管病，如溶血 - 尿毒综合征。

【临床表现】

潜伏期为数小时至数日。肠毒素致病者潜伏期相对短。病程短，多在 1～3 日恢复，极少数可达 1～2 周。

急性起病，以胃肠道症状为主，轻重不一。有食欲不振、恶心、呕吐、腹痛、腹泻、腹胀，病变累及直肠或下段结肠时可出现里急后重。腹泻轻重不一，每日数次至数十次。腹泻严重者可导致脱水、酸中毒甚至休克。

炎症性腹泻多为黏液便或黏液脓血便、血性便，腹泻量较少，脱水较少见，较多出现发热、腹痛。分泌性腹泻多为黄色稀便、水样便，腹泻量较大，合并脱水较多见，较少出现发热、腹痛。一些变形杆菌还可发生颜面潮红、头痛、荨麻疹等过敏症状。艰难梭菌相关性腹泻是抗生素相关性腹泻的主要组成部分，典型临床表现为假膜性肠炎。

【实验室检查】

（一）血常规

血白细胞计数可正常或增高，中性粒细胞百分比增高。

（二）粪便检查

稀水样便镜检可见少量白细胞，血水样便镜检可见多数红细胞、少量白细胞；血性黏液便则可见多数红细胞及白细胞。

（三）粪便培养

为实验室确诊依据。需要注意的是，对于肠道菌群组成菌而言，分离培养获得的菌株并不一定是腹泻致病菌，应进一步行致病性检测。例如，只有产毒素的艰难梭菌才可被确诊为致病菌。

另外，还可采用分子生物学方法（PCR 法）进行病原菌检测。

【并发症及后遗症】

EHEC 等产 Vero 毒素的细菌可合并 HUS、血栓性血小板减少性紫癜。艰难梭菌相关性腹泻可并发中毒性巨结肠、肠穿孔。耶尔森菌肠炎可并发反应性关节炎。空肠弯曲菌感染可并发吉兰 - 巴雷综合征。侵袭性细菌感染可并发败血症、感染性休克。

【诊断与鉴别诊断】

（一）诊断

夏秋季节，不洁饮食史后数小时或数日出现急性胃肠炎症状，要警惕本病。确诊依赖于病原菌的分离培养和鉴定。

（二）鉴别诊断

1. 其他病原体所致感染性腹泻

（1）霍乱　为无痛性泻吐，大便呈米泔水样，易出现脱水，罕有发热，粪便动力和制动试验阳性，培养出霍乱弧菌可确诊。

（2）急性细菌性痢疾　常有发热、里急后重，粪便多混有脓血，下腹部及左下腹明显压痛，大便镜检有较多白细胞，可有红细胞，培养出志贺菌属可确诊。

（3）病毒性胃肠炎　由多种病毒引起，主要表现有发热、恶心、呕吐、腹胀及腹泻，水样便多见，可检出部分病毒。

2. 非感染性腹泻

（1）肠易激综合征　持续或间歇发作，以腹痛、腹泻、腹胀、排便习惯和（或）大便性状改变为临床表现，属功能性肠病，无器质性病变。

（2）结肠癌　可出现腹痛、腹泻、腹胀、腹部包块，结肠镜检查和病理检查可确诊。需警惕结肠癌合并感染的可能性。

【预后】

多为自限性疾病，病程一般较短，预后良好。婴幼儿、老年人、免疫功能低下者预后相对差。

【治疗】

（一）一般及对症治疗

卧床休息，清淡少渣饮食。腹痛剧烈者可给予解痉药物治疗，但不宜长期用。发热者物理降温为主。腹泻明显者可给予肠黏膜保护剂（如蒙脱石散），或给予微生态疗法。

（二）液体疗法

预防脱水、纠正脱水，保持水、电解质、酸碱平衡。

口服补液治疗（oral rehydration therapy，ORT）是轻 - 中度脱水患者的首选措施。所有能进食者均可给予口服补液盐（oral rehydration saline，ORS），因为肠道对葡萄糖的吸收功能存在，葡萄糖的吸收可促进水、钠吸收。剧烈呕吐不能进食者、重度脱水者可给予静脉补液，症状好转即改为口服补液。

（三）病原治疗

一般可不用抗菌药物。对侵袭性细菌感染，建议行抗菌治疗，尤其对伴有高热的严重患者。艾滋病患者相关性腹泻应及时、早期、足量应用抗菌药物。

多数肠杆菌科细菌感染可考虑喹诺酮类、第三代头孢菌素、半合成青霉素联合酶抑制剂。但经验用药时要结合近年来耐药情况，如喹诺酮类耐药株增多，产 β - 内酰胺酶菌株增多，ACSSuT 耐药（对氨苄西林、氯霉素、链霉素、磺胺异噁唑和四环素多重耐药株）沙门菌增多。空肠弯曲菌感染可考虑大环内酯类抗菌药物。目前认为，产志贺毒素的菌株感染时不进行抗菌治疗，因为可能增加 HUS 的风险。艰难梭菌相关性腹泻轻症者停用抗菌药物即可缓解，重者可选用万古霉素或甲硝唑。

【预防】 e 微课 3

（一）管理传染源

一旦发现疑似或确诊病例后，除及时治疗以降低传染性外，还应按丙类传染病上报疾控部门，及时制定防疫措施、控制疫情。

（二）切断传播途径

加强食品卫生和个人卫生工作，避免摄入不洁饮食或水。

（三）保护易感人群

采取健康的生活方式，提高免疫力。目前无菌苗。

⇒ 案例讨论

临床案例 患者，男性，34 岁。因腹泻 2 小时来诊。2 小时前开始腹泻，共 3 次，黄色稀水便，共约 200ml，无明显脓血，无里急后重，伴阵发性脐周绞痛，无发热。6 小时前在外就餐，共餐者有类似症状。查体：体温 36.8℃，血压 100/60mmHg，脉搏 88 次/分，腹软，脐周压痛，无反跳痛，肠鸣音活跃。粪便常规：黄色稀便，白细胞 8 个/高倍视野，红细胞 4 个/高倍视野，动力阴性。

讨论 1. 该患者的诊断是什么？

2. 本病的诊断依据有哪些？

3. 为确诊，该患者应进一步做哪些检查？

4. 本病应与哪些疾病进行鉴别诊断？

5. 本病的治疗原则是什么？

目标检测

答案解析　　　题库

1. 如何诊断细菌感染性腹泻？

2. 细菌感染性腹泻的处理原则是什么？

（徐京杭）

PPT

第四节　霍　乱

学习目标

1. **掌握**　霍乱的临床表现、实验室检查、诊断要点、治疗方法和预防措施。
2. **熟悉**　霍乱的生物学特征、流行特征及鉴别要点。
3. **了解**　霍乱的发病机制和主要病理变化、预后。
4. 学会霍乱的补液方案，具备识别及抢救重型霍乱患者的能力。

霍乱（cholera）是由霍乱弧菌（*Vibrio cholerae*）主要通过污染的水与食物引起的烈性肠道传染病，有发病急、传播快、危及人口多的特点。因此，霍乱在我国被列为甲类传染病，也是国际检疫传染病。其病理生理是由于患者剧烈的腹泻和呕吐，引起脱水、电解质紊乱、肌肉痉挛，严重者导致周围循环衰竭和急性肾功能衰竭。

【病原学】

（一）基本特性

霍乱弧菌为革兰阴性短小稍弯曲的杆菌，无芽孢，菌体两端钝圆或稍平，长 $1.5 \sim 3.0\mu m$，宽 $0.3 \sim 0.4\mu m$，菌体尾端有一鞭毛，运动活泼，在暗视野悬滴镜检可见穿梭状运动。患者粪便直接涂片可见弧菌呈"鱼群"样排列。O_1 群弧菌无荚膜，O_{139} 群弧菌有一层薄的荚膜。

霍乱弧菌在普通培养基上生长良好，属兼性厌氧菌。最适宜的生长环境为 pH $7.2 \sim 7.4$，在碱性环境中生长迅速，一般增菌培养常用 pH $8.4 \sim 8.6$ 的 1% 碱性蛋白胨水，可抑制其他细菌生长。O_{139} 霍乱弧菌能在无氧化钠或 30g/L 氯化钠蛋白胨水中生长。

霍乱弧菌对热、干燥、酸及消毒剂均敏感。煮沸或 0.2% $\sim$ 0.5% 过氧乙酸溶液可立即将其杀死。在正常胃酸中仅能存活 5 分钟。但在自然环境中存活时间较长，如埃尔托生物型霍乱弧菌能生存 $1 \sim 3$ 周，在藻类或甲壳类动物中存活期还可延长。

（二）抗原结构及分类

霍乱弧菌有耐热的菌体（O）抗原和不耐热的鞭毛（H）抗原。H 抗原为霍乱弧菌属共有；O 抗原特异性高，有群特异性和型特异性两种抗原。WHO 根据霍乱弧菌的生化性状、O 抗原的特异性和致病性等的不同，将其分为三群。

1. O_1 群霍乱弧菌　是霍乱的主要致病菌，包括古典生物型（classical biotype）和埃尔托生物型（E1 Tor biotype）。根据 O 抗原的不同，分为小川型（异型，Ogawa）、稻叶型（原型，Inaba）、彦岛型（中间型，Hikojima）。

2. 非 O_1 群霍乱弧菌　H 抗原与 O_1 群相同，而 O 抗原不同，不被 O_1 群霍乱弧菌多价血清凝集，可有 200 多个血清型，一般无致病性。O_{139} 是其中的特殊类型，不被 $O_2 \sim O_{138}$ 血清型霍乱弧菌多价血清凝集，可引起流行性腹泻。

3. 不典型 O_1 群霍乱弧菌　可被 O_1 群霍乱弧菌多价血清凝集，但不产生肠毒素，没有致病性。

（三）致病力

霍乱弧菌的致病力包括：鞭毛运动、黏蛋白溶解酶、黏附素；霍乱肠毒素；内毒素及其他毒素。霍乱弧菌可以产生肠毒素（cholera toxin，CT）、Zot 毒素（zonula occudens toxin）和 Ace 毒素（accessary cholera enterotoxin）。CT 具有免疫原性，可经甲醛处理成无毒性的类霍乱原，免疫人体产生抗体以减轻 CT 的攻击。Zot 毒素可以增大肠黏膜上皮细胞的间隙，使液体漏出，引起腹泻。Ace 毒素类似于 CT。霍乱弧菌表面还有一种特殊的菌毛，称毒素协同菌毛（toxin coregulated pilus，Tcp），在霍乱弧菌定居肠道中起重要作用。

【流行病学】

（一）传染源

患者和带菌者是霍乱的主要传染源，其中，轻型和隐性感染者不易诊断，是引发霍乱暴发流行的重要因素。患者在病期可连续排菌 5～14 日，每毫升吐泻物含霍乱弧菌 $10^7 \sim 10^9$ 个，传染性强，污染范围大。

（二）传播途径

霍乱主要通过患者和带菌者的粪便或排泄物污染水源或食物而传播流行。经水传播是最主要的途径，常呈暴发流行。食物传播的作用仅次于水。还可通过污染的鱼、虾等水产品引起传播。日常生活接触和苍蝇等也起传播作用。

（三）人群易感性

人群对霍乱弧菌普遍易感，本病隐性感染较多。病后可获得一定免疫力，可产生抗菌抗体和抗肠毒素抗体，但维持时间仅数月，之后仍可能再感染。

（四）流行特征

夏秋季为流行季节，一般集中在 7～10 月，沿海地区发病较多。O_{139} 霍乱的流行特征：无家庭聚集性，以成人为主，男性多于女性。与 O_1 群及非 O_1 群霍乱弧菌无交叉免疫力。

【发病机制与病理解剖】

（一）发病机制

霍乱的主要病变部位是小肠黏膜。胃酸和活菌疫苗虽可阻止霍乱弧菌进入人体肠道，但如某些因素使得人体胃酸分泌减少、胃酸被稀释或者食入霍乱弧菌的数量超过 $10^8 \sim 10^9$，霍乱弧菌可到达肠道大量繁殖，产生肠毒素。肠毒素刺激肠黏膜隐窝细胞过度分泌水、氯化物及碳酸盐，同时抑制肠绒毛细胞对钠和氯离子的吸收，因而引起严重的水样腹泻。肠毒素还可促使肠黏膜杯状细胞分泌黏液增多，使粪便含大量黏液，加上胆汁分泌减少，因而粪便呈"米泔水"样。霍乱弧菌还可产生内毒素等其他毒素与代谢产物而致病，如 O_{139} 可引起败血症、脑膜炎等，尤其见于婴幼儿。

（二）病理生理

1. 水和电解质紊乱 由于剧烈的呕吐与腹泻，导致水、电解质紊乱。严重脱水患者可出现循环衰竭，引起急性肾功能衰竭。

2. 代谢性酸中毒 主要原因为腹泻致丢失大量碳酸氢根，加上循环衰竭导致缺氧，引起无氧代谢，形成代谢性酸中毒。急性肾功能衰竭排泄酸性物质不足也是原因之一。

（三）病理解剖

主要病理变化为严重脱水，可见皮肤苍白、干瘪、无弹性，皮下组织和肌肉脱水，心、肝、脾等脏器因脱水缩小。肾小球和肾间质毛细血管扩张，肾小球变性和坏死。小肠仅见苍白、水肿，黏膜面粗糙。

【临床表现】

潜伏期为数小时至数日，一般为 1~2 日，多突然起病，古典生物型和 O_{139} 型症状较重；埃尔托生物型常症状较轻，隐性感染者较多。典型病例病程可分为三期。

（一）泻吐期

1. 腹泻　最主要的表现为无痛性剧烈腹泻，不伴里急后重，大便初为泥浆样或水样含粪质，见黏液，倾即"米泔水"样或洗肉水样，无粪臭。每日可达数十次，甚至失禁。O_{139} 血清型发热、腹痛较常见，而且常并发菌血症等肠道外感染。

2. 呕吐　常呈喷射状，多发生在腹泻后，呕吐物初为胃内容物，后为水样甚至"米泔水"样液体。轻型可无呕吐。

（二）脱水期

此期表现为脱水、电解质紊乱和代谢性酸中毒，严重者出现循环衰竭。持续数小时至 2~3 日。

1. 脱水　轻度脱水可见皮肤黏膜稍干燥，皮肤弹性略差，失水 1000ml，儿童 70~80ml/kg。中度脱水可见皮肤弹性差，眼窝凹陷，声音嘶哑，血压下降及尿量减少，约失水 3000~3500ml，儿童 80~100ml/kg。重度脱水者出现皮肤干燥、无弹性，声音嘶哑，并可见眼眶下陷，两颊深凹，神志淡漠或不清的"霍乱面容"。患者极度乏力，尿量明显减少，约失水 4000ml，儿童 100~120ml/kg。

2. 肌肉痉挛　钠盐大量丢失，低钠引起腓肠肌和腹直肌痉挛，表现为痉挛部位的疼痛和肌肉呈强直状态。

3. 低血钾　腹泻使钾盐大量丢失，大量补液未及时补钾也可使血钾显著降低。临床表现为肌张力减弱，浅反射减弱或消失，鼓肠，甚至发生心律失常。

4. 尿毒症、酸中毒　临床表现为呼吸增快，严重者除出现 Kussmaul 大呼吸外，可有神志意识障碍，如嗜睡、感觉迟钝甚至昏迷。

5. 循环衰竭　为严重泻吐导致的低血容量休克。出现四肢厥冷，脉搏细速甚至不能触及，血压下降或不能测出。继而由于脑部供血不足，脑缺氧而出现意识障碍，开始为烦躁不安，继而呆滞、嗜睡甚至昏迷。

（三）恢复期或反应期

腹泻停止，脱水纠正，症状逐渐消失，体温、脉搏、血压恢复正常。

根据失水程度、血压和尿量情况，可将霍乱分为轻、中、重三型。

1. 轻型　起病缓慢，腹泻每日不超过 10 次，稀便或稀水样便，一般不伴呕吐，持续腹泻 3~5 日后恢复。无明显脱水表现。

2. 中型（典型）　有典型泻吐症状，腹泻每日达 10~20 次，为水样或"米泔水"样便，量多，有明显失水体征。血压下降（收缩压 70~90mmHg），尿量减少（24 小时 500ml 以下）。

3. 重型　除有典型腹泻（20 次/日以上）和呕吐症状外，存在严重失水，因而出现循环衰竭，表现为脉搏细速或不能触及，血压明显下降（收缩压低于 70mmHg，或不能测出）。24 小时尿量在 50ml 以下。除上述三种临床类型外，尚有一种罕见的暴发型或中毒型，又称"干性霍乱"（cholera sicca），起病急骤，发展迅速，尚未出现泻吐症状即进入中毒性休克而死亡。

【实验室检查】

（一）一般检查

1. 血常规及生化检查　失水可引起血液浓缩，红细胞计数和白细胞计数均升高，尿素氮、肌酐升高，而碳酸氢离子下降。治疗前由于细胞内钾离子外移，血清钾可在正常范围内，当酸中毒纠正后，钾离子移入细胞内而出现低钾血症。

2. 尿常规　可有少量蛋白，镜检有少许红细胞、白细胞和管型。

3. 粪便常规　可见黏液和少许红细胞、白细胞。

（二）血清学检查

霍乱弧菌感染后，机体内抗凝集素抗体一般在发病第 5 日出现，病程 8～21 日达高峰，抗凝集素抗体双份血清滴度 4 倍以上升高有诊断意义。血清免疫学检查主要用于流行病学的追溯诊断和粪便培养阴性的可疑患者的诊断。

（三）病原学检查

1. 粪便涂片染色　取粪便或早期培养物涂片做革兰染色镜检，可见革兰阴性稍弯曲的弧菌，无芽孢，无荚膜（O_{139} 霍乱弧菌可产生荚膜）。

2. 动力试验和制动试验　将新鲜粪便做悬滴或暗视野显微镜检，可见运动活泼呈穿梭状的弧菌，即为动力试验阳性。随后加上 1 滴 O_1 群抗血清，如细菌停止运动，提示标本中有 O_1 群霍乱弧菌；如细菌仍活动，再加 1 滴 O_{139} 抗血清，细菌活动消失，则证明为 O_{139} 霍乱弧菌。上述检查可作为霍乱流行期间的快速诊断方法。

3. 增菌培养　所有怀疑霍乱患者的粪便，除做显微镜检外，均应在抗生素使用前快速进行碱性培养基增菌培养。

4. 核酸检测　通过 PCR 方法识别霍乱弧菌毒素基因亚单位（*CTxA*）和毒素协同菌毛基因（*TcpA*）来鉴别霍乱弧菌和非霍乱弧菌。根据 O_{139} 血清型的序列差异，可以鉴定 O_{139} 霍乱弧菌。

【并发症】

（一）急性肾功能衰竭

由于剧烈泻吐导致脱水，低血容量休克，可出现肾前性少尿。如果得不到及时纠正，可由于肾脏供血不足，肾小管缺血性坏死，引起器质性肾功能衰竭。

（二）急性肺水肿

代谢性酸中毒可导致肺循环高压，也可由补充大量不含碱的盐水而加重。

【诊断】

霍乱传染性强，潜伏期短，扩散迅速，及时发现与确诊意义重大。

（一）确定诊断

有下列之一者，可诊断为霍乱。

1. 有腹泻、呕吐等症状，粪便、呕吐物或肛拭子细菌培养分离到 O_1 群和（或）O_{139} 群霍乱弧菌。

2. 在疫源检索中，粪便培养检出 O_1 群和（或）O_{139} 群霍乱弧菌前后各 5 日内有腹泻症状者。

3. 霍乱疫区内、流行期间有典型的霍乱腹泻和呕吐症状，迅速出现严重脱水、循环衰竭和肌肉痉挛者。虽然粪便培养未发现霍乱弧菌，但并无其他原因可查者。如有条件可做双份血清凝集素试验，滴度 4 倍及以上升高可诊断。

（二）疑似诊断

具有以下之一者为疑似诊断。

1. 具有典型霍乱症状的首发病例，病原学检查尚未肯定前。

2. 霍乱流行期间与霍乱患者有明确接触史，并发生泻吐症状，而无其他原因可查者。

对疑似患者应进行隔离、消毒，作疑似霍乱的疫情报告，并每日做粪便培养，若连续 2 次粪便培养阴性，可排除诊断。

【鉴别诊断】

（一）产毒性大肠埃希菌肠炎（enterotoxigenic escherichia coli enteritis，ETEC）

近年病例增多，有的病原结构与霍乱弧菌相同，临床表现相似。但病程短，传染性低，可根据粪便镜检霍乱弧菌有动力和制动试验阳性以及病原菌培养加以区别。

（二）病毒性肠炎

常见病原体为人轮状病毒，多见于婴幼儿，好发于秋冬季，可呈流行性，常为自限性，粪便稀软或黄水样，粪便培养霍乱弧菌阴性，轮状病毒检查阳性。

（三）细菌性痢疾及沙门菌肠炎

少数病例可有水泻症状，但粪便镜检炎症细胞增多，常伴有腹痛，里急后重，根据粪便镜检或细菌培养可鉴别。

（四）细菌性食物中毒

主要病原菌包括副溶血性弧菌、葡萄球菌、变形杆菌、蜡样芽孢杆菌等，由于细菌在食物中产生肠毒素，人进食后发病。起病急骤，有食用海产品或不洁食物史，潜伏期短，常先吐后泻，阵发性腹部剧痛，粪便为黄水样便，偶带脓血。排泄物可检出相应病原体。

【预后】

本病的预后与霍乱弧菌的生物类型、临床病情的轻重、治疗是否及时和正确有关。此外，年老体弱、婴幼儿或有并发症者预后差。死亡原因主要是循环衰竭和急性肾功能衰竭。

【治疗】

治疗原则：严格隔离，及时合理补液，辅以抗菌和对症治疗。

（一）严格隔离

患者应按甲类传染病进行严格隔离，及时上报疫情。确诊患者和疑似病例应分别隔离，患者排泄物应彻底消毒。患者症状消失后，隔日做粪便培养 1 次，连续 2 次粪便培养阴性方可解除隔离。

（二）补液疗法 📱微课4

补充液体和电解质是治疗霍乱的关键。补液疗法分为口服补液和静脉补液。轻度脱水患者以口服补液为主；中、重型脱水患者或呕吐剧烈的患者以静脉补液为主，待病情稳定，呕吐停止，应尽快开始口服补液。

1. 口服补液　WHO 推荐的口服补液盐（ORS）配方：葡萄糖 20g，氯化钠 3.5g，碳酸氢钠 2.5g，氯化钾 1.5g，溶于 1000ml 可饮用水内。口服补液不仅适用于轻、中度脱水患者，同样可用于重度脱水患者，可以减少静脉补液的不良反应和电解质紊乱。ORS 用量：最初 6 小时，成人每小时 750ml，儿童（<20kg）每小时 250ml，以后的用量约为腹泻量的 1.5 倍。

2. 静脉补液　适用于重度脱水、不能口服的患者。补液原则：早期、迅速、足量、先盐后糖，先快后慢、纠酸补钙，见尿补钾。液体的配制比例：0.9% 氯化钠 550ml，1.4% 碳酸氢钠 300ml，10% 氯化钾 10ml，以及 10% 葡萄糖 140ml。幼儿为避免高血钠，调整为每升液体含氯化钠 2.65g，碳酸氢钠 3.75g，氯化钾 1g，葡萄糖 10g。补液量根据失水程度决定。最初 24 小时，轻度脱水者 3000～4000ml，儿童 120～150ml/kg，含钠液量 60～80ml/kg；中度脱水者 4000～8000ml，儿童 150～200ml/kg，含钠液量 80～100ml/kg；重度脱水者 8000～12000ml，儿童 200～250ml/kg，含钠液量 100～120ml/kg；最初 1～2 小时宜快速滴入，中度脱水者输液速度为每分钟 5～10ml，重度脱水者为每分钟 40～80ml，以后按每分钟 20～30ml 的速度滴入。

（三）抗菌治疗

应用抗菌药物可以缩短病程、减少腹泻次数，迅速从粪便中清除霍乱弧菌，但仅为液体疗法的辅助治疗。常用药物：环丙沙星，成人每次 250～500mg，每日 2 次口服；或诺氟沙星，成人每次 200mg，每日 3 次口服；或多西环素，成人每次 100mg，每日 2 次口服；或复方磺胺甲噁唑片，成人每次 2 片，每日 2 次口服。

（四）其他治疗

重症患者补足液体后，血压仍低，可加用肾上腺糖皮质激素及血管活性药物。出现急性肺水肿及心功能衰竭应暂停补液，并予镇静剂、利尿剂及强心剂等治疗。如出现高血容量、高血钾、严重酸中毒，必要时可采用透析治疗。氯丙嗪和小檗碱（黄连素）有抗肠毒素作用，可减轻症状。

【预防】

（一）控制传染源

建立、健全腹泻病门诊，对腹泻患者进行登记和采便培养是发现霍乱患者的重要方法。对患者隔离治疗，并做好疫源检索，对接触者应严密检疫 5 日，留粪便培养并服药预防。

（二）切断传播途径

加强饮水消毒和食品管理，建立良好的卫生设施。对患者和带菌者的排泄物进行彻底消毒。此外，应消灭苍蝇等传播媒介。

（三）提高人群免疫力

目前口服霍乱疫苗主要有两种：一种是由纯化的重组霍乱类毒素 B 亚单位和灭活霍乱弧菌全菌体组成的疫苗 rBS/WC；另一种是利用基因工程技术使霍乱弧菌缺失主要毒力基因、保留有效抗原基因而构建成高效的口服减毒活疫苗 CVD103－HgR。这些霍乱疫苗主要用于保护地方性流行区的高危人群。

⊕ **知识链接**

消除霍乱：2030 年全球路线图

2017 年 10 月，WHO 发布了霍乱控制战略：《消除霍乱：2030 年全球路线图》。这一由国家主导的战略旨在到 2030 年时将霍乱死亡减少 90%，并在 20 个国家消除霍乱。全球路线图有以下三个战略主轴。

1. 及早发现并快速响应，以遏制疫情 包括社区参与、加强监测和检测能力、快速医疗救助。

2. 采用有针对性的多部门联合防止霍乱疫情重现 该战略呼吁各国和各合作伙伴关注霍乱"热点"，也就是受霍乱影响最严重的地区。可以通过采取措施（包括改善饮用水、环境卫生和个人卫生）和使用口服霍乱疫苗，在这些地区阻止霍乱传播。

3. 在地方和全球层面建立有效协调机制，促进技术支持、宣传、资源筹措和合作伙伴关系 全球防治霍乱工作小组提供强有力框架，支持各国以本国主导的跨部门霍乱控制规划为基础加强控制疟疾工作，并运用人力、技术和财政资源支持这些霍乱控制措施。

⇒ 案例讨论

　　临床案例　患者，男性，58 岁。2 日前开始觉头晕，微热，未测体温，今日上午出现呕吐 2 次，午后开始出现腹泻，初为黄色烂便，次数逐渐增多，夜间隔几分钟一次，腹泻呈喷射状，"米泔水"样便，夜间急诊于当地卫生院，予补液、头孢哌酮等治疗，病情稍好转，第 2 日疑似"霍乱"，转上级传染病院进一步诊治。入院时体格检查：体温 36.7℃，呼吸 30 次/分，脉搏 92 次/分，血压 82/54mmHg，脱水貌，皮肤弹性差。实验室检查：粪便涂片做革兰染色镜检，可见革兰阴性稍弯曲的弧菌。追问病史，患者无特殊食物食用史，当地无霍乱流行，但卫生条件较差，无自来水。

　　讨论　1. 该患者的诊断是什么？

　　　　　2. 本病的诊断依据有哪些？

　　　　　3. 为确诊，该患者应进一步做哪些检查？

　　　　　4. 本病应与哪些疾病进行鉴别诊断？

　　　　　5. 本病的治疗原则是什么？

目标检测

答案解析

题库

1. 典型霍乱的临床表现有哪些？

2. 霍乱的治疗原则是什么？

（谭友文）

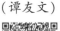
PPT

第五节　细菌性痢疾 e 微课 5

📖 学习目标

　　1. 掌握　细菌性痢疾的临床特征、诊断及鉴别诊断要点、治疗及预防原则。

　　2. 熟悉　细菌性痢疾的流行病学。

　　3. 了解　志贺菌属的分群及其特点。

　　4. 学会对细菌性痢疾进行临床分析，具备对细菌性痢疾患者的诊治及管理能力。

　　细菌性痢疾（bacillary dysentery，以下简称菌痢），是由志贺菌属（也称痢疾杆菌）引起的肠道传染病，故亦称志贺菌病（shigellosis）。以直肠、乙状结肠的炎症与溃疡为主要病理变化。主要临床表现为畏寒、高热、腹痛、腹泻、排黏液脓血便以及里急后重等，严重者可出现感染性休克和（或）中毒性脑病。由于志贺菌属各群及各血清型之间无交叉免疫，且病后免疫力不持久，可反复发病。本病终年散发，夏秋季可引起流行。

【病原学】

（一）特性及抗原结构

肠杆菌科、志贺菌属，革兰染色阴性，有菌毛，无鞭毛及荚膜，兼性厌氧，但最适合需氧生长。根据抗原结构和生化反应的不同，将志贺菌属分为 4 群（即痢疾志贺菌、福氏志贺菌、鲍氏志贺菌、宋内志贺菌，又依次称为 A、B、C、D 群），共 47 个血清型。我国以福氏志贺菌占优势，其次为宋内志贺菌。

（二）毒力

四群志贺菌均可释放内毒素，是引起发热、毒血症、休克等全身反应的重要因素。痢疾志贺菌还可产生外毒素，又称志贺毒素，有肠毒性、神经毒性和细胞毒性，可导致相应的临床症状。

（三）抵抗力

志贺菌属存在于患者和带菌者的粪便中。在粪便中数小时内死亡，但在瓜果、蔬菜以及污染物上可存活 10 ~ 20 日；加热 60℃ 10 分钟可被杀死，对酚液、氯化汞、新洁尔灭、过氧乙酸等消毒剂敏感。宋内志贺菌的抵抗力最强，痢疾志贺菌的抵抗力最弱。

【流行病学】

（一）传染源

包括急、慢性菌痢患者和带菌者。非典型患者、慢性患者及带菌者由于症状不典型且管理困难，是重要的传染源。

（二）传播途径

经粪 – 口途径传播。志贺菌属随患者粪便排出体外，污染食物、水、生活用品或手，经口使人感染。苍蝇具有粪、食兼食习性，可通过食物引起传播。在流行季节如食物或饮用水被污染，则可引起食物型或水型暴发流行。

（三）人群易感性

人群普遍易感。病后可获得一定的免疫力，但持续时间较短，且不同菌群和血清型之间无交叉免疫，故可反复感染。

（四）流行特征

菌痢终年散发，但有明显的季节性。本病在夏秋季节发病率高，可能与该季节苍蝇密度高以及进食生冷食物多有关。

【发病机制与病理解剖】

（一）发病机制

志贺菌属经口进入人体后是否发病，取决于三个要素：即细菌数量、致病力以及人体的抵抗力。志贺菌属进入消化道后，大部分可被胃酸杀灭，少量进入下消化道的细菌亦可因正常菌群的拮抗作用或由于肠道分泌型 IgA 阻断其对肠黏膜的吸附而无法致病。致病力强的志贺菌属即使少量（10 ~ 100 个）进入人体，也可引起发病。

志贺菌属经口进入，穿过胃酸屏障后，侵入结肠上皮细胞，经基底膜而进入固有层，并在其中繁殖、释放毒素，引起肠黏膜的炎症反应和固有层小血管循环障碍，导致肠黏膜炎症、坏死及溃疡，进而引起腹痛、腹泻和由黏液、细胞碎屑、中性粒细胞、渗出液和血液形成的黏液脓血便。

志贺菌属在人体内可被吞噬细胞吞噬，且细菌很少侵入黏膜下层，故极少进入血流引起血行感染，只有抵抗力低下的人群如儿童、老年人及 HIV 感染者才会发生血行感染。

志贺菌属释放的内毒素入血后，不但可引起发热及毒血症，而且可通过释放各种血管活性物质引起急性微循环障碍，进而引起感染性休克、DIC 以及重要脏器功能衰竭，临床上表现为中毒型菌痢。

痢疾志贺菌释放的外毒素能不可逆地抑制蛋白质合成，从而导致上皮细胞损伤，可引起出血 - 结肠炎和溶血 - 尿毒综合征。

（二）病理解剖

菌痢的肠道病变主要累及结肠，以乙状结肠和直肠最为显著，但重症者可累及整个结肠甚至回肠末段。

急性期的肠黏膜基本病变是弥漫性纤维蛋白渗出性炎症。肠黏膜表面有大量黏液脓性渗出物覆盖。严重者肠黏膜上皮细胞大片坏死，与黏液脓性渗出物共同形成特征性的假膜，脱落后可形成黏膜溃疡，但由于病变通常局限于固有层，肠黏膜穿孔少见。

轻症者肠道仅见弥漫性充血水肿，肠腔内可见黏液脓血性渗出物。

中毒型菌痢肠道病变轻微，多数仅见黏膜充血水肿，少有溃疡形成，突出病变为全身多脏器的微血管扩张和（或）通透性增加；大脑及脑干水肿，可见点状出血与神经细胞变性。部分患者有肾上腺充血，肾上腺皮质出血和萎缩。

慢性期可有肠黏膜水肿和肠壁增厚，肠黏膜溃疡不断形成与修复，导致疤痕与息肉形成，在少数病例可引起肠腔狭窄。

【临床表现】

潜伏期数小时至 7 日，一般为 1～3 日。

痢疾志贺菌感染的临床症状较重，但预后大多良好；宋内志贺菌感染症状较轻，非典型病例多，易被误诊或漏诊；福氏志贺菌感染病情介于两者之间，但排菌时间较长，易转为慢性。

（一）急性菌痢

1. 普通型（典型）　起病急，有畏寒、发热，体温可达 39℃，常伴头痛、乏力、食欲不振，继而出现腹痛、腹泻及里急后重，每日排便十余次至数十次，初为稀便或水样便，1～2 日后转为黏液脓血便，里急后重更为明显，并出现左下腹压痛和肠鸣音亢进，由于大便量少，水、电解质紊乱及酸中毒者少见。急性菌痢自然病程为 1～2 周，如早期治疗，多数患者 1 周左右痊愈，少数可转为慢性。

2. 轻型（非典型）　全身毒血症症状轻，可无发热或有低热。表现为急性腹泻，通常每日大便次数不超过 10 次，粪便可见黏液但无脓血，里急后重较轻或缺如，可有腹痛及左下腹压痛。易误诊为肠炎，大便培养有志贺菌属生长可确诊。

3. 中毒型　体质较好的儿童多见，成人偶有发生。起病急骤，突起畏寒、高热，体温可达 40℃ 以上，伴精神萎靡、面色青灰、四肢厥冷、烦躁、反复惊厥、昏迷等，可迅速发生循环衰竭和（或）呼吸衰竭，临床上以严重全身毒血症、休克和（或）中毒性脑病为主要表现，而消化道症状多不明显，常于发病数小时后出现痢疾样大便。按其临床表现可分为 3 型。

（1）休克型（周围循环衰竭型）　此型较为多见。以感染性休克为主要表现，出现面色苍白、四肢厥冷、脉细速、血压下降、皮肤发花、发绀。并可出现心、肾功能不全。

（2）脑型（呼吸衰竭型）　中枢神经系统症状为其主要临床表现，由于脑血管痉挛导致脑缺氧、脑水肿甚至脑疝，患者可出现烦躁不安、惊厥、昏迷、瞳孔不等大、对光反射消失等，严重者可出现中枢性呼吸衰竭。此型病情重，病死率高。

（3）混合型　具有以上 2 型的临床表现，通常先出现高热、惊厥，如未能及时抢救，则迅速发展为循环衰竭及呼吸衰竭。此型最为凶险，病死率极高。

（二）慢性菌痢

近年来该型少见。急性菌痢反复发作或迁延不愈，病程超过 2 个月者，即为慢性菌痢。根据临床表现分为 3 型。

1. 慢性迁延型　急性菌痢发作后，迁延不愈，常有腹痛、腹泻、黏液便或脓血便，亦有便秘和腹泻交替出现者，左下腹可有压痛，部分患者可扪及增生呈条索状的乙状结肠。长期腹泻者可有营养不良、贫血等。

2. 急性发作型　有慢性菌痢病史，常因进食生冷食物、受凉或劳累等因素而诱发急性菌痢样症状，但发热等全身毒血症症状不明显。

3. 慢性隐匿型　1 年内有菌痢病史，无腹痛、腹泻等临床症状，但乙状结肠镜检查有肠黏膜炎症甚至溃疡等病变，大便培养可检出志贺菌属。

【并发症及后遗症】

（一）志贺菌属血行感染

多见于发病后 1~2 日，血培养检出志贺菌属可确诊，是志贺菌属感染的重要并发症。以往多发生于儿童，偶见于老年人，近年来在 HIV 感染人群中发病率有所增加。此类患者病情重，病死率高。

（二）溶血 - 尿毒综合征

主要见于痢疾志贺菌感染。部分患者早期可有类白血病反应，继而出现溶血性贫血及 DIC，甚至出现急性肾功能衰竭。

（三）瑞特（Reiter）综合征

又称反应性关节炎，是一种发生于某些特定部位（如肠道和泌尿生殖道）感染之后的关节炎。青年男性多见，关节炎、尿道炎、眼炎为其主要临床表现，其中，关节炎症状可长达数年。目前认为，反应性关节炎是一种急性非化脓性关节炎，激素治疗有效。

（四）神经系统后遗症

极少数小儿罹患脑型中毒型菌痢后可有耳聋、失语以及肢体瘫痪等后遗症。

【实验室检查】

（一）常规检查

1. 血常规　急性期血白细胞计数增高，多为（10~20）×10^9/L，中性粒细胞百分比大于 80%。慢性患者可有轻度贫血。

2. 粪便检查　粪便量少，外观多为黏液脓血便，常无粪质。镜检可见满视野散在的红细胞以及大量成堆的白细胞（>15 个/高倍视野）和少量脓细胞。

（二）病原学检测

大便培养检出志贺菌属有助于菌痢的确诊及抗菌药物的选用。在抗菌药物使用前采集新鲜标本，取脓血部分及时送检以及早期多次送检均有助于提高细菌培养的阳性率。

（三）免疫学检测

采用免疫学方法检测细菌或抗原具有早期、快速的优点，对菌痢的早期诊断有一定帮助，但由于粪便中抗原成分复杂，易出现假阳性，目前尚未推广应用。

（四）核酸检测

采用分子杂交或 PCR 进行志贺菌属核酸检测，亦具有早期、快速的优点，且能检测标本中已死亡细菌的核酸，故尤其适用于抗菌药物使用后患者标本的检测，但由于上述方法的检测条件要求较高，目前尚未广泛应用。

【诊断与鉴别诊断】

（一）诊断

通常须依据流行病学史、典型的临床表现及实验室检查进行综合诊断。该病多发于夏秋季，患者有不洁饮食或与菌痢患者接触史。急性菌痢的临床表现为急起发热、腹泻、腹痛、黏液脓血便及里急后重，左下腹部压痛。慢性菌痢患者有急性菌痢病史，病情迁延不愈，病程超过 2 个月。中毒型菌痢在儿童多见，有高热、惊厥、意识障碍及呼吸、循环衰竭，起病时可无明显腹痛、腹泻症状，常需盐水灌肠或肛拭子行粪便检查方可诊断。确诊则须依赖粪便病原学培养出志贺菌属。

（二）鉴别诊断

1. 急性菌痢 须与下列疾病相鉴别。

（1）急性阿米巴痢疾 鉴别见表 3 – 2。

表 3 – 2 急性菌痢与急性阿米巴痢疾的鉴别

	急性菌痢	急性阿米巴痢疾
病原及流行病学	志贺菌属；散发，可引起流行	阿米巴原虫；散发性
全身症状	较重，多有发热，毒血症症状明显	轻微，多不发热，毒血症症状少见
胃肠道症状	腹痛重，有里急后重 腹泻每日十余次至数十次	腹痛轻，无里急后重 腹泻每日数次
腹部压痛部位	左下腹多见	右下腹多见
粪便检查	量少，为黏液脓血便 镜检可见满视野散在的红细胞以及大量成堆的白细胞和少量巨噬细胞，培养志贺菌属阳性	量多，暗红或果酱色血便，有腥臭 镜检可见少量白细胞、成串陈旧红细胞，常有夏科－雷登晶体，可见阿米巴滋养体
结肠镜检查	肠黏膜弥漫性充血、水肿及浅表溃疡，病变以直肠、乙状结肠为著	肠黏膜大多正常，有散在口小、底大呈烧瓶状的溃疡，边缘隆起，周围有红晕，病变以盲肠、升结肠为著

（2）其他细菌引起的肠道感染 侵袭性大肠埃希菌、空肠弯曲菌以及产气单胞菌等细菌引起的肠道感染亦可出现痢疾样症状，鉴别有赖于粪便培养出不同的病原菌。

（3）细菌性胃肠型食物中毒 因进食被沙门菌、金黄色葡萄球菌、副溶血性弧菌、大肠埃希菌等病原菌或它们产生的毒素污染的不洁食物引起。有进食同一食物集体发病史。潜伏期短，呕吐明显，有腹痛、腹泻，大便多为黄色水样便，黏液脓血便及里急后重少见，腹部压痛多在脐周。大便镜检通常白细胞不超过 5 个/高倍视野。确诊有赖于从可疑食物及患者呕吐物、粪便中检出同一细菌或毒素。

（4）肠套叠 是指一段肠管套入与其相连的肠腔，并导致肠内容物通过障碍。原发性肠套叠多发生于婴幼儿，继发性肠套叠则多见于成人。成人肠套叠往往表现为慢性反复发作，常伴阵发性腹痛，较少发生血便，多呈不完全性肠梗阻，症状较轻。

（5）急性出血坏死性肠炎 患者起病急骤，以腹痛为主，常伴寒战、高热、恶心、呕吐。腹痛以脐周为著，可遍及全腹，为阵发性绞痛或持续性疼痛伴阵发性加重，大便常呈血水样或果酱样，有时为紫黑色血便，部分患者伴有中毒性休克。腹肌紧张有压痛，肠鸣音减弱。X 线腹部平片可见小肠扩张合并有液平面。

2. 慢性菌痢 须与以下疾病相鉴别。

（1）结肠癌及直肠癌 此类患者反复继发肠道感染亦可出现腹痛、腹泻及脓血便，常伴进行性消瘦，行肛诊、乙状结肠镜及病理活检等检查有助于鉴别。

（2）慢性血吸虫病 部分患者亦可出现腹泻及脓血便，但有血吸虫疫水接触史，肝、脾肿大，血常规嗜酸性粒细胞增多，大便孵化沉淀检查或肠黏膜活检阳性可鉴别。

（3）溃疡性结肠炎 为自身免疫性疾病，病程长，有腹痛及脓血便，大便培养无致病菌生长，抗菌药物治疗无效。乙状结肠镜检查可见肠黏膜充血、水肿及溃疡形成。晚期患者钡剂灌肠可见结肠袋消失，肠管呈铅管样改变为其特征。

（4）肠道菌群失调 由于滥用或者长时间使用广谱抗菌药物，引起肠道菌群失调。主要为肠道杆菌减少或消失，代之以金黄色葡萄球菌、真菌（主要为白色念珠菌）及某些革兰阴性菌或厌氧菌感染，表现为腹泻，大便性状可因病原菌不同而异，以乳幼儿、年老体弱者多见。

3. 中毒型菌痢 须与以下疾病相鉴别。

（1）流行性乙型脑炎 夏秋季节高发，有蚊虫叮咬史，高热、惊厥、昏迷等，病情进展相对较缓，循环衰竭少见，意识障碍和脑膜刺激征明显，粪便（包括肛拭与灌肠）镜检无异常；细菌培养阴性。脑脊液检查呈病毒性脑炎改变；乙脑病毒特异性抗体 IgM 阳性有诊断价值。

（2）脑型疟疾 来自疫区，结合发病季节，以间歇性突发性发冷、发热、出汗后热退为临床特征，血片或骨髓片中找到疟原虫可确诊。

【预后】

大部分急性菌痢患者于 1~2 周内痊愈，少数患者可转为慢性或带菌者。中毒型菌痢预后差，如未获及时、有效治疗，病死率高。预后与全身免疫状态、感染菌型、临床类型以及病后治疗是否及时合理等因素密切相关。

【治疗】

（一）急性菌痢

1. 一般治疗 消化道隔离至临床症状消失，大便培养连续 2 次阴性。毒血症症状重者须卧床休息。饮食以少渣易消化的流质或半流质食物为宜，忌食生冷、油腻及刺激性食物。注意水、电解质及酸碱平衡，脱水轻且不呕吐者可予口服补液盐（ORS）冲服，不能进食者可酌情静脉输液。

2. 病原治疗 轻型菌痢在充分休息、对症处理和医学观察的条件下可不用抗菌药物，其他各型菌痢通常须进行抗病原治疗。但由于抗生素的广泛应用，志贺菌属耐药日趋严重，部分地区耐药菌株已呈多重耐药，故须根据所在地区当前细菌耐药情况选用敏感的抗菌药物。

（1）喹诺酮类 抗菌活性强，口服吸收好，耐药菌株相对较少，毒副作用小，可作为首选药物，疗程 5~7 日，不能口服者可静脉滴注，但动物实验显示本药可影响骨骺发育，故儿童、孕妇及哺乳期妇女如非必要不宜使用。

（2）黄连素、多西环素、庆大霉素及第三代头孢菌素等抗生素亦可根据情况及药敏结果选用。

3. 对症治疗 高热以物理降温为主，必要时适当使用退热药；腹痛剧烈者可用颠茄浸膏片或阿托品，毒血症症状严重者可给予小剂量肾上腺糖皮质激素。

（二）中毒型菌痢

病情凶险、变化迅速，故须密切观察病情变化，采取对症治疗为主的综合抢救措施。

1. 病原治疗 应用有效药物静脉滴注，成人可选用莫西沙星等喹诺酮类；儿童可选用头孢曲松（ceftriaxone）、头孢噻肟（cefotaxime）等第三代头孢菌素。

2. 对症治疗

（1）降温止惊 高热可引起惊厥而加重脑缺氧及脑水肿，故应积极给予物理降温，必要时给予化学降温，将体温降至38.5℃以下；高热伴烦躁、惊厥者可采用亚冬眠疗法，予氯丙嗪和异丙嗪各1～2mg/kg肌内注射；反复惊厥者可予安定、苯巴比妥钠肌内注射或水合氯醛灌肠。

（2）休克型相关治疗 ①迅速纠正酸中毒、扩充血容量：快速给予葡萄糖盐水、5%碳酸氢钠（3～5ml/kg）低分子右旋糖酐及羟乙基淀粉液等，补液量及成分视脱水情况而定，休克好转后则继续静脉输液维持。②改善微循环障碍：可给予抗胆碱类药物山莨菪碱（654-2），成人每次20～60mg，每5～15分钟静脉注射1次。至面色红润、肢体转暖、尿量增多及血压回升，即可减量渐停。如经上述治疗效果不佳，可改用多巴胺、阿拉明等，以改善重要脏器的血流灌注。③保护重要器官功能：主要是心、脑、肾等重要脏器的功能。④其他：短期使用肾上腺糖皮质激素。有DIC早期表现者可予肝素抗凝治疗。

（3）脑型相关治疗 ①予20%甘露醇每次1～2g/kg快速静脉注射，每4～6小时注射1次以减轻脑水肿。应用血管活性药以改善脑部微循环，同时给予肾上腺糖皮质激素有助改善病情。②防治呼吸衰竭：保持呼吸道通畅、吸氧，如出现呼吸衰竭可使用山梗菜碱（洛贝林），必要时可应用人工呼吸机。

（三）慢性菌痢

由于慢性菌痢病因复杂，可采用全身与局部相结合的治疗原则。

1. 一般治疗 注意生活节律，进食易消化、吸收的食物，忌食生冷、油腻及刺激性食物，积极治疗并存的慢性消化道疾病或肠道寄生虫病。

2. 病原治疗 根据病原菌药敏结果选用有效的抗菌药物，疗程须适当延长，必要时可给予保留灌肠治疗，可选用0.3%黄连素液、5%大蒜素液或2%磺胺嘧啶悬液等灌肠治疗，每次100～200ml，每晚一次，10～14日为一疗程，灌肠液中添加小剂量肾上腺糖皮质激素可提高疗效。

3. 对症治疗 有肠道功能紊乱者可用镇静或解痉药物，如异丙嗪、复方地芬诺酯等。抗菌药物使用后，对菌群失调引起的慢性腹泻可给予微生态制剂。

【预防】

采用以切断传播途径为主的综合预防措施，同时做好传染源的管理。

（一）管理传染源

急、慢性患者和带菌者应隔离或定期进行访视管理，并给予彻底治疗，直至大便培养阴性。

（二）切断传播途径

搞好个人及环境卫生，特别注意饮食及饮水卫生。

（三）保护易感人群

根据WHO的报告，目前尚无获准生产的可有效预防志贺菌属感染的疫苗。我国主要采用口服活菌苗，如F2a型依链菌。

⇒ **案例讨论**

临床案例 患者，女性，30 岁。3 日前有进不洁食物史，1 日前出现发热，体温 39.5℃，腹痛、腹泻、恶心呕吐，伴里急后重，腹痛以脐周为著，为阵发性痉挛性疼痛，呕吐物为胃内容物，大便次数为每日 20 余次，黏液脓血便，左下腹压痛阳性，肠鸣音活跃。血常规：白细胞 20×10^9/L，中性粒细胞百分比 86%。粪便检查：白细胞，18 个/高倍视野；红细胞，满视野/高倍视野。

讨论 1. 该患者的诊断及诊断依据有哪些？
2. 为确诊，该患者应进一步做哪些检查？
3. 本病应与哪些疾病进行鉴别？
4. 本病的治疗原则是什么？

目标检测

答案解析

题库

1. 细菌性痢疾为什么会反复发病？
2. 细菌性痢疾的诊断依据是什么？
3. 中毒型细菌性痢疾主要应与哪些疾病进行鉴别？

（王勤英）

PPT

第六节　布鲁菌病

学习目标

1. **掌握** 布鲁菌病的临床表现、诊断要点、治疗原则。
2. **熟悉** 布鲁菌病的病原学、流行病学。
3. **了解** 布鲁菌病的发病机制、预防措施。
4. 学会布鲁菌病的诊断和治疗，具备对布鲁菌病患者的临床分析及处理能力。

布鲁菌病（brucellosis）亦称为布氏杆菌病、布病、波状热，是由布鲁菌（*Brucella*）引起的人畜共患传染病。主要表现为发热、乏力、多汗、肌肉关节疼痛和肝、脾、淋巴结肿大及睾丸炎等，可迁延多年、反复发作。心内膜炎和严重的神经系统并发症是造成患者死亡的主要原因。

【病原学】

布鲁菌为革兰阴性球杆状菌，无鞭毛，不形成芽孢或荚膜。布鲁菌属可分为 6 个种 19 个生物型：牛种（流产布鲁菌，*B. abortus*）有 8 个生物型，羊种（马尔他布鲁菌，*B. melitensis*）有 3 个生物型，猪种（*B. suis*）有 5 个生物型，犬种（*B. canis*）、绵羊附睾种（*B. ovis*）和沙林鼠种（*B. neotomae*）各有 1 个生物型。各种的毒力、生物学性状、人畜感染后的临床表现等都有较大差别，羊、牛、猪、犬种对人致病，羊种的致病力最强，感染后症状较重，常引起暴发流行；猪种次之；牛种致病力最弱，感染后症状较轻甚至无症状，常呈散发。布鲁菌含 20 余种蛋白抗原和脂多糖（内毒素，endotoxin），后者在致病中起重要作用。布鲁菌为胞内寄生菌，专性需氧，对营养要求较高，培养生长缓慢。该菌在自然环境中生存力较强，在乳及乳制品、皮毛、干燥土壤中可生存数月，紫外线照射 20 分钟即死亡。

【流行病学】 📱微课 6

本病呈全球性分布，100 多个国家每年上报 WHO 的病例数超过 50 万例。我国 2021 年报告 69767 例，主要流行于西北、东北、青藏高原及内蒙古等牧区。主要为羊种菌，次为牛种菌，猪种菌仅见于广西和广东个别地区。疫情由牧区向半农半牧区、农区及城市蔓延；流行的形式以多发的、分散的点状流行代替了大规模的暴发流行形式；除牧民、兽医、屠宰工人等职业人群外，老年、青少年、儿童的发病有增多的趋势。发病高峰多在春夏之间，与动物产仔季节有关。

（一）传染源

主要是羊、牛、猪，犬、鹿、马、骆驼等亦可成为传染源；人与人之间传染的可能性极小。

（二）传播途径

破损皮肤黏膜直接接触病畜或其排泄物、阴道分泌物、娩出物、病畜污染的环境及物品而感染；食用被病菌污染的食物、水、生乳或乳制品及未熟的肉、内脏而受染；吸入含菌的气溶胶可经呼吸道感染。苍蝇携带、蜱叮咬也可传播本病。

（三）人群易感性

人群普遍易感，青壮年男性多见，感染率与和传染源、传播媒介密切接触的机会、程度有关。布鲁菌病患者可以重复感染布鲁菌。

【发病机制与病理解剖】

（一）发病机制

细菌、毒素和变态反应均不同程度地参与本病的发生和发展过程。急性期，细菌及毒素起主要作用，慢性期则变态反应起主要作用。布鲁菌经皮肤或黏膜进入人体后，被吞噬细胞吞噬，部分细菌被杀死，存活的布鲁菌随淋巴到达局部淋巴结，根据人体的抵抗力、侵入菌的数量和毒力的不同，病菌或在局部被消灭，或在淋巴结中生长繁殖形成感染灶，当布鲁菌增殖达到一定数量后，可冲破淋巴结屏障侵入血液循环，引起菌血症，释放出内毒素和菌体其他成分，引起毒血症。内毒素在病理损伤、临床症状方面起着重要作用。如机体免疫功能正常，通过细胞免疫和体液免疫清除病菌而获痊愈；如果免疫功能不健全，或感染的菌量大、毒力强，则部分细菌被吞噬细胞吞噬带入各组织器官形成新感染灶，感染灶内的细菌生长繁殖、再次入血，导致疾病复发，如此反复形成慢性感染。病菌主要在单核细胞内繁殖，抗生素和抗体难以进入细胞，因此易复发且不易根治。

（二）病理变化

病理变化广泛，几乎所有器官组织均可受累，其中以肝、脾、骨髓、淋巴结等单核 - 吞噬细胞的系统的病变最为显著，急性期呈弥漫性增生，表现为肝、脾、淋巴结肿大。慢性期可出现由上皮样细胞、巨噬细胞、淋巴细胞等组成的肉芽肿，慢性局部感染中可有脓肿形成。

【临床表现】

潜伏期一般为 1 ~ 4 周，平均 2 周，最长可达数月甚至 1 年以上。临床表现轻重不一，羊种菌所致感染的表现更急骤、更具侵袭性，猪种菌更易形成局部脓肿，牛种菌起病更隐匿，更易造成慢性感染。按病程长短可分为急性期和慢性期，急性期病程在 6 个月以内，病程超过 6 个月为慢性期。

（一）急性期

大多缓慢起病，表现为发热、多汗、乏力、肌肉关节疼痛、肝脾淋巴结肿大、睾丸肿痛等。

1. 发热　多为不规则热或弛张热，常发生在午后或夜间，5%～20%出现典型的波状热，持续数周后体温转平，此后可再出现发热；常伴有寒战、头痛、食欲和体重下降等症状。

2. 乏力、多汗　是本病的突出症状，常于夜间或凌晨热退时大汗淋漓，汗可湿透衣被，但中毒症状不明显。

3. 关节、肌肉痛　关节疼痛较重，呈游走性，表现为单关节炎或多关节炎，主要累及骶髂、膝、髋、肩和胸锁关节，可呈化脓性改变。可有滑膜炎、腱鞘炎、关节周围软组织炎。肌肉痛多见于大腿和臀部，可呈痉挛性。

4. 睾丸肿痛　10%的男性发生急性附睾睾丸炎，多为单侧，伴有明显疼痛和压痛，少数可伴鞘膜积液。

5. 其他　可出现头痛、神经痛，肝、脾、淋巴结肿大以及皮疹、皮下结节、纤维组织炎等皮肤软组织改变。少数患者可有眼、心、肺、肾、前列腺受累。女性患者可有卵巢炎、输卵管炎、子宫内膜炎等，可引起痛经、闭经、流产。

（二）慢性期

可由急性期发展而来，亦可无急性期病史而直接表现为慢性，此期症状多种多样而无特异性，基本上可分为两类。

1. 全身性非特异性症状　类似神经官能症和慢性疲劳综合征，如有乏力、多汗、头痛、抑郁、烦躁、嗜睡、失眠及全身疼痛等症状。

2. 器质性损害　侵犯多个器官及系统，可表现为局灶性感染，最常局限在骨、关节、中枢神经系统，表现为骶髂关节炎等骨关节病变，脊柱受累以腰椎为主，表现为脊柱炎，严重者可致关节畸形和功能障碍。累及神经系统可引起脑膜炎、脑炎、脊髓炎、神经根炎、周围神经炎等，表现为头痛、昏迷、惊厥、瘫痪、脑膜刺激征阳性等。累及心血管系统者以心内膜炎多见，主动脉瓣最常受累。累及泌尿生殖系统有睾丸炎、附睾炎、精索炎、卵巢炎、输卵管炎等；其他还有心肌炎、支气管炎、支气管肺炎、间质性肺炎、血栓性静脉炎等。

【并发症及后遗症】

（一）血液系统

可见贫血、白细胞和血小板减少、血小板减少性紫癜、再生障碍性贫血、噬血细胞综合征。

（二）神经系统

发生率为3%～5%。可见脑膜炎、脑膜脑炎、脊髓炎、多发性神经根神经病等。脑膜炎者颅压增高，脑脊液变化类似结核性脑膜炎：外观清亮或微黄，淋巴细胞增多，蛋白增多，糖正常或轻度降低，氯化物降低。

（三）心血管系统

主要为心内膜炎。病死率较高。偶可见心肌炎、心包炎、主动脉炎等。

（四）眼睛

可见葡萄膜炎、视神经炎、视网膜炎、视神经乳头水肿及角膜损害，多见于慢性患者。

（五）其他

妊娠患者如不进行抗菌治疗，可发生流产、早产、死胎。

【实验室检查及辅助检查】

（一）一般检查

白细胞计数多正常或偏低，淋巴细胞相对或绝对增多，有时可出现异型淋巴细胞，少数病例红细胞、血小板减少。慢性病例可有轻或中度贫血。红细胞沉降率在急性期可升高，慢性期多正常或偏高，持续增速提示有活动性。C反应蛋白正常或增高，少数患者降钙素原轻度升高。部分患者可有转氨酶升高。

（二）病原学检查

血液、骨髓、关节液、脑脊液、淋巴组织等培养分离到布鲁菌，血液最常用，骨髓标本较血液标本阳性率高，急性期较慢性期阳性率高。本菌生长缓慢，应注意延长培养时间以获得更高阳性率。外周血PCR在检测菌血症、预测复发和排除布鲁菌慢性感染中具有巨大潜力。

（三）血清学检查

1. 凝集试验 虎红平板（RBT）或平板凝集试验（PAT）阳性，用于初筛。试管凝集试验（SAT）滴度为1:100++及以上或病程1年以上且仍有临床症状者滴度为1:50++及以上。

2. 其他检测方法 如ELISA、胶体金免疫层析试验（GICA）、补体结合试验（CFT）、抗人免疫球蛋白试验（Coomb's test）、皮内试验等。

⊕ **知识链接**

布鲁菌病的血清学检测

血清学检查通常是布鲁菌病唯一阳性的实验室检查结果。急性感染中，IgM抗体较早产生，IgG和IgA随后产生，无论是用试管法或平板法，所有抗体在凝集试验中都有活性，大多数患者在此阶段可检测到凝集素。随着病情发展，IgM水平下降，IgG、IgA的亲和力及亚类分布发生变化，结果导致凝集素滴度降低或无法检测到，可通过替代试验检测到抗体，包括补体结合试验、Coomb's抗球蛋白试验和ELISA，诊断效价没有明确的截断值，血清学结果需结合接触史和临床表现来解释。在流行地区或潜在职业接触环境中，认为凝集素滴度为1:320~1:640或更高是有诊断价值的。在非流行地区，滴度≥1:160是有意义的。2~4周后重复试验可发现滴度升高。

（四）特殊检查

并发骨关节损害者可行X线、CT、MRI等检查。有心脏损害可做心肌酶、心电图、心彩超。必要时可对肿大的淋巴结行淋巴结活检。有脑膜或脑实质病变者可做脑脊液及脑电图检查。

【诊断与鉴别诊断】

（一）诊断

急性感染可通过流行病学史、临床表现和实验室检查诊断。①流行病学史：有传染源密切接触史或疫区生活史等潜在暴露的接触史。②临床表现：具有该病临床症状和体征并排除其他疑似疾病。③实验室确诊：血、骨髓或其他体液培养阳性。SAT滴度为1:100++及以上，或者患者病程持续1年以上且仍有临床症状者滴度为1:50++及以上。CFT滴度为1:10++及以上。抗人免疫球蛋白试验滴度为1:400++及以上。凡具备①、②和第③项中任一项检查阳性即可确诊。慢性感染者和局灶性感染者诊断有时较困难，获得细菌学阳性结果最为可靠。

（二）鉴别诊断

1. 急性期需与下列疾病相鉴别

（1）风湿热　均有发热、游走性关节痛，但风湿热可见风湿性结节及环形红斑，多合并心脏损害，而无肌肉疼痛、多汗等布病表现，肝脾肿大、睾丸炎和神经损害少见。血常规中性粒细胞增高、红细胞沉降率升高更明显，抗链球菌溶血素 O 阳性，水杨酸制剂治疗有效。

（2）伤寒、副伤寒　患者以持续高热、表情淡漠、腹胀、相对缓脉、皮肤玫瑰疹、肝脾肿大为主要表现，而无肌肉、关节疼痛、多汗等布病表现。实验室检查血清肥达反应阳性，伤寒沙门菌培养阳性，布病特异性检查阴性。

（3）败血症　均有高热、寒战、多汗及肝脾肿大；但败血症常有原发感染灶，中毒症状严重，血常规白细胞及中性粒细胞可明显增高，血培养可见致病菌。

另外还应与结核病、真菌病、细菌性肺炎、流感、淋巴瘤等相鉴别。

2. 慢性期需与下列疾病相鉴别

（1）神经官能症　两者症状相似，但神经官能症患者症状多种多样，如乏力、失眠、不同部位疼痛，而无相应的体征，而且发病多与精神刺激有关，而布鲁菌特异性试验阴性。

（2）睾丸附睾结核　均有局部肿痛；但睾丸附睾结核局部可有硬块及窦道，有的窦道长时间不愈合。布鲁菌特异性试验阴性。

另外还需与慢性骨关节病、慢性疲劳综合征等相鉴别。

【预后】

一般预后良好，规范治疗后大部分可痊愈，但部分患者因诊治不及时、不彻底、用药不规范会导致复发和慢性化。急性感染者经抗菌治疗后约 10% 复发，多发生在初次治疗结束后 3～6 个月，与细菌的耐药性、细菌在细胞内寄生以及不规范治疗有关。慢性期患者的治疗较为复杂且效果较差。少数病例可遗留骨关节损害致肢体活动受限。有的病例出现中枢神经系统后遗症。心内膜炎、严重的神经系统并发症、噬血细胞综合征是主要致死原因。

【治疗】

（一）急性感染

1. 一般治疗　注意休息，补充营养，维持水及电解质平衡。高热者以物理降温为主，持续不退者可用退热药，中毒症状明显和睾丸炎严重者在病原治疗的同时适当应用肾上腺糖皮质激素。合并脑膜炎者可给予脱水治疗。

2. 病原治疗　应选择能进入细胞内的抗菌药物，治疗原则为早期、联合、规律、足量、足疗程用药，必要时延长疗程，防止慢性化和复发。常用四环素类、利福霉素类药物，亦可使用喹诺酮类、磺胺类、氨基糖苷类及三代头孢菌素类药物，一般联合两种以上抗菌药，连用 2～3 个疗程，以防止复发及慢性化。治疗过程中需监测血常规、肝功、肾功等。

（1）成人及 8 岁以上儿童　首选多西环素（强力霉素）（100mg/次，2 次/日，6 周）联合利福平（600～900mg/次，1 次/日，6 周）或庆大霉素（肌内注射 5mg/kg，1 次/日，1 周）或链霉素（肌内注射 15mg/kg，1 次/日，2～3 周），不能使用上述药物或效果不佳的患者可酌情选用多西环素联合复方新诺明（2 片/次，2 次/日，6 周）或妥布霉素（肌内注射 1～1.5mg/kg，8 小时 1 次，1～2 周）；利福平联合氟喹诺酮类（左氧氟沙星 200mg/次，2 次/日，6 周）。

（2）8 岁以下儿童　复方新诺明儿科悬液（口服 8～40mg/kg，2 次/日，6 周）联合利福平（口服 10～20mg/次，1 次/日，6 周）或庆大霉素（肌内或静脉注射 5mg/kg，1 次/日，7～10 日）。

（3）孕妇 妊娠 12 周内，利福平（600～900mg/次，1 次/日，6 周）联合三代头孢菌素类（2～3 周）；妊娠 12 周以上，利福平（600～900mg/次，1 次/日，6 周）联合复方新诺明（2 片/次，2 次/日，6 周），复方新诺明不可用于孕 36 周以后的患者。药物治疗对孕妇存在潜在风险，应权衡利弊使用。

（4）合并症 合并脊柱炎者可采用多西环素（3 个月）联合利福平（至少 3 个月）和庆大霉素（1 周）三联治疗；合并脑膜炎、脑膜脑炎者，多西环素（5～6 个月）联合利福平（5～6 个月）和复方新诺明（5～6 个月）或者多西环素（4～5 个月）联合利福平（4～5 个月）和头孢曲松（1 个月），待脑脊液完全正常时方可停药；合并心内膜炎者，建议采用多西环素（6 周至 6 个月）联合利福平（6 周至 6 个月）、复方新诺明（6 周至 6 个月）和庆大霉素（2～4 周）四联治疗。合并症有手术指征时给予外科治疗。

（二）慢性感染

治疗较为复杂，包括病原治疗、脱敏治疗和对症治疗。

1. 病原治疗 急性发作者多采用四环素类、利福霉素类药物，用法同急性期，部分病例需要重复治疗几个疗程。

2. 脱敏治疗 采用少量多次注射布鲁菌抗原，可避免引起剧烈的组织损伤，又起到一定的脱敏作用。

3. 对症治疗 根据患者的具体情况采取相应的治疗方法。

【预防】

做好病畜管理和养殖场卫生工作，加强畜产品的消毒和卫生监督，做好高危职业人群的劳动防护和菌苗接种。对流行区家畜普遍进行菌苗接种。人畜分居，生乳需经巴氏法处理，家畜肉类经煮熟后才可食用。加强粪、水管理，防止病畜、患者的排泄物污染水源。必要时可用药物预防。

⇒ **案例讨论**

临床案例 患者，男性，27 岁。从事养殖牲畜、运输牲畜和肉类工作。1 个月前出现间断性发热，体温最高 38.3℃，伴乏力、多汗、肌肉关节酸痛。查体：腹股沟淋巴结肿大。

讨论 1. 该患者可能的诊断是什么？

2. 本病的诊断依据有哪些？

3. 进一步做哪些检查有助于确诊？

4. 本病应与哪些疾病进行鉴别诊断？

5. 本病的治疗原则是什么？

目标检测

答案解析

题库

1. 布鲁菌病为什么易慢性化？

2. 布鲁菌病的诊断依据有哪些？

3. 布鲁菌病主要应与哪些疾病进行鉴别？

（马　臻）

第七节 鼠 疫

PPT

鼠疫（plague）是鼠疫耶尔森菌（*Yersinia pestis*）引起的自然疫源性疾病，主要通过染菌的鼠蚤，经人皮肤或呼吸道传入引起腺鼠疫及肺鼠疫，严重者可引起败血症，传染性强，死亡率高，是危害人类最严重的烈性传染病之一，属国际检疫传染病和我国法定甲类传染病。

在世界历史上，鼠疫发生过三次大流行，死亡人数以万计。我国鼠疫疫源地分布于19个省区，近十年人间鼠疫病例数逐年增多，以腺鼠疫为主，应予高度重视。

【病原学】

鼠疫耶尔森菌为革兰阴性杆菌，有荚膜，无鞭毛及芽孢。在普通培养基上生长，培养的最适温度为28~30℃，培养基最适酸度为 pH 6.9~7.2。

鼠疫耶尔森菌菌体含有内毒素（脂多糖），并能产生鼠毒素或外毒素（毒性蛋白质）和一些有致病作用的抗原成分如荚膜 FI（fraction I）抗原及毒力 V/W 抗原。

内毒素为一种类脂多糖，能引起发热、DIC、组织器官内溶血、中毒性休克、局部及全身施瓦茨曼（Shwartzman）反应。

鼠毒素为一种可溶性蛋白质，对小鼠和大鼠均有较强的毒性。

该菌对外界抵抗力较弱，对干燥、热和一般消毒剂均十分敏感。阳光直射 4~5 小时即死亡，加热55℃ 15 分钟或100℃ 1 分钟、5% 苯酚、5% 甲酚皂溶液、0.1 升汞、5%~10% 氯胺等均可致病菌死亡。但在潮湿、低温与有机物内存活时间则较久，在痰和脓液中可存活 10~20 日，在蚤粪中可存活 1 个月，在尸体中可存活数周至数月。

【流行病学】 📱 微课7

（一）传染源

主要是鼠类和其他啮齿动物。旱獭属和黄鼠属为主要储存宿主，褐家鼠、黄胸鼠是次要储存宿主，但却是人间鼠疫的主要传染源。其他如猫、羊、兔、骆驼、狼、狐等也可能成为传染源。各型患者均为传染源，肺鼠疫患者是人间鼠疫的重要传染源。带菌者（包括健康带菌和恢复期带菌）作为传染源的可能性亦应引起重视。

（二）传播途径

1. 经鼠蚤传播 以鼠蚤为媒介，构成"啮齿动物→鼠蚤→人"的传播方式。鼠蚤叮咬为主要传播途径。

2. 经皮肤传播 剥食患病啮齿类动物的皮、肉或直接接触患者的脓血或痰，经破损皮肤或黏膜而感染。

3. 呼吸道飞沫传播 肺鼠疫患者痰中的病菌可借飞沫构成"人→人"的传播，并可引起人间的大流行。

(三) 人群易感性

人对鼠疫耶尔森菌普遍易感，并可为隐性感染。病后可获得持久免疫力。预防接种可使易感性降低。

(四) 流行特征

1. 流行情况 人间鼠疫耶尔森菌感染以非洲、亚洲、美洲发病最多。亚洲主要在越南、尼泊尔、缅甸、印度和蒙古国有流行或散发病例发生。我国发病最多的是滇西黄胸鼠疫源地和青藏高原喜马拉雅旱獭疫源地。

2. 鼠疫自然疫源地 世界各地尚存在许多鼠疫的自然疫源地，鼠间感染长期持续存在，呈反复的流行与静止交替，随时对人类构成威胁。

3. 人间鼠疫与鼠间鼠疫的关系 人间鼠疫流行，均发生于动物间鼠疫之后。首先是野鼠间鼠疫流行，再由野鼠传至家鼠，家鼠患病后大批死亡，鼠蚤离开死鼠另找新的宿主，人被叮咬而感染。

4. 季节性 人间鼠疫多发生在夏秋季，这与鼠类繁殖活动有关。

5. 职业性 人间鼠疫首发病例常与职业有关，如狩猎者等。

⊕ **知识链接**

鼠疫的防控策略

我国在防控鼠疫流行方面取得了非常显著的成效，但仍要认识到鼠疫防控、诊治工作的长期性和艰巨性：①人间鼠疫仍有呈散发、突发态势；②动物鼠疫处于活跃时期，流行范围较为广泛，每年仍有区域性动物鼠疫流行；③我国部分省区有新的疫源地发现；④目前我国人员流动范围加大，疫情远距离传播的风险仍有增加可能。因此，鼠疫防控工作要继续坚持"预防为主"，加强鼠疫主动监测，尽早发现疫情，及时采取控制措施，及时开展预测预警，及时采取预防措施。

【发病机制与病理解剖】

(一) 发病机制

鼠疫耶尔森菌经皮肤侵入后，首先在局部被中性粒细胞和单核－巨噬细胞吞噬，迅速经由淋巴管至局部淋巴结繁殖，引起剧烈的出血坏死性炎症反应，此即"腺鼠疫"。鼠疫耶尔森菌经血液循环进入肺组织，则引起"继发性肺鼠疫"。由呼吸道排出的鼠疫耶尔森菌通过飞沫传入他人体内，则可引起"原发性肺鼠疫"。与大多数细菌感染不同，鼠疫耶尔森菌可通过其分泌的毒力蛋白干扰宿主的正常免疫功能，逃逸体内免疫反应而导致持续感染。

(二) 病理解剖

鼠疫的基本病理改变为淋巴管、血管内皮细胞损害和急性出血、坏死性炎症。腺鼠疫表现为淋巴结的出血性炎症和凝固性坏死。肺鼠疫肺部病变以充血、水肿、出血为主。鼠疫败血症则全身各组织、脏器都可有充血、水肿、出血及坏死改变。

【临床表现】

潜伏期：腺鼠疫多为 2～5 日。原发性肺鼠疫为数小时至 3 日。曾经接受预防接种者，可长达 9～12 日。

起病急骤，畏寒、发热，体温迅速升至 39℃ 及以上，呈稽留热，剧烈头痛，有时可出现中枢性呕吐、呼吸急促、心动过速、血压下降，重者早期即可出意识不清、血压下降、谵妄等。临床上有腺鼠疫、肺鼠疫、败血症型鼠疫和轻型鼠疫等。

（一）腺鼠疫

最为常见，受侵部位所属淋巴结肿大为其主要特点。好发部位依次为腹股沟、腋下、颈部及颌下淋巴结，多为单侧。淋巴结肿大与发热同时出现，表现为迅速的弥漫性淋巴结肿胀，典型表现为淋巴结明显触痛而坚硬，与皮下组织粘连，失去移动性，周围组织显著水肿，可有充血和出血。由于剧烈疼痛，患者常呈被动体位。

（二）肺鼠疫

既可是原发性，亦可为继发于腺鼠疫或败血症型鼠疫。原发肺鼠疫起病急骤，寒战高热，24~36小时内可发生剧烈胸痛、咳嗽、咳大量鲜红色或粉红色血性泡沫状痰，呼吸急促并呼吸困难，肺部仅可闻及散在的湿啰音或轻微的胸膜摩擦音，较少的肺部体征与严重的周身症状不相称。常因心功能衰竭、出血、休克而危及生命。

（三）败血症型鼠疫

亦称暴发型鼠疫。最为凶险，多继发于肺鼠疫或腺鼠疫。病初有肺鼠疫或腺鼠疫的相应表现而病情进一步加重。主要表现为高热或体温不升、寒战、谵妄或昏迷，进而发生感染性休克、DIC等。因皮肤广泛出血、发绀和出血坏死，死亡后皮肤呈紫黑色，故有"黑死病"之称，病死率极高。原发败血症型鼠疫较少见。

（四）轻型鼠疫及其他类型鼠疫

轻型鼠疫又称为小鼠疫，发热轻，局部淋巴结肿大，轻度压痛，偶见化脓。其他鼠疫如皮肤鼠疫、肠鼠疫、眼鼠疫、脑膜型鼠疫、扁桃体鼠疫等，均少见。

【实验室检查】

（一）常规检查

1. 血常规　白细胞计数大多升高，常达（20~30）×10⁹/L或以上。初为淋巴细胞百分比增高，后中性粒细胞百分比增高，红细胞、血红蛋白与血小板减少。

2. 尿　可见蛋白尿及血尿。

3. 粪　潜血可阳性。

4. 凝血功能　肺鼠疫和败血症型鼠疫患者较早可出现DIC，表现为纤维蛋白原浓度减少（小于2g/L），凝血酶原时间和部分凝血酶原时间明显延长，D-二聚体和纤维蛋白原降解产物明显增加。

（二）细菌学检查

1. 细菌培养　根据不同情况，分别取材于动物的脾、肝等脏器或患者的淋巴结穿刺液、脓、痰、血、脑脊液等，用血琼脂平板、肉汤等培养基均可分离出鼠疫耶尔森菌。

2. 涂片检查　用血、尿、粪或脑脊液做涂片或印片，革兰染色，可找到G⁻两端浓染的短杆菌。阳性率为50%~80%。

（三）血清学检查

1. 间接血凝法（IHA）　以鼠疫耶尔森菌FI抗原检测血中FI抗体，感染后5~7日出现阳性，2~4周达高峰，此后逐渐下降，可持续4年，常用于回顾性诊断和流行病学调查。

2. 酶联免疫吸附试验（ELISA）　较IHA更为敏感。适合大规模流行病学调查。

3. 荧光抗体法（FA）　用荧光标记的特异性抗血清检测可疑标本，可快速准确诊断。

（四）分子生物学检测

主要有DNA探针和PCR，具有快速、敏感、特异的优点，近来应用较广。

【诊断】

（一）流行病学资料

在起病前 10 日内曾到过鼠疫流行区或有与鼠疫动物或患者接触史。

（二）临床表现

起病急骤，畏寒，体温迅速升至 39℃ 及以上，呈稽留热，剧烈头痛，有时可出现中枢性呕吐、呼吸急促、心动过速、血压下降，重者早期即可出意识不清、血压下降、谵妄等，并有淋巴结肿大、肺部受累或出现败血症等。

（三）实验室检查

在淋巴结穿刺液、脓、血等标本中检出鼠疫耶尔森菌或血清学、分子生物学检测阳性。

【鉴别诊断】

（一）腺鼠疫

1. 急性淋巴结炎 常继发于其他感染病灶，受累区域的淋巴结肿大、压痛，常有淋巴管炎，全身症状较轻。

2. 丝虫病淋巴结肿大 在急性期，淋巴结炎与淋巴管炎常同时发生，数日后可自行消退，全身症状轻，夜间血涂片检查可找到微丝蚴。

（二）肺鼠疫

1. 大叶性肺炎 临床特点为咳铁锈色痰，肺部可有肺实变体征，肺部 X 线片可见肺部大片阴影，痰液培养可培养出相应的病原菌。

2. 肺炭疽 二者症状极相似，但本病患者有与炭疽病畜接触史，而无鼠疫接触史，痰涂片可检出革兰阳性杆菌，痰培养有炭疽杆菌。

（三）败血症型鼠疫

1. 金黄色葡萄球菌败血症 可有原发感染灶，血培养为金黄色葡萄球菌。

2. 肾综合征出血热 有发热、出血及肾损害，典型患者有发热期、低血压休克期、少尿期、多尿期及恢复期 5 期经过。检测特异性 IgM 做早期诊断。

【预后】

以前病死率极高，近年来由于抗生素的及时应用，病死率降至 10% 左右。

【治疗】

凡确诊或疑似患者应立即严格隔离，就地治疗，不宜转送。

（一）一般治疗

1. 严格的隔离消毒 病区内必须做到无鼠无蚤。对患者分泌物、排泄物应随时消毒。

2. 饮食与补液 急性期应卧床休息，给予患者流质饮食，保证热量，维持水、电解质平衡。

（二）病原治疗

早期应用抗生素治疗是降低病死率的关键。应及早、联合、足量用药及彻底治疗。

1. 腺鼠疫 链霉素成人首剂量 1g，以后每次 0.5g~0.75g，每 4 小时或 6 小时 1 次，肌内注射。治疗过程中可根据体温下降及全身症状和局部症状好转而逐渐减量。疗程 10~20 日。链霉素使用量一般不超过 60g。

2. 肺鼠疫及败血症型鼠疫 链霉素成人首剂量 2g，以后每次 1g，每 4 小时或 6 小时 1 次，肌内注射。全身症状和呼吸道症状好转后可逐渐减量。疗程 10~20 日。链霉素使用量一般不超过 90g。

3. 皮肤鼠疫 按一般外科疗法处置，必要时局部滴注链霉素或敷磺胺软膏。

4. 有脑膜炎症状的患者 在特效治疗的同时，可辅以氯霉素治疗，成人 $50mg/(kg \cdot d)$，静脉滴注，疗程 10 日，需注意其骨髓毒性等不良反应。

（三）对症治疗

烦躁及局部疼痛者给予镇静剂及止痛剂。腺鼠疫淋巴结切忌挤压，以防导致败血症发生。中毒症状重者可给予肾上腺糖皮质激素。

【预防】

（一）管理传染源

1. 灭鼠、灭蚤，监测和控制鼠间鼠疫。

2. 加强疫情报告。严格隔离患者，患者和疑似患者应分别隔离，腺鼠疫隔离至淋巴结肿完全消散后再观察 7 日。肺鼠疫隔离至痰培养 6 次阴性。接触者医学观察 9 日，曾接受预防接种者应检疫 12 日。

3. 患者的分泌物与排泄物应彻底消毒或焚烧。死于鼠疫者的尸体应用尸袋严密包扎后焚烧。

（二）切断传播途径

加强国际检疫与交通检疫，对来自疫区的车、船、飞机进行严格检疫并灭鼠灭蚤。对可疑旅客应隔离检疫。

（三）保护易感者

1. 加强个人防护 参与治疗或进入疫区的医护人员必须穿防护服和高筒靴，戴面罩、厚口罩、防护眼镜、橡皮手套等。

2. 预防性服药 可口服磺胺嘧啶，每次 $1.0g$，每日 2 次。亦可用四环素等，必要时可肌内注射链霉素，疗程 7 日。

3. 预防接种 主要对象是疫区及其周围的人群及参加防疫、进入疫区的医务人员。非流行区人员在鼠疫菌苗接种 10 日后方可进入疫区。

⇨ 案例讨论

> **临床案例** 患者，男性，45 岁。因发热、头痛 2 日，双侧腹股沟淋巴结肿大和疼痛 1 日入院。3 日前无明显诱因出现发热，体温 38 ~ 39℃，伴头痛，自认为"感冒"，应用感冒清、板蓝根冲剂，效果差，体温最高至 40.3℃。发病前 1 日双侧腹股沟淋巴结肿大和疼痛，大便呈柏油样改变，小便色红。既往体健，为木材商人，经常往返于云南、越南、缅甸等地，出入于深山牧场，发病前半个月左右曾在林场居住。查体：体温 40℃，脉搏 123 次/分，营养中等，皮肤、巩膜无黄染，颜面及全身皮肤潮红，球结膜充血，皮肤黏膜或见充血、出血点，双侧腹股沟可触及肿大淋巴结，直径 3 ~ 5cm，疼痛，心率 123 次/分，双肺无异常体征发现，腹平软，肝肋下 2cm，质软。脾肋下 4cm。辅助检查：血常规，白细胞 20×10^9/L，中性粒细胞百分比 90%，淋巴细胞百分比 7%，红细胞 3.88×10^{12}/L，血小板 50×10^9/L；肾功能，BUN 18mmol/L，Cr 254μmol/L；尿常规，潜血试验（＋＋＋），尿蛋白（＋＋＋）。ELISA 测定 FI 抗原 1∶400。
>
> 讨论 1. 该患者的诊断是什么？
>
> 2. 本病的诊断依据有哪些？
>
> 3. 为确诊，该患者应进一步做哪些检查？
>
> 4. 本病的治疗原则是什么？

答案解析

题库

目标检测

1. 鼠疫的传播途径有哪些?
2. 鼠疫的诊断标准是什么?
3. 肺鼠疫有何临床表现和体征?
4. 鼠疫的临床分型有哪些?

（刘祥忠）

PPT

第八节 炭 疽

📓 **学习目标**

1. 掌握 炭疽的流行病学、临床特征、诊断、鉴别诊断、治疗。

2. 熟悉 炭疽的预防措施。

3. 了解 炭疽的病原学和发病机制。

4. 学会炭疽的诊断、鉴别诊断与治疗，具备对各型炭疽患者的临床分析及处理能力。

炭疽（anthrax）是由炭疽杆菌（*Bacillus anthracis*）引起的人畜共患传染病，人接触牛、羊、马等病畜及其制品或食用病畜的肉类可被感染。皮肤炭疽最常见，表现为皮肤溃烂、焦痂及周围组织水肿，其次为肺炭疽和肠炭疽，进而可继发炭疽杆菌败血症和炭疽杆菌脑膜炎，病死率较高。

【病原学】

（一）形态和抗原结构

炭疽杆菌是革兰阳性需氧兼厌氧芽孢杆菌，菌体两端平截，呈竹节状排列，无鞭毛，在宿主体内形成荚膜，荚膜具有抗吞噬作用和很强的致病性。在体外不适宜条件下形成芽孢。炭疽杆菌主要有四种抗原：荚膜多肽抗原（抗吞噬）、菌体多糖抗原（无毒性，有种特异性）、芽孢抗原（有免疫原性及血清学诊断价值）和保护性抗原（有强免疫原性的蛋白质，是炭疽毒素的组成部分）。

（二）毒力

炭疽杆菌有毒株繁殖体产生的炭疽毒素包括水肿因子（edema factor，EF）、保护性抗原（protective antigen，PA）和致死因子（lethal factor，LF）三种成分，单一成分不致病，联合两种或三种时才致病。

（三）抵抗力

繁殖体抵抗力弱，对日光、热和常用浓度消毒剂均敏感。芽孢抵抗力极强，在动物尸体和土壤中能存活数十年。现场消毒常用0.5%过氧乙酸、20%漂白粉和含氯消毒剂。

【流行病学】

（一）传染源

主要为患病的食草动物，如牛、羊、马、骆驼等，其次是猪和狗。它们的皮、毛、肉、骨粉等均可携带细菌。炭疽患者的痰、粪便及病灶渗出物可检出细菌，但人与人之间的传播极少见。

（二）传播途径

皮肤、黏膜伤口直接接触病菌可致皮肤炭疽；吸入带芽孢的尘埃、飞沫或气溶胶等可致肺炭疽；进食被炭疽杆菌污染的食物或水可引起肠炭疽。

（三）人群易感性

人群普遍易感，病后可获得持久免疫力。

（四）流行特征

世界各地均有发生。我国主要发生在西北和西南的 10 个高发省区，占全国发病总数的 90% 以上。参与动物屠宰、制品加工、动物饲养以及兽医、实验室人员等为高危人群。6~9 月为发病高峰。大部分炭疽为散发病例，大规模的流行可能发生。

【发病机制与病理解剖】

（一）发病机制

炭疽杆菌从破损的皮肤黏膜、胃肠道或呼吸道进入人体后，首先在局部繁殖，产生毒素，引起感染部位组织出血、坏死和水肿及全身中毒症状，形成皮肤炭疽、肠炭疽、肺炭疽等。如机体免疫力不够强，细菌经淋巴侵入血流并大量繁殖，导致败血症和继发性脑膜炎。炭疽毒素损伤及杀死吞噬细胞，抑制补体活性，激活凝血酶原，导致 DIC，并损伤毛细血管内皮，使液体外漏，血压下降，最终引起水肿、休克及死亡。

（二）病理解剖

特征性的病理改变为受侵袭组织和脏器的出血、坏死和水肿。皮肤炭疽呈痈样病灶，中央隆起呈炭样黑色痂皮，四周为凝固性坏死区，周围组织呈高度水肿、渗出。肺炭疽为小叶性出血性肺炎，常累及胸膜和心包。肠炭疽的主要病变在回盲部，表现为出血性炎症和周围高度水肿，以及肠系膜淋巴结炎，腹腔有血性浆液性渗出液。脑膜炭疽的软脑膜及脑实质均极度充血、出血及坏死。病灶中均可检出炭疽杆菌。

【临床表现】

潜伏期因侵入途径不同而有差异。皮肤炭疽一般为 1~5 日，也可短至几小时，长至 2 周左右。肺炭疽和肠炭疽的潜伏期较短，一般都在几小时之内。皮肤炭疽病死率较低，其他各型炭疽的病死率均较高。

（一）皮肤炭疽 [e] 微课8

皮肤炭疽（cutaneous anthrax）最多见，占 90% 以上。多发生于面、颈、四肢等裸露部位的皮肤。初期为斑疹或丘疹，次日出现水疱，内含淡黄色液体，周围组织肿胀。第 3~4 日中心发生出血性坏死而稍下陷，四周有成群小水疱，水肿区继续扩大。第 5~7 日中央坏死形成溃疡性黑色焦痂，焦痂坏死区直径大小不等，周围皮肤发红，肿胀，痂下形成肉芽组织（炭疽痈）。此后水肿消退，黑痂在 1~2 周内脱落，逐渐愈合成疤。典型皮肤损害表现为具有黑痂的浅溃疡，周边有小水疱，附近组织较为广泛的非凹陷性水肿。由于局部末梢神经受毒素损害而疼痛不明显，稍有痒感，无脓肿形成，为本病特点。可伴有轻－中度发热、头痛、关节痛、全身不适、局部淋巴结肿大和脾大等症状和体征。少数严重病例，局部呈大片水肿和坏死。

（二）肺炭疽

肺炭疽（pulmonary anthrax）较少见，但病情危重，病死率高且诊断较困难。病初有流感样症状。轻者胸闷、胸痛、全身不适、发热、咳嗽、咳极黏稠血痰。重者可以寒战高热起病，由于纵隔淋巴结肿大、出血并压迫支气管而造成气急、呼吸困难、胸痛、咳嗽、喘鸣和血样痰等。肺部听诊可闻及少量湿啰音、哮鸣音和胸膜摩擦音。X线胸部检查可见纵隔影增宽、胸腔积液和支气管肺炎征象。如诊治不及时，发病后 24 ~ 48 小时可因呼吸、循环衰竭而死亡。常并发败血症和脑膜炎。

（三）肠炭疽

肠炭疽（intestinal anthrax）极罕见。潜伏期 12 ~ 18 小时，常因吃未煮熟的病畜肉而感染，同食者相继发病，类似食物中毒。轻重不一，起病时有全身不适、发热、恶心、呕吐、呕吐物带血丝及胆汁、血便或血水样便、腹痛、腹胀等，有时似急腹症，表现为高热、剧烈腹痛、腹泻、呕血、黑便，并很快出现腹腔积液，腹部可有明显的压痛、反跳痛甚至腹肌紧张，严重者可并发败血症或感染性休克而死亡。

（四）败血症型炭疽

常继发于肺、肠道和严重皮肤炭疽，也可直接发生。除原发局部炎症表现加重外，高热、寒战等全身毒血症症状更为严重，易发生感染性休克、DIC 和脑膜炎等，后者表现为谵妄、抽搐与昏迷，病情迅速恶化而死亡。

（五）脑膜炎型炭疽

此型少见，多见于婴幼儿，继发于各型炭疽并发败血症者。病情发展快，剧烈头痛、呕吐、颈项强直、谵妄、昏迷、呼吸衰竭，常伴严重毒血症症状。有大脑皮质出血及脑脊髓膜炎，常死于第 2 ~ 4 病日。脑脊液常为血性或脓性，压力增高，细胞数增多，培养常得致病菌。病死率 90% 以上。

【实验室检查】

（一）血常规

白细胞增高，一般为（10 ~ 20）× 10^9/L，甚至达（60 ~ 80）× 10^9/L，中性粒细胞百分比显著增多。

（二）病原学检查

分泌物、水疱液、血液、脑脊液等培养阳性是确诊依据。涂片染色见两端平齐呈串联状排列的革兰阳性大杆菌；临床标本炭疽杆菌抗原检测或特异性核酸片段检测阳性；取暴露动物标本或暴露环境标本做细菌分离培养获得炭疽杆菌有助于临床诊断。

（三）血清学检查

主要用于炭疽的回顾性诊断和流行病学调查。患者双份血清抗炭疽特异性抗体出现阳转或滴度出现 4 倍或 4 倍以上升高者可确诊。

（四）动物接种

病灶分泌物或组织液接种于豚鼠或小白鼠皮下，出现局部肿胀、出血等为阳性反应。接种动物多于 48 小时内死亡，动物体内可检出病原菌。

【诊断与鉴别诊断】

（一）诊断

发病前 2 周内到过炭疽疫区，或有与病畜及其产品密切接触史，或从事与炭疽杆菌研究相关的职业。结合临床各型的特征，做出临床诊断。但如无明确的流行病学资料，肺炭疽和肠炭疽的诊断异常困难。确诊有赖于培养阳性。

（二）鉴别诊断

1. 皮肤炭疽 应与痈、蜂窝织炎、恙虫病等相鉴别。

（1）痈、蜂窝织炎 局部疼痛明显，皮损处无焦痂；局部取材做涂片及培养可得不同细菌。

（2）恙虫病 以焦痂和溃疡为特征，伴淋巴结肿大、皮疹及肝脾肿大。发病前 3 周内到过恙虫病流行区，而无病畜接触史；血清学检查外斐反应变形杆菌 OX_K 凝集试验效价大于 1∶160，或病程中隔周检查效价升高 4 倍以上有诊断意义。

2. 肺炭疽 应与大叶性肺炎、钩端螺旋体病和肺鼠疫等相鉴别。

（1）大叶性肺炎 无病畜接触史；咯铁锈色痰，肺部可有实变体征；肺部 X 线检查有大片状阴影；痰培养查到肺炎链球菌等病原体。

（2）钩端螺旋体病 发病前 28 日内有疫水接触史；除咳嗽、血痰或咯血等呼吸道症状外，可有发热、乏力、全身酸痛、腓肠肌疼痛与压痛、淋巴结肿大及结膜充血表现；可并发黄疸、肾损害、脑膜脑炎等；钩端螺旋体特异性血清学检查或病原学检查阳性。

（3）肺鼠疫 10 日内到过鼠疫流行区，接触过鼠疫患者或染疫动物；起病急，高热，病情迅速恶化，咳嗽、胸痛、呼吸急促，咳痰带血或咯血，痰细菌学检查可查出鼠疫耶尔森菌。

3. 肠炭疽 需与出血坏死性肠炎、急性细菌性痢疾等相鉴别。

（1）出血坏死性肠炎 好发于夏秋季节，有不洁饮食、暴食或饮食突然改变史，无病畜接触史；突发腹痛、腹泻、便血及呕吐，可伴腹胀、发热、恶心呕吐、肛门停止排气排便等；大便潜血阳性，涂片检查可发现革兰阳性球菌如梭状芽孢杆菌。

（2）急性细菌性痢疾 无病畜接触史，未吃过病畜肉；发热、腹痛、腹泻，腹痛以左下腹为主，腹部下坠感、里急后重；大便多为黏液脓血便；大便镜检可见红细胞、白细胞；大便培养到志贺菌属。

【预后】

预后与确诊早晚有直接关系。抗生素虽有很好疗效，但如不及时诊治，炭疽病死率极高。皮肤炭疽的病死率为 5% ~ 11%，未经治疗的皮肤炭疽的病死率可达 20% ~ 25%，肠炭疽的病死率为 25% ~ 75%，肺炭疽的病死率在 80% 以上，败血症型炭疽的病死率为 80% ~ 100%。

【治疗】

（一）一般治疗和对症治疗

隔离患者，嘱其卧床休息，多饮水并给予流食或半流食，对呕吐、腹泻或进食不足者给予适量静脉补液。对有出血、休克和神经系统症状者，给予相应处理。对皮肤恶性水肿和重症患者，可应用肾上腺糖皮质激素，如氢化可的松 100 ~ 300mg/d，对控制局部水肿发展、减轻毒血症有效。

（二）病原治疗

病原治疗是关键。用药前应采集标本做细菌培养及药敏试验。青霉素 G 是治疗炭疽的首选药物。皮肤炭疽每日 240 万 U ~ 320 万 U，分 3 ~ 4 次，肌内注射，疗程 7 ~ 10 日。恶性水肿病例用青霉素 G，每次 200 万 U ~ 300 万 U，加入葡萄糖 200ml 内静脉滴注，一日 4 次。肺、肠炭疽和并发脑膜炎者应用大剂量青霉素 G，每日 1200 万 U ~ 2400 万 U，分 3 次，静脉滴注，并联用链霉素 1 ~ 2g/d 或庆大霉素 16 万 ~ 24 万 U/d 或卡那霉素 1 ~ 1.5g/d，疗程为 2 ~ 3 周或以上。单纯皮肤炭疽亦可用四环素 1.5 ~ 2g/d 或多西环素 0.2g/d 或红霉素 1.5 ~ 2g/d 口服或静脉滴注。氟喹诺酮类抗菌药物对本病亦有良好疗效。

（三）局部治疗

皮损处切忌抚摸、挤压、切开引流，以免病原菌扩散而产生败血症，在眼鼻危险三角区还可引发脑膜炎。伤口用2%过氧化氢、0.05%高锰酸钾液清洗后，敷以青霉素或磺胺软膏。患肢可予固定和抬高。重度颈部肿胀导致呼吸困难者，可考虑气管插管或气管切开。

【预防】

（一）管理传染源

隔离患者，肺炭疽按甲类传染病管理。皮肤炭疽患者隔离至创口愈合、痂皮脱落，其他类型炭疽患者隔离至症状消失、分泌物或排泄物培养2次阴性为止；患者的分泌物、排泄物、用过的敷料、剩余的食物、病室内的垃圾均应烧毁或彻底消毒。对接触者医学观察8日。对疫区草食动物采取动物减毒疫苗接种、动物检疫、病畜治疗和焚烧深埋等措施。

（二）切断传播途径

对从事可疑污染物接触工作的人群加强劳动保护，染菌的皮毛可用甲醛消毒处理。牧畜收购、调运、屠宰加工要有兽医检疫。防止水源污染，加强饮食、饮水及乳制品的监督。

（三）保护易感人群

对从事畜牧业、畜产品收购和加工、屠宰业等的工作人员和兽医以及疫区的人群注射炭疽杆菌活疫苗。我国使用的是"人用皮上划痕炭疽减毒活疫苗"，接种后2日可产生免疫力，可维持1年，在发生疫情时应进行应急接种。方法为0.1ml皮肤划痕法接种，每年1次。在流行区，动物的预防接种也十分重要。

⇒ **案例讨论**

临床案例 患者，男性，48岁。主因发热、皮疹3日入院。患者入院7日前有剥死羊皮史，3日前左上肢前臂出现1枚黄豆大小皮疹，不痛、有轻微痒感。约1日后皮疹变大，呈水疱状，有淡黄色液体外溢，周围有成群水疱，相互融合，皮损中央凹陷发黑，渗出暗红色血性液体。查体：左上肢前臂内侧见10.0cm×8.0cm的溃疡面，中央见黑色肉芽组织增生，血性渗出液外溢，周围有成群水疱，相互融合。整个左上肢肿胀明显，活动受限，左侧腋下淋巴结肿大，约2.5cm×2.0cm大小，易推动，压痛阳性。血常规：白细胞 13.8×10^9/L，中性粒细胞百分比87%。尿、便常规化验无异常。

　　　　讨论 1. 该患者的诊断是什么？
　　　　　　　2. 本病的诊断依据有哪些？
　　　　　　　3. 为确诊，还需进一步做哪些检查？
　　　　　　　4. 应与哪些疾病进行鉴别？
　　　　　　　5. 本病的治疗原则是什么？

目标检测

答案解析

题库

1. 简述各型炭疽的临床特点？
2. 肺炭疽主要应与哪些疾病进行鉴别？
3. 炭疽的治疗措施有哪些？

（马　臻）

第九节　白　喉

PPT

白喉（diphtheria）是由白喉棒状杆菌（*Bacillus diphtheriae*）引起的急性呼吸道传染病，多见于10岁以下儿童，好发于秋冬两季。临床特点为咽、喉、鼻等处形成灰白色假膜伴发热、乏力、头痛等全身症状，严重者可并发心肌炎和周围神经麻痹。

【病原学】

白喉棒状杆菌属棒状杆菌属，革兰阳性，一端或两端膨大，内有异染颗粒。细菌分泌的外毒素毒性强，是致病的主要物质。外毒素不稳定，以0.3%~0.5%甲醛处理为类毒素后，可用于预防接种或制备抗毒素血清。白喉棒状杆菌耐寒、耐干燥，在干燥假膜中可生存12周；在玩具、衣物上可存活数日。对湿热及化学消毒剂敏感，60℃10分钟或5%苯酚（石炭酸）处理1分钟即可死亡，阳光直射下仅能存活数小时。

【流行病学】

（一）传染源

患者和带菌者。患者在潜伏期末即开始从呼吸道分泌物中向外排菌，具有传染性。轻型、非典型、鼻白喉和皮肤白喉患者是重要传染源。健康带菌者在流行病学上也有意义。

（二）传播途径

主要经呼吸道飞沫传播，也可经食物、玩具及物品间接传播。偶尔可经破损的皮肤传播。

（三）人群易感性

人群普遍易感，儿童发病率高。6个月内的婴儿由于有来自母体的抗体，患此病的机会少。患病后免疫力持久。

（四）流行特征

本病见于世界各地，以散发为主。实施计划免疫后儿童发病数明显下降，发病年龄向后推迟。一年四季均可发病，以秋冬季多发。居住拥挤、卫生条件差时更容易流行。

【发病机制与病理解剖】

（一）发病机制

白喉棒状杆菌的侵袭力较弱，侵入上呼吸道后仅在黏膜表层繁殖，常不侵入深部组织和血流。白喉棒状杆菌外毒素的毒性强，可引起细胞破坏、纤维蛋白渗出、白细胞浸润。大量渗出的纤维蛋白与坏死组织、炎症细胞、细菌等凝结，形成特征性白喉假膜（diphtheric pseudomembrane，DPM），假膜覆盖于病变表面，与组织粘连紧密而不易脱落，强行剥脱易出血。但喉及气管黏膜上皮有纤毛，假膜与黏膜的粘连不紧，因此，喉及气管白喉的假膜易脱落而引起梗阻窒息。外毒素吸收入血可引起全身毒血症症状,外毒素吸收量与假膜所在部位及范围有关。喉及气管黏膜白喉,毒素吸收较少,全身症状较轻;鼻白喉毒素吸收量最大,症状最重。假膜范围越大,毒素吸收越多,症状越重。

（二）病理解剖

特征性病理表现包括表层由纤维蛋白内带和中性粒细胞管腔带组成的假膜性黏膜溃疡。最初假膜为白色,附着牢固,随着坏死进展,假膜变为灰色甚至绿色或黑色。黏膜溃疡由上皮细胞毒素性坏死引起,伴有水肿、充血和黏膜下基底部血管充血。溃疡处有明显的纤维蛋白化脓性渗出物而形成假膜。严重呼吸性白喉的溃疡和假膜可能从咽部延伸到中等大小的支气管。膨胀和脱落的假膜可能导致致命的气道阻塞。

【临床表现】 e 微课9

潜伏期1~7日,多为2~4日。按假膜所在部位分为咽白喉、喉白喉、鼻白喉和其他部位白喉。

（一）咽白喉

约占全部白喉患者的80%。根据假膜范围大小及病情轻重可分为4型。

1. 轻型 发热及全身症状轻,扁桃体稍红肿,假膜呈点状或小片状,局限于扁桃体上,也可无假膜,但白喉棒状杆菌培养阳性。数日后症状消失,一般无心肌炎和神经系统并发症。

2. 普通型（典型） 起病较慢,有咽痛、轻度或中度发热、纳差、乏力、恶心、呕吐、头痛,婴儿表现为哭闹不安、流口水等。咽部充血水肿,扁桃体Ⅰ~Ⅱ度肿大,24小时后即可有灰白色假膜形成。假膜边缘清楚,不易剥离,强行剥离则基底面出血。可有颌下及颈部淋巴结肿大压痛。

3. 重型 中毒症状重,体温常超过39℃,极度乏力、面色苍白、恶心、呕吐、咽痛。吞咽时咽痛加重,假膜广泛而厚,可扩大至腭弓、腭垂及咽后壁。假膜颜色灰黄污秽,伴口臭。颈部淋巴结肿大,颈部软组织水肿。病程2~4周时可出现心肌炎和周围神经麻痹等并发症。

4. 极重型 起病急,假膜较重且范围更广泛,蓝绿色或污黑色,咽部及扁桃体高度肿胀,有时阻塞咽部引起吞咽及呼吸困难,伴有腐败口臭味。颈部淋巴结肿大,周围软组织高度水肿而似"牛颈"。中毒症状重,体温可高达40℃,伴有呼吸急促、烦躁不安、面色苍白、口唇发绀等症状。并可出现心律失常、心功能衰竭或中毒性休克等而危及生命。

（二）喉白喉

约占白喉的20%,其中,原发性喉白喉约占25%,其余多由重型咽白喉发展而来。特征表现为"犬吠样"咳嗽、声音嘶哑,甚至失音。严重者吸气时有喉梗阻,可见鼻翼扇动、"三凹征"、发绀等。假膜可延至气管、支气管,假膜脱落可因窒息而死亡。

（三）鼻白喉

婴幼儿多见。原发性鼻白喉较少见。继发性鼻白喉多来自咽白喉。表现为鼻塞、流浆液血性鼻涕,鼻孔外周皮肤红肿、糜烂、结痂。鼻中隔与鼻前庭可见假膜。全身症状轻,有张口呼吸或觅乳困难。

（四）其他部位白喉

皮肤白喉由皮肤黏膜直接或间接感染所致,伤口、眼结膜、耳、口腔、食管、外阴、新生儿脐带等部位均可发生白喉。常表现为局部假膜,而全身症状轻。

【并发症】

中毒性心肌炎为常见并发症,也是本病死亡的主要原因。其他并发症包括周围神经麻痹、支气管肺炎以及继其他细菌感染致颈淋巴结炎、中耳炎、淋巴结周围炎、败血症等。

【实验室检查】

（一）血常规

白细胞计数常达（10~20）×10⁹/L，中性粒细胞百分比增高，严重时可出现中毒颗粒及核左移。

（二）病原体检查

取假膜与黏膜交界处标本涂片查白喉棒状杆菌，血培养等。

【诊断与鉴别诊断】

（一）诊断

白喉的诊断主要依据流行病学资料和典型临床表现。若培养出白喉棒状杆菌则可确诊。

（二）鉴别诊断

咽白喉应与咽峡炎、急性扁桃体炎、鹅口疮及传染性单核细胞增多症等相鉴别。喉白喉应与急性喉炎、变态反应性喉水肿及气管内异物相鉴别。鼻白喉应与鼻腔内异物、慢性鼻炎、先天性梅毒等相鉴别。

【治疗】

（一）一般治疗

严格卧床2~6周。予高热量流质饮食，维持水与电解质平衡，注意口腔和鼻腔卫生，保持室内通风和湿度。躁动不安者可给予镇静剂。

（二）病原治疗

早期使用抗毒素和抗生素是治疗成功的关键。

1. 抗毒素 抗毒素治疗是本病的特异性治疗方法。抗毒素可中和血中游离的外毒素，对已与细胞结合的外毒素无中和作用，故越早使用，效果越好。用量按假膜部位、中毒症状轻重、治疗早晚而定，轻、中型为3万~5万U，重型为6万~10万U；治疗晚者加大剂量；喉白喉适当减量。注意用抗毒素后假膜很快脱落可堵塞气道，抗毒素静脉注射30分钟达血峰浓度，肌内注射需24小时。重型及治疗晚者常将其稀释于100~200ml葡萄糖液缓慢静脉滴注。用前需做皮肤过敏试验。

2. 抗生素 可抑制白喉棒状杆菌生长，缩短病程和排菌时间。首选青霉素G，每日80万~320万U，分2~4次肌内注射，疗程7~10日；或用红霉素，每日40~50mg/kg，分4次口服，也可用阿奇霉素或头孢菌素治疗，疗程7~10日。并发其他细菌感染时，应根据药敏试验选用相应抗生素。

（三）对症治疗

并发心肌炎或中毒症状重者可用肾上腺糖皮质激素，并酌情用镇静剂。喉梗阻或脱落假膜堵塞气道者可行气管切开或喉镜取膜。咽肌麻痹者予鼻饲，必要时行呼吸机辅助治疗。

【预防】

（一）管理传染源

患者应隔离至症状消失，鼻咽部或其他病灶处培养连续2次（隔日一次）阴性为止。接触者检疫7日，带菌者隔离7日，并用青霉素或红霉素治疗。

（二）切断传播途径

患者的分泌物和用品应严格消毒或焚烧。

（三）保护易感者

是最主要的环节。3、4、5月龄的婴儿，每月接种"百白破（pertussis – diphtheria – tetanus，PDT）"

三联疫苗 1 针，18～24 月龄时再加强 1 针。7 岁以上儿童首次免疫或流行期易感者，接种吸附精制白喉类毒素（diphtheria toxoid，DT）或吸附精制白喉和破伤风类毒素。

⊕ 知识链接

白喉的预防

我国目前成人白喉抗体阳性率较低（50%～60%），这对白喉的暴发或再流行构成了潜在条件，故应进一步提高和保持高水平的常规免疫覆盖率，防止白喉的再流行。WHO 要求所有国家，尤其在地方性流行或白喉仍严重威胁婴幼儿健康和生命的国家，首要任务是确保 1 岁内完成 3 针 PDT 免疫，免疫覆盖率至少达到 90%。

⇨ 案例讨论

　　临床案例　患儿，女性，4 岁。发热 2 日，伴咽痛、头痛、恶心、呕吐。查体：体温 38.6℃，扁桃体Ⅱ度肿大，可见灰色片状假膜，颈部可触及 13mm×17mm 大小淋巴结。血常规：白细胞 $13×10^9$/L，中性粒细胞百分比 82.1%。

　　讨论　1. 该患者的诊断是什么？

　　　　　2. 本病的诊断依据有哪些？

　　　　　3. 为确诊，应进一步做哪些检查？

　　　　　4. 本病应与哪些疾病进行鉴别诊断？

　　　　　5. 本病的治疗原则是什么？

目标检测

答案解析

题库

1. 白喉的诊断依据是什么？

2. 咽白喉主要应与哪些疾病进行鉴别？

3. 白喉的治疗原则是什么？

（马　臻）

第十节　百日咳

PPT

学习目标

1. 掌握 百日咳的临床表现、诊断要点、治疗方法。

2. 熟悉 百日咳的病原学、流行特征和鉴别诊断。

3. 了解 百日咳的发病机制、并发症、预后和预防。

4. 学会百日咳的诊断和治疗，具备对百日咳患者的临床分析及处理能力。

百日咳（pertussis）是由百日咳杆菌（*Bordetella pertussis*）引起的急性呼吸道传染病，临床特点为阵发性、痉挛性咳嗽，咳嗽终止时伴有鸡鸣样吸气吼声。自然病程2~3个月，故名"百日咳"。近年发现在不同年龄组均有发病，但多发生于儿童，尤其是5岁以下小儿，易发生窒息、肺炎和脑病等并发症，常危及生命。

【病原学】

百日咳杆菌为革兰染色阴性、两端着色较深的短杆菌，为需氧菌。百日咳杆菌产生的毒素和生物活性产物，对其致病性和免疫反应非常重要。百日咳杆菌最重要的毒力因子是百日咳毒素，具有促分裂活性，影响淋巴细胞循环，是细菌与呼吸道纤毛细胞结合的黏附素。其他重要的毒力因子和黏附素为丝状血凝素（FHA）和百日咳杆菌黏附素（PRN）。其他毒力因子还包括百日咳外毒素（PT）、内毒素（ET）、引起呼吸道上皮损伤的气管细胞毒素（TCT）、损害宿主细胞免疫功能的腺苷酸环化酶毒素（ACT）、可能导致呼吸道黏膜损伤的皮肤坏死毒素（DNT）。该菌对理化因素的抵抗力弱，56℃30分钟或干燥3~5小时死亡，对紫外线和一般消毒剂敏感。

【流行病学】

百日咳是全球性疾病，WHO估计，90%的百日咳发生在发展中国家。一般为散发，在儿童集体机构、托儿所、幼儿园等中亦可引起流行。四季都可发生，冬春两季多见。

（一）传染源

百日咳患者、隐性感染者和带菌者为本病的传染源。从潜伏期开始至发病后6周均有传染性，尤以潜伏期末至病后卡他期2~3周内传染性最强。

（二）传播途径

经呼吸道飞沫传播。家庭内传播较为多见，间接传染的可能性小。

（三）人群易感性

人群普遍易感，5岁以下小儿的易感性最高，从20世纪90年代末开始，青少年和成人百日咳的发病率增加。由于母亲缺乏足够的保护性抗体传递给胎儿，6个月以下婴儿发病率较高，新生儿亦可发病。全细胞百日咳菌苗接种后的免疫持续时间较短，10~12年后几乎无保护作用，故强化免疫的频率可能比以前认为的每10年一次要更高。

百日咳病后不能获得终身免疫，保护性抗体为IgA和IgG。IgA能抑制细菌对上皮细胞表面的黏附，IgG具有长期保护作用。

⊕ 知识链接

百日咳的流行现状

虽然百日咳被认为是一种儿童疾病，但其在所有年龄段均可发病，并且越来越被认为是青少年和成人长期咳嗽的原因。在未免疫接种人群中，百日咳的发病率在学龄前达到高峰，超过一半的儿童在成年前已有百日咳感染史。近年来，7~10岁儿童已成为一个高风险群体。虽然成人报告百日咳病例的比例比儿童和青少年少，但这种差异可能与认知和报告不足的程度紧密相关。一些对长期咳嗽的研究表明，成人咳嗽2周内无好转，12%~30%可能是百日咳杆菌造成的。

【发病机制与病理解剖】

（一）发病机制

发病机制尚不清楚。百日咳杆菌侵入呼吸道后，首先黏附于纤毛上皮细胞并在此增殖和产生毒素，TCT 和 DNT 引起局部黏膜损伤，百日咳毒素和 ACT 破坏宿主的防御功能，造成局部细胞内浸润，即细胞内细菌持续存在，但不发生全身播散。毒素作用使脾、胸腺和淋巴结等释放淋巴细胞增多，致淋巴细胞增多症。

由于纤毛运动障碍，呼吸道炎症所产生的黏稠分泌物排出障碍，潴留的分泌物不断刺激呼吸道末梢神经，反射性地引起连续痉挛性咳嗽，直至分泌物排出为止。痉挛时患儿处于呼气状态，痉咳末，由于吸入的大量空气通过痉挛的声门而发出高音调似鸡鸣样的吸气声。由于长期咳嗽刺激，咳嗽中枢可形成持久的兴奋灶，其他刺激如检查咽部、进食等亦可引起痉挛性咳嗽，即使在恢复期或病愈后一段时间内也可因哭泣、烟尘、蒸汽、冷空气等而诱发百日咳样痉咳。

（二）病理解剖

百日咳杆菌主要引起支气管和细支气管黏膜的损害，但鼻咽部、喉和气管亦可见到病变，主要是黏膜上皮细胞基底部有中性粒细胞和单核细胞浸润，并可见细胞坏死。支气管和肺泡周围间质炎性浸润明显，气管和支气管旁淋巴结常肿大，分泌物阻塞支气管时可引起肺不张或支气管扩张。并发脑病者脑组织可有水肿、充血或弥散性出血点、神经细胞变性等。

【临床表现】 🄴 微课 10

潜伏期 2 ~ 21 日，平均 7 ~ 10 日。典型临床经过可分为以下三期。

（一）卡他期

从起病至阵发性痉咳的出现。此期可有低热、咳嗽、喷嚏、流泪和乏力等类似感冒的症状，持续 7 ~ 10 日。咳嗽开始为单声干咳，3 ~ 4 日后热退，但咳嗽加剧，尤以夜晚为甚。此期传染性最强，若经及时治疗，能有效控制病情发展。由于本期缺乏特异性症状，如不询问接触史和做相关检查易漏诊。

（二）痉咳期

持续 2 ~ 6 周或更久。此期已不发热，但有特征性的阵发性、痉挛性咳嗽，常夜间明显，情绪波动、进食、检查咽部等均可诱发。痉咳发作前可有喉痒、胸闷等不适，每次发作持续数分钟之久，每日可达十余次至数十次，阵咳发作时为连续 10 ~ 30 声短促的咳嗽，发作时表情痛苦、面红耳赤、颈静脉怒张、口唇发绀、涕泪交流并伴有鸡鸣样吸气性吼声，常导致眼睑水肿、眼结膜及鼻黏膜出血、舌系带溃疡等。腹压增高可导致大小便失禁。可无痉咳就因声带痉挛使声门关闭而窒息发绀，也可因脑部缺氧而发生抽搐，称窒息性发作，常在夜晚发生，若抢救不及时，可因窒息而死亡。年长儿和成人可无典型痉挛性咳嗽。无并发症者肺部无阳性体征。

（三）恢复期

持续 2 ~ 3 周，阵发性痉咳次数减少至消失。有并发症者恢复期可延长。

【实验室检查】

（一）血常规

发病第 1 周末白细胞和淋巴细胞开始升高。痉咳期白细胞计数一般为 $(20 ~ 40) \times 10^9/L$，最高可达 $100 \times 10^9/L$。淋巴细胞百分比为 60% ~ 90%，多为成熟的小淋巴细胞。甚至出现类白血病反应。淋巴细胞增多是本病特点。继发其他细菌感染时，中性粒细胞增高而淋巴细胞降低。

（二）细菌学检查

目前常用鼻咽拭子培养法。培养越早，阳性率越高，卡他期培养阳性率可达90%，发病第3~4周培养阳性率仅50%左右。

（三）血清学检查

ELISA检测特异性抗体IgM，可做出早期诊断。

（四）分子生物学检测

检测患者鼻咽分泌物中的百日咳杆菌DNA，具有快速、敏感、特异的诊断价值。

【并发症】

剧烈咳嗽引起的胸腔内压升高可致结膜下出血、腹部和腹股沟疝、气胸、面部和躯干瘀点。热量摄入减少可致体重减轻。2岁以下儿童患者可并发呼吸暂停、肺炎、癫痫、脑病。气胸、严重体重减轻、腹股沟疝、肋骨骨折、颈动脉瘤和咳嗽晕厥在青少年和成人患者中均有报道。

【诊断与鉴别诊断】

根据当地流行病学史、接触史，患儿体温下降后咳嗽反而加剧，夜间加重，肺部体征不明显，结合白细胞计数和淋巴细胞百分比明显增高可以做出临床诊断。确诊需靠细菌学、分子生物学或血清学检查。

痉咳期患者较易诊断，但需与百日咳综合征、痉挛性支气管炎、肺门结核、喉气管异物等疾病相鉴别。

【治疗】

（一）一般治疗和对症治疗

按呼吸道传染病隔离，保持室内安静、空气新鲜和温度、湿度适当。6个月以下婴儿常突然发生窒息，应有专人守护。窒息时应立即行人工呼吸、吸痰、吸氧。痉咳剧烈者可给予镇静剂，如苯巴比妥钠、地西泮等。沙丁胺醇亦能减轻咳嗽，可以试用。重症婴幼儿可应用泼尼松 $1~2mg/(kg \cdot d)$ 或地塞米松 $0.2~0.4mg/(kg \cdot d)$，疗程3~5日。注意其副作用。

（二）抗生素治疗

首选大环内酯类抗生素，治疗目的是清除鼻咽部的病原体，应在卡他期尽早应用，否则不能改变临床进程。红霉素，$30~50mg/(kg \cdot d)$，分3~4次给药，也可用罗红霉素等其他大环内酯类抗生素。SMZ-TMP亦可应用。疗程14日。我国已报道有大环内酯类耐药的百日咳杆菌。

（三）并发症治疗

对并发感染给予抗生素治疗。单纯肺不张可采取体位引流，必要时用纤维支气管镜排出堵塞的分泌物。百日咳脑病发生惊厥时可应用苯巴比妥钠每次 $5mg/kg$ 肌内注射或地西泮每次 $0.1~0.3mg/kg$ 静脉注射，出现脑水肿时静脉注射甘露醇，每次 $1~2g/kg$。

【预防】

（一）控制传染源

在流行季节，确诊的患者应立即隔离至大环内酯类治疗开始后持续5日，或在未治疗的患者中持续3周（即直到鼻咽培养持续阴性）。对密切接触者应至少观察3周，若有前驱症状应尽早治疗。

（二）切断传播途径

保持室内通风，对痰液及口鼻分泌物进行消毒处理。

（三）提高人群免疫力

百日咳预防的主要手段是主动免疫，所有儿童都应进行百日咳疫苗接种。目前常用白喉、百日咳、破伤风三联制剂，免疫程序共 4 剂，基础免疫在 3、4、5 月龄，加强免疫在 18 ~ 24 月龄，各 1 剂。随年龄增长，免疫水平逐渐下降，对年长儿、成人及孕前进行加强免疫。近年国外已推荐婴儿 6 ~ 8 周龄初种，对青少年和成人实施加强免疫。

⇒ 案例讨论

　　临床案例　患儿，女性，2 岁。阵发性、痉挛性咳嗽 1 个月，以夜间为著，情绪激动、进食可诱发，每日发作十余次，每次发作持续数分钟，发作时表情痛苦、口唇发绀、涕泪交流并伴有鸡鸣样吸气性吼声。查体：眼睑水肿，肺部无明显阳性体征。血常规：白细胞 $25 \times 10^9/L$，淋巴细胞百分比 68%。

　　讨论　1. 该患者最可能的诊断的什么？

　　　　　　2. 本病的诊断依据有哪些？

　　　　　　3. 为确诊，应进一步做哪些检查？

　　　　　　4. 本病应与哪些疾病进行鉴别诊断？

目标检测

答案解析

题库

1. 百日咳的典型临床表现是什么？

2. 百日咳的诊断依据是什么？

3. 百日咳的治疗措施包括哪些？

（马　臻）

第十一节　猩红热

PPT

📖 学习目标

　　1. 掌握　猩红热的临床表现、诊断及鉴别诊断要点、治疗原则。

　　2. 熟悉　猩红热的流行病学、实验室检查。

　　3. 了解　猩红热的病原学及发病机制。

　　4. 学会对典型猩红热的临床分析，具备重症疾病的临床处理能力。

　　猩红热（scarlet fever）是 A 组 β 型溶血性链球菌（*group A β – hemolytic streptococcus*，GAS）引起的急性呼吸道传染病。临床特征为发热、咽峡炎、全身弥漫性充血性皮疹和退疹后脱屑。少数患者恢复期可出现变态反应性风湿病、肾小球肾炎等。

【病原学】

　　A 组链球菌为球形或卵圆形革兰阳性菌，也称化脓性链球菌，直径为 0.5 ~ 1.0μm，在临床分离标本中常成对或呈短至中等长度链状排列。刚从体内检出时常有荚膜,无鞭毛、芽孢,易在含血的培养基上生长,并产生完全(β型)溶血。链球菌抗原结构复杂,A组链球菌的抗原主要有3种。①组特异性抗原:简称"C"抗原,为细胞壁多糖成分。根据其不同,可用血清学方法将链球菌分为A~U(无I、J)19个组,猩红热主要由A组引起。②型特异性抗原:又称表面抗原,是链球菌细胞壁的蛋白质,位于"C"抗原的外层,其中又分为M、T、R、S等4种抗原成分。M抗原主要见于A组链球菌,近期根据M抗原的不同,将A组链球菌分为100多个型,M抗原与致病力有关。T、R、S蛋白作用不明。③核蛋白抗原:又称"P"抗原,无属、组、型的特异性,各种链球菌的P抗原皆相同。脂壁酸(lipoteichoic acid, LTA)对生物膜有较高的亲和力,有助于链球菌黏附于人的上皮细胞。

A组β型溶血性链球菌的致病力来源于细菌本身及其产生的毒素和蛋白酶类。链球菌产生的毒素和酶如下。①溶血素(streptolysin):有O和S两种,O溶血素具有抗原性,再感染后2~3周可查到抗溶血素O抗体。S溶血素可在血琼脂平板上产生溶血作用,两种溶血素对白细胞和血小板均有损伤作用。②致热性外毒素(pyrogenic exotoxin):曾称红疹毒素(erythrogenic toxins),可致发热和猩红热样皮疹。③链激酶(streptokinase):又称溶纤维蛋白酶,可使血浆蛋白酶原变为血浆蛋白酶,然后可溶解血块并阻止血浆凝固,有利于细菌在组织内扩散。④链道酶(streptodornase):又称脱氧核糖核酸酶(DNase),能裂解具有高黏稠度的DNA,从而破坏宿主的组织和细胞。⑤透明质酸酶(hyaluronidase):又称扩散因子,可溶解组织间的透明质酸,使细菌易于在组织内扩散。

该细菌对外界的抵抗力较弱,56℃ 30分钟及一般消毒剂均可将其杀灭,在痰液和脓液中可存活较长时间。

【流行病学】

(一)传染源

本病的传染源是患者和带菌者。A组β型溶血性链球菌所致咽峡炎患者,排菌量大且不易被重视,是重要的传染源。

(二)传播途径

主要经呼吸道飞沫传播,偶尔可经被污染的书籍、玩具、生活用品、饮料及食物而传染。有时可经破损的皮肤或产道而传播,引起"外科型猩红热"或"产科型猩红热"。

(三)人群易感性

人群普遍易感,儿童发病率高。感染后可获得较长久的抗菌和抗红疹毒素免疫力。

(四)流行特点

本病全年均可发病,但冬春季明显高于夏秋季。猩红热曾在世界各地流行,近几十年来逐渐趋向缓和。

【发病机制与病理解剖】

A组链球菌由咽峡部侵入,在咽部黏膜及局部淋巴组织中不断增殖产生毒素和细胞外酶,造成机体的化脓性、中毒性和变态反应性病变。

(一)化脓性病变

A组β型溶血性链球菌通过LTA黏附于咽部黏膜而使局部产生炎性变化,使咽部和扁桃体红肿,表面被覆炎性渗出物,可有溃疡形成。细菌可由局部经淋巴间隙进入附近组织,引起扁桃体周围脓肿、鼻旁窦炎、中耳炎、乳突炎、颈部淋巴结炎、蜂窝织炎等,在少数重症患者,细菌可侵入血流,出现败血症及迁徙性化脓病灶。

（二）中毒性病变

链球菌产生的红疹毒素自局部进入血液循环后，引起发热、头痛、食欲不振等全身中毒症状。皮肤充血、水肿，上皮细胞增殖，白细胞浸润，形成典型的猩红热样皮疹，最后表皮死亡脱落，形成"脱屑"。黏膜充血，有时呈点状出血，形成黏膜内疹。肝、脾、淋巴结等有不同程度的单核细胞浸润、充血及脂肪变性。心肌浑浊肿胀和变性，严重者有坏死。肾脏呈间质性炎症。偶见中枢神经系统有营养不良变化。

（三）变态反应性病变

部分患者在病程第 2 ~ 3 周出现心、肾、滑膜组织等处的非化脓性炎症。心脏受累可出现心肌炎、心包炎和心内膜炎，其发生机制可能是链球菌的酶使心脏释放自身抗原，导致自身免疫。多发性关节炎可能由链球菌的抗原与特异性抗体结合形成复合物而引起。肾小球肾炎的发生可能为抗原抗体复合物沉积于肾小球而引起。

【临床表现】

潜伏期一般 2 ~ 3 日，也可少至 1 日，多至 7 日。典型病例起病急骤并伴有发热、咽峡炎、病程第 2 日出现典型的皮疹等，此构成猩红热三大特征性表现。患者临床表现轻重不一，可有以下几种不同类型。

（一）普通型　e 微课 11

在流行期间，大多数患者属于此型。典型临床表现如下。① 发热：畏寒、偶有寒战，体温可达39℃左右，可伴有头痛、全身不适等全身中毒症状，小儿多有恶心和呕吐。② 咽峡炎：表现为咽痛，吞咽时可加重。检查可见咽部及扁桃体明显充血、水肿，扁桃体腺窝处可有点片状脓性分泌物，重者可形成大片假膜。软腭黏膜也充血，并可出现点状充血或出血性黏膜内疹。颌下及颈淋巴结呈非化脓性炎症改变。③ 皮疹：患者发病后多在第 2 日开始发疹，始于耳后、颈部，很快扩展至胸、背、腹及上肢，24 小时左右发展到下肢及足部。典型的皮疹为在全身皮肤弥漫性充血潮红的基础上，出现均匀分布的针尖大小的丘疹，压之褪色。偶呈"鸡皮样"丘疹，中毒重者可有出血疹，患者常感瘙痒。部分患者可见带白黄色脓头且不易破溃的皮疹，称"粟粒疹"。在皮肤皱褶处，如肘窝、腋窝、腹股沟等处，皮疹密集或由于摩擦出血而形成紫红色线状，称"线状疹"（又称 Pastia 线，帕氏线）。颜面部位仅有充血而无皮疹，口鼻周围充血不明显，相比之下显得发白，称"口周苍白圈"。病程初期舌覆白苔，红肿的舌乳头凸出于白苔之外，称"草莓舌"。2 ~ 3 日后白苔开始脱落，舌面光滑呈肉红色，乳头仍凸起，称"杨梅舌"。多数情况下，皮疹于 48 小时达高峰，然后按出疹顺序开始消退，2 ~ 4 日内退尽，但重者可持续 1 周左右。疹退后开始皮肤脱屑，脱皮程度与皮疹轻重一致，皮疹少而轻者呈糠屑状脱皮，皮疹重者可呈大片状脱皮。手指、足趾处皮肤较厚，脱皮也较明显，甚至呈手足套状。

近年来以轻症患者较多，常常仅有低热或不发热、轻度咽痛等症状；皮疹仅见于颈、胸、腹部，消退较快，但仍可引起变态反应并发症。

（二）脓毒型

本型罕见，发热40℃以上，头痛、咽痛、呕吐等症状均很明显。咽部及扁桃体有明显的充血水肿，可有溃疡形成，渗出物多，往往形成脓性假膜。细菌扩散到附近组织，形成化脓性中耳炎、鼻窦炎、乳突炎及颈淋巴结炎甚至颈部软组织炎，如得不到及时治疗可引起败血症。

（三）中毒型

本型患者毒血症症状明显。高热、头痛、剧烈呕吐，可出现程度不等的意识障碍、中毒性心肌炎及感染性休克。咽峡炎不重但皮疹很明显，可为出血性。但若发生休克，皮疹则稀少，病死率高，目前少见。

（四）外科型或产科型

病原菌从外科伤口或产道侵入而致病，故没有咽峡炎。皮疹首先出现在伤口周围，然后向全身蔓延。一般症状较轻，预后也较好。

【实验室检查】

（一）一般检查

1. 血常规　白细胞计数升高可达（$10 \sim 20$）$\times 10^9/L$，中性粒细胞百分比在 80% 以上，严重患者可出现中毒颗粒。出疹后嗜酸性粒细胞可增多。

2. 尿液　一般无明显异常。如果发生肾脏变态反应并发症，则可出现尿蛋白、红细胞、白细胞及管型。

（二）血清学检查

可用免疫荧光法检测咽拭子涂片而进行快速诊断。

（三）病原学检查

可用咽拭子或其他病灶的分泌物培养 A 组溶血性链球菌。

【诊断】

有与猩红热或咽峡炎患者接触史，或当地有猩红热流行的流行病学史。临床上具有典型的猩红热特征性表现，如发热、咽峡炎、典型皮疹等。实验室检查外周血白细胞计数明显升高，中性粒细胞占 80% 以上，胞质内可见中毒颗粒。咽拭子、脓液培养获得 A 组溶血性链球菌为确诊依据。

【鉴别诊断】

（一）其他咽峡炎

在出皮疹前，咽峡炎与一般急性咽峡炎较难鉴别，细菌培养有助于诊断。猩红热患者咽峡炎脓性分泌物成片时，应与白喉相鉴别，白喉患者的咽峡炎比猩红热患者轻，假膜较坚韧且不易抹掉。

（二）其他发疹性疾病

猩红热患者出疹后，则应与以下发疹性疾病相鉴别。

1. 风疹　起病第 1 日即出皮疹。开始呈麻疹样，后融合成片，类似猩红热，但无弥漫性皮肤潮红。退疹时无脱屑。耳后及枕后淋巴结常肿大。风疹病毒特异抗体效价上升等有助诊断。

2. 麻疹　有明显的上呼吸道卡他症状。第 $3 \sim 4$ 病日出疹，疹型与猩红热不同，皮疹之间有正常皮肤，面部发疹。颊内黏膜斑及白细胞计数减少为重要区别。

3. 金黄色葡萄球菌感染　有些金黄色葡萄球菌能产生红疹毒素，也可以引起猩红热样的皮疹。鉴别主要靠细菌培养。此病进展快，愈后差，故应提高警惕。

【治疗】

（一）一般治疗

呼吸道隔离。卧床休息，急性期予流质或半流质饮食，恢复期改为半流质或软食，肾炎者低盐为佳。因高热进食少、中毒症状严重者可给予静脉补液。

（二）病原治疗

目前多数 A 组链球菌对青霉素仍较敏感，因此可列为首选。可用青霉素 80 万 U，$2 \sim 3$ 次／日，肌内注射，连用 5 ~ 7 日。脓毒型患者应加大剂量到 800 万 ~ 2000 万 U/d，分 2 ~ 3 次静脉滴注，儿童 20 万 U/(kg·d)，分 2 ~ 3 次静脉滴注，连用 10 日，或至热退后 3 日。对青霉素过敏者可选用红霉素，成人剂量为 1.5 ~ 2g/d，分 4 次静脉滴注，儿童剂量为 30 ~ 50mg/(kg·d)，分 4 次静脉滴注。也可用复方磺胺甲噁唑（SMZ – TMP）或头孢菌素类药物进行治疗。

（三）对症治疗

感染中毒性休克患者，则应在静脉给予足量青霉素的同时，积极补充血容量，纠正酸中毒，给予血管活性药等，对已化脓的病灶，必要时给予切开引流或手术治疗。

【预防】

（一）管理传染源

住院或家庭隔离至咽拭子培养连续 2 次阴性且无化脓并发症出现，可解除隔离（自治疗日起不少于 7 日）。

（二）切断传播途径

流行期间，小儿应避免到公共场所，住房应注意通风。

（三）保护易感人群

儿童机构内出现猩红热患者时，应严密观察接触者 7 日，有条件可做咽拭子培养。对可疑猩红热及咽峡炎患者和带菌者，都应给予隔离治疗。

⇒ 案例讨论

> **临床案例**　患儿，男性，10 岁。主诉：发热 2 日，皮疹 1 日。2 日前开始出现发热，体温最高 38.8℃，伴咽痛，周身酸痛不适，自服退热药物及复方氨酚烷胺治疗，效果不佳。第 2 日体温上升，达 39.6℃，同时颈部、上胸部皮肤充血潮红，出现弥漫性丘疹，疹间无正常皮肤，后遍及躯干、四肢，皮疹呈充血性，压之退色。查体：咽部充血，双侧扁桃体Ⅱ度肿大，表面可见少许脓性分泌物。血常规：白细胞 18×10^9/L，中性粒细胞百分比 85%。
>
> **讨论**　1. 该患者最可能的诊断是什么？
>
> 　　　　2. 本病的诊断依据有哪些？
>
> 　　　　3. 为确诊，该患者应进一步做哪些检查？
>
> 　　　　4. 本病应与哪些疾病进行鉴别诊断？

答案解析　　　题库

目标检测

1. 典型猩红热的临床表现是什么？

2. 猩红热的诊断依据是什么？

3. 猩红热主要应与哪些疾病进行鉴别？

（张国民）

PPT

第十二节 流行性脑脊髓膜炎

流行性脑脊髓膜炎（epidemic cerebrospinal meningitis），简称流脑，是由脑膜炎奈瑟菌（*Neisseria meningitidis*）引起的化脓性脑膜炎。临床表现为突发高热、剧烈头痛、频繁呕吐、皮肤黏膜瘀点、瘀斑和脑膜刺激征，部分患者暴发起病，可有败血症休克和脑实质损害，常危及生命。6个月至2岁的婴幼儿发病率最高。

【病原学】

脑膜炎奈瑟菌属奈瑟菌属，革兰阴性球菌，故又称脑膜炎球菌。该菌呈肾型，大小为 $0.6\sim0.8\mu m$，凹面相对，成对或呈四联菌排列，有荚膜，无芽孢，不活动。该菌为专性需氧菌，在普通培养基上不易生长，在巧克力平板培养基或血培养基或卵黄培养基上生长良好。细菌能产生自溶酶，在体外易自溶而死亡，该菌裂解可释放内毒素，是致病的重要因子。

脑膜炎奈瑟菌有4个主要抗原成分，即血清群特异性荚膜多糖、脂寡糖、外膜蛋白及菌毛。根据荚膜多糖抗原的不同分为 A、B、C、D、X、Y、Z、29E、W135、H、I、K、L 13个亚群，其中 A、B、C 三群占流行病例的90%以上。我国流行株主要是 A 群，B、C 群次之。

人是脑膜炎奈瑟菌唯一的天然宿主，在带菌者的鼻咽部和患者血液、脑脊液、皮肤瘀点中能检出脑膜炎奈瑟菌。该菌对外界环境的抵抗力弱，对干燥、湿热、寒冷、紫外线及一般消毒剂均敏感。

【流行病学】 📱 微课12

（一）传染源

带菌者和流脑患者是本病的传染源。本病隐性感染率高，流行期间人群带菌率高达50%，寄生于正常人鼻咽部，无症状故不易被发现，治疗后细菌很快消失，因此，带菌者作为传染源的意义更重要。

（二）传播途径

病原菌主要经咳嗽、打喷嚏借飞沫由呼吸道直接传播。间接传播的机会较少，但密切接触如同睡、怀抱、接吻、哺乳等对2岁以下婴幼儿的发病有重要意义。

（三）人群易感性

人群普遍易感，感染后仅1%出现典型临床表现。新生儿从母体获得杀菌抗体而很少发病，其后抗体滴度逐渐降低，在6个月至2岁时降至最低水平，因此，该年龄段的发病率最高，以后由于隐性感染而逐渐获得免疫力。人感染后可以产生持久免疫力，各群间有交叉免疫，但不持久。

（四）流行特征

本病全年均可发病，但有明显的季节性，多发生于11月至次年5月，其中2~4月为高峰。随着人群免疫力下降和易感者逐渐增加，本病呈周期性流行，一般 3~5 年发生小流行，7~10 年发生大流行。我国自 1985 年开展 A 群疫苗接种后，再未出现全国性大流行。

⊕ 知识链接

流脑的流行与防控

　　我国在 1949 年后曾有 4 次 A 群流脑大流行，而 C 群仅引起散发的流脑病例。1985 年国家开始接种 A 群脑膜炎球菌多糖疫苗，此后 A 群流脑发病率持续下降。2003 年安徽省发生了由 C 群 Nm 引起的流脑暴发疫情，2004~2006 年我国 15 个省区报告了 C 群流脑病例，此时与上一年度相比，全国 A 群流脑占比由 62% 下降到 30%，而 C 群流脑占比由 38% 上升到 66%。2007 年我国将 A 群、A+C 群流脑多糖疫苗纳入儿童免疫规划，有效控制了 C 群流脑的流行。不容置疑，接种疫苗是预防流脑最有效、最经济的方法。目前的免疫程序包括 4 剂，即 6 月龄、9 月龄时各接种 1 剂 A 群脑膜炎球菌多糖疫苗，之后在 3 岁和 6 岁时再分别接种 1 剂 A+C 群流脑多糖疫苗。为了预防和控制其他血清群引起的流脑流行，2006 年成功研制 A、C、W、Y 群脑膜炎球菌多糖疫苗，但需要自费免疫接种。

【发病机制与病理解剖】

（一）发病机制

　　脑膜炎奈瑟菌自鼻咽部侵入脑脊髓膜分为 3 个步骤：细菌黏附并透过黏膜（上呼吸道感染期）、进入血流（败血症期）、侵犯脑膜（脑膜炎期）。脑膜炎奈瑟菌不同菌株的侵袭力不同，细菌与宿主免疫力之间的相互作用最终决定是否发病以及疾病的轻重。

　　细菌释放的内毒素是本病致病的重要因素。内毒素引起全身非特异性细胞免疫反应，即施瓦茨曼反应（Shwartzman reaction），产生循环障碍和休克。脑膜炎奈瑟菌的内毒素相较于其他内毒素更易激活凝血系统，临床上在休克早期便出现 DIC 及继发性纤溶亢进，进一步加重微循环障碍、出血和休克，最终造成多器官功能衰竭。

　　细菌侵犯脑膜，释放内毒素，破坏血-脑屏障，并进入蛛网膜下腔，引起脑膜和脊髓膜化脓性炎症及颅内压增高，患者出现惊厥、昏迷等症状，脑水肿严重时形成脑疝而迅速死亡。

（二）病理解剖

　　流脑的基本病理改变是血管内皮损害，小血管和毛细血管内皮肿胀、坏死、出血。败血症期主要病变是血管内皮损害，血管壁炎症、坏死和血栓形成，血管周围出血。临床上表现为皮肤黏膜瘀点、瘀斑，肺、心、胃肠道及肾上腺皮质亦可有广泛出血。脑膜炎期主要病变部位在软脑膜和蛛网膜，表现为血管充血、出血、炎症和水肿而引起颅内压增高；大量纤维蛋白、中性粒细胞及血浆外渗，引起脑脊液浑浊。颅底部化脓性炎症的直接侵袭和炎症后粘连引起脑神经损害，并出现相应症状。暴发脑膜脑炎型的病变主要在脑实质，引起脑组织坏死、充血、出血及水肿。

【临床表现】

潜伏期 1~7 日，一般为 1~2 日，可分为普通型、暴发型、轻型、慢性型。

（一）普通型

最常见，占发病者的 90% 以上，按病程可分为以下 4 期。

1. 前驱期（上呼吸道感染期）　可有低热、咽痛、咳嗽等上呼吸道感染症状，持续 1~2 日，该期症状无特异性，易被忽视。

2. 败血症期 起病后患者迅速出现寒战、高热，体温高达 40℃ 以上，伴头痛、肌肉酸痛、食欲减退及精神萎靡等毒血症症状。婴幼儿则哭闹不安、拒食、烦躁，因皮肤感觉过敏而拒抱和惊厥。70% ~ 90% 的患者皮肤黏膜有瘀点、瘀斑，直径为 1mm 至 2cm 不等，多见于四肢、软腭、眼结膜及臀等部位。病情严重者瘀斑迅速扩大，因血栓形成而出现坏死。本期持续 1 ~ 2 日后进入脑膜炎期。

3. 脑膜炎期 多与败血症期症状同时出现，除高热及毒血症症状外，患者伴有剧烈头痛、喷射性呕吐、烦躁以及颈项强直、克氏征和布氏征阳性等脑膜刺激征，重者谵妄、抽搐及意识障碍。有些婴儿脑膜刺激征缺如，前囟未闭者可隆起，但应注意失水所致前囟下陷。本期持续 2 ~ 5 后进入恢复期。

4. 恢复期 经治疗，体温逐渐下降至正常，症状好转，皮肤瘀点、瘀斑吸收或结痂愈合，神经系统检查正常。10% 的患者在此期可出现唇周疱疹。患者一般在 1 ~ 3 周内痊愈。

（二）暴发型

少数患者起病急骤，如不及时治疗可于 24 小时内危及生命，病死率高。儿童多见。分为以下 3 型。

1. 休克型 除普通型败血症期表现外，常于 12 小时内出现广泛的皮肤黏膜瘀点或瘀斑，并迅速融合成片伴中央坏死。循环衰竭是本型的特征，表现为面色苍白、唇周与肢端发绀、四肢厥冷、皮肤呈花斑状、脉搏细速、血压下降、呼吸急促。但脑膜刺激征大都缺如，脑脊液大多澄清，细胞数正常或轻度升高，易并发 DIC。

2. 脑膜脑炎型 主要表现为脑膜及脑实质损伤，常于 1 ~ 2 日内出现严重的中枢神经系统症状。患者高热，头痛、呕吐，意识障碍，并迅速出现昏迷。脑膜刺激征阳性，可有惊厥、锥体束征阳性，严重者发生脑疝。

3. 混合型 以上两型临床表现同时或先后出现，病死率极高。

（三）轻型

多见于流行后期，病情轻，患者表现为低热、轻微头痛及咽痛，皮肤可有少数细小出血点，有脑膜刺激征，但脑脊液多无明显变化，咽拭子培养见脑膜炎奈瑟菌。

（四）慢性型

少见，成人患者较多，病程迁延数周甚至数月。表现为间歇性发冷、发热，每次发作历时 12 小时后缓解，间隔 1 ~ 4 日再次发作。每次发作后常成批出现皮疹，也可出现瘀点。常伴有关节痛、脾肿大、血液白细胞增多，血液培养见脑膜炎奈瑟菌。

【实验室检查】

（一）血常规

白细胞计数升高，多为（10 ~ 20）× 10^9/L，中性粒细胞百分比也明显升高，一般在 80% ~ 90% 或以上，并发 DIC 者血小板减少。

（二）脑脊液检查

脑脊液检查是明确诊断的重要方法。典型的脑膜炎期，颅内压增高，脑脊液外观浑浊，白细胞计数升高，在 $1000 × 10^6$/L 以上，以多核细胞为主。蛋白含量升高，糖及氯化物明显降低。值得注意的是病初或休克型患者，脑脊液检查除颅内压增高外，其余检查均可正常，应于 12 ~ 24 小时后复查，以防漏诊。流脑患者颅内压增高者，行腰椎穿刺前需先静脉滴注甘露醇降低颅内压后再操作，以免脑疝发生。

（三）细菌学检查

细菌学检查是确诊的重要方法。标本送检要及时、保暖。

1. 涂片 皮肤瘀点处的组织液或脑脊液沉淀后涂片染色，阳性率高达 60%～80%，有早期诊断价值。

2. 细菌培养 应在使用抗生素前，取瘀斑组织液、血液、脑脊液培养，若为阳性应进行菌株分型和药敏试验。

（四）免疫学检查

采用对流免疫电泳法、乳胶凝聚试验、ELISA 法、反向间接血凝试验来检测患者早期血液和脑脊液中的脑膜炎奈瑟菌抗原，用于早期诊断，阳性率在 90% 以上。

（五）其他

脑膜炎奈瑟菌特异性核酸检测、鲎试验等。

【并发症及后遗症】

早期行抗菌药物治疗，并发症和后遗症均已少见。并发症见于流脑菌血症或败血症期间继发感染所致中耳炎、化脓性关节炎、心内膜炎、心包炎、肺炎、脓胸等。此外，还可以出现脑膜炎对脑实质及周围组织所造成的损害及变态反应性疾病。

后遗症可以有脑积水、硬脑膜下积液，也可有瘫痪、癫痫和精神障碍等。

【诊断】

冬春季突然起病，根据高热、头痛、呕吐、皮肤黏膜瘀点瘀斑、脑膜刺激征阳性即可做出初步临床诊断，免疫学检查有利于早期诊断，脑脊液检查可以进一步明确诊断，最终确诊有赖于细菌学检查。

（一）疑似病例

1. 有流脑流行病学史，冬春季发病，既往未接种过流脑疫苗，1 周内有流脑患者接触史或当地有流脑的发生或流行。

2. 临床表现及脑脊液检查符合化脓性脑膜炎的表现。

（二）临床诊断病例

1. 有流脑流行病学史。

2. 临床表现及脑脊液检查符合化脓性脑膜炎的表现，伴有皮肤黏膜瘀点、瘀斑；或虽无化脓性脑膜炎表现，但在出现感染中毒性休克表现的同时伴有迅速增多的皮肤黏膜瘀点、瘀斑。

（三）确诊病例

在符合临床诊断病例的基础上，细菌学或流脑特异性血清免疫学检查阳性。

【鉴别诊断】

（一）其他细菌引起的化脓性脑膜炎、败血症或感染性休克

1. 肺炎链球菌脑膜炎 多继发于大叶性肺炎、中耳炎和颅脑外伤，多见于成人。

2. 流感嗜血杆菌脑膜炎 发病与呼吸道感染有关，多见于婴幼儿。

3. 金黄色葡萄球菌脑膜炎 多继发于皮肤感染、金黄色葡萄球菌败血症等。

4. 铜绿假单胞菌脑膜炎 常继发于腰穿、麻醉、造影或手术后。

5. 革兰阴性杆菌感染性脑膜炎 易发生于颅脑手术后。

上述感染无明显季节性，以散发为主，无皮肤黏膜瘀点、瘀斑，确诊有赖于细菌学检查。

（二）结核性脑膜炎

多有结核病史或与结核病患者密切接触史，起病缓慢，病程长，神经系统症状出现晚，无瘀点、瘀

斑。脑脊液呈磨玻璃改变，白细胞计数在 $500 \times 10^6/L$ 以下，且以单核细胞为主，蛋白质增加，糖和氯化物减少，脑脊液涂片见抗酸染色阳性杆菌。

【预后】

随着抗菌药物的及时、合理应用，本病死亡率已大幅下降，暴发型病死率较高。

【治疗】

（一）普通型

1. 一般治疗　早期诊断，就地住院隔离治疗，保证足够热量、液体量及电解质，做好监测护理，防止并发症。

2. 病原治疗　一旦怀疑流脑，应尽早（30 分钟以内）给予抗菌治疗，足量并应用细菌敏感、能透过血 - 脑屏障的抗菌药物。

（1）青霉素　对脑膜炎奈瑟菌仍是高度敏感的杀菌药物，目前作为国内外治疗本病的首选药物之一。虽然青霉素不易透过血 - 脑屏障，即使在有脑膜炎时，脑脊液中的浓度仅为血中的 10% ~30%，但加大剂量也能在脑脊液中达到有效治疗浓度。成人剂量为 800 万 U，每 8 小时一次。儿童剂量为 20 万 ~40 万 U/kg，分 3 次静脉滴注，疗程 5 ~7 日。对青霉素过敏者禁用。

（2）头孢菌素　第三代头孢菌素易透过血 - 脑屏障，对脑膜炎奈瑟菌的抗菌活性强，毒性低，适用于不能用青霉素或氯霉素及青霉素耐药菌株感染者。头孢曲松，成人 2g，儿童 50mg ~100mg/kg，每 12 小时静脉滴注 1 次，疗程 7 日。

（3）氯霉素　脑脊液浓度为血浓度的 30% ~50%，除对脑膜炎奈瑟菌有良好的抗菌活性外，对流感嗜血杆菌及肺炎链球菌也敏感，但对骨髓造血功能有抑制作用，故一般不首选，儿童不推荐使用。成人剂量为 2g ~3g，儿童为 50mg/kg，分次静脉滴注，疗程 5 ~7 日。

近年来，脑膜炎奈瑟菌已出现耐药菌株，对疑耐药菌感染者，应在体温正常 3 ~5 日，症状、体征消失，脑脊液正常后停药。

3. 对症治疗　对高热可用物理降温和药物降温；颅内压增高时可予 20% 甘露醇 1 ~2g/kg，快速静脉滴注，根据病情需要 4 ~6 小时一次，重复使用，应用过程中注意对肾脏的损害。

（二）暴发型流脑的治疗

1. 休克型流脑的治疗

（1）尽早应用抗菌药物　可以联合用药，用法同上。

（2）迅速纠正休克　①扩充血容量和纠正酸中毒：最初 1 小时成人 1000ml，儿童 10ml ~20ml/kg，快速静脉滴注，输注液体为 5% 碳酸氢钠液 5ml/kg 和低分子右旋糖酐液。此后根据病情滴注晶体液和胶体液，24 小时输入液体在 2000 ~3000ml 之间，儿童为 50ml ~80ml/kg，其中含钠液应占一半左右，补液原则为"先快后慢，先盐后糖，见尿补钾"。用 5% 碳酸氢钠液纠正酸中毒。②血管活性药物应用：在充分扩容纠酸的基础上使用血管活性药物，首选不良反应较少的山莨菪碱（654 - 2），每次 0.3 ~0.5mg/kg，重者可用 1mg/kg，隔 10 ~15 分钟静脉注射一次，见面色红润、四肢温暖、血压上升后减少剂量，延长给药时间进而逐渐停药。

（3）肾上腺糖皮质激素短期应用，减轻毒血症症状，抗休克。氢化可的松成人 100 ~500mg，儿童 8 ~10mg/kg，或地塞米松成人 10 ~20mg，儿童 0.2 ~0.5mg/kg，分 1 ~2 次静脉滴注。休克纠正后立即停止，一般应用不超过 3 日。

（4）DIC 治疗　考虑有 DIC 时，宜尽早使用肝素，剂量为 0.5 ~1.0mg/kg 静脉滴注，其后 4 ~6 小时重复一次，多数患者应用 1 ~2 次即可见效而停用，应用肝素时，要求凝血时间维持在正常值的 2.5 ~

3 倍为宜。高凝状态纠正后，应输入新鲜血液、血浆及维生素 K，补充被消耗的凝血因子。

（5）保护重要脏器 注意心、肺、肾功能，根据病情对症处理。

2. 脑膜脑炎型的治疗

（1）尽早应用抗菌药物 用法同休克型。

（2）减轻脑水肿、防治脑疝 关键是及早发现颅内压增高，积极脱水治疗，预防脑疝。可用甘露醇降压，用法同上，症状严重，可交替加用 50% 葡萄糖液 40 ~ 60ml 静脉注射，直到颅内高压症状好转，同时注意保护肾功能，维持电解质稳定。此外，还可以使用白蛋白、呋塞米等药物。

（3）呼吸衰竭治疗 注意体位及吸痰，保持呼吸道通畅；积极治疗脑水肿，降低颅内压；必要时行气管插管，使用呼吸机治疗。

3. 混合型的治疗 此型病情复杂严重，既要积极抗休克，又要注意脑水肿的治疗，应针对具体情况，有所侧重，两者兼顾。

【预防】

（一）管理传染源

及早发现，就地隔离治疗患者，隔离至症状消失后 3 日，一般不少于病后 7 日。密切接触者医学观察 7 日。

（二）切断传播途径

流行期间避免大型集会，不带儿童去公共场所，外出戴口罩。加强健康宣教，保持室内通风。

（三）保护易感人群

1. 疫苗预防 多年来国内应用 A 群脑膜炎奈瑟菌多糖疫苗，保护率达 90% 以上，近年由于 C 群流行，我国开始接种 A + C 群多糖疫苗，也有很高的保护率。

2. 药物预防 密切接触者可以用复方磺胺甲噁唑进行药物预防，剂量为每日成人 2g，儿童 50 ~ 100mg/kg，连用 3 日。此外，头孢曲松、氧氟沙星也有良好的预防作用。

⇒ 案例讨论

> 临床案例 患儿，男性，5 岁。因"畏寒、高热伴剧烈头痛 2 日"住院。患儿发病以来体温高达 40℃，伴食欲不振，剧烈头痛，呕吐。查体：体温 39.6℃，心率 114 次/分，皮肤见散在大小不等皮疹，色鲜红，压之不褪色，颈项强直、克氏征和布氏征阳性。行腰椎穿刺术检查脑脊液显示：外观浑浊，白细胞 1500×10^6/L，中性粒细胞百分比 87%，单核细胞百分比 13%；蛋白质 4.5g/L，氯化物 101mmol/L，葡萄糖 1.8mmol/L。
>
> 讨论 1. 该患者的可能诊断是什么？
>
> 2. 诊断依据是什么？
>
> 3. 为明确诊断，需进一步完善哪些检查？
>
> 4. 本病应与哪些疾病进行鉴别诊断？
>
> 5. 本病的治疗原则是什么？

目标检测

答案解析

题库

1. 普通型流脑的临床特点是什么？

2. 暴发型流脑的临床分型有哪些？各型特点是什么？

3. 普通型流脑的治疗原则是什么？

（黄利华）

书网融合……

| 本章小结 | 微课1 | 微课2 | 微课3 | 微课4 |

| 微课5 | 微课6 | 微课7 | 微课8 | 微课9 |

| 微课10 | 微课11 | 微课12 |

第四章 深部真菌感染

第一节 新型隐球菌病 微课1

PPT

📋 **学习目标**

1. **掌握** 新型隐球菌病的流行病学、临床表现、诊断、治疗。
2. **熟悉** 新型隐球菌病的鉴别诊断要点、预防原则。
3. **了解** 隐球菌的病原学、分群及其特点。
4. 学会新型隐球菌脑膜炎和新型隐球菌肺炎的诊断和鉴别诊断，具备治疗新型隐球菌脑膜炎和新型隐球菌肺炎的能力。

新型隐球菌病（cryptococcosis neoformans）是由新型隐球菌（*Cryptococcus neoformans*）感染引起的一种深部真菌病，可侵犯人体脑膜或脑实质、肺、皮肤、骨骼等组织器官。该病好发于细胞免疫功能低下者，近年来，该病在免疫力正常患者中的报道也日渐增多。隐球菌脑膜炎为最常见的临床类型，占隐球菌感染的80%以上；肺新型隐球菌病是另一个常见临床类型。

【病原学】

新型隐球菌属于隐球菌属（*Cryptococcus*），为酵母型真菌，是隐球菌属中对人致病最主要的一个种，90%以上的隐球菌病由该菌引起。新型隐球菌在组织内呈圆形或卵圆形，直径为 $5 \sim 10 \mu m$，外周围绕着一层宽厚的多糖荚膜（capsule），以芽生方式进行繁殖。新型隐球菌有新型变种（*variety neoformans*）与盖特变种（*variety gattii*）两个变种，可以根据隐球菌在刀豆氨酸 – 甘氨酸 – 溴麝香草酚蓝培养基（CGB培养基）上的颜色反应对其变种进行鉴定。根据荚膜多糖抗原特异性的差异可分为 A、B、C、D 和 AD 五种血清型，以 A 型最常见，血清型 A、D 和 AD 属于新型变种，血清型 B 和 C 属于盖特变种。

【流行病学】

（一）传染源

新型隐球菌为环境腐生菌，广泛存在于土壤、鸽粪中，也可从健康人的皮肤、黏膜、粪便中以及桉树等树木中分离到新型隐球菌，偶可在蔬菜、水果、牛乳等处分离到新型隐球菌。鸽粪中新型隐球菌的密度高，被认为是最重要的传染源。

（二）传播途径

人一般通过吸入环境所含新型隐球菌孢子的气溶胶化而感染，新型隐球菌也可以通过皮肤伤口或消化道进入人体。尚未证实存在动物与人或人与人之间的直接传播。

（三）人群易感性

艾滋病患者等免疫力低下人群对新型隐球菌的易感性增加，5%~10%的艾滋病患者并发新型隐球菌病。新型隐球菌病已成为艾滋病患者最常见的四种机会性感染之一，高危指标为 $CD4^+$ T 细胞小于 $50/\mu l$。

（四）流行特征

新型隐球菌感染呈世界性分布，高度散发。青壮年多见，男女比例约为 3 : 1，没有明显的种族和职业发病倾向。

🌐 **知识链接** --------

新型隐球菌病的流行及防控

新型隐球菌病每年在全球范围内造成 18 万人死亡，该病有极高的致死率且尚无疫苗可以预防。与此同时，目前针对新型隐球菌病的有效治疗方法极其有限，新型药物开发方向包括旧药新用、联合疗法及免疫治疗等。注意个人卫生，高危人群避免接触传染源，做好公共场所的禽类尤其是鸽子的卫生管理，对预防新型隐球菌病尤为关键。

【发病机制与病理解剖】

新型隐球菌病的发病机制尚未完全阐明，目前认为与隐球菌的数量、毒力、致病力及宿主免疫状态等相关。其中，宿主的免疫状态对发病与否起重要作用。

（一）宿主因素

机体的非特异性免疫和特异性免疫在隐球菌感染中均发挥重要作用。巨噬细胞、中性粒细胞、淋巴细胞、自然杀伤细胞等均起着重要的作用，其中，T 淋巴细胞免疫功能的发挥是限制新型隐球菌复制最重要的宿主因素。一般感染途径首先经过呼吸道，如果宿主免疫防御功能不全，则可出现肺部侵袭病灶，或者经血行播散至肺外其他器官。艾滋病患者由于 T 细胞免疫功能缺陷，对新型隐球菌尤为易感。

（二）病原体因素

新型隐球菌在体外无荚膜，进入人体后很快形成荚膜。荚膜多糖是主要毒力因子，抑制补体参与粒细胞的吞噬过程，削弱特异性细胞免疫引起的特异性抗隐球菌免疫应答，使隐球菌能够在体内存活，发挥致病性。

由于正常人脑脊液中缺乏补体、可溶性抗隐球菌因子，再加上脑组织具有高浓度的儿茶酚胺，可以通过酚氧化酶系统产生黑色素，促进新型隐球菌的生长。因此，新型隐球菌感染肺外播散一般先累及中枢神经系统。

新型隐球菌中枢神经感染一般表现为脑膜炎，以颅底脑膜增厚为主，蛛网膜下腔充满含大量新型隐球菌的胶冻样物质和少量的巨噬细胞，脑膜和脑组织可出现粘连。严重时新型隐球菌可沿着血管周围间隙进入脑组织，发展为脑膜脑炎。

肺新型隐球菌病往往表现为结节性病变，在某些患者特别是免疫力低下患者中也可表现为炎性浸润性病变。皮肤新型隐球菌病多表现为小丘疹、斑疹、表皮下坏死形成溃疡。骨骼新型隐球菌病可出现溶骨性病变，形成冷脓肿。

【临床表现】

潜伏期为数周至数年不等，临床表现轻重不一。

（一）中枢神经系统新型隐球菌病

临床上可分为 4 型：即脑膜炎型、脑膜脑炎型、肉芽肿型和囊肿型，其中以新型隐球菌脑膜炎最常见。起病缓慢，起初症状不明显，一般表现为前额、双侧颞部、枕后或眼眶后间歇性头痛，多为胀痛或钝痛，伴低热或不发热。随着疾病进展，头痛程度逐渐加重，发作频率和持续时间增加。随着颅内压的进一步增加，患者头痛加剧、脑膜刺激征阳性，可伴恶心、呕吐、烦躁和性格改变等表现。老年人可仅表现为痴呆，其他神经系统表现不明显。

如果患者得不到有效治疗，病变累及脑实质，可出现神情淡漠、意识障碍、抽搐或偏瘫，病理性神经反射阳性。病灶累及视神经、听神经时，可出现视物模糊、复视、畏光、眼球后疼痛及听力下降或丧失等表现。垂危的患者可发生脑疝，从而危及生命。

（二）肺新型隐球菌病

肺新型隐球菌病在新型隐球菌感染中约占 15%，位居中枢神经系统新型隐球菌病之后。

肺新型隐球菌病的临床症状轻重不一，可表现为无症状自限性感染，也表现可为重症肺炎，乃至出现成人呼吸窘迫综合征而死亡。大多数肺新型隐球菌病患者症状轻微，表现为低热、乏力和体重减轻等慢性消耗症状，咳嗽、黏液痰和胸痛常见，但咯血少见。

（三）隐球菌抗原血症

隐球菌抗原血症是指血液中可检测出隐球菌抗原，而患者缺乏临床症状和体征、脑脊液检测结果未见异常的一种感染状态。隐球菌抗原血症目前常被认为可能是隐球菌病的早期阶段，若不进行干预，相当比例的抗原血症者可发展为显性隐球菌病甚至死亡。

（四）其他部位新型隐球菌病

皮肤新型隐球菌病多表现为痤疮样皮疹，皮疹出现破溃时可形成溃疡或瘘管，溃疡的炎症反应较轻，周围的淋巴结不肿大。骨骼新型隐球菌病表现为连续数月的骨骼、关节肿胀和疼痛，可出现溶骨性病变，形成冷脓肿。播散性或全身性新型隐球菌病几乎可波及全身各组织器官，需与结核病相鉴别。

【并发症】

中枢神经系统新型隐球菌病治愈后，部分重症患者可残留脑积水、性格改变、痴呆、听力和视力降低或丧失等并发症。椎体新型隐球菌感染可并发截瘫。部分艾滋病患者肺部新型隐球菌病进展迅速，可并发成人呼吸窘迫综合征。

【实验室及辅助检查】

（一）常规检查

血常规多正常，部分患者可出现淋巴细胞百分比增高，合并细菌感染时也可出现中性粒细胞百分比增高，艾滋病患者白细胞计数降低；部分患者可伴有轻 - 中度贫血，红细胞沉降率可正常或轻度增加。

（二）T 淋巴细胞检测

T 淋巴细胞绝对计数多降低，CD4$^+$ T 淋巴细胞计数也可下降；但免疫力正常的隐球菌感染患者也可检测到 CD4$^+$ T 细胞下降，多表现为 CD4$^+$/CD8$^+$ <1。

（三）脑脊液检查

脑脊液压力明显升高是中枢神经系统新型隐球菌病患者的一大特点，在病情严重的患者甚至可高达 600mmH$_2$O 以上。在腰椎穿刺之前，用 20% 甘露醇快速静脉滴注可降低发生脑疝的风险。脑脊液外观澄清或稍浑浊，细胞数大多为 (40 ~ 400) × 10^6/L，一般以淋巴细胞为主，但在疾病早期也可以中性粒细胞为主，蛋白轻 - 中度升高，糖和氯化物下降。

（四）病原学检查

1. 直接检查　脑脊液墨汁涂片直接镜检是诊断隐球菌脑膜炎最简便、最快速的方法，可发现出芽的酵母样真菌，外周有透亮的厚壁荚膜。

2. 分离培养　从脑脊液、痰液、血液、皮肤病灶分泌物、脓肿穿刺液等标本中培养分离出新型隐球菌仍是确诊的"金标准"。沙保氏琼脂培养基、血液或脑、心浸液琼脂均可用于培养新型隐球菌，培养 2~3 日可见到菌落。

（五）病理检查

病理改变可表现为肉芽肿、角质样团块等，病变组织中可检出新型隐球菌。

（六）血清学检查

针对新型隐球菌荚膜抗原的乳胶隐球菌凝集试验及 ELISA 具有高达 90% 以上的特异性和敏感性，在中枢神经系统新型隐球菌病和肺新型隐球菌的诊断中占有重要的地位。

（七）分子生物学检测

PCR 检测痰液、支气管肺泡灌洗液等标本的新型隐球菌 DNA 片段具有较高的特异性和敏感性。

（八）影像学检查

肺新型隐球菌病患者影像学检查表现以肺部结节影为主，钙化少见，也可表现为大叶性肺炎、浸润性肺结核样阴影或空洞；如果出现血行播散，可出现粟粒性肺结核样的影像。中枢神经系统新型隐球菌病患者进行头颅 CT 和 MRI 检查，有助于了解病变的范围、部位以及脑室扩张情况。骨骼新型隐球菌病患者的 X 线、CT 或 MRI 检查可显示溶骨病变的部位和范围。

【诊断】

（一）流行病学资料

关注是否有鸟粪特别是鸽粪暴露史；是否存在导致免疫力低下的基础疾病或相关因素，如恶性肿瘤、结缔组织病、器官移植、使用糖皮质激素或免疫抑制剂等。其中，HIV 感染是本病重要的易感因素，即使不具备其他流行病学因素，也不能排除本病。

（二）临床表现

中枢神经系统新型隐球菌感染有剧烈头痛、呕吐等颅内高压症状，严重时可有意识障碍、抽搐、病理神经反射阳性等表现。典型的肺新型隐球菌病有咳嗽、黏液痰、胸痛等表现。

（三）实验室检查

脑脊液、血液、皮肤病灶、全身其他组织和体液标本涂片墨汁染色找到有荚膜的酵母样真菌，培养或组织病理标本中找到新型隐球菌是确诊的依据。对于确诊为肺新型隐球菌病的患者均应进行一次腰椎穿刺，以明确是否累及中枢神经系统。新型隐球菌荚膜抗原检测对新型隐球菌病有较高的辅助诊断价值。

【鉴别诊断】

中枢神经系统新型隐球菌病需与病毒、细菌、结核引起的中枢神经系统感染相鉴别，有时还需与颅内肿瘤相鉴别。肺新型隐球菌病应与细菌性肺炎、肺结核、肺恶性肿瘤等疾病相鉴别。皮肤新型隐球菌病应与痤疮、皮肤肿瘤等疾病相鉴别。骨骼、关节新型隐球菌病应与骨关节结核、骨肿瘤等疾病相鉴别。播散型新型隐球菌病应与粟粒性肺结核、播散型念珠菌病、结缔组织病和转移癌等疾病相鉴别。

【预后】

隐球菌脑膜炎的病死率较高，即使治疗后仍有10% ~40% 的病死率。艾滋病患者与非艾滋病患者患新型隐球菌病的预后截然不同，与后者相比，前者有更高的复发率和病死率。

【治疗】

所有中枢神经系统以及肺外的新型隐球菌病均需治疗。根据感染部位和免疫功能的不同，新型隐球菌病的治疗方案也有所不同。

（一）中枢神经系统隐球菌病

1. 抗真菌药物 目前，有效抗隐球菌的药物和方案为两性霉素 B（amphotericin B）、氟康唑（fluconazole）、伏立康唑（voriconazole）和 5 - 氟胞嘧啶（fluorocytosine，5 - FC）单独或联合使用。

（1）两性霉素 B 多烯类抗真菌药物，能选择性地与真菌细胞膜上的麦角固醇结合，增加细胞膜通透性，最终导致真菌死亡。两性霉素 B 治疗中枢神经系统隐球菌病的疗效肯定，耐药率低，半衰期长，每日只需用药 1 次。但其不良反应也较突出，包括低血钾、肾功能损伤、恶心、呕吐、纳差、静脉炎、头痛、寒战、发热、贫血和肝功能损害等，其中，低血钾和肾毒性较常见。减轻不良反应的对策有：两性霉素 B 的应用从小剂量开始，以一定的速度加至足量。在两性霉素 B 输液前应用小剂量激素，可减少寒战、发热、静脉炎等不良反应。监测电解质，补充氯化钾或枸橼酸钾以维持血钾水平。出现肝损伤时根据损伤程度行对症治疗，治疗期间应至少每周一次监测血红蛋白含量，贫血者可酌情输注红细胞。如不良反应严重，需要降低两性霉素 B 的用量或停药、换用其他治疗药物。

两性霉素 B 脂质体（liposomal amphotericin B，L - AMB）是含有两性霉素 B 的双层脂质体抗生素。脂质体增加了对真菌细胞膜内麦角固醇的亲和力，降低了对宿主细胞膜胆固醇的亲和力，既可提高两性霉素 B 的靶向性，又可减少两性霉素 B 的毒性，特别是肾毒性。L - AMB 通过抑制中性粒细胞、巨噬细胞炎症反应介质的释放，减少其所致高热、寒战、血栓形成等不良反应。对于不能耐受两性霉素 B 的患者，可选用两性霉素 B 脂质体。

（2）5 - 氟胞嘧啶 嘧啶类抗真菌药物，通过抑制真菌细胞内 DNA 合成而杀菌，具有良好的通过血 - 脑屏障的能力，脑脊液浓度可达到血液浓度的 75%。因抗真菌谱窄、毒性作用较多、易快速产生耐药性等特点，一般与两性霉素 B 联合应用而不单独应用。5 - FC 的不良反应有纳差、恶心、呕吐、腹泻等胃肠道反应，还有骨髓抑制、肝损、皮疹等。有条件时应监测 5 - FC 的浓度，使其维持在 50 ~ 100mg/L 范围内。

（3）三唑类药物 目前该类药物种类较多，包括氟康唑、伏立康唑、伊曲康唑等。作用机制是通过与真菌细胞膜结合，使胞质外渗，菌体溶解死亡。①氟康唑：血 - 脑屏障通透性良好，在脑脊液中浓度高、起效快，在中枢神经系统中的半衰期长，不良反应有粒细胞减少、消化道症状以及皮疹等。②伏立康唑：具有强大的抗隐球菌活性，脑脊液浓度较高。③伊曲康唑（itraconazole）：为亲脂性制剂，在脑脊液中浓度低，但在脑膜和脑组织中的浓度可达有效水平。

2. 治疗方案 治疗分为诱导期、巩固期以及维持期三个阶段。诱导期经典方案为两性霉素 B（或两性霉素 B 脂质体）联合 5 - 氟胞嘧啶，诱导治疗期至少 2 周；诱导期替代治疗方案为氟康唑联合 5 - FC 或氟康唑单独治疗，诱导疗程延长。在脑脊液培养阴转后改用氟康唑每日 400 ~ 800mg 进行至少 8 周的巩固治疗，之后续用氟康唑每日 200mg 进行维持期治疗，非 HIV 感染者维持治疗至少 12 个月。艾滋病患者在有效抗病毒治疗后，如果患者 CD4$^+$T 细胞计数持续 1 年在 100/μl 以上，且无脑膜炎复发表现，可停用抗真菌药物维持治疗，但需密切观察病情变化，一旦 CD4$^+$T 细胞降至 100/μl 以下，则需恢复维持治疗以防复发。

3. 对症支持治疗

（1）降低颅内压 是降低早期病死率的关键。首选 20% 甘露醇快速静脉滴注，据颅内压的升高程度决定脱水的频率，病情严重时每日 4 ~ 6 次，可在甘露醇脱水的间隔期加用呋塞米、白蛋白等加强脱水效果，糖皮质激素不宜常规应用。颅内高压不易控制者可行侧脑室外引流或脑脊液脑室腹腔分流术。

（2）纠正电解质紊乱 患者由于纳差、大量使用脱水药物以及使用两性霉素 B 等原因，易发生顽固性低钾血症，故应密切监测血钾，及时补充钾离子。

（3）支持治疗　加强营养支持，必要时可静脉滴注新鲜血浆。免疫功能低下者，可给予免疫增强剂治疗。

（4）外科治疗　在病原治疗的过程中，对影像学提示脑积水并伴有反应迟钝或昏迷的患者，在脱水降低颅内压治疗效果不明显时，应施行脑室外引流或脑室腹腔内引流术。

（5）随访　中枢神经系统新型隐球菌病临床缓解出院后，应每 3～6 个月复查脑脊液一次，持续 2 年，以便及早发现复发。

（二）肺新型隐球菌病

对免疫功能正常的无症状者，可观察随访。对于存在其他免疫抑制因素、肺部病灶呈侵袭性发展的患者以及合并 HIV 感染的患者，均需要进行抗真菌治疗。可选用氟康唑、伊曲康唑、伏立康唑或两性霉素 B，疗程为 6～12 个月。氟康唑一般用于轻、中型患者，重症患者尤其是合并中枢神经系统新型隐球菌病者可联合两种抗真菌药物治疗，如两性霉素 B 联合 5－FC 治疗。疗程应至临床症状、肺部病灶消失以及病原学检查阴性。艾滋病合并肺部隐球菌病的患者应在抗隐球菌治疗 2 周内尽早进行 HAART。

（三）其他部位的隐球菌感染

皮肤、黏膜隐球菌病可单用两性霉素 B 或合并 5－FC 进行治疗。骨骼隐球菌病除用两性霉素 B 进行治疗外，尚需进行外科清创术。三唑类抗真菌药物治疗骨骼新型隐球菌病的疗效还需进一步评价。

【预防】

做好家鸽和广场鸽子饲养的卫生管理，及时处理鸽粪，防止鸽粪污染空气。高危人群如恶性肿瘤、长期使用免疫抑制剂、慢性消耗性疾病、艾滋病等患者，应避免与流行区鸟粪接触。

艾滋病的患病率与该病的发生率密切相关，艾滋病的有效控制能降低隐球菌脑膜炎的发生。对艾滋病患者 CD4$^+$T 细胞计数小于 200/μl，每日 200mg 氟康唑预防性口服能有效地减少全身性真菌感染的发病率。迄今为止，尚无用于预防本病的疫苗。

⇒ 案例讨论

> **临床案例**　患者，男性，35 岁。因"咳嗽 1 个月余，气促 20 余日，头痛 8 日，呕吐 6 日"入院，家中饲养鸽子，院外"HIV 初筛阳性"。入院查体：体温 37.8℃，颈软，浅表淋巴结未扪及，双下肺呼吸音减低，闻及少许湿啰音，心律齐，腹平软，肝脾未扪及，无压痛、反跳痛，移动性浊音阴性，双下肢无水肿。血常规：白细胞 13.6×10^9/L，血红蛋白 108g/L。
>
> 讨论　1. 该患者的诊断及诊断依据是什么？
>
>   2. 应进一步进行哪些检查？
>
>   3. 本病应与哪些疾病进行鉴别？
>
>   4. 本病的治疗原则是什么？

目标检测

答案解析

题库

1. 新型隐球菌病的主要传染源和易感人群分别是什么？

2. 新型隐球菌病的确诊依据是什么？

3. 新型隐球菌病治疗的首选方案是什么?

(章益民)

第二节　念珠菌病

PPT

📖 **学习目标**

 1. 掌握　念珠菌病的临床表现、诊断、治疗。

 2. 熟悉　念珠菌病的流行病学、预防原则。

 3. 了解　念珠菌病的发病机制。

 4. 学会念珠菌病的实验室检查方法,具备诊断念珠菌病的能力。

　　念珠菌病(candidiasis)是由各种致病性念珠菌引起的局部或全身感染性疾病,好发于免疫功能低下的患者,是目前发病率最高的深部真菌病,其中,念珠菌菌血症是最常见的血流感染之一。该病如果能早期诊断、早期治疗,则预后较好;延误治疗或播散性感染则预后不佳。随着侵袭性诊疗技术的广泛开展,加上艾滋病、糖尿病、恶性肿瘤患者及长期应用免疫抑制剂者等高危人群增多,念珠菌病的发病率呈明显上升趋势。

【病原学】

　　念珠菌(*Candida albicans*)属于酵母菌,又称假丝酵母菌,为条件致病菌。念珠菌有300余种,其中20余种可致人类疾病,以白色念珠菌及热带念珠菌的致病力最强。念珠菌感染以白色念珠菌(*C. albicans*)最为常见,占50%～70%,其他如热带念珠菌(*C. tropicalis*)、克柔念珠菌(*C. krusei*)、光滑念珠菌(*C. glabrata*)等也可致病。

　　念珠菌在显微镜下呈圆形或卵圆形,直径4～6μm,革兰阳性,大多数菌体能发育形成假菌丝,少数形成厚膜孢子及真菌丝,但光滑念珠菌不形成菌丝。繁殖方式为发(出)芽繁殖,又称芽生孢子。念珠菌在培养温度为25～37℃时在血琼脂及沙保氏琼脂上生长良好。

⊕ **知识链接**

"超级真菌"

　　耳念珠菌可引起侵袭性念珠菌病,如念珠菌菌血症、心包炎、泌尿道感染和肺炎等,由于其多重耐药性、致死性高、感染诊断困难的特性,它也被称为"超级真菌"。2005年,日本组织科研力量对日本境内的真菌群落进行了一次集中普查,当时医护人员从一名70岁的日本妇女耳道中采集到了某个样品,在之后持续多年的分析鉴定过程中,科学家们发现这件样品无法归类于现存的任何一种真菌,于是日本科学家于2009年首次报道了这种被命名为"耳念珠菌"的新真菌。不料在那之后,亚洲和欧洲多国都暴发了耳念珠菌感染引发的重症案例,耳念珠菌短短十几年间已在全球多地造成多次严重感染,遗憾的是该种真菌的神秘起源、其在全球的传播路径及耐药机制目前仍然没有明确答案。

【流行病学】

　　念珠菌分布广泛,存在于自然界的土壤中,各种用品表面及水果、奶制品等食品上。在医院环境中，正常人体的皮肤、腔道也可检测到念珠菌。

（一）传染源

包括念珠菌病患者、带菌者以及被念珠菌污染的水、食物等。

（二）传播途径

1. 内源性传播　是较为常见的传播途径，定植于人体消化道及肺部等部位的念珠菌在特定条件下可以大量增殖并侵袭周围组织或菌群移位入血，引起自身感染。

2. 外源性传播　主要通过性传播、母婴传播、亲水性作业等直接接触感染；也可通过医护人员、医疗器械等间接接触感染；还可通过饮水、进食等方式感染。

（三）人群易感性

好发于糖尿病、恶性肿瘤、长期应用免疫抑制剂、长期使用广谱抗生素或长期导管留置患者。导管留置是念珠菌感染的主要入侵途径之一。

（四）流行特征

念珠菌病全球散发，无明显季节性，无显著性别差异。免疫功能正常的患者以皮肤黏膜感染为主，常见于婴幼儿，预后较好。免疫功能低下或缺陷的患者好发深部念珠菌病。近年来，深部念珠菌病的发病率呈明显上升趋势，临床耐药菌株也日益增多。

【发病机制与病理解剖】

（一）发病机制

1. 病原菌本身相关因素

（1）黏附和入侵　念珠菌大量繁殖时首先形成芽管，并借助于胞壁最外层的黏附素等结构黏附于宿主细胞表面。其中，白色念珠菌及热带念珠菌的黏附性最强。随后，芽管逐渐向芽生菌丝或菌丝相转变，并穿入宿主细胞，在宿主细胞内念珠菌直接形成新的菌丝，以避免白细胞的吞噬作用。

（2）毒力因素　念珠菌产生的水解酶、磷脂酶、蛋白酶等多种酶能促进其对细胞的黏附、侵袭，造成细胞变性、坏死和血管通透性增加，损伤组织和器官。

（3）促炎作用　念珠菌侵入机体后，可激活特异性免疫反应和迟发型超敏反应；也可激活补体，导致炎症介质大量释放。

（4）耐药　通过改变其多药外排载体功能或改变唑类药物的靶酶基因，念珠菌可获得对唑类药物的耐药性；通过改变其胞膜结构而影响两性霉素 B 与麦角固醇及磷脂的结合，念珠菌可对非唑类药物耐药。

2. 宿主相关因素

（1）宿主防御功能减退　①局部防御屏障受损：烧伤、创伤、手术及某些介入性操作会损伤皮肤、黏膜，使病原体易于透过受损部位入侵人体。②免疫系统功能缺陷：免疫系统先天性发育障碍或后天性破坏，如放疗、免疫抑制剂治疗、损害免疫系统的病毒（如 HIV）感染，均可造成念珠菌的机会性感染。

（2）医疗操作　病原体可通过各种手术、导管留置、内镜检查、机械通气、介入治疗等入侵机体。

（3）抗生素的广泛应用　广谱抗菌药物的大量使用，抑制了人体内的正常菌群与对抗生素敏感的菌株，有利于念珠菌这种条件致病菌的定植与大量繁殖，造成医院感染。

（二）病理解剖

不同器官和发病阶段的念珠菌病，其病理学表现各不相同，可呈炎症性（如皮肤、肺）、化脓性

（如脑、肺、肾）或者肉芽肿性（如皮肤）；消化道念珠菌病还可表现为浅表性糜烂或小溃疡形成；念珠菌侵犯心内膜，可引起瓣膜增生性改变和（或）赘生物附着。念珠菌侵入血液循环可引起播散性念珠菌病，急性播散性病例常形成多灶性微脓肿；慢性播散性念珠菌病主要侵犯肝、脾和肾，迁延不愈。

【临床表现】

（一）皮肤念珠菌病

1. 念珠菌病间擦疹 又名擦烂红斑，多见于健康体胖的中年妇女或儿童，是最为常见的皮肤念珠菌病，念珠菌感染皮肤皱褶处（如腋窝、腹股沟、乳房下、会阴部、肛门周围等间擦部位），自觉瘙痒，表现为界限清晰的皮肤红斑及糜烂，病灶周围散在呈卫星状分布的丘疹、水疱和脓疱。

2. 念珠菌性甲沟炎和甲床炎 多发于手足经常泡水者，为念珠菌侵犯甲沟、甲床所致。表现为甲沟红肿化脓，可伴有糜烂及渗出，指（趾）甲变厚，呈淡褐色。

3. 念珠菌性肉芽肿 好发于婴幼儿头面部皮肤、甲沟等。病理上表现为组织增生、结节、溃疡或肉芽肿形成；特征性临床表现为富含血管的丘疹，上覆黄棕色痂，刮除痂皮可见新鲜的肉芽组织。

4. 慢性皮肤黏膜念珠菌病 又称 Hausen – Rothman 肉芽肿，属于原发性细胞免疫缺陷病，推测为常染色体隐性遗传病。好发于儿童，表现为皮肤、黏膜及甲沟的复发性持久性念珠菌感染。

（二）黏膜念珠菌病

1. 口腔念珠菌病 是最常见的浅表性念珠菌病，包括急性假膜性念珠菌病（鹅口疮）、念珠菌性口角炎、急慢性萎缩性念珠菌病、慢性增生性念珠菌病等。其中最为常见的是假膜性念珠菌病，好发于新生儿。其临床表现为白色念珠菌的菌丝及孢子组成的灰白色假膜附着于口腔黏膜，边界清楚，周围有散在或融合的红晕；擦去假膜可见红色湿润面，也可累及喉、食管、气管等。

2. 念珠菌性唇炎 是由念珠菌感染引起的口唇慢性炎症，多见于下唇。糜烂性念珠菌性唇炎于唇红的中央呈鲜红糜烂，周边角化过度，表面脱屑，类似黏膜白斑；颗粒性念珠性唇炎则于下唇出现弥漫性肿胀，唇红及与皮肤交界处的边缘有微凸于皮肤表面的小颗粒。

3. 念珠菌性口角炎 好发于儿童，在寒冷干燥的冬季，因口唇干裂继发的念珠菌性口角炎也较常见。表现为单侧或双侧口角浸渍发白、糜烂或结痂，若长期不愈可发生角化增殖及皲裂。

4. 念珠菌性阴道炎 孕妇好发。阴道黏膜附有形似鹅口疮的灰色假膜，局部可红肿、瘙痒、糜烂甚至形成溃疡。皮损可扩展至外阴及肛周。阴道分泌物浓稠，呈黄白色凝乳状或奶酪样，有时杂有豆腐渣样白色小块，但无恶臭。

5. 念珠菌性包皮炎 常表现为阴茎龟头包皮轻度潮红，龟头冠状沟处出现白色奶酪样斑片以及鳞屑性丘疹，大多无自觉症状。病情严重者可出现局部红肿、糜烂及渗出。如出现尿频及刺痛症状，需要注意与慢性包皮炎相鉴别。

（三）**系统性念珠菌病** ⓔ微课2

1. 呼吸系统念珠菌病 念珠菌从口腔下行感染或者经血行播散，表现为支气管炎和肺炎。常伴有低热、咳嗽、咳痰，痰液黏稠呈"拉丝"状；如念珠菌侵犯血管，可有咯血症状。肺部听诊可闻及湿啰音，肺部 CT 检查可见双肺散在结节性改变。

2. 消化系统念珠菌病 多为鹅口疮下行感染所致念珠菌性食管炎及念珠菌性肠炎。念珠菌性食管炎主要表现为进食不适、吞咽困难，内镜下可见食管壁下段充血水肿，伴有假性白斑或表浅溃疡；念珠菌性肠炎多发生于儿童，表现为长期腹泻。肝脾念珠菌病多继发于播散性念珠菌病。

3. 泌尿系统念珠菌病 多由导尿管留置后念珠菌上行感染引起，表现为尿频、尿急、排尿困难甚至血尿等症状。肾脏感染多为血行播散，表现为发热、寒战、腰痛和腹痛，可累及皮质和髓质，导致局部坏死、脓肿，可伴肾功能损害。尿常规常可见红细胞和白细胞，镜检可见菌丝和芽孢，尿培养阳性有助确诊。

4. 念珠菌菌血症 是播散性念珠菌病，多为局灶感染发生血行播散所致，可累及全身各组织和器官，以肝、脾、肾和心内膜损害多见。临床表现为长期发热，多器官同时受累，病死率高。确诊有赖于血培养。

5. 念珠菌性心内膜炎 常继发于心脏瓣膜病及人工瓣膜、心脏手术或心导管检查术后患者，临床表现类似其他感染性心内膜炎，但赘生物通常较大，栓子较易脱落，预后差。

6. 念珠菌性脑膜炎 较为少见，一般为血行播散所致，可致脑膜炎及脑脓肿。表现为发热和头痛、呕吐、颈项强直等，颅内压增高不明显。脑脊液常规检查可见细胞数轻度升高，糖偏低，蛋白升高，脑脊液培养阳性可确诊。

【实验室及其他检查】

（一）直接镜检

标本直接镜检发现大量菌丝和成群芽孢具有诊断意义，菌丝的存在提示念珠菌处于致病状态；如只见芽孢，特别是在痰液或阴道分泌物中，可能为正常定植。

（二）培养

常采用沙保氏培养基。念珠菌为口腔或胃肠道的正常定植菌，因此，痰培养或粪便培养阳性不能作为确诊依据。若血液、脑脊液、腹腔积液、胸腔积液、中段清洁尿液或活检组织等无菌环境的标本念珠菌培养阳性，可作为诊断深部念珠菌感染的可靠依据。同一部位多次培养阳性或多个部位同时分离到同一致病念珠菌，也提示深部念珠菌感染。所有怀疑深部念珠菌病的患者均应做血真菌培养，绝大多数活动性念珠菌菌血症的血培养结果为阳性。

（三）组织病理检查

正常无菌部位组织中同时存在芽孢和假菌丝或真菌丝可诊断为念珠菌病，但不能确定感染的种，必须进行培养，再根据菌落形态、生理、生化特征做出鉴定。

（四）血清学检查

1. β-1，3-D-葡聚糖试验（G试验） 属于真菌抗原检测试验。β-1，3-D-葡聚糖广泛存在于除隐球菌和接合菌外的各类真菌细胞壁中，是真菌的细胞壁成分，占细胞壁成分的50%以上，细菌、病毒、人体细胞及其他病原菌无此成分，故作为真菌抗原有较高的特异性，但非念珠菌特异性。人体吞噬细胞吞噬真菌后，能持续释放该物质，使血液及体液中β-1，3-D-葡聚糖含量增高。通过检测血清中β-1，3-D-葡聚糖含量，能够反映侵袭性真菌感染情况，其敏感性为76%，特异性为85%。G试验存在假阳性，念珠菌正常定植G试验不会升高，所以连续≥2次G试验阳性对侵袭性真菌病早期诊断有一定价值。

2. 念珠菌特异性抗体检测 可采用ELISA等方法检测。由于念珠菌定植，健康人群也可检测到不同滴度的念珠菌特异性抗体，而由于深部真菌病患者多有免疫力低下或患者处于疾病早期等因素，抗体滴度低，念珠菌特异性抗体检测的临床应用受到限制。

（五）分子生物学检测

念珠菌菌种鉴定可采用PCR法，但方法的标准化尚待建立。

（六）其他

X线、CT、MRI或B超等影像学检查虽无特异性，但对发现肺、肝、肾、脾侵袭性病变有一定的帮助。

【诊断与鉴别诊断】

念珠菌病的临床表现常无特异性，较难与细菌感染相鉴别。如经抗生素治疗后病情反而加重且无其他原因可解释，结合用药史及存在的诱因，应考虑念珠菌感染的可能，确诊有赖于病原学检查。

系统性念珠菌病需与结核性、细菌性及其他真菌性炎症相鉴别。皮肤黏膜念珠菌病需注意与病毒性、细菌性、过敏性等皮肤黏膜病相鉴别。

【预后】

局部念珠菌病预后尚可；侵袭性念珠菌病归因病死率在成人为 15%～25%，最高达 47%，在新生儿及儿童为 10%～15%。念珠菌在任何部位的出现均是引起潜在致命性、播散性或全身性念珠菌病的危险因素。如果存在严重的慢性基础疾病或免疫功能低下等高危因素，尽管有时念珠菌数量并不多，也极有可能发生全身性播散。

【治疗】

（一）一般治疗

1. 对症、支持治疗 去除各种诱发因素，积极治疗原发病，如粒细胞减少患者应提高粒细胞至正常值，大面积烧伤患者应促进伤口的愈合，营养不良的患者应加强营养等。

2. 清除局部感染灶 一旦考虑导管相关性念珠菌菌血症，应尽早拔除或更换导管。因内科保守治疗效果较差，念珠菌性心内膜炎患者需行瓣膜置换术。

（二）病原治疗

1. 治疗原则 需根据念珠菌感染患者的感染部位、感染方式和免疫状况制订个体化治疗方案，选择不同药物、给药方式及疗程。

2. 药物选择 应根据真菌的药物敏感试验结果来选择药物。除选用三唑类（氟康唑、伏立康唑、伊曲康唑等）和多烯类（两性霉素 B 及其脂质体）外，还可选用棘白菌素类抗真菌药如卡泊芬净（capofungin）、米卡芬净（mycamine）。

3. 用药方式 ①局部用药：适用于部分皮肤和黏膜念珠菌病。除口服制霉菌素或唑类抗真菌药外，可同时用制霉菌素软膏、洗剂、阴道栓剂或制霉菌素甘油，也可用咪唑类霜剂或栓剂。感染部位应避免用肥皂和热水洗浴，保持干燥。②全身用药：包括口服和静脉滴注，适用于系统性念珠菌病以及局部用药无效的皮肤黏膜念珠菌病。

4. 治疗疗程 皮肤和黏膜念珠菌病一般为 1～2 周；系统性念珠菌病相对较长，严重感染患者可延长至 1～2 个月。中枢神经系统念珠菌病治疗应持续至临床症状、体征和影像学异常完全恢复后至少 4 周。心内膜炎患者应在瓣膜置换术后继续治疗 6 周以上。眼内炎患者术后应继续治疗至少 6 周。念珠菌菌血症患者抗真菌治疗应持续至症状和体征消失且血培养（隔日或每日 1 次）转阴后 2 周以上。对播散性念珠菌病如肝脾念珠菌病，抗真菌治疗至少应持续至血培养转阴和影像学提示病灶完全吸收，常需数月时间。

【预防】

应定期检查易感人群，并采取以下积极措施来预防念珠菌感染的发生。

1. 尽量减少各种导管留置及监护设施的使用次数和时间，并加强护理、定期更换。

2. 注意口腔卫生，保持皮肤黏膜完整及生理屏障完善。

3. ICU 患者每日氯己定擦身，可减少念珠菌菌血症的发生。

4. 合理应用抗生素及免疫抑制剂，需长期大剂量使用者可予氟康唑、伊曲康唑或伏立康唑等进行预防性治疗，疗程不宜超过3周。

5. 加强和规范医护人员手卫生，控制医用生物材料及周围环境的污染，防止医院感染的发生。

⇒ 案例讨论

临床案例 患者，男性，51岁。以口内长白色絮状物2个月余为主诉就诊。2个月前发现舌背、舌侧缘、上腭处有大量白色絮状物生长，伴异物感，否认其他不适症状。曾于当地医院就诊，给予抗生素治疗，同时服用奥硝唑胶囊1周，制霉菌素片2周，西吡氯铵含片2周，均未见好转。否认之前出现类似症状。否认吸烟史。20年前曾有献血史。10年前曾患梅毒，经治疗后未再复查。否认高血压、心脏病等系统病史。否认乙肝、结核传染病史。否认家族史。

讨论 1. 该患者最可能的诊断是什么？

   2. 本病的诊断依据有哪些？

   3. 为确诊，该患者应进一步做哪些检查？

   4. 本病的治疗原则是什么？

目标检测

答案解析

题库

1. 念珠菌病有哪些临床表现？

2. 念珠菌病的诊断依据是什么？

3. 如何治疗念珠菌病？

（章益民）

PPT

第三节　曲霉菌病 ⓔ 微课3

📖 学习目标

1. 掌握 曲霉菌病的临床表现、血清学检查。

2. 熟悉 曲霉菌病的诊断要点及治疗用药；曲霉菌的分类。

3. 了解 曲霉菌病的流行病学、发病机制、预防。

4. 学会曲霉菌的实验室检查方法，具备变应性曲霉菌病和侵袭性曲霉菌病的诊断及鉴别诊断能力。

曲霉菌病（aspergillosis）是由各种曲霉菌所致的一组疾病。曲霉菌广泛分布于自然界中，当机体抵抗力下降时，可侵犯人体肺、鼻窦、耳、眼、脑、皮肤、黏膜等全身各组织器官。因人体免疫状态不同，曲霉菌病的临床表现也各异，主要表现为侵袭性、变应性、腐生性（或慢性）曲霉病三种临床类型。

【病原学】

曲霉菌为曲霉属丝状真菌，分为 18 个群 132 个种，致病曲霉菌有 20 余种，包括烟曲霉（*A. fumigatus*）、黄曲霉（*A. flavus*）、黑曲霉（*A. niger*）等，以烟曲霉最常见。一些曲霉毒有致癌性，其中，黄曲霉素的致癌作用最强。

【流行病学】

（一）传染源

曲霉菌广泛分布于自然界中，曲霉孢子存在于尘埃及土壤中，是最主要的传染源。

（二）传播途径

外界环境中的曲霉菌分生孢子小，易脱落而形成气溶胶，因此，人主要通过呼吸道吸入曲霉菌孢子而受染。院内空气污染可引起暴发流行。当机体皮肤黏膜存在破损时，可通过皮肤创口的直接接触途径感染。

（三）易感人群

健康人对曲霉菌有极强的抵抗力，不易发病；免疫力低人群易感染后发病，侵袭性曲霉菌病是艾滋病患者常见的机会性感染之一。长期大量使用免疫抑制剂、糖皮质激素、广谱抗生素及患严重慢性基础疾病、器官移植和烧伤患者等也是主要的高危人群。

（四）流行特征

曲霉菌病全球散发，发病率有上升趋势。

【发病机制与病理解剖】

曲霉菌主要有两种致病方式，一种是变态反应，另一种是侵袭性致病。免疫功能正常者以变态反应致病为主，免疫功能低下者以侵袭性致病为主。

曲霉菌孢子进入肺内或鼻窦内可不侵入组织，对于过敏性体质患者，曲霉抗原可致机体过敏，通过 IgE 介导的 I 型和 IgG 介导的 III 型变态反应导致变应性肺曲霉菌病或变应性曲霉鼻窦炎。

当机体免疫力降低时，曲霉菌孢子可大量繁殖，产生菌丝侵入组织。侵袭性曲霉菌病的特点是病变脏器组织的弥漫性浸润。病变早期为渗出性改变，晚期为坏死、化脓或肉芽肿形成等改变。病灶内可找到大量菌丝。曲霉菌最常侵犯支气管和肺，可侵犯皮肤、外耳道、眼和鼻窦等与外界接触或紧密相连的脏器。侵入组织的曲霉菌丝可穿透血管引起血管炎、血管周围炎，也可形成血栓使组织缺血、坏死。曲霉侵入血管后可导致血行播散，累及全身其他脏器也可经血行播散至心、脑、胃肠等全身各脏器。

当肺部有结核等基础疾病时，曲霉菌可寄生于这些疾病所致的空洞中，破坏空洞壁及周围的肺组织，导致慢性炎症性改变，形成慢性曲霉菌病。

【临床表现】

（一）变应性曲霉菌病

1. 变应性支气管肺曲霉菌病 表现为咳嗽、咳痰、哮喘等症状，查体可闻及哮鸣音，长期反复发作可合并支气管扩张和肺纤维化或肉芽肿形成。肺部影像可见节段性阴影或广泛间质性浸润，血液中或痰中嗜酸性粒细胞增加，血清中 IgE > 1000IU/ml。

2. 变应性曲霉菌鼻窦炎 好发于青壮年，一般有反复发作的鼻窦炎、鼻息肉或哮喘史；鼻腔、鼻窦内存在含变应性黏蛋白的黄绿色黏稠分泌物，真菌涂片或培养阳性；表现为间歇性单侧或双侧鼻塞、头痛。CT 扫描示可见鼻窦中央密度增高影即堆积的变应性黏蛋白，随着病变的进展，可见窦壁骨质变薄、变形和扩张。病变波及眼眶时可出现突眼症状，波及颅内会引起相应的定位体征。

（二）慢性曲霉菌病

往往发生在免疫功能缺陷患者，包括曲霉球、慢性空洞型曲霉菌病、慢性坏死型曲霉菌病和耳曲霉菌病等。

1. 曲霉球（aspergilloma）　也称真菌球（fungus ball），可由慢性变应性曲霉菌病发展而来，也可由曲霉菌感染其他疾病（如结核病）引起的空洞或一些空腔发展而来。影像学检查显示在原有的慢性空洞内有一团球影，随体位改变而在空腔内移动。以肺部最为常见，也可见于鼻窦等其他空腔脏器。患者有咳嗽、咳痰、咯血等症状，部分患者可表现为疲劳、消瘦。咳出物中可见含大量菌丝的曲霉菌块，偶见分生孢子头（conidial head）；部分肺曲霉球不与气管相通而不咳出菌块，此时痰检难以发现。

2. 鼻窦曲霉球　多见于女性，病程较长，多单发，常有头痛、鼻塞、流脓涕、鼻腔分泌物恶臭等。鼻内窥镜检查可见黏膜肿胀、分泌物黏稠或呈块状，CT 扫描可见鼻腔内密度不均的结节状或团块状高密度影，部分患者可见钙化灶。

3. 慢性空洞型曲霉菌病和慢性坏死型曲霉菌病　主要发生在肺部，患者一般合并慢性肺部基础性疾病或者长期应用免疫抑制剂或糖皮质激素者。

4. 耳曲霉菌病　是耳癣中最常见的一种，约占80%，主要发生于合并慢性湿疹或患糖尿病、艾滋病以及长期应用免疫抑制剂或糖皮质激素治疗等免疫力低下的人群，病程迁延。

（三）侵袭性曲霉菌病

1. 侵袭性肺曲霉菌病　是侵袭性曲霉菌病最常见的类型，多见于免疫力低下的患者，多为局限性肉芽肿或浸润性肺炎，可伴脓肿形成。症状以干咳、胸痛较为常见，部分患者出现咯血症状，病变广泛时出现气促及呼吸困难，甚至发生呼吸衰竭。

2. 肺外侵袭性曲霉菌病　除外侵袭性肺曲霉菌病的急性侵袭性曲霉菌病。包括曲霉菌鼻窦炎、脑曲霉菌病、消化系统曲霉菌病、心血管系统曲霉菌病、泌尿生殖系统曲霉菌病、皮肤黏膜曲霉菌病以及曲霉菌败血症等。

消化系统曲霉菌病中，受累部位最常见的是肝脏，其次为小肠、胃、食道、舌和胰腺。实质脏器的病变为脓肿或慢性纤维化，胃肠道还可见溃疡形成。心血管系统曲霉菌病是曲霉菌通过血液循环或直接蔓延累及心内膜、心肌、心包或血管而引起的曲霉菌病，病变表现为化脓、坏死或肉芽肿。曲霉菌常侵犯中小动脉，很少侵犯大血管，病变表现为血管壁坏死或血栓。泌尿生殖系统曲霉菌病，侵犯肾脏为主，有时可累及前列腺。生殖器曲霉菌病在男、女均可发生，但较为少见。脑曲霉菌病可由眼或邻近脏器直接蔓延或由肺内原发病灶经血液循环侵犯脑而引起，表现形式多为脑脓肿，还可表现为皮质和皮质下梗死。皮肤黏膜曲霉菌病多继发于播散性曲霉菌病或曲霉菌败血症，皮损表现为斑丘疹、蜂窝组织炎、脓肿及肉芽肿样皮损，严重时可致溃疡及坏死。曲霉菌败血症多继发于肺曲霉菌病，通过血行播散而累及全身各脏器，起病急、进展迅速、病死率高。

【实验室及其他检查】

（一）一般检查

曲霉菌败血症或侵袭性肺曲霉菌病外周血白细胞计数增高；变应性曲霉菌病外周血嗜酸性粒细胞百分比和计数增高，血清 IgE 水平常增高。

（二）病原学检查

1. 直接镜检　是诊断侵袭性曲霉菌病最简单的方法之一。对所获得的临床标本进行直接涂片镜检，镜下可见典型的分枝分隔曲霉菌丝。因环境中曲霉菌孢子的广泛存在，痰标本中出现曲霉菌不具诊断价值，而来自无菌部位的标本如支气管肺泡灌洗液（bronchoalveolar lavage fluid，BALF）涂片曲霉菌阳性，诊断价值较大。

2. 培养 曲霉菌在37℃的沙保氏培养基上生长较为迅速，镜下可见分生孢子头和足细胞等曲霉菌特征性结构。可以根据菌落生长速度，表面质地、颜色、形态和气味等进行曲霉菌分类。培养阳性率一般只有10%~30%。

3. PCR检测 临床尚未广泛开展。只有在培养出非典型生长的菌株或考虑存在耐药时，才采用该法进行菌种鉴定。

（三）组织病理检查

病理表现可见坏死、出血、多发性脓肿或肉芽肿形成等，也可见小动脉栓塞，但这些均非曲霉菌感染特异性改变。病理检查见曲霉菌丝及孢子为诊断的金标准，但阳性率不高，因此，组织学检查阴性不能排除侵袭性曲霉菌病。

（四）血清学检查

1. 曲霉抗原检查

（1）β-D-葡聚糖试验（G试验） 血清和BALF中的G试验可辅助诊断侵袭性曲霉菌病。G试验虽快速简便，但不具曲霉特异性，假阳性较高，菌血症患者的假阳性率约60%，革兰阳性球菌菌血症高达73%。

（2）半乳甘露聚糖试验（GM试验） 半乳甘露聚糖（GM）抗原是广泛存在于曲霉属和青霉属细胞壁中的一类多糖。血清和BALF中的GM抗原可作为早期诊断侵袭性曲霉菌病的诊断指标。GM试验的敏感性和特异性为71%~89%，增加GM连续性检测的次数可提高诊断的敏感性和特异性并有助于早期发现曲霉菌感染。对高危成人患者，1周检测2次，连续2次>0.5为阳性；对儿童，以GM连续2次>0.8或单次>1.5为阳性标准。约2/3的侵袭性肺曲霉菌病患者，血清GM试验阳性早于临床症状、体征和影像学表现。

BALF-GM和血清GM的特异性相当，但BALF-GM的诊断敏感性高于血清GM，也高于组织学、细胞学及培养，因此在条件允许的情况下，对疑似侵袭性肺曲霉菌病患者均应行纤维支气管镜检查并将采集的BALF送病原学涂片、培养、细胞学检查及GM试验。

2. 曲霉菌特异性抗体检测 应用于免疫功能正常者，检测患者血清中曲霉菌特异性抗体，用于诊断变应性曲霉菌病、肺曲霉球、慢性坏死型曲霉菌病及其他免疫功能正常者的侵袭性曲霉感染，包括心内膜。

（五）影像学检查

侵袭性肺曲霉菌病患者肺部CT检查的早期表现为晕征（halo sign），后期为新月征（crescent sign）。临床疑诊侵袭性肺曲霉菌病时，均应行胸部CT检查，当结节或肿块靠近大血管时，需行胸部增强CT检查并与肿瘤性病变相鉴别。

【诊断与鉴别诊断】

临床表现无特异性，除询问病史尤其是职业史外，需结合临床症状及影像学检查结果进行诊断，确诊有赖于多次真菌镜检、培养和活体组织检查。如血清学试验阳性或由非无菌体液分离出曲霉菌，仅可临床诊断曲霉菌病，如果从临床无菌标本中分离出曲霉菌或在病理组织中发现曲霉菌菌丝，可确诊侵袭性曲霉菌病。

肺曲霉菌病应与一般支气管炎、细菌性或病毒性肺炎、肺结核相鉴别。曲霉球尚需与结核球、肺癌等相鉴别。

【预后】

非侵袭性曲霉菌病进展缓慢，病情相对较轻；而侵袭性曲霉菌病进展较快，尤其是免疫功能严重低下患者，病情可迅速恶化，病死率极高。

【治疗】

(一) 一般治疗

去除各种诱因、治疗基础疾病、增强机体免疫力。变应性曲霉菌病的治疗除抗真菌治疗外，需联合应用糖皮质激素。曲霉球可手术摘除。

(二) 抗病原治疗

伏立康唑、伊曲康唑、泊沙康唑（posaconazole）、卡泊芬净、米卡芬净和两性霉素 B 均可用于侵袭性曲霉菌病的治疗，首选伏立康唑，疗程 6～12 周。

治疗多以单药为主，但对于单药治疗失败、多部位或耐药曲霉感染的患者，可选用两种作用机制不同的抗曲霉菌药物进行联合治疗，联合治疗可发挥药物的协同或加强作用。

【预防】

(一) 减少高危患者曲霉菌的暴露

对侵袭性曲霉菌病高危患者，需采取合理的措施以减少曲霉菌暴露机会，如避免家禽饲养、园艺、施肥等劳作，避免接触施工或翻修场所。住院治疗的造血干细胞移植受者应安置于防护病房中，且病房应远离施工场地，杜绝将绿色植物或鲜花带入病房。

(二) 严格消毒

病房空气定期消毒，手术器械必须严格消毒，规范无菌操作规程，防止被曲霉污染的器械接触人体。

(三) 减少各种诱因及进行预防性治疗

在患者病情允许的情况下，可适当减停免疫抑制剂。合理使用抗生素、糖皮质激素等药物，对高危人群应定期做咽鼻拭子及痰真菌培养以早期诊疗。高危人群可选择泊沙康唑、伏立康唑和（或）米卡芬净进行预防性治疗。

⊕ 知识链接

曲霉菌病的诱因与早期诊断

近年来，由于我国老龄化人口不断增多，激素药物、抗生素药物和免疫抑制剂的大量使用以及移植技术的广泛开展，肺曲霉菌病的发病率有明显的上升趋势，已日益成为造成其他危重症患者以及免疫功能缺陷人群死亡的主要原因之一。但随着分子生物学技术的不断发展、纤维支气管镜肺活检技术的深入开展、真菌感染研究队伍的不断扩大以及我国医务工作者对曲霉菌病诊疗的研究逐渐深入，曲霉菌病的早期诊断率逐步上升。

案例讨论

临床案例　患者，男性，60岁。因咳嗽2个月，咳黄痰，偶有血丝就诊。患者有肺结核病史，无发热。肺部检查提示：左侧锁骨下区有吸气性湿啰音。胸部X线片显示左上肺叶有空洞，空洞内有一个不透射线的病灶，在体位改变时会发生移动。多次痰培养均未报告抗酸杆菌。

讨论　1. 该患者的诊断及诊断依据有哪些？

2. 为确诊，该患者应进一步做哪些检查？

3. 本病应与哪些疾病进行鉴别？

4. 本病的治疗原则是什么？

目标检测

答案解析

题库

1. 曲霉菌病有哪些临床表现？

2. 曲霉菌病的鉴别诊断有哪些？

3. 如何治疗曲霉菌病？

（章益民）

PPT

第四节　肺孢子菌病

学习目标

1. 掌握　肺孢子菌病的临床特征、诊断、治疗。

2. 熟悉　肺孢子菌病的流行病学、预防。

3. 了解　肺孢子菌病的病原特点及发病机制。

4. 学会治疗肺孢子菌病，具备诊断肺孢子菌病的能力。

肺孢子菌病（pneumocytosis）是由肺孢子菌（*Pneumocystis*）引起的呼吸系统条件性真菌感染性疾病。在机体免疫抑制或受损时，病原菌大量繁殖，引起的间质性肺炎即肺孢子菌肺炎。引起人类特异性感染的肺孢子菌是耶氏肺孢子菌（*Pneumocystis jiroveci*），既往认为卡氏肺孢子虫或卡氏肺囊虫（*Pneumocystis carinii*）是感染人类的病原体，所以既往肺孢子菌肺炎曾被称为卡氏肺孢子虫肺炎或卡氏肺囊虫肺炎（pneumocystis carinii pneumonia，PCP），目前已更改为耶氏肺孢子菌肺炎（pneumocystis jiroveci pneumonia，PJP）。肺孢子菌病的主要临床表现为发热、干咳、进行性呼吸困难等，单纯吸氧不能缓解，但可通过病因治疗迅速好转。PJP主要发生于免疫功能低下者，尤其多见于艾滋病患者，在艾滋病患者中，其发病率高达70%~80%，是常见的机会性感染和致死病因。

【病原学】

肺孢子菌因其生物学特征与原虫相似，曾被划属原虫类微生物。随着分子生物学研究手段和对肺孢子菌研究的进展，近年它被证实是一种不典型的真菌，归为子囊菌门下的肺孢子菌科。

肺孢子菌的生活史可在同一宿主体内完成。肺孢子菌的繁殖及生长过程表现为滋养体、包囊前体和包囊三种形态。滋养体为单细胞，分为大滋养体（2~6μm）和小滋养体（1~2μm），小滋养体可长成形态多变且不固定的大滋养体。大滋养体可通过无性增殖和有性生殖形成包囊前体（包囊和滋养体之间的中间体）。包囊呈球形，直径为5~8μm，较稳定，繁殖期包囊内有可见2~8个多形性囊内小体。包囊破裂后，囊内小体溢出并发育为小滋养体。患者体内的肺孢子菌主要以滋养体形态存在，包囊仅占10%左右。

肺孢子菌的细胞壁含有胆固醇，不含麦角固醇，而常见的抗真菌药物主要以麦角固醇为作用靶点，因此，常用的抗真菌药物对其无效。

肺孢子菌耐干燥、日光和紫外线，而对甲醛较敏感，一般60℃1小时可杀灭。

【流行病学】

（一）传染源

传染源为肺孢子菌病患者及健康带菌者。健康成人呼吸道中常有该菌存在，当机体的免疫功能降低时，菌体可激活从而发病。

（二）传播途径

经空气和呼吸道飞沫传播是肺孢子菌的主要传播途径。

（三）人群易感性

细胞免疫功能低下是发生PJP的主要危险因素，因此，PJP主要发生在两类人群：①HIV人群，尤其是外周血$CD4^+T$细胞小于200/μl的HIV感染者；②非HIV感染的免疫抑制人群，如淋巴瘤、白血病及长期应用大剂量糖皮质激素或接受其他免疫抑制剂治疗的患者。

（四）流行特征

肺孢子菌呈世界性分布，广泛存在于啮齿类动物及其他哺乳类动物中。PJP以散发为主，尚无人群暴发流行的报道。其发病无季节性和性别差异。

【发病机制与病理解剖】

（一）发病机制

肺孢子菌毒力较弱，生长缓慢，可定植于人体呼吸道中。宿主免疫功能低下或缺陷时，潜伏的肺孢子菌才大量繁殖，最终导致PJP发生。

迄今为止，肺孢子菌的发病机制尚不明确。现有的理论表明，定植、黏附于下呼吸道Ⅰ型肺泡上皮细胞表面的肺孢子菌在机体免疫功能低下或缺陷时大量繁殖，导致肺泡毛细血管通透性增加和肺泡表面活性物质分泌增多，直接导致Ⅰ型肺泡上皮细胞损伤并坏死，肺泡内充满肺孢子菌和泡沫状嗜酸性物质，从而影响气体交换，出现低氧血症。为清除肺泡内渗出物，肺泡Ⅱ型上皮细胞代偿性肥大，肺泡间隙上皮细胞增生、肥厚、部分脱落，伴随间质内巨噬细胞和浆细胞增生，造成间质纤维化，导致严重肺换气功能障碍。

（二）病理解剖

PJP的肺部病变可表现为局限性或弥漫性。大体可见肺脏体积增大，表面呈灰褐色，质感较硬，可见不规则的结节；切面可见肺泡结构模糊，肺泡内有富含蛋白、细胞碎片及表面活性物质的泡沫样渗出物。PJP患者肺组织HE染色后，镜下可见肺泡间隔增宽，淋巴细胞及浆细胞浸润，偶可见上皮样肉芽肿和多核巨细胞；肺泡内可见泡沫样、嗜酸性渗出物。严重PJP感染的患者可见透明膜形成、肺水肿及肺纤维化等间质性改变。

【临床表现】

潜伏期多为 1~2 个月。根据宿主特点，通常分为流行型和散发型两种临床类型。

（一）流行型（经典型）

现在已较为少见，多发生于免疫功能不良的早产、营养不良儿，年龄多在 2~6 个月之间，常流行于育婴机构或居住拥挤环境。初期隐袭性起病，进展缓慢，常表现为低热、拒睡、食欲下降、腹泻、体重较轻，后逐渐出现气促、干咳，并进行性加重，晚期出现鼻翼扇动、发绀、呼吸困难。部分患者可伴随脾大。病程一般为 10 日至 2 个月，如不及时治疗，最终可死于呼吸衰竭，病死率高达 20%~50%。

（二）散发型（现代型）

多发生于免疫缺陷患者，最常见于艾滋病患者。近年来，随着器官移植、免疫抑制剂的广泛应用，非 HIV 感染者的 PJP 发病率明显增高。器官移植、应用免疫抑制剂的患者并发 PJP 时病情进展常较为迅速，而艾滋病患者并发 PJP 时病情进展较缓慢。初期临床表现主要为食欲缺乏、体重减轻，继而出现干咳、发热、呼吸急促。如未及时诊断和治疗，病死率可高达 70%~100%。

症状与体征分离是 PJP 的重要特征，即呼吸系统症状重，但肺部体征常缺如。

【实验室检查】 📱微课 4

（一）血液检查

1. 血气分析　低氧血症是 PJP 患者主要的临床特点，故怀疑为 PJP 的患者，入院时需行血气分析以评估病情。血气中动脉血氧分压可用于评判 PJP 的严重程度，70mmHg 是轻-中度和重度 PJP 的区分值。

2. 血常规　白细胞计数多在正常范围或增高，最高可达（15~20）×10^9/L。白细胞分类可正常或核左移，嗜酸性粒细胞计数可轻度增加。

3. 血生化　可见血清乳酸脱氢酶升高，间接反映肺间质损伤程度。

（二）病原学检查

在下呼吸道分泌物或肺组织中发现肺孢子菌的包囊和滋养体是确诊本病的金标准。常用的比色染色方法为吉姆萨染色、环六亚甲基四胺银染色和甲苯胺蓝染色。

1. 痰涂片　常规痰检阳性率低（6%~30%）。对于不易咳痰的患者，可用超声雾化器吸入高张盐水气雾剂诱导咳痰。将痰标本用 2%N-乙酰半胱氨酸处理，取沉淀涂片、染色镜检，可将检出率提高至 60%~70%。

2. 支气管肺泡灌洗液（BALF）　BALF 离心后取沉渣染色镜检，阳性检出率可达 79%~89%。如患者能耐受纤维支气管镜检，应考虑在灌洗后经支气管镜取肺组织标本检查，检测阳性率可提高至 94%~100%。

3. 经皮肺穿刺或开胸肺组织活检　获取标本的阳性率较高。由于开胸肺组织活检对患者损伤较大且并发症较多，仅限于痰液及纤维支气管镜检查阴性但临床高度怀疑而必须进一步检查的患者。现已很少应用。

（三）免疫学检测

1. 特异性抗原检测　用免疫荧光法或免疫组织化学法对痰液、BALF、肺活检组织中的肺孢子菌包囊或滋养体进行特异性抗原检测，敏感性高、特异性强。

2. 血清特异性抗体检测　常用 ELISA、间接荧光试验和免疫印迹法对肺孢子虫特异性抗体进行检测。取病程中不同时间点的标本，抗体滴度 4 倍以上升高具有诊断意义，阳性率为 50%~90%。

（四）核酸检测

采用 PCR 法对痰液、BALF、肺组织活检标本以及血清/全血标本内的肺孢子菌进行核酸检测，敏感性高，但特异性较低。

（五）肺部影像学检查

1. X 线检查 对疾病早期的诊断价值不高，疾病早期胸片可完全正常。病情进展后，X 线检查可见从双肺门开始的弥漫性网状结节状阴影，呈磨玻璃样，以下肺为主；病变晚期呈高密度实变影。

2. 胸部 CT 可早期发现病变，常表现为斑片、磨玻璃样、间质性改变，随着病变的进展，也可见非典型表现如局限性肺不张、多发结节灶、大叶性肺炎、肺门及纵隔淋巴结肿大、胸腔积液等。

【诊断与鉴别诊断】

（一）诊断依据

1. 缓慢或亚急性起病，发热、干咳、紫绀、进行性呼吸困难。

2. 症状与体征分离：临床症状重，但肺部阳性体征缺如。

3. 影像学检查符合间质性肺炎改变：胸部 X 线检查可见双肺从肺门开始的弥漫性网状结节样间质浸润，胸部 CT 显示双肺磨玻璃状改变。

4. 血气分析提示低氧血症。

5. 血乳酸脱氢酶常升高。

凡免疫力低下的患者以及长期接受免疫抑制剂或糖皮质激素治疗的患者，在出现上述症状时，应高度警惕 PJP。病原学检查如在痰液、BALF、肺组织活检等中发现肺孢子菌的滋养体或包囊可确诊。对于临床高度怀疑 PJP 而未找到病原学证据的患者，应尽快进行经验性治疗。

（二）鉴别诊断

本病应与细菌（包括结核菌）、病毒、其他真菌、支原体或衣原体感染引起的肺部疾病进行鉴别。

【预后】

PJP 患者预后取决于基础疾病情况。如艾滋病患者一旦并发 PJP，病情常进行性恶化，未经治疗患者的病死率达 50% 以上。一般人群若能早期诊断、早期治疗，大多数患者可治愈。

【治疗】

（一）一般治疗

卧床休息，吸氧、改善通气功能，如呼吸困难进行性加重，可予机械通气。加强支持治疗，维持水和电解质平衡。减少或停用免疫抑制剂，对合并细菌感染者应给予合适的抗生素治疗。

（二）病原治疗

有效抗病原治疗是 PJP 治疗的关键。甲氧苄啶 - 复方磺胺甲噁唑，亦称复方新诺明，是 PJP 首选的治疗或试验性治疗药物。SMZ - TMP 通过干扰叶酸的代谢，起到杀灭肺孢子菌的作用，具有高效、抗菌、价廉等优点。轻 - 中度患者采用 SMZ 每日 75～100mg/kg、TMP 每日 15～20mg/kg，分 3～4 次口服，疗程 21 日，必要时可延长疗程。重度患者采用静脉给药，剂量同口服。如对 SMZ - TMP 耐药或过敏，可试行脱敏疗法，或用氨苯砜（或联合甲氧苄啶）、克林霉素（或联合伯氨喹）、喷他脒等进行替代治疗。

近年来，用棘白菌素类抗真菌药物卡泊芬净治疗 PJP 获得了很好的疗效，尤其是与 SMZ - TMP 合并用药时，起效快且不良反应明显少于 SMZ‑TMP 单药治疗。

（三）肾上腺糖皮质激素的应用

对中‑重度患者［氧分压（PaO_2）<70mmHg 或肺泡‑动脉血氧分压差 >35mmHg］，在确诊后 72 小时内或抗 PJP 治疗的同时应用肾上腺糖皮质激素，能有效改善低氧血症，减少肺纤维化，从而降低病死率。可给予泼尼松 40mg，每日 2 次口服；第 5 日起减为 20mg，每日 2 次口服；第 10 日起，减为 20mg，每日 1 次口服，直至抗 PCP 疗程结束。如静脉给予甲泼尼龙，用量应为上述泼尼松的 75%。

（四）高效逆转录病毒治疗（HAART）

艾滋病患者应尽早进行 HAART，通常在抗 PJP 治疗的 2 周内进行。CD4$^+$T 细胞计数 <200/μl 时，HIV 感染者应接受预防性抗 PJP 治疗。

【预防】

为避免发生院内交叉感染，应呼吸道隔离确诊的 PJP 患者，并做好病房的通风及消毒。维持性免疫抑制方案应遵循个体化治疗的原则，在控制病情的前提下避免过度免疫抑制。

对高危人群，如长期使用免疫抑制剂的非 HIV 感染者或 CD4$^+$T 淋巴细胞计数 <200 个/μl 的 HIV 感染者，包括孕妇及接受 HAART 者，均应预防性用药。首选 SMZ‑TMP，初予甲氧苄啶 160mg 和复方磺胺甲噁唑 800mg，2 次/日，继以相同剂量口服 1 次/日，对该药不能耐受者，可用氨苯砜替代。PJP 患者经 HAART 后，如 CD4$^+$T 淋巴细胞计数 >200 个/μl 并持续 ≥3 个月，可停止预防性用药。如果 CD4$^+$T 淋巴细胞计数又降低到 <200 个/μl，应重新开始预防性用药。

⊕ 知识链接

耶氏肺孢子菌肺炎

耶氏肺孢子菌肺炎（PJP）对免疫功能受损患者生命健康的影响相当大。若不接受预防性用药，高达 40% 的急性淋巴细胞白血病或淋巴增殖性疾病患者可罹患此病。大约 50% 的 PJP 患者有急性肺损伤，与其他细菌性肺炎相比，PJP 患者更易发生肺功能持续减退（慢性肺损伤）。

我国高度重视 HIV 患者健康管理，在过去的几十年里，HIV 阳性患者的 PJP 临床转归得到显著改善，这主要得益于早期诊断、精细化的重症监护管理（低潮气量，保守的液体管理）、并发感染的诊断和有效治疗、辅助性糖皮质激素治疗［当患者动脉血氧分压 <9.3kPa（<70mmHg）时］、预防性用药和早期联合应用 HAART。

⇒ 案例讨论

临床案例　患者，女性，43 岁。因发热、咳嗽、呼吸困难 1 周入院。入院前曾服用左氧氟沙星等抗生素治疗，无效。2 个月前确诊为干燥综合征，口服激素治疗。体检：体温 39.0℃，呼吸 36 次/分，神志清，精神软，满月脸，水牛背，口唇紫绀，呼吸急促，双肺呼吸音粗，未闻及干、湿性啰音，心率 108 次/分，律齐，双下肢无水肿。肺部 CT 示：双肺广泛间质性改变。

讨论　1. 该患者可能的诊断是什么？
　　　2. 为确诊，须完善哪些检查？

目标检测

答案解析

题库

1. 肺孢子菌病的易感染人群特征是什么？

2. 肺孢子菌病的诊断依据是什么？

3. 肺孢子菌病的首选治疗药物是什么？

（章益民）

书网融合……

本章小结

微课1

微课2

微课3

微课4

第五章　立克次体感染

第一节　流行性斑疹伤寒

PPT

📖 学习目标

1. 掌握　流行性斑疹伤寒的临床及实验室特征、诊断和鉴别诊断要点以及治疗、预防原则。

2. 熟悉　流行性斑疹伤寒的流行病学。

3. 了解　普氏立克次体的特点。

4. 学会流行性斑疹伤寒的鉴别，具备流行性斑疹伤寒的诊治能力。

流行性斑疹伤寒（epidemic typhus）又称为虱传斑疹伤寒（louse - borne typhus）或典型斑疹伤寒（classic typhus），是由普氏立克次体（*Rickettsia prowazeki*）引起，以人虱为传播媒介所致的急性传染病。本病全身感染症状和衰竭比较严重，发热持续 2 周左右，40 岁以上患者病情更严重。

本病呈世界性分布，第一、第二次世界大战期间曾有大流行。1949 年以前，我国本病发病率高，常有流行，1949 年后已基本控制，目前仅少数散发。作为再现的传染病，近年俄罗斯、秘鲁、阿尔及利亚和中部非洲有局部流行。流行期病死率为 6%～30%。

⊕ 知识链接

流行性斑疹伤寒的流行

流行性斑疹伤寒是人类最古老的传染病之一，长期存在于人类社会。可以说，哪里有战争，哪里就有斑疹伤寒。目前，在非洲、南美洲和亚洲一些高原寒冷地区，本病的发病率及死亡率仍较高，仍是 WHO 流行病监测计划中的一种疾病。近年来发现，东方鼯鼠和牛、羊、猪、骆驼及其寄生蜱中均可分离出普氏立克次体，也可能成为传染源。

【病原学】

普氏立克次体呈多形性，为 1mm 左右的微小球杆状或丝状，在人虱肠壁细胞内呈多形性。革兰阴性，吉姆萨染色呈淡紫红色。具有两种抗原，一为可溶性耐热型特异性抗原，区分斑疹伤寒和其他立克次体病；二为不耐热型特异性颗粒抗原，可区分两型斑疹伤寒。与变形杆菌 OX$_{19}$ 有部分共同抗原，与患者血清发生凝集反应（即外斐反应）用于诊断。

体外只在活细胞培养基上生长。动物接种：接种雄性豚鼠腹腔引起发热和血管炎，不引起阴囊明显肿胀，可与莫氏立克次体相鉴别。

对热、紫外线及一般消毒剂均敏感。56℃ 30 分钟或 37℃ 5～7 小时均可灭活。耐低温和干燥，-20℃ 以下可长期保存，干燥的虱粪中能存活数月。

【流行病学】

(一) 传染源

患者是主要传染源，潜伏期末即有传染性，病程第 1 周传染性最强，一般不超过 3 周。

(二) 传播途径

传播媒介是人虱。普氏立克次体的生活史较为独特，在人和人虱中完成。立克次体因人虱叮咬被感染的人体而进入虱体，增殖后由虱粪排出。虱不论何时叮咬人，会同时排出粪便。搔抓被咬处，使得排泄在虱粪中的立克次体进入皮肤。因此，普氏立克次体因人虱叮咬而直接传播至人体。虱喜生活于29℃左右的环境中，故虱可离开高热患者或死亡者而另觅新宿主，致使本病在人群中传播。此外，因吸入气溶化的虱粪而污染咽喉部黏膜也可引起感染。

鼯鼠间的传播媒介可能是虱或蚤，但使人受感染的途径尚不明确，可能也是通过叮咬人体而传播。

(三) 人群易感性

人群普遍易感，病后可获相当持久的免疫力，少数因免疫力不足偶可再次感染或体内潜伏的立克次体再度增殖而引起复发。

(四) 流行特征

多发生于寒冷地区的冬春季节，但近年来非洲热带地区也有本病发生。战争、荒灾和群体个人卫生差会增加人虱繁殖的机会，以往世界各地多次流行性斑疹伤寒的流行与此有关。

【发病机制与病理解剖】

(一) 发病机制

普氏立克次体侵入人体后，主要在小血管和毛细血管内皮细胞中繁殖，引起血管病变，并播散至邻近内皮细胞，产生小感染灶；进入血流播散至远处的小动脉、小静脉及内脏内皮细胞。

本病发生是由病原体直接引起的血管病变及病原体诱导的变态反应所致。立克次体不产生外毒素，有限量的内毒素与疾病的病理过程不相称。普氏立克次体可引起潜伏感染，在淋巴组织中存在持续存在是引起复发型斑疹伤寒的原因。

(二) 病理解剖

小血管炎是本病的基本病变，典型时形成斑疹伤寒结节，即增生性血栓坏死性血管炎及其周围的炎性细胞浸润而形成的肉芽肿。该病变遍及全身，尤以皮肤、心脏、脑及脑膜、骨骼肌、肺、肾、肾上腺及睾丸明显。非特征性改变有支气管肺炎、间质性肾炎、间质性心肌炎、间质性肝炎。肾上腺可有出血、水肿。中枢神经系统病变广泛，出现从大脑灰质到脊髓的病变。脾可因单核－巨噬细胞增生而呈急性肿大。

【临床表现】 📱 微课 1

(一) 典型斑疹伤寒

潜伏期为 5 ~ 23 日，一般为 10 ~ 14 日。

1. 发热 起病多急骤，体温在 1 ~ 2 日内迅速上升至 39℃以上，第 1 周呈稽留热，第 2 周起有弛张热趋势，若无并发症且未做病原治疗，发热持续 2 ~ 3 周后，于 3 ~ 4 日内降至正常。伴寒战、乏力、剧烈头痛、面部及眼结膜充血等全身毒血症症状。

2. 皮疹 为重要体征。90%以上的病例于第 4 ~ 5 日开始出疹，初见于胸背部，1 ~ 2 日内遍及全身，面部通常无疹。初常为鲜红色充血性斑丘疹，压之褪色，继而变为暗红色或瘀点，多孤立存在，不融合。1周左右消退，瘀点样疹可持续至2周。常遗留色素沉着或脱屑，无焦痂。

3. 中枢神经系统症状 较明显，出现早，表现为剧烈头痛，伴头晕、耳鸣及听力下降，可出现反应迟钝或惊恐、谵妄，偶有脑膜刺激征，手、舌震颤，甚至出现大小便失禁、昏迷。

4. 肝脾大 约90%的患者出现脾大，少数患者肝轻度肿大。

5. 心血管系统症状 可有脉搏加快，合并心肌炎时可有心音低钝、心律失常、奔马律、低血压甚至循环衰竭。

6. 其他 可出现呼吸道、消化道症状以及急性肾功能衰竭。

（二）轻型

近年来，国内多见此型散发病例。热程短（8~9日）、体温多在39℃以下，全身中毒症状较轻，伴明显头痛和全身酸痛，很少出现意识障碍和其他神经系统症状。充血性皮疹稀少或无，常于出疹后1~2日即消退。肝脾大者少见。

（三）复发型

复发型斑疹伤寒也称为 Brill – Zinsser 病。原发性感染后，普氏立克次体在人体淋巴结中能存在多年，无任何临床表现。一旦出现机体免疫功能下降，立克次体即繁殖而致疾病复发。Brill – Zinsser 病既可发生在斑疹伤寒流行地区的当地人中，也可发生在自流行区移民到非流行区的人中；目前散在病例主要见于东欧以及东欧移居美国、加拿大者，国内很少有该病报道。

复发型斑疹伤寒的临床表现同流行性斑疹伤寒，但病情轻、病程短、病死率低。免疫学检查可用于鉴别本病和原发性感染。复发型斑疹伤寒的特异性抗体出现早，发病后10日达高峰，且为 IgG 型抗体，而不是原发性感染后的 IgM 型抗体。这种早出现的抗体反应和轻度病情提示仍存在部分免疫力。

【实验室检查】

（一）血、尿常规

白细胞计数多在正常范围内，中性粒细胞常升高；嗜酸性粒细胞显著减少或消失；血小板常减少。尿蛋白常阳性。

（二）脑脊液检查

有脑膜刺激征者脑脊液白细胞和蛋白稍增高，糖一般正常。

（三）血清学检测

1. 外斐反应（变形杆菌 OX_{19} 凝集试验） 发病后第1周出现阳性，第2~3周达高峰，持续数周至3个月。菌株凝集效价≥1：160或病程中有4倍以上升高者有诊断价值。阳性率为70%~80%且操作简便，但特异性差，既不能助于地方性斑疹伤寒相鉴别，也因与回归热螺旋体、布鲁菌和结核杆菌等发生交叉凝集而出现假阳性。

2. 抗体检测 间接免疫荧光试验（IFA）为最常用的血清学诊断手段；ELISA 最敏感，尤其是 IgM 捕获法；补体结合试验（CF）和乳胶凝聚集试验（LG）也用于普氏立克次体的检测。

（四）病原体分离

通过动物接种分离立克次体费时费力，可引起实验人员和其他实验动物感染。胚鸡卵黄囊培养曾广泛被应用，但往往难以及时获得胚鸡卵黄囊，且有时需要盲传数代才能得到分离株。因此，这些技术在临床诊断中的应用受到限制。结合离心的壳状瓶（shell vial）培养技术已普遍用于病毒和胞内寄生菌的分离，近来成功用于立克次体的分离，既快速又简便。

（五）核酸检测

分子杂交法检测普氏立克次体核酸特异性高，有助于早期诊断；PCR 法可提高检出率。

【并发症】

支气管肺炎、心肌炎、中耳炎及腮腺炎，可并发感染性精神病及指、趾、鼻尖等的坏疽，现已少见。

【诊断与鉴别诊断】

（一）诊断

患者流行病学资料有重要参考价值，常缺乏特异性临床表现，实验室检查对诊断是必需的，外斐反应效价在 1∶160 以上或呈 4 倍以上升高即可诊断，有条件者也可加做其他血清学试验。

（二）鉴别诊断

1. 其他立克次体病 与地方性斑疹伤寒的鉴别要点见表 5 - 1。恙虫病患者恙螨叮咬处可有焦痂和淋巴结肿大，变形杆菌 OX_k 凝集试验阳性。Q 热 ［由贝氏柯克斯体（俗称 Q 热立克次体）引起的自然疫源性传染病］无皮疹，主要表现为间质性肺炎，外斐反应阴性，贝氏立克次体的血清学试验阳性。

表 5 - 1　流行性斑疹伤寒与地方性斑疹伤寒的鉴别

	流行性斑疹伤寒	地方性斑疹伤寒
疾病性质	中度至重度	轻度至中度
流行特点	流行性，多发生于冬春	地方散发性，一年四季都可发生，更多见于夏秋
皮疹	斑丘疹，瘀点/瘀斑常见；多遍及全身	斑丘疹；稀少
血小板减少	常见	不常见
外斐反应	强阳性，1∶320 ~ 1∶5120	1∶160 ~ 1∶640
接种试验	不引起豚鼠睾丸肿胀，或偶可引起但甚轻	引起豚鼠睾丸严重肿胀
病死率	6% ~ 30%	<1%

2. 伤寒 起病较缓，全身中毒症状较轻，特征性表现如玫瑰疹、相对缓脉已少见，诊断依赖血（或尿、粪、骨髓）培养出伤寒沙门菌和（或）血肥达反应阳性。

3. 回归热 起病急，发热，热退数日后可再发热，血液和骨髓涂片中可见回归热螺旋体。因也由虱传播，该病可与流行性斑疹伤寒发生于同一患者。

4. 肾综合征出血热 以发热、出血、休克和肾损害为主要表现，典型患者有发热期、低血压休克期、少尿期、多尿期和恢复期 5 期经过。血清检测特异性 IgM 抗体可确诊。

【治疗】

（一）一般治疗

卧床休息，供给足量水分和热能，做好护理以防止并发症。

（二）病原治疗

四环素和多西环素治疗有效，需早期使用。常规剂量给药，热退后再用 3 ~ 4 日。严重病例首剂可静脉给药。氯霉素因具骨髓抑制而不作为首选。磺胺药禁用，因可加重病情。

（三）对症治疗

剧烈头痛者予止痛镇静剂。肾上腺糖皮质激素可减轻毒血症症状，但应慎用。因抗生素只能抑制立克次体的生长而不能将其彻底清除，疾病的恢复部分依赖于患者的免疫功能。

【预防】

讲究个人卫生、灭虱是预防本病的关键措施。

（一）管理传染源

早期隔离患者，并予灭虱处理。密切接触者医学观察21日。

（二）切断传播途径

加强卫生宣教，勤沐浴更衣。有虱时对衣、被等进行灭虱。

（三）保护易感者

疫区居民及新入疫区人员接种疫苗，国内常用鼠肺灭活疫苗。第一年注射3次，以后每年加强1次，6次以上可获较持久免疫力。减毒E株活疫苗在国外已广泛使用，1次接种免疫效果持续5年以上。免疫接种只能减轻病情，发病率无明显降低。

→ 案例讨论

临床案例　患者，女性，30岁。因"发热、头痛5日，伴皮疹、恶心呕吐3日"入院。查体：体温40℃，颜面潮红，结膜充血，胸背部可见散在暗红色斑丘疹，腹部压痛（+）。辅助检查：末梢血白细胞$8.1×10^9$/L，中性粒细胞百分比62%，淋巴细胞百分比38%，血小板$238×10^9$/L；尿检，蛋白（+），红细胞（+）。

讨论　1. 该患者的诊断是什么？

2. 本病的诊断依据有哪些？

3. 为确诊，该患者应进一步做哪些检查？

4. 本病应与哪些疾病进行鉴别诊断？

5. 本病的治疗原则是什么？

目标检测

答案解析

题库

1. 流行性斑疹伤寒的临床表现是什么？

2. 流行性斑疹伤寒主要应与哪些疾病进行鉴别？

（李　红）

PPT

第二节　地方性斑疹伤寒

📖 学习目标

1. 掌握　地方性斑疹伤寒的临床及实验室特征、诊断与鉴别诊断要点以及治疗、预防原则。

2. 熟悉　地方性斑疹伤寒的流行病学。

3. 了解　莫氏立克次体的特点。

4. 学会地方性斑疹伤寒的鉴别诊断，具备地方性斑疹伤寒的诊治能力。

地方性斑疹伤寒（endemic typhus），又称蚤传斑疹伤寒（flea - borne typhus）或鼠型斑疹伤寒（murine typhus），是由莫氏立克次体（*Rickettsia mooseri*，也称 *Rickettsia Typhi*）引起、以鼠蚤为传播媒介的急性传染病。其临床表现与流行性斑疹伤寒相似，但病情较轻、病程短，除老年患者外，极少为致死性的。

【病原学】

莫氏立克次体的形态特征及理化性质与普氏立克次体相似，但具以下不同点：①形态上，多形性不明显，多为短丝状；②两者因有相同的耐热可溶性抗原而有交叉反应，而具不同的不耐热型颗粒抗原，可借补体结合试验或立克次体凝集试验区别；③接种雄性豚鼠可引起阴囊及睾丸明显肿胀；④除豚鼠外，对大鼠和小鼠均有明显的致病性，亦可用于分离及保存病原体。

【流行病学】

（一）传染源

家鼠为本病的主要传染源，莫氏立克次体通过鼠蚤在鼠间传播。鼠感染后不立即死亡，而鼠蚤只在鼠死后才叮咬人而使人受感染。此外，患者及牛、羊、猪、马、骡等也可能作为传染源。

（二）传播途径

主要通过鼠蚤的叮咬而传播。鼠蚤叮咬人时不是直接将莫氏立克次体注入人体，但可同时排出含病原体的粪便和呕吐物而污染伤口，立克次体经抓破处进入人体；蚤被压碎后，其体内病原体可经同一途径侵入。进食被病鼠排泄物污染的食物也可患病。蚤干粪内的病原体偶可形成气溶胶，经呼吸道和眼结膜使人受染。如有虱寄生于人体，亦可作为传播媒介。

（三）人群易感性

人群普遍易感，感染后可获强而持久的免疫力，与流行性斑疹伤寒有交叉免疫。

（四）流行特征

本病全球散发，多见于热带和亚热带。国内河南、河北、云南、山东、辽宁和北京等地发病率较高，在我国广大农村地区仍持续严重流行。以晚夏和秋季时多见，可与流行性斑疹伤寒同时存在于同一地区。

【发病机制与病理解剖】

与流行性斑疹伤寒相似，但病变较轻，小血管的血栓形成较少见。

【临床表现】

潜伏期 1～2 周，临床表现与流行性斑疹伤寒相似，但病情较轻，病程较短。

据 97 例美国儿童患者和 104 例西班牙患者的资料，出现发热、头痛和皮疹的比例分别为 100%、75% 和 63%，发热伴头痛或皮疹占 90%，而同时出现三联征的仅占 49%，且随年龄的增长，出现三联征的机会增加。半数以上儿童有消化道症状，在成人约占 1/4。成人常伴关节肌肉痛（78%），在儿童仅占 35%。皮疹多为斑丘疹（80%），少数为红斑（10%）或瘀斑（10%）。淋巴结肿大在儿童（16%）多于成人（2%），仅 24% 的成年患者出现脾肿大，儿童均未见肝脾肿大。12% 的儿童并发肺炎，未见脑膜炎等其他并发症。9% 的成人出现并发症，6 例为肺炎，1 例为小脑炎；2 例发生多器官衰竭，其中 1 例出现肺炎、肝炎和心包炎，1 例出现成人呼吸窘迫综合征、急性肾功能衰竭和 DIC。无 1 例死亡。

【实验室检查】

（一）血细胞分析

白细胞计数及分类多正常，少数于病程早期出现血小板减少。

（二）生化检查

约90%的患者血清 AST、ALT、ALP 和 LDH 轻度升高。

（三）免疫学检测

外斐反应亦阳性，但滴度较低。用莫氏立克次体特异性抗原做补体结合试验和乳胶凝集试验等可鉴别。

（四）病原体分离

一般实验室不宜进行豚鼠阴囊反应试验，以免感染在动物间扩散和导致实验室工作人员感染。

【诊断与鉴别诊断】 📱 微课2

（一）诊断

本病的临床表现无特异性，且病情较轻，故容易漏诊。流行病学资料对诊断有帮助。对流行区发热患者或发病前1个月内去过疫区者，应警惕本病的可能。由于本病病情轻，对抗生素治疗有效，也许在未做出诊断前已被治愈。新加坡国立大学医院对急性发热性疾病进行特异性血清学筛选，在14个月中即发现21例。外斐反应有筛选价值，进一步诊断依赖于补体结合试验和立克次体凝集试验等。

（二）鉴别诊断

见本章第一节"流行性斑疹伤寒"。

【治疗】

同流行性斑疹伤寒，国内报道多西环素的疗效优于四环素。近来使用氟喹诺酮类，如环丙沙星、氧氟沙星和培氟沙星等，对本病治疗也有效。患者体温常于开始治疗后1~3日内降至正常，体温正常后再用药3~4日。

【预防】

1. 主要是灭鼠灭蚤，对患者及早进行隔离治疗。

2. 因系散发性疾病，一般不用预防注射，但对从事动物实验和灭鼠工作的人员建议进行预防接种。

➡ 案例讨论

临床案例 患者，男性，27岁。8月发病。因畏寒、发热、头痛7日就诊，体温39~40℃，伴表情淡漠，腹部、胸背部可见较多的淡红色充血性斑丘疹，压之褪色。实验室检查：末梢血白细胞6.1×10^9/L，中性粒细胞百分比62%，淋巴细胞百分比38%，嗜酸性粒细胞0；血清肥达反应 H 抗原1:80，O 抗原1:40；外斐反应 OX_{19} 1:320，OX_k 1:160。

讨论 1. 该患者的诊断是什么？

2. 本病的诊断依据有哪些？

3. 本病应与哪些疾病进行鉴别诊断？

4. 本病的治疗原则是什么？

目标检测

答案解析

题库

1. 地方性斑疹伤寒的诊断依据是什么？

2. 地方性斑疹伤寒主要应与哪些疾病进行鉴别?

（李　红）

PPT

第三节　恙虫病

📖 学习目标

1. **掌握**　恙虫病的诊断、鉴别诊断要点以及治疗、预防原则。
2. **熟悉**　恙虫病的流行病学。
3. **了解**　恙虫病东方体的特点。
4. 学会对恙虫病的诊治及处理。

恙虫病（tsutsugamushi disease）又称为丛林斑疹伤寒（scrub typhus），是由恙虫病东方体（*Orientia tsutsugamushi*）所致的急性自然疫源性传染病，因通过恙虫幼虫（恙螨）叮咬传播而得名。本病起病急，有高热、毒血症、皮疹、焦痂和淋巴结肿大等临床表现及外周血白细胞计数减少的特点。临床表现多样、复杂，并发症多，临床误诊率高达 47%，若错失最佳治疗时机，病程进展常可导致多器官衰竭甚至死亡。

【病原学】

（一）特性及抗原结构

恙虫病东方体呈球形或球杆状，大小约（0.3～0.6）μm×（0.5～1.5）μm，多成对分布，专性细胞内寄生，在细胞质内靠近细胞核旁成堆排列，革兰染色呈阴性，但以吉姆萨染色的显色较好，呈紫蓝色。小白鼠腹腔内接种、鸡胚卵黄囊或 HeLa 细胞中培养均能良好生长。恙虫病东方体各株间的抗原性有较大差异，致病力也不尽相同。根据抗原性的不同，可将恙虫病东方体分为 10 个血清型，即 Karp、Gilliam、Kato、Kawasaki、Kuroki、TA678、TA686、TA716、TA763 和 TH1817，我国大陆约 50% 为 Gilliam 血清型，其次是 Karp 血清型。此外，恙虫病东方体尚具有与变形杆菌 OX_k 的交叉免疫原性。利用病原体的抗原或变形杆菌 OX_k 的抗原做血清学检查，有助于临床诊断。

（二）抵抗力

恙虫病东方体的抵抗力弱，是对人有致病性的立克次体中抵抗力最弱的一种，有自然失活、裂解倾向，耐寒不耐热，低温可长期保存，−20℃能存活 6 周，加热 56℃ 10 分钟即被杀灭；对一般消毒剂极为敏感。对氯霉素、四环素类敏感，但能耐受青霉素类、头孢菌素类及氨基糖苷类抗生素。

【流行病学】　🅔 微课 3

此病主要流行于亚洲太平洋地区，尤以东南亚国家与日本太平洋岛屿多见。1600 余年前的我国古代医籍已有类似本病的描述记载，称"沙虱热"。本病在我国主要见于东南沿海地区，但长江以北地区也不断有本病发现，目前我国病例报告或血清学发现本病的省区有广东、广西、海南、湖南、云南、四川、贵州、西藏、台湾、山东、江苏、浙江、安徽、天津、辽宁、吉林、陕西及新疆，显示本病分布可能相当广泛。每年约有 100 万人感染恙虫病，在流行地区，1/4 具有发热症状的疾病由该病引起，重症或不恰当治疗患者的病死率高达 24%。

（一）传染源

鼠类是主要传染源。在我国南方以黄毛鼠、褐家鼠为主，而北方则以黑线姬鼠、社鼠等为主。鼠类感染后多无症状，但病原体在其内脏中能长期存在，因而也是本病的主要储存宿主。此外，兔、猪、家禽、鸟类等也可被感染或携带恙螨，故也可为本病的传染源及储存宿主。人被恙螨叮咬仅属偶然现象，虽然被感染后血中出现病原体，但作为传染源的意义不大。

（二）传播途径

恙螨为本病的传播媒介。在我国已证实能传播本病的数十种恙螨中，以地里纤恙螨和红纤恙螨为主要传播媒介。恙螨幼虫叮吮感染恙虫病东方体的鼠类体液而受染，病原体在幼虫体内繁殖，经蛹、幼虫、成虫和卵而传给第二代幼虫，幼虫再叮咬鼠使其受染，如此循环，形成自然疫源地，因此，恙螨既是本病的传播媒介，也是恙虫病东方体的原始储存宿主。人因进入林地偶被恙螨幼虫叮咬而受染。恙螨仅幼虫为寄生性，其余阶段自营生活，且在一生中多仅吸吮一次人或动物的体液，但由于病原体可经卵下传幼虫，传播恙虫病的是感染病原后的第二代幼虫。人与人之间不传染，目前尚无接触危重患者或带菌动物的血液等体液而导致传播的报道。

（三）人群易感性

人对本病普遍易感。从事野外劳动、较多接触丛林杂草的人员及青壮年因暴露机会多而发病率较高。病后可获得对同株病原体的持久免疫，对异株的免疫则仅能维持数月，故可再次感染发病。

（四）流行特征

本病一般为散发，但亦可发生流行。我国南北流行的季节有差异，南方省区多发生于夏秋季，见于5～10月，以6、7月为高峰，与此期间降雨集中而引起地面恙螨扩散有关；但在北方省区则为秋冬型，发病以9～12月为多，流行高峰出现在10月，与恙螨及野鼠的密度增加有关。

⊕ 知识链接

恙虫病的发现及流行

早在公元313年，我国晋代医学家葛洪曾描述如"人行经草丛、沙地，被一种红色微小沙虱叮咬，即发生红疹，三日后发热，叮咬局部溃疡结痂"，颇似现代恙虫病；但直到1948年，才于广州分离出恙虫病东方体。国外最早系日本人于1810年首先描述本病，1927年日本学者将其定名为东方立克次体。1931年定名为恙虫病东方体。全球恙虫病广泛流行于"恙虫病三角区"：西至阿富汗、巴基斯坦，东南至澳大利亚北部，西南至太平洋诸岛，东北至朝鲜半岛、日本和俄罗斯东海岸。恙虫病广泛分布于亚太地区的热带及亚热带，近年来逐渐向温带地区蔓延。

【发病机制与病理解剖】

（一）发病机制

病原体从恙螨叮咬处侵入人体，先在叮咬局部组织细胞内繁殖，引起局部的皮肤损害，继而直接或经淋巴系统进入血流，形成恙虫病东方体血症，血流中的病原体侵入血管内皮细胞和单核－巨噬细胞生长繁殖，产生毒素，引起全身毒血症症状和多脏器的病变。

恙虫病东方体对人体的致病性受病原体本身及机体两方面因素的影响，前者主要指侵入的病原体株（不同株的毒力不同）的差异，后者则主要为机体的反应性高低（产生非特异性及特异性免疫反应能力差者病情较重）。

（二）病理解剖

本病的基本病理变化为全身小血管炎、血管周围炎及单核－巨噬细胞增生。被恙螨叮咬的局部皮肤先有充血、水肿，形成小丘疹，继成小水疱，水疱中央坏死、出血，形成圆形或椭圆形的黑色痂皮，称焦痂。痂皮脱落后可呈溃疡。焦痂或溃疡附近的淋巴结肿大显著，并可伴全身淋巴结肿大。内脏普遍充血，肝、脾因充血及单核－巨噬细胞增生而肿大，并可出现局灶性或弥漫性心肌炎、出血性肺炎、间质性肾炎及淋巴细胞性脑膜炎等。

【临床表现】

潜伏期 4~20 日，一般为 10~14 日。

（一）毒血症症状

起病急骤，先有畏寒或寒战，继而发热，体温迅速上升，1~2 日内可达 39~41℃，呈稽留型、弛张型或不规则型。多伴有相对缓脉、头痛、全身酸痛、乏力、嗜睡、食欲不振、颜面潮红，结膜充血。个别患者有眼眶后痛。严重者出现谵语、烦躁、肌肉震颤、听力下降，脑膜刺激征，血压下降，还可并发肺炎。发热多持续 1~3 周。

（二）焦痂及溃疡

为本病特征，见于 67.1%~98% 的患者。发病初期于被恙螨幼虫叮咬处出现红色丘疹，一般不痛不痒，不久形成水疱，破裂后呈新鲜红色小溃疡，边缘突起，周围红晕，1~2 日后中央坏死，成为褐色或黑色焦痂，呈圆形或椭圆形，直径 0.5~1cm，痂皮脱落后形成溃疡，其底面为淡红色肉芽组织，干燥或有血清样渗出物，偶有继发化脓现象。多数患者只有 1 个焦痂或溃疡，少数有 2~3 个，个别多达 10 个以上，常见于腋窝、腹股沟、外阴、肛周、腰带压迫等处，也可见于颈、背、胸、足趾等部位。

（三）淋巴结肿大

全身浅表淋巴结常肿大，近焦痂的局部淋巴结肿大尤为显著。一般大小如蚕豆至鸽蛋大，可移动，有疼痛及压痛，无化脓倾向，消散较慢，在恢复期仍可扪及。

（四）皮疹

35%~100% 的患者在第 4~6 病日出现暗红色斑丘疹。无痒感，大小不一，直径为 0.2~0.5cm，先见于躯干，后蔓延至四肢。轻症者无皮疹，重症者皮疹密集，融合或出血。皮疹持续 3~10 日后消退，无脱屑，可留有色素沉着。有时在第 7~8 病日发现软硬腭及颊黏膜上有黏膜疹。

（五）其他

50% 的患者有脾大，10%~20% 的患者有肝大。部分患者可见眼底静脉曲张、视乳头水肿或眼底出血。心肌炎较常见。亦可发生间质性肺炎、睾丸炎、阴囊肿大、肾炎、消化道出血、全身感觉过敏、微循环障碍等。危重病例呈严重的多器官损害，如肝功能异常，儿童发生率较成人高，为 77.0%~96.7%。此外，还可出现心功能衰竭、肾功能衰竭、循环衰竭，出血现象如鼻衄、胃肠道出血等，还可发生 DIC。

【实验室检查】

（一）血常规

外周血白细胞计数常减少，但也可在正常范围内，有并发症时则增多。分类常有中性粒细胞核左移、淋巴细胞计数相对增多。

（二）血清学检查

1. 变形杆菌OX$_k$凝集反应（外斐反应）　患者血清可与变形杆菌OX$_k$发生凝集反应，最早可于第4病日出现阳性。病程第1、2、3周，阳性率分别为30%、63%和87%，效价为1∶80~1∶1280不等，第4周开始下降，至第8~9周多转为阴性。一般凝集效价在1∶160以上才有诊断意义，若在病程中隔周做2次检查，如效价升高4倍以上，则诊断意义更大。本试验的灵敏度和特异度均较低，其他疾病如钩端螺旋体病也可出现阳性，早期抗菌药物的使用易导致假阴性。

2. 斑点免疫测定　用恙虫病东方体或其蛋白作为抗原吸附硝酸纤维膜，可检测患者血清中特异性IgM或IgG抗体，其中，特异性IgM检测有早期诊断价值。此法的敏感性及特异性均佳。

3. 补体结合试验　阳性率较高，特异性较强，持续阳性时间可达病后5年左右。可选用当地多见株作为抗原，也可用多价抗原。

4. 免疫荧光试验　间接免疫荧光试验在病程第1周末即可检测到患者血清中的特异性抗体，2个月后效价虽逐渐下降，但可持续数年。

5. ELISA　可做各型血清型恙虫病东方体的特异性IgG或IgM抗体检测，敏感性及特异性均佳。

（三）分子生物学检测

用PCR技术可检测血液等标本中的恙虫病东方体DNA，对于本病诊断及病原体株的鉴定有一定意义。

（四）病原体分离

常用小鼠作为分离病原体的实验动物，也可用鸡胚卵黄囊接种或HeLa细胞培养分离本病原体。取发热患者全血0.5ml接种于小鼠腹腔，多在接种后第7~9日见动物发病，取濒死小鼠的脾、肝或腹膜做涂片或印片，吉姆萨染色后可在单核细胞胞质内靠近核旁发现紫蓝色的恙虫病东方体。

【并发症】

可出现支气管肺炎、心肌炎、心功能衰竭、中毒性肝炎、消化道出血及脑膜脑炎等。

【诊断与鉴别诊断】

（一）诊断依据

1. 流行病学资料　发病前3周内曾否到过流行区，有无户外工作、露天野营或在林地草丛上坐、卧、休息等，并注意流行季节。

2. 临床表现　起病急，有高热、皮肤潮红、焦痂或特异性溃疡、淋巴结肿痛、皮疹、肝脾肿大等，尤以发现焦痂或特异性溃疡最具诊断价值。

3. 实验室检查　外周血白细胞计数减少，外斐反应OX$_k$抗体效价在1∶160以上有辅助诊断价值。有条件时可做特异性血清学检查，或行小白鼠腹腔接种以分离病原体。

（二）鉴别诊断

1. 斑疹伤寒　多见于冬春季节及寒冷地区，有虱子（流行性斑疹伤寒）或鼠蚤（地方性斑疹伤寒）叮咬史，无焦痂和局部淋巴结大，外斐反应OX$_{19}$阳性，而OX$_k$阴性。

2. 伤寒　起病较缓，有持续高热、神情淡漠、相对缓脉，并常有消化道症状，皮疹为玫瑰疹，无焦痂发现，血常规嗜酸性粒细胞减少，肥达反应阳性，血培养可获伤寒沙门菌。

3. 钩端螺旋体病　常有显著的腓肠肌疼痛，无皮疹、焦痂或溃疡，外围血白细胞计数常轻度增多，血片中可找到钩端螺旋体。钩端螺旋体补体结合试验阳和乳胶凝集试验阳性。

4. 登革热　发病前曾在登革热流行区居住或逗留，有日间被伊蚊叮咬史，多于夏秋季发病，头疼、全身疼痛较显著。较常同时出现丘疹和皮下出血点。血液白细胞计数和血小板减少。可从病程第 3 日患者的血清中分离出登革病毒。血清中抗登革病毒抗体阳性。

5. 流行性出血热　高热时头痛、腰痛和眼眶痛较明显，体温下降时较常出现休克，皮下出血点、瘀斑，少尿或无尿常见。血液白细胞计数升高，异型淋巴细胞百分比常超过 10%，血小板明显减少。血液尿素氮和肌酐水平随少尿或无尿时间延长而逐渐升高。血清中抗流行性出血热病毒的特异性抗体阳性。

6. 皮肤炭疽　有牲畜接触史，病变多见于外露部位，毒血症症状轻，无皮疹，血白细胞计数多增高，取分泌物可查及炭疽杆菌，外斐反应阴性。

【预后】

如能早期诊断，及时采取有效的病原治疗，绝大多数患者预后良好。老年人、孕妇、有并发症者预后较差。病死率在各地报告差异较大，未用抗生素地区的病死率为 9%～60%，自应用有效抗生素治疗后已降低至 1%～5%。

【治疗】

（一）一般治疗

患者宜卧床休息，多饮水，进食易于消化的食物，加强护理，注意口腔卫生，定时翻身，保持皮肤清洁。注意补充足量的水分。对高热可用冰敷、酒精擦浴等物理措施降温，酌情使用解热药物，但慎用大量发汗的解热药。烦躁不安时可适量应用镇静药物。重症患者可予糖皮质激素以减轻毒血症症状，有心功能衰竭者应绝对卧床休息，用强心药、利尿剂控制心功能衰竭。

（二）病原治疗

因恙虫病东方体为细胞内寄生菌，应选用能通过细胞膜的抗菌药物，四环素类、大环内酯类、氯霉素及喹诺酮类抗生素对恙虫病东方体均具有抑杀作用。前 3 类效果较强，患者多于用药 24 小时后体温恢复正常；而应用喹诺酮类抗生素的患者于用药后 24～48 小时，体温亦可降至正常。有资料显示利福平对恙虫病也有一定的疗效。通常只选用 1 种抗菌药物。儿童与妊娠患者宜选用大环内酯类抗菌药，疗程 10 日。

【预防】

（一）消灭传染源

灭鼠是主要措施，患者不必隔离，接触者不检疫。

（二）切断传播途径

改善环境卫生，除杂草，消除恙螨滋生地。对于野外作业地区，可喷洒杀虫剂消灭恙螨。

（三）个人防护

在流行季节避免在草地上坐、卧、晾晒衣被。在流行区野外活动时，为了防止恙螨叮咬，应束紧袖领及裤脚口，可在外露的皮肤上涂抹驱避剂如 5% 邻苯二甲酸二甲酯等。目前尚无可实际应用的恙虫病疫苗。

➡ 案例讨论

临床案例　患者，男性，36岁，长期从事户外耕作。以寒战高热伴剧烈头痛1周入院。体温39.5℃，烦躁，头面及颈胸皮肤潮红，左会阴处有1个焦痂，左腹股沟淋巴结肿大，有触痛，眼结膜充血，双瞳孔等圆等大，对光反射存在，颈软，心肺正常，腹软，肝右肋下2mm，质软、触痛，四肢肌力、肌张力正常。神经系统检查：克氏征阴性，布氏征阴性，巴氏征阴性。胸透：心肺正常。肝功ALT 140 U/L。尿检：蛋白（＋）。血常规：血红蛋白100g/L，白细胞5.4×10^9/L，中性粒细胞百分比72%，淋巴细胞百分比28%。

讨论　1. 该患者的诊断是什么？

2. 本病的诊断依据有哪些？

3. 为确诊，该患者应进一步做哪些检查？

4. 本病应与哪些疾病进行鉴别诊断？

5. 本病的治疗原则是什么？

目标检测

答案解析

题库

恙虫病的主要临床表现及诊断要点有哪些？

（李　红）

PPT

第四节　人粒细胞无形体病

📖 学习目标

1. **掌握**　人粒细胞无形体病的诊断、鉴别诊断要点以及治疗原则。

2. **熟悉**　人粒细胞无形体病的流行病学。

3. **了解**　人粒细胞无形体病的预防。

4. 学会人粒细胞无形体病的临床诊断及处理。

人粒细胞无形体病（human granulocytic anaplasmosis，HGA），简称无形体病，是一种新发的由嗜吞噬细胞无形体（*Amaplasma phagocytophilum*，Ap）侵染人末梢血中性粒细胞引起，以发热伴白细胞、血小板减少和多脏器功能损伤为主要临床表现，经蜱传播的重要自然疫源性疾病。HGA可能呈世界性分布，自20世纪90年代初在美国首次发现以来，澳大利亚、欧洲多国、韩国及我国先后发生局部流行，且感染数量呈逐年增加趋势。

【病原学】

（一）特性

Ap属于立克次体目、无形体科、无形体属。呈球状多型性，革兰阴性，主要寄生在粒细胞的胞质空泡内，以膜包裹的包涵体形式繁殖。用吉姆萨法染色，Ap包涵体在胞质内染成紫色，呈桑葚状。

Ap 为专性细胞内寄生菌，缺乏经典糖代谢途径，依赖宿主酶系统进行代谢及生长繁殖，主要侵染人中性粒细胞。Ap 的体外分离培养使用人粒细胞白血病细胞系（HL－60），主要存在于 HL－60 细胞中与膜结构相连的空泡内，生长繁殖迅速。其感染的空泡内无查菲埃立克体感染所形成的纤维样结构。Ap 早期的形态多为圆形、密度较大的网状体，后期菌体变小且密度增大。

（二）遗传及表型特征

Ap 的基因组为 1471282bp，G＋C 含量为 41.6%，含有 1369 个编码框（ORF）。特征性基因为 *msp2* 以及 *AnkA* 基因，100% 的菌株具有 *msp2* 基因，70% 的菌株具有 *AnkA* 基因。

理化特性：Ap 有专性细胞内寄生的特点，在活细胞外保存菌株唯一有效的方法是低温保存受感染细胞。染疫绵羊的血液在甘油或者二甲基亚砜保存液中，在 －79℃ 条件下，18 个月后仍具有感染性。通过梯度离心法分离的已脱离细胞的菌株在含 10% 异亚丙基丙酮的蔗糖、磷酸酯盐、谷氨酸缓冲液中，在 －114℃ 的条件下，6 个月后仍有感染性。生物学特性：Ap 对土霉素和多西环素敏感，而对青霉素、氯霉素、链霉素及氨苄西林有抗性。

【流行病学】

（一）传染源

患者和动物宿主是 HGA 主要的传染源。HGA 患者：人被染疫蜱叮咬后 4～48 小时形成 Ap 感染，10～14 日左右患者血液中可检测到 Ap，患者具有传染性。据报道，重症患者可通过体液将 Ap 传播给密切接触者。宿主动物：是 Ap 维持自然循环的基本条件，宿主动物的种类较多，多种家畜动物、野生大型哺乳动物、小型啮齿动物以及鸟类均可作为 Ap 的宿主，并可在一定条件下以蜱虫为媒介造成对人的感染。

动物宿主持续感染是病原体维持自然循环的基本条件。国外有报道，Ap 的储存宿主包括白足鼠等野鼠类以及其他动物。在欧洲，红鹿、牛、山羊均可持续感染 Ap。

（二）传播途径

1. 主要通过蜱叮咬而传播：蜱叮咬携带病原体的宿主动物后，再叮咬人时，病原体可随之进入人体引起发病。

2. 直接接触危重患者或带菌动物的血液等体液有可能会导致传播，但具体传播机制尚需进一步研究证实。国外曾有屠宰场工人因接触鹿血经伤口感染该病的报道。

（三）人群易感性

人对 Ap 普遍易感，各年龄组均可感染发病。

高危人群主要为接触蜱等传播媒介的人群，如疫源地（主要为森林、丘陵地区）的居民、劳动者及旅游者等。与 HGA 危重患者密切接触、直接接触患者血液等体液的医务人员或其陪护者如不注意防护，也有感染的可能。病后可产生免疫力，但并不持久，不过之前的感染可以降低再次感染时菌血症的严重程度和持续时间。

（四）地理分布和发病季节特点

目前，已报道有 HGA 的国家有美国、斯洛文尼亚、法国、英国、德国、澳大利亚、意大利及韩国等，但仅美国和斯洛文尼亚分离到病原体。根据国外研究，该病与莱姆病的地区分布相似，我国莱姆病流行区亦应关注此病。

该病全年均有发病，5～10 月高发，其中 6～8 月为发病高峰。不同国家的报道略有差异，多集中在当地宿主动物、蜱活动较为活跃的月份。

⊕ 知识链接

人粒细胞无形体病的流行情况

人粒细胞无形体病（HGA）是威胁人类健康的新发蜱传自然疫源性疾病。自1994年美国报告首例HGA病例以来，近年来美国每年报告的病例为600~800人。2006年，我国安徽省发现HGA病例，其他部分省区也有疑似病例发生。随着原生环境的加速开发以及人口流动加快，HGA感染数量逐年上升且传播范围不断扩大，我国10个省区的Ap血清流行病学调查结果显示：农民平均血清阳性率达13.9%；天津市农场工人HGA血清阳性率为8.8%；北京市人群血清流行病学调查中，总阳性率为13.23%，其中农民占74.28%。该病的临床症状与某些病毒性疾病相似，容易发生误诊，严重者可导致死亡，其死亡率相对较低，约为0.5%。

【发病机制与病理解剖】

（一）发病机制

Ap通过蜱的叮咬进入体内，并经微血管或淋巴管进入有关的脏器。Ap在结构上无菌毛和荚膜，缺乏脂多糖和肽聚糖，因此推测，Ap进入粒细胞主要通过受体介导的内吞途径。

Ap感染粒细胞后可导致细胞功能明显改变，例如使内皮细胞的黏附功能、循环移动功能、脱颗粒作用以及吞噬功能明显下降，可影响宿主细胞基因转录、细胞凋亡，使细胞因子产生紊乱、吞噬功能缺陷，进而造成免疫病理损伤。

另外，Ap感染后可诱发机体的免疫应答，产生的抗Ap抗体可与宿主细胞表面的Ap抗原结合，介导免疫活性细胞对宿主细胞的攻击。该类病原体属于胞内寄生菌，故细胞免疫（特别是$CD4^+T$淋巴细胞）在清除病原体的同时，在机体的组织损伤中也发挥着重要作用。

（二）病理解剖

病理改变包括多脏器周围血管淋巴组织炎症浸润、坏死性肝炎、脾及淋巴结单核–吞噬系统增生等，主要与免疫损伤有关。

【临床表现】

潜伏期一般为7~14日，平均9日。急性起病，主要症状为发热（多为持续性高热，可高达40℃以上）、全身不适、乏力、头痛、肌肉酸痛以及恶心、呕吐、厌食、腹泻等。部分患者伴有咳嗽、咽痛。体格检查可见表情淡漠、相对缓脉，少数患者可有浅表淋巴结肿大及皮疹。可伴有心、肝、肾等多脏器功能损害，并出现相应的临床表现。

重症患者可有间质性肺炎、肺水肿、急性呼吸窘迫综合征以及继发细菌、病毒及真菌等感染。少数患者可因严重的血小板减少及凝血功能异常而出现皮肤、肺、消化道等的出血表现，如不及时救治，可因呼吸衰竭、急性肾功能衰竭等多脏器功能衰竭以及DIC而死亡。老年患者、免疫缺陷患者及进行激素治疗者感染本病后，病情多较危重。

【并发症及后遗症】

如延误治疗，患者可出现机会性感染、败血症、中毒性休克、中毒性心肌炎、急性肾功能衰竭、呼吸窘迫、DIC及多脏器功能衰竭等，直接影响病情和预后。

【实验室检查】

实验室检查外周血白细胞、血小板计数降低，异型淋巴细胞百分比增多，可作为早期诊断的重要线索。患者发病第 1 周即表现有白细胞计数减少，多为（1.0～3.0）×10^9/L；血小板计数降低，多为（30～50）×10^9/L。合并脏器损害的患者，心、肝、肾功能检查异常。

病原学和血清学检查可呈阳性。

尿常规：蛋白尿、血尿、管型尿。

血生化检查：肝、肾功能异常；心肌酶谱升高；少数患者出现血淀粉酶、尿淀粉酶和血糖升高。

部分患者凝血酶原时间延长，纤维蛋白原降解产物升高。可有血电解质紊乱，如低钠、低氯、低钙等。少数患者还有胆红素及血清蛋白降低。

【诊断与鉴别诊断】

（一）诊断

依据流行病学史、临床表现和实验室检查结果进行诊断。

1. 流行病学史

（1）发病前 2 周内有被蜱叮咬史。

（2）在有蜱活动的丘陵、山区（林区）工作或生活史。

（3）直接接触过危重患者的血液等体液。

2. 临床表现　急性起病，主要症状为发热（多为持续性高热，可高达 40℃ 以上）、全身不适、乏力、头痛、肌肉酸痛以及恶心、呕吐、厌食、腹泻等。个别重症病例可出现皮肤瘀斑、出血，伴多脏器损伤、DIC 等。

3. 实验室检查

（1）血常规及生化检查　①早期外周血白细胞、血小板计数降低，严重者呈进行性减少，异型淋巴细胞增多。②末梢血涂片镜检，中性粒细胞内可见桑葚状包涵体。③ALT 和（或）AST 升高。

（2）血清及病原学检查　①急性期血清间接免疫荧光抗体（IFA）检测抗 Ap IgM 阳性。②急性期血清 IFA 检测抗 Ap IgG 阳性。③恢复期血清 IFA 检测抗 Ap IgG 滴度较急性期有 4 倍或以上升高。④全血或血细胞标本 PCR 检测 Ap 特异性核酸阳性，且序列分析证实与 Ap 的同源性达 99％ 以上。⑤分离到病原体。

（二）鉴别诊断

1. 与其他蜱传疾病、立克次体病的鉴别　人单核细胞埃立克体病（HME）、斑疹伤寒、恙虫病、斑点热以及莱姆病等。可通过相应的抗体和病原学检测进行鉴别。

2. 与发热、出血及酶学指标升高的感染性疾病的鉴别　主要是病毒性出血性疾病，如流行性出血热、登革热等。可通过临床经过及实验室检查进行鉴别。

3. 与发热、血白细胞、血小板降低的胃肠道疾病的鉴别　伤寒、急性胃肠炎、病毒性肝炎。可通过血培养、骨髓穿刺及相应病原体检测进行鉴别。

4. 与发热及血白细胞、血小板降低或有出血倾向的内科疾病的鉴别　主要是血液系统疾病，如血小板减少性紫癜、粒细胞减少、骨髓异常增生综合征。可通过骨髓穿刺及相应病原体检测进行鉴别。

5. 与发热伴多项酶学指标升高的内科疾病的鉴别　主要是免疫系统疾病，如皮肌炎、系统性红斑狼疮、风湿热。可通过自身抗体等免疫学指标进行鉴别。

6. 与新型布尼亚病毒感染引起的发热伴血小板减少综合征的鉴别　该病毒为新发现的布尼亚病毒科白蛉病毒属，部分病例发病前有明确的蜱叮咬史。病原学检测有助于鉴别。

7. 其他　如与支原体感染、钩端螺旋体病、鼠咬热、药物反应等的鉴别。

【预后】

早发现、早诊断和及时治疗，绝大多数患者预后良好。一旦误诊或治疗不及时，就会出现败血症、中毒性休克、中毒性心肌炎、急性肾功能衰竭、呼吸衰竭、DIC 及多脏器功能衰竭等严重并发症，易导致死亡。

【治疗】　微课 4

及早使用抗生素，避免出现并发症。对疑似病例可进行经验性治疗。一般慎用激素类药物，以免加重病情。

（一）病原治疗

1. 四环素类抗生素

（1）多西环素　为首选药物，应早期、足量使用。成人：0.1g/次，每日 2 次，必要时首剂可加倍。8 岁以上儿童常用量：首剂 4mg/kg；之后，每次 2mg/kg，每日 2 次。一般病例口服即可，重症患者可考虑静脉给药。

（2）四环素　口服：成人常用量为 0.25～0.5g/次，每 6 小时 1 次；8 岁以上儿童常用量为每日 25～50mg/kg，分 4 次服用。静脉滴注：成人每日 1～1.5g，分 2～3 次给药；8 岁以上儿童为每日 10～20mg/kg，分 2 次给药，每日剂量不超过 1g。住院患者主张静脉给药。四环素的毒副作用较多，孕妇和儿童慎用。

多西环素或四环素治疗的疗程不少于 7 日。一般用至热退后至少 3 日，或白细胞及血小板计数回升、各种酶学指标基本正常、症状完全改善。早期使用强力霉素或四环素等药物，一般可在 24～48 小时内热退。因 HGA 临床表现无特异性，尚缺乏快速的实验室诊断方法，可对疑似病例进行经验性治疗，一般用药 3～4 日仍不见效者，可考虑排除 HGA 的诊断。

2. 利福平　儿童、对强力霉素过敏或不宜使用四环素类抗生素者，选用利福平。成人 450～600mg，儿童 10mg/kg，每日 1 次口服。

3. 其他　喹诺酮类如左氧氟沙星等，有一定抗菌活性，但目前在临床应用的依据不足。磺胺类药物有促进病原体繁殖作用，应禁用。

（二）一般治疗

患者应卧床休息，予高热量、适量维生素、流食或半流食，多饮水，注意口腔卫生，保持皮肤清洁。

病情较重患者应补充足够的液体和电解质，以保持水、电解质和酸碱平衡；体弱或营养不良、低蛋白血症者可给予胃肠营养、新鲜血浆、白蛋白、丙种球蛋白等治疗，以改善全身机能状态、提高机体抵抗力。

（三）对症支持治疗

1. 对高热者可物理降温，必要时使用药物退热。

2. 对有明显出血者，可输血小板、血浆。

3. 对合并有 DIC 者，可早期使用肝素。

4. 对粒细胞严重低下患者，可用粒细胞集落刺激因子。

5. 对少尿患者，应碱化尿液，注意监测血压和血容量变化。对足量补液后仍少尿者，可用利尿剂。如出现急性肾功能衰竭时，可进行相应处理。

6. 心功能不全者，应绝对卧床休息，可用强心药、利尿剂控制心功能衰竭。

7. 应慎用激素：国外有文献报道，HGA 患者使用糖皮质激素后可能会加重病情并增强疾病的传染性，故应慎用。对中毒症状明显的重症患者，在使用有效抗生素进行治疗的情况下，可适当使用糖皮质激素。

（四）隔离及防护

对于一般病例，按照虫媒传染病进行常规防护，不需要实施隔离。在治疗或护理危重患者时，尤其是患者有出血现象时，医务人员及陪护人员应加强个人防护。做好患者血液、分泌物、排泄物及其所污染环境和物品的消毒处理。

【预防】

1. 避免蜱叮咬是降低感染风险的主要措施。

2. 发现蜱叮咬后尽快除去蜱。

3. 媒介与宿主动物的控制。

➡ 案例讨论

临床案例 患者，女性，41 岁。2018 年 5 月 11 日，不明原因开始出现发热，最高达 40℃，全身乏力。在当地医院使用替硝唑、左氧氟沙星、阿奇霉素等药物治疗，体温不降，用药后第 4 日出现呕吐，遂到某市医院就诊，给予对症处理。5 月 18 日晚 7 时，突然出现昏迷，入住当地某医院。入院查体：神志淡漠，烦躁，呈现昏迷状态。入院后检查：血常规，白细胞（1.95×10^9/L）和血小板（84×10^9/L）减少；尿蛋白阳性；转氨酶升高；心肌酶谱升高。骨髓涂片示增生活跃，粒系增生，部分粒细胞胞质中可见多少不一的粗大紫红色颗粒及空泡。血涂片示白细胞减少，粒细胞百分比减低，可见异型淋巴细胞；血小板散在可见。

讨论 1. 该患者的诊断是什么？

2. 本病的诊断依据有哪些？

3. 为确诊，该患者应进一步做哪些检查？

4. 本病应与哪些疾病进行鉴别诊断？

5. 本病的治疗原则是什么？

目标检测

答案解析　　　　题库

人粒细胞无形体病的诊断依据有哪些？

（李　红）

书网融合……

本章小结　　　　微课1　　　　微课2　　　　微课3　　　　微课4

第六章　螺旋体感染

第一节　钩端螺旋体病

PPT

📖 **学习目标**

1. **掌握**　钩端螺旋体病的临床表现和治疗。
2. **熟悉**　钩端螺旋体病的流行病学。
3. **了解**　钩端螺旋体病的病原学。
4. 学会钩端螺旋体病各期的临床分析及处理。

钩端螺旋体病（leptospirosis），简称钩体病，是由致病性钩端螺旋体（*Leptospira*，简称钩体）引起的急性传染病。鼠类和猪是主要传染源。临床表现多样，以早期的钩体毒血症症状、中期的各器官损害和功能障碍、后期的多种变态反应性后发症为特点。肺弥漫性出血及肝、肾功能衰竭为常见致死原因。

【病原学】

钩体呈细长丝状，长 6~20μm，有 12~18 个螺旋，一端或两端弯曲成钩状。革兰染色阴性，但不易着色，常用镀银染色法可染成黑色或褐色。钩体培养需氧，在常用的含兔血清柯氏培养基中生长良好。钩体对干燥、热、日光直射的抵抗力弱，对一般消毒剂敏感，极易被稀盐酸、70% 乙醇、漂白粉、肥皂水灭活，但在潮湿土壤和水中可存活 1~3 个月。

钩体抗原多样，目前全世界已经分离出 24 群 259 个血清型，我国确定有 19 群 76 型，并有新型不断发现。常见的流行群有黄疸出血群、波摩那群、流感伤寒群、秋季群、七日群、澳洲群、犬群等。洪水型和雨水型主要由波摩那群引起；稻田型则主要由黄疸出血群引起。

【流行病学】

（一）传染源

鼠类和猪是最主要的储存宿主和传染源。此外，犬也是重要的传染源。人体尿液为酸性，不适宜钩体生存，故患者作为传染源的意义不大。

（二）传播途径

直接接触病原体是主要传播途径，带钩体动物排尿而污染周围环境，人与环境中污染的水源或土壤接触而通过皮肤感染。亦有个别进食被带菌尿液污染的食物和水，经消化道黏膜而感染。

（三）人群易感性

人群对钩体普遍易感，新入疫区的人更易感染。感染后可获较强的同型免疫力，对不同型钩体仍易感。

（四）流行特征

我国以长江以南的省区多见，以从事农业或畜牧业的人群好发，近年来，中老年已取代青壮年成为我国钩体病主要危害人群。全年均可发生，主要流行于夏秋之交，6~10月为发病高峰。主要有稻田型、雨水型、洪水型3个流行类型，主要特点见表6-1。

表6-1　钩体病主要流行类型及其特点

流行特征因素	稻田型	雨水型	洪水型
主要传染源	鼠类	猪和犬	猪
主要钩体群	黄疸出血群	波摩那群	波摩那群
传播因素	鼠尿污染	暴雨积水	洪水淹没
感染地区	稻田、水塘	地势低洼村落	洪水泛滥区
发病情况	较集中	分散	较集中
国内地区	南方水稻耕作区	北方和南方	北方和南方
临床类型	流感伤寒型、黄疸出血型、肺出血型	流感伤寒型	流感伤寒型，少数为脑膜脑炎型

【发病机制与病理解剖】

（一）发病机制

钩体经破损皮肤或黏膜侵入人体后，经淋巴管或毛细血管进入血液循环和全身各脏器，并迅速繁殖而引起钩体血症。起病1周内引起严重的感染中毒症状，并引起不同程度的内脏损害。多数为单纯钩体血症，内脏损害轻，少数患者出现肺出血、黄疸、肾功能衰竭、脑膜脑炎等损害。恢复期或后发症期因免疫病理反应，可出现后发热、眼后发症和神经系统后发症等。钩体引起脏器损害的机制可能与钩体毒素、细胞因子参与有关，各脏器损害程度与感染的钩体群、毒力和机体免疫状态有关。

（二）病理解剖

钩体病的基本病理变化是全身毛细血管中毒性损伤。其特点是机体器官功能障碍较为严重，而组织形态改变轻微。肝肿大，肝细胞变性、坏死、炎性细胞浸润，胆小管内胆汁淤积。肺毛细血管广泛充血，支气管腔和肺泡充满红细胞。间质性肾炎是钩体病的肾脏基本病变，肾肿大，肾小管上皮细胞变性、坏死，肾间质水肿，可见单核细胞、淋巴细胞浸润和点灶状出血。脑膜和脑实质可有血管损伤和炎性细胞浸润。心肌呈点状出血，间质炎症和水肿，心肌纤维溶解及坏死。骨骼肌尤其是腓肠肌表现为肿胀、横纹消失、出血及炎性细胞浸润。

【临床表现】

潜伏期2~20日，平均10日。典型临床经过可分为早期、中期和后期。

（一）早期（钩体血症期）

一般是起病后3日内，主要为全身感染中毒表现。

1. 发热　多数患者起病急骤，伴畏寒及寒战，体温高达39℃左右，多为稽留热。

2. 头痛　较为突出，一般为前额部，甚至恢复期仍可有头昏、头痛。

3. 全身乏力　特别是腿软明显，有时行动困难或不能站立和下床活动。

4. 眼结膜充血　在发病第1日即可出现，以后迅速加重，疼痛或畏光感而无分泌物，充血在热退后仍持续存在。

5. 双侧腓肠肌压痛　轻者感小腿胀，轻度压痛；重者小腿痛剧烈，压痛明显，甚至拒按。

6. 全身浅表淋巴结肿大　自发病第2日即可出现，以腹股沟淋巴结多见，其次是腋窝淋巴群。一般为黄豆或蚕豆大小，表面多隆起，质软，有压痛，但无红肿，亦不化脓。

本病可同时出现呼吸道症状如咳嗽、咽痛、咽部充血、扁桃体肿大以及消化道症状如恶心、呕吐、腹泻，部分患者出现肝脾肿大。

（二）中期（器官损伤期）

起病后 3~10 日，按临床表现的不同分为 5 型。

1. 流感伤寒型　为国内最多见类型，是早期钩体血症的继续，临床表现类似流行性感冒或伤寒，无明显器官损害。病程一般是 5~10 日，平均 7 日。

2. 肺出血型　在早期感染中毒表现的基础上，于病程第 3~4 日开始，病情进展并出现不同程度的血痰或咯血。

（1）肺普通出血型　咳嗽，痰中带血，肺部无明显体征或闻及少量湿啰音，X 线胸片见纹理增多、点状或小片状阴影，经及时治疗较易痊愈。

（2）肺弥漫性出血型　又称肺大出血型，主要为广泛的肺脏内部溢血，是无黄疸型钩体病的常见死因。分为先兆期、出血期和垂危期，但三期难以截然划分。①先兆期：患者在病程第 2~5 日突然出现面色苍白、心慌、烦躁不安，心率和呼吸加快，双肺逐渐出现啰音，可有血痰或咯血，X 线胸片呈纹理增多，散在点片状阴影或小片融合。②出血期：如未及时治疗，上述表现进一步加重，咯血不断，第一心音减弱或呈奔马律，双肺湿性啰音逐渐增多，X 线胸片示广泛点片状阴影或大片融合。③垂危期：如未能有效控制上述症状，患者可在短期内病情迅速进展，表现为昏迷、呼吸不规则、高度发绀、大量咯血，继而口鼻可涌出不凝泡沫状血液，最终以窒息或血压下降，呼吸和循环功能衰竭而死亡。

3. 黄疸出血型　又称 Weil's disease，病程第 4~5 日后出现肝损害、出血、肾损害的表现。患者肝损害表现为黄疸明显，常有食欲减退、厌油、恶心、呕吐，血清 ALT 升高，胆红素升高，凝血功能检查异常。出血表现为皮肤黏膜有瘀点、瘀斑，重者有鼻衄、咯血、呕血、便血。肾损害表现为蛋白尿、血尿及管型尿。重者出现肾功能衰竭，表现为少尿或无尿，电解质紊乱、氮质血症或尿毒症。肾功能衰竭是黄疸出血型的主要死因。

4. 肾功能衰竭型　此型单独存在者少见，常与黄疸出血型合并出现。表现为少尿、无尿、蛋白尿、血尿、管型尿、氮质血症、尿毒症。

5. 脑膜脑炎型　较少见。患者于病程第 3~4 日后，出现剧烈头痛、频繁呕吐、烦躁不安或嗜睡、谵妄、昏迷，部分患者有抽搐、瘫痪，查体可见颈项强直、克氏征与布氏征阳性。严重者发生脑水肿、脑疝及呼吸衰竭。

（三）后期（恢复期或后发症期）

少数患者热退后各种症状逐渐消退，于恢复期再次出现症状和体征，称钩体后发症。

1. 后发热　热退后 3~4 日再次发热，体温 38℃左右，可伴有外周血嗜酸性粒细胞增高。均在 1~3 日可自行热退，无需治疗。

2. 眼后发症　在热退后 1 周至 1 个月出现，以葡萄膜炎、虹膜睫状体炎、脉络膜炎常见，巩膜炎、球后视神经炎、玻璃体浑浊也有发生。

3. 反应性脑膜炎　在后发热的同时出现脑膜炎的表现，但脑脊液检查无异常，预后良好。

4. 闭塞性脑动脉炎　在病后 1~5 个月发生闭塞性脑动脉炎。表现为偏瘫、失语，可反复短暂发作，脑血管造影可见多发性脑基底部动脉狭窄。

5. 胫前热　极少数患者的两侧胫骨前皮肤于恢复期出现结节样红斑，伴发热，2 周左右消退。

【实验室检查】

（一）常规检查及血液生化检查

外周血白细胞计数及中性粒细胞正常或轻度升高，严重患者可出现白细胞计数明显升高或中性粒细胞核左移，血小板数量减少。多数患者尿常规有蛋白质、红细胞、白细胞及管型。黄疸型患者可有血清 ALT 升高，胆红素升高。50% 的患者有肌酸激酶升高。

（二）病原学检查

1. 暗视野镜检法　发病第 1 周取血或脑脊液，第 2 周取尿液，离心后取沉淀涂片，可直接镜检或经镀银染色后镜检，阳性率为 50% 左右，有助于早期诊断。

2. 钩体培养　发病 1 周内抽血接种于含兔血清的柯氏培养基，阳性率为 20%～70%，但需要 1～8 周，对急性期患者早期诊断的帮助不大。亦可采集尿、脑脊液培养。

3. 动物接种　将患者血液或其他体液接种于幼龄豚鼠等动物的腹腔内，3～6 日取样检查，阳性率可达 70% 以上，但所需时间较长。

4. 分子生物学检测　应用 PCR 技术可快速、简便、特异、灵敏地检测血液、脑脊液或尿液中的钩体 DNA，适用于钩体病的早期诊断。

（三）血清学检查

1. 显微镜凝集试验（microscopic agglutination test，MAT）　简称显凝试验或凝溶试验，是目前国内最常用的钩体血清学诊断方法。该法是以钩体标准株或者当地流行菌株的活体作为抗原，检测患者血清中特异性抗体。一般在病后 1 周出现阳性，15～20 日达高峰。1 次凝集效价达 1∶400 以上，或早、晚期双份血清相比较效价升高 4 倍以上即有诊断意义。

2. ELISA　应用 ELISA 法检测钩体特异性 IgM 抗体，其特异性和敏感性均高于显微镜凝集试验。该法可应用于检测脑脊液中的钩体 IgM 抗体，在原因不明脑膜炎的病因诊断方面有较高的价值。

（四）其他检查

脑膜脑炎型患者脑脊液检查压力升高，白细胞多在 $500 \times 10^6/L$ 以下，以淋巴细胞为主，蛋白质轻度升高，糖正常或稍低，氯化物正常。肺出血型 X 线胸片可见双肺呈磨玻璃状或弥散性点、片状或融合性片状阴影。

【诊断】

（一）流行病学资料

在流行地区、流行季节，易感者有接触疫水或病畜史。

（二）临床表现

急性发热，全身酸痛，结膜充血，腓肠肌疼痛与压痛，腹股沟淋巴结肿大；或并发肺出血、黄疸、肾损害和脑膜脑炎；或在青霉素治疗过程中出现赫氏反应。

（三）实验室检查

病原学检查阳性或特异性血清学检查阳性可确诊。

【鉴别诊断】

本病表现复杂，不同临床类型应与引起相应器官损害的其他疾病进行鉴别。流感伤寒型应与流行性感冒、伤寒、疟疾等相鉴别；肺出血型应与肺结核咯血、细菌性肺炎等相鉴别；黄疸出血型应与急性黄疸型肝炎、急性胆道感染等相鉴别；肾功能衰竭型应与肾综合征出血热相鉴别；脑膜脑炎型应与流行性乙型脑炎等相鉴别。确切的流行病学资料、不同的临床表现、特异性实验室检测有助于鉴别。

【预后】

与病情轻重、治疗早晚以及正确与否有关。轻症者预后良好。起病 2 日内接受抗生素治疗，恢复快，死亡率低。重症者如肺弥漫性出血型、重度黄疸出血型、肾功能衰竭型与严重脑膜脑炎型，死亡率较高。

【治疗】

（一）一般治疗与对症治疗

急性期及病情严重者应卧床休息，给予高热量、易消化饮食，维持水和电解质平衡。高热时给予物理降温。肺出血型者，尤其是肺弥漫性出血型，予镇静剂，及早应用糖皮质激素如氢化可的松 200 ~ 300mg 静脉滴注，根据病情可重复使用；心动过速、心音低钝者可酌情使用强心药毛花苷 C；及时应用止血剂，出血严重时输新鲜血。黄疸出血型加强保肝、止血治疗，参照病毒性肝炎的治疗。肾功能衰竭型参照急性肾功能衰竭的治疗。脑膜脑炎型参照流行性乙型脑炎的治疗。眼后发症参照有关眼病的治疗。闭塞性脑动脉炎可给予血管扩张剂、糖皮质激素等。

（二）病原治疗

杀灭病原体是钩体病治疗的关键和根本措施。

1. 青霉素　是治疗钩体病的首选药物。常用 40 万 U 肌内注射，每 6 ~ 8 小时 1 次，疗程 7 日，或热退后 3 日停药。

赫氏反应是指钩体病患者在首剂青霉素治疗后 30 分钟至 4 小时内，患者突然出现寒战、高热、头痛、全身酸痛、心率和呼吸加快，原有症状加重，并可伴有体温骤降、四肢厥冷、血压下降或休克。一般持续半小时至 1 小时。部分患者因而病情加重，诱发肺弥散性出血。为了减少赫氏反应，宜首剂小剂量和分次给药，如青霉素首剂 5 万 U，4 小时后 10 万 U，逐渐过渡到 40 万 U 肌内注射。亦可同时应用糖皮质激素预防。一旦发生赫氏反应，应立即输液，及早给予氢化可的松 200 ~ 300mg 静脉滴注或地塞米松 5 ~ 10mg 静脉注射，并给予异丙嗪镇静。　📱微课 1

2. 其他药物　庆大霉素 8 万 U 肌内注射，每 8 小时 1 次，或四环素 0.5g，口服，每 6 小时 1 次，疗程 5 ~ 7 日。第三代头孢菌素如头孢曲松及喹诺酮类药物对钩体也有作用。

【预防】

疫区内灭鼠及管理好猪、犬和预防接种是控制钩体病流行和减少发病的关键。

（一）控制传染源

1. 灭鼠　疫区内采取各种有效方法以消灭田间和家舍鼠类。

2. 猪的管理　开展猪圈积肥，防止猪尿、粪直接流入附近的水沟、池塘、稻田；加强检疫；畜用钩体疫苗注射等。

3. 犬的管理　消灭野犬，拴养家犬，进行检疫。

（二）切断传播途径

1. 改造疫源地　兴修水利，防止洪水泛滥；开沟排水，消除死水；收割水稻前，放干田中积水。

2. 环境卫生和消毒　牲畜饲养场所、屠宰场等应搞好环境卫生和消毒工作。

3. 注意防护　流行地区、流行季节，尽量减少不必要的疫水接触。必须进行稻田、水沟等有水作业时要注意防护，如穿橡皮靴、戴橡皮手套等。

（三）保护易感人群

1. 预防接种　在常年流行地区采用多价钩体疫苗接种。对易感人群及疫水接触者在钩体病流行前 1 个月完成疫苗接种，一般是 4 月底或 5 月初。接种后 1 个月左右产生免疫力，并可保持 1 年左右。

2. 药物预防　实验室、流行病学工作者及新进入疫区的劳动者可口服多西环素 0.2g，每周 1 次；

对疑似钩体感染但尚无明显症状者，可每日肌内注射青霉素 80 万 ~ 120 万，连续 2 ~ 3 日。

⊕ 知识链接

钩端螺旋体疫苗的研发之路

近年来随着我国城镇化的发展，从事农业或畜牧业的人群数量减少，钩端螺旋体病的发病率已经逐年下降，但接种钩体疫苗仍然是预防钩体病的最有效方法。人类自 1916 年开始研制钩体疫苗，但直到 20 世纪 50—60 年代，钩体疫苗才得以真正使用。我国钩体疫苗的研制始于 1958 年，历经蒸馏水疫苗时期、人胎盘浸液疫苗时期、综合培养基疫苗时期。我国现应用的多价钩体疫苗具有良好的抗原性、免疫原性及安全性。然而，国内外现应用的钩体疫苗，无论是纯化疫苗、活疫苗还是灭活疫苗，其共同的缺点是群型面保护不广和免疫力不持久。近年来随着分子生物学技术的发展，更理想的 DNA 疫苗在进一步研制中。

⇒ 案例讨论

临床案例　患者，男性，36 岁。因发热、全身肌肉酸痛 5 日就诊。患者 5 日前开始出现发热，体温 39.2℃ 左右，呈稽留热，伴寒战，全身肌肉酸痛，尤其感小腿痛剧烈，肢体软弱无力，不能站立。患者曾于 1 周前在洪水暴发后下农田抢收稻谷。查体：结膜充血，腹股沟淋巴结肿大，质地软，有压痛，腓肠肌压痛明显。血常规：白细胞 10.6×10^9/L，中性粒细胞百分比 77%。

讨论　1. 该患者最有可能的诊断是什么？
　　　2. 为明确诊断，需完善哪些检查？
　　　3. 病原治疗的首选药物是什么？应注意什么问题？

目标检测

答案解析

题库

1. 钩体血症期的临床表现有哪些？
2. 什么是赫氏反应？如何防治？

（邱源旺）

PPT

第二节　莱姆病

📖 学习目标

1. **掌握**　莱姆病的临床表现、诊断及治疗原则。
2. **熟悉**　莱姆病的病原学、流行病学。
3. **了解**　莱姆病的鉴别诊断及发病机制。
4. 学会对典型莱姆病进行临床分析，具备临床处理能力。

莱姆病（Lyme disease）是由伯氏疏螺旋体（*Borrelia burgdorferi*）引起的一种自然疫源性疾病，蜱虫为传播媒介，因而又称蜱媒螺旋体病，因最先发现于美国莱姆镇而命名。临床主要表现为发热及皮肤、神经、关节和心脏等多脏器、多系统受损。早期以慢性游走性红斑为主，中期表现为神经系统及心脏异常，晚期主要是关节炎。

【病原学】

1982 年，Burgdorfer 等在 Lyme 病的流行区从蜱和患者的标本中分离出螺旋体，并证实为疏螺旋体，命名为伯氏疏螺旋体。伯氏疏螺旋体属于螺旋体科、疏螺旋体属，革兰染色阴性，瑞特－吉姆萨染色为淡蓝色，Eosin－thiazin 染色呈青紫至浅紫色，镀银或免疫荧光染色显色良好。体长 10～35μm，直径 0.2～0.4μm，有 3～10 个或更多的稀疏、不规则螺旋，末端渐成细丝，电镜下可见每端有数条鞭毛。

伯氏疏螺旋体目前分为 10 个基因型，其中对人有致病力的有三种：狭义疏螺旋体、伽氏疏螺旋体和阿弗西尼疏螺旋体。螺旋体的蛋白至少有 30 种，其主要成分为外膜蛋白 A、B、C、D 和 41kD 五种。41kD 蛋白为鞭毛抗原，可使人体产生特异性 IgM 抗体，感染后 6～8 周达高峰，以后下降，可用于早期诊断。外膜蛋白 A（31kD）和外膜蛋白 B（34kD）为两种主要外膜抗原，株间变异较大，可致机体产生特异性 IgG 和 IgA 抗体，感染后 2～3 个月出现，持续多年，用于流行病学调查。

伯氏疏螺旋体微需氧，在含有酵母、矿盐和还原剂的培养基中生长良好，在含牛血清或兔血清的培养基中培养效果尤佳。伯氏疏螺旋体在潮湿、低温环境下抵抗力较强，对常用化学消毒剂如乙醇、戊二醛、漂白粉等敏感，对高温、紫外线等常用物理方法敏感，对青霉素、氨苄西林、四环素、红霉素等抗生素均敏感。

【流行病学】 　微课 2

1975 年，美国东北部康涅狄格州莱姆（Lyme）镇流行一种病，曾被诊断为幼年性类风湿关节炎，1978 年证明本病是由蜱传播的一种多系统受累的传染病，1980 年以其最初流行地区命名为莱姆病。

（一）传染源

目前发现 30 余种野生哺乳类动物（鼠、鹿、兔、狐、狼等）、40 多种鸟类及多种家畜（狗、牛、马等）可作为伯氏疏螺旋体的保存宿主。鼠类的自然感染率很高，是本病的主要传染源。美国以白足鼠为主，我国报告的鼠类有黑线姬鼠、大林姬鼠、黄鼠、褐家鼠和白足鼠等。鸟类对莱姆病的远距离传播有重要作用。患者仅在感染早期血液中存在伯氏疏螺旋体，故作为传染源的意义不大。

（二）传播途径

莱姆病主要通过虫媒传播，节肢动物蜱（硬蜱）为传播媒介，伯氏疏螺旋体感染蜱虫后在其肠道内繁殖，蜱叮咬人或动物时，随其粪便或反流经唾液传播，也可因蜱粪中的螺旋体污染皮肤伤口而传播。除蜱外，蚊、马蝇和鹿蝇等也可感染伯氏疏螺旋体而成为本病的传播媒介。患者早期血中存在伯氏疏螺旋体，故输血有传播本病的可能。

（三）人群易感性

人对本病普遍易感。职业与本病的关系较为密切。人感染后可为显性感染或无症状的隐性感染，两者的比例为 1∶1。无论显性还是隐性感染，血清均可检出高滴度的特异性 IgM 和 IgG 抗体。莱姆病患者痊愈后血清抗体可在体内长期存在，但可反复感染，故认定特异性 IgG 抗体对人体无保护作用。

（四）流行特征

本病呈全球性分布。我国主要流行地区是东北林区、内蒙古林区和西北林区。林区感染率为 5%～10%，平原地区在 5% 以下。全年均可发病，但 6～10 月呈季节高峰，以 6 月最为明显。

【发病机制与病理解剖】

（一）发病机制

感染的雌蜱叮咬人后，伯氏疏螺旋体随唾液进入宿主。经 3~32 日病原体在皮肤中由原发性浸润灶向外周迁移，并在淋巴组织中播散，或经血液蔓延到各器官（如中枢神经系统、关节、心脏和肝、脾等）或其他部位皮肤。病原体游走至皮肤表面则引发多个环形的红斑，引起淋巴结肿大，并可通过微血管及淋巴管进入血液循环，引起螺旋体血症，大量繁殖并释放出内毒素样物质，引起发热及全身中毒症状；侵犯单核 - 吞噬细胞系统及多个脏器，引起肝、脾肿大及多脏器、多系统损害。螺旋体脂多糖具有内毒素的许多生物学活性，可非特异性激活单核细胞、巨噬细胞、滑膜纤维细胞、B 细胞和补体，并产生多种细胞因子（IL - 1、TNF - α、IL - 6 等）。此外，病原体黏附于细胞外基质、内皮细胞和神经末梢，诱导产生交叉反应，并能活化与大血管闭塞发生有关的特异性 T 和 B 淋巴细胞，引起脑膜炎、脑炎和心脏受损。免疫复合物也参与其组织损伤形成过程，当血清 IgM 和含有 IgM 的冷球蛋白升高，预示可能会出现神经系统、心脏和关节受累。另外，HLA - DR2、HLA - DR3 和 HLA - DR4 均与本病发生有关，故免疫遗传因素可能参与本病发生。

（二）病理解剖

1. 皮肤病变　早期为非特异性的组织病理改变，可见组织充血，皮肤呈嗜酸性粒细胞浸润，偶见脉管炎和血管改变。周围皮肤和血管周围有密集的淋巴细胞浸润，还可见浆细胞、巨噬细胞浸润，偶见嗜酸性粒细胞，生发中心的出现有助于诊断。晚期细胞浸润以浆细胞为主，见于表皮和皮下组织。皮肤静脉扩张和内皮增生均较明显。

2. 神经系统病变　可累及脑膜、脑实质、脊髓等中枢神经系统，亦可侵犯神经根、脑神经或末梢神经等周围神经系统的组成成分。主要表现为进行性脑脊髓膜炎和轴索性脱髓鞘病变。

3. 关节病变　关节液中白细胞计数升高，滑膜可见炎症反应，以淋巴细胞及浆细胞为主。晚期可见滑膜绒毛肥大、纤维蛋白沉着、单核细胞浸润等。

4. 其他　如心脏、淋巴结、肝、脾、眼等均可受累。

【临床表现】

本病潜伏期为 3~32 日，平均为 7 日。典型的莱姆病分为 3 期经过，各期可依次或重叠出现。

（一）第一期（局部皮肤损害期或早期）

莱姆病皮肤损害的三大特征是游走性红斑、慢性萎缩性肢端皮炎和淋巴细胞瘤。本期持续约 1 周，中毒症状明显，表现为头痛、畏寒、发热、骨骼和肌肉移行性疼痛、关节痛、明显乏力，易疲劳和嗜睡。60%~80% 的患者在蜱虫叮咬处发生慢性游走性红斑或丘疹，为本期的特征性表现，数日或数周内向周围扩散形成一个大的圆形或椭圆形充血性皮损，外缘呈鲜红色，中心部渐趋苍白，有的中心部可起水疱或坏死，周围皮肤有显著充血和皮肤变硬，局部灼热或痒、痛感。身体任何部位的皮肤均可发生红斑，多在身体近端或躯干，通常以腋下、大腿、腹部和腹股沟为常见，儿童多见于耳后发际。多数患者的红斑随着病情进展而逐渐增大，大约 25% 的患者不出现特征性的皮肤表现。红斑一般在 3~4 周内消退。半数患者在红斑消失时，该处瘙痒并发生中度糠麸样皮肤脱屑，多数患者红斑消失后无痕迹，20% 左右的患者残存色素斑。

（二）第二期（感染播散期或中期）

本期特点是在发病 2~4 周后出现神经和心血管系统损害。

本病在早期有皮肤受损表现时就可出现轻微的脑膜刺激征，进入此期，15%~20% 的患者可出现脑膜炎症状和体征，神经系统的损害以脑膜炎、脑炎、神经根炎、局部脑神经炎最常见。表现有头痛、呕吐、眼球痛、颈项强直及脑膜炎等。约 1/3 的患者可出现明显的脑炎症状，表现为兴奋性升高、睡眠障碍、注意力不集中、谵妄等，脑电图常显示尖波。半数患者可发生脑神经病变，以面神经损害最为明显，表现为面肌不完全麻痹，病损部位麻木或刺痛，多无明显的感觉障碍。面神经损害在青少年多可完全恢复，而在中老年常留后遗症。此外，还可使动眼神经、视神经、听神经受损，约 1/3 的患者有周围神经损害。

在病后 5 周或更晚，约 8% 的患者可出现心血管系统症状，急性发病，主要表现为心音低钝、心动过速和房室传导阻滞，严重者可发生完全性房室传导阻滞。通常持续数日至 6 周，症状缓解、消失，但可反复发作。

（三）第三期（持续感染期或晚期）

始于病后 2 个月或更晚，个别病例可发生在病后 2 年。此期的特点为关节损害，关节炎通常从一个关节或少数关节开始，受累的是大关节如膝、踝和肘关节，以关节肌肉僵硬、疼痛为常见症状。表现为关节肿胀、疼痛和活动受限。多数患者表现为反复发作的对称性多关节炎，在每次发作时可伴随体温升高和中毒症状等。在受累关节的滑膜液中，嗜酸性粒细胞及蛋白含量均升高，并可查出伯氏疏螺旋体。同时，神经系统病变继续加重，表现为痴呆、嗜睡、昏迷、共济失调及痉挛性下肢瘫痪，还可有吉兰-巴雷综合征、肢体远端感觉异常或根性疼痛。局部皮肤病变处可有类似硬皮病的改变，有的呈慢性萎缩性肢皮炎，手、腕、足或踝部皮肤呈紫红色或青紫色，伴皮肤萎缩。并可有肝、脾、淋巴结肿大，肝功能异常和间质性肾炎。本期病程长，可持续数月甚至 1 年以上。

【实验室检查】

（一）血常规检查

血常规提示白细胞计数多在正常范围的，部分急性期患者有轻度贫血，白细胞升高伴核左移。

（二）病原学检查

1. 直接查找病原体　取患者病损皮肤、滑膜、淋巴结及脑脊液等标本，用暗视野显微镜或镀银染色法检查伯氏疏螺旋体，用该法可快速做出病原学诊断，但检出率低。伯氏疏螺旋体可在特殊培养基中缓慢生长，血培养阳性可用于疾病早期诊断，但培养阳性率低。移动性红斑处皮肤和急性早期标本培养的阳性率最高。

2. PCR 检测　用此法检测血液及其他标本中的伯氏疏螺旋体 DNA，敏感性且特异性高，皮肤和尿标本的检出率高于脑脊液，但应除外假阳性。

（三）血清学检查

检测血清或脑脊液中的特异性抗体为目前确诊本病的依据。可采用间接免疫荧光法、ELISA 法或免疫印迹法检测。通常特异性 IgM 抗体多在游走红斑发生后 2~4 周出现，6~8 周达高峰，多于 4~6 个月降至正常水平。特异性 IgG 抗体多在病后 6~8 周开始升高，4~6 个月达高峰，可持续数年以上。单份血清 IgM 或 IgG 效价≥1∶128 或双份血清抗体效价有 4 倍以上升高者，均有诊断价值。但在判断血清学结果时，应注意感染早期可出现假阴性反应，在其他螺旋体感染或洛矶山热、自身免疫性疾病时可出现假阳性反应。

【诊断】

莱姆病的诊断主要根据流行病学资料、临床表现和实验室检查。

1. 流行病学资料　近期曾到过疫区，或有蜱虫叮咬史。

2. 临床表现　早期皮肤损害（慢性游走性红斑）有重要的诊断价值。晚期出现神经、心脏和关节等受累。

3. 实验室检查　从感染组织或体液中分离到伯氏疏螺旋体，或检出特异性抗体。

【鉴别诊断】

本病为多系统损害，故临床表现复杂。在皮肤病变方面，应与其他原因引起的红斑、紫癜或硬皮病等相鉴别。莱姆病的神经病变要与其他原因引起的无菌性脑膜炎、脑炎、面瘫、神经根炎、吉兰-巴雷综合征等相鉴别。莱姆病的关节炎要与风湿性或类风湿关节炎相鉴别。莱姆病心肌炎要与其他原因引起的心肌炎、房室传导阻滞、心动过速等相鉴别。

【预后】

本病若早发现，及时治疗，预后一般良好。在部分慢性和重症患者可致残。

【治疗】

在对症和支持治疗的基础上，应用抗生素抗螺旋体治疗是最主要的治疗措施，且早期应用抗生素治疗最敏感。

（一）病原治疗

早期应用抗生素治疗，既可使典型的游走性红斑迅速消失，也可以预防后期的主要并发症（心肌炎、脑膜炎或复发性关节炎）出现。目前多种抗生素有抗螺旋体活性，包括多西环素、米诺环素、四环素、阿莫西林、头孢曲松、红霉素、阿奇霉素等。

1. 第一期治疗　成人：常采用多西环素 0.1g，每日 2 次口服，或红霉素 0.25g，每日 4 次口服。儿童：首选阿莫西林，每日 50mg/kg，分 4 次口服，或用红霉素或阿奇霉素。疗程 10～20 日。治疗中需注意患者可发生赫式反应，故抗生素应从小剂量开始应用。

2. 第二期治疗　无论是否伴有其他神经系统病变，患者出现脑膜炎就应静脉给予青霉素 G，每日 2000 万 U 以上，分次静脉滴注。或应用头孢曲松 2g/d，静脉滴注。疗程为 3～4 周。

3. 第三期治疗　晚期有严重心脏、神经或关节损害者可应用青霉素，每日 2000 万 U 静脉滴注，或应用头孢曲松 2g，每日 1 次，疗程为 30 日。

（二）对症及支持治疗

患者应卧床休息，注意补充足够的液体。对于有发热、皮损部位有疼痛者，可适当应用解热镇痛剂。高热及全身症状重者或抗生素治疗后出现赫氏反应者，可给予糖皮质激素短期治疗，但对有关节损伤者应避免关节腔内注射。患者伴有心肌炎，出现完全性房室传导阻滞时，可暂时应用起搏器至症状及心律改善。

【预防】

本病为自然疫源性疾病，消灭疫源甚为困难。预防的重点在于个人防护，主要是进入森林、草地等疫区的人员要做好个人防护，防止硬蜱虫叮咬。若被蜱虫叮咬，可用三氯甲烷或乙醚或煤油、甘油等滴盖蜱体，使其口器退出皮肤后再轻轻取下，取下的蜱不要用手捻碎，以防感染。如蜱的口器残留在皮内，可用针挑出并涂上乙醇或碘酒，只要在 24 小时内将其除去，即可防止感染。这是因为被受感染的蜱虫叮咬后，需持续 24 小时以上螺旋体才能在体内有效传播。在蜱虫叮咬后预防性给予抗生素，可以达到预防目的。近年来，用重组表面蛋白莱姆病疫苗对莱姆病流行区人群进行预防注射取得了良好效果。

→案例讨论

　　临床案例　患者，男性，55岁。半个月前曾于山中宿营2日，曾有被小虫叮咬史。3日前患者开始出现发热，伴有出汗，脚踝部红肿疼痛，自认为感冒，应用抗感冒药物及头孢氨苄治疗，效果欠佳。1日前患者症状加重，出现双膝关节、肘关节等的疼痛，同时伴有皮肤环形红斑。查体：大腿可见散在3处5~8cm环形红斑，颈部及腋下浅表淋巴结可触及肿大，心率108次/分，心律齐，未闻及杂音。实验室检查：血白细胞正常，肝功能轻度异常，心肌酶轻度升高。

　　讨论　1. 该患者最可能的诊断是什么？

　　　　　　2. 本病的诊断依据有哪些？

　　　　　　3. 为确诊，该患者应进一步做哪些检查？

　　　　　　4. 本病应与哪些疾病进行鉴别诊断？

目标检测

答案解析　　　　题库

1. 莱姆病局部皮肤损害期的临床表现是什么？

2. 莱姆病的诊断依据是什么？

3. 莱姆病的治疗原则是什么？

（张国民）

第三节　回归热

PPT

📖 学习目标

　　1. 掌握　回归热的临床表现、诊断和治疗措施。

　　2. 熟悉　回归热的病原学、流行病学、实验室检查。

　　3. 了解　回归热的发病机制、鉴别诊断。

　　4. 学会对两型回归热的临床分析，具备临床处理能力。

　　回归热（relapsing fever）是由回归热螺旋体（*Borrelia recurrentis*，包柔螺旋体）引起的急性虫媒传染病。根据传播媒介昆虫的不同，又分为虱传（louse‑borne，流行性）回归热和蜱传（tick‑borne，地方性）回归热。我国流行的主要是虱传回归热。临床特点是阵发性高热伴全身疼痛，肝脾肿大，重症有黄疸和出血倾向，短期热退，数日后又反复发热，发热期与间歇期交替反复出现，故称回归热。

　　【病原学】

　　回归热螺旋体为疏螺旋体属。以虱为传播媒介的包柔螺旋体仅有一种，为回归热包柔螺旋体。以蜱为传播媒介的包柔螺旋体有10余种，如非洲的杜通包柔螺旋体（*B. dulloni*），中、南美洲的委内瑞拉包柔螺旋体（*B. Venezuetensis*），亚洲包括中国为波斯包柔螺旋体（*B. persica*）及拉迪什夫包柔螺旋体（*B. tatyshevi*）等。两种回归热的包柔螺旋体在形态上难以区分，都属疏螺旋体，抗原性各异，呈纤细的疏螺旋体，两端尖锐。一般长 $5 \sim 20 \mu m$，宽 $0.2 \sim 0.5 \mu m$，有 $3 \sim 10$ 个粗而不规则的螺旋。暗视野中可见弯曲、旋转的螺旋活动。在电镜下由柱形菌体、轴缘和外膜三部分组成。回归热包柔螺旋体为革兰染色阴性，吉姆萨染色呈紫红色，较红细胞着色略深。回归热包柔螺旋体在普通培养基上不能生长，在含有血液、血清或兔组织碎片的培养基中可以生长，微需氧环境，37℃，$2 \sim 3$ 日螺旋体即可生长繁殖，但不易传代保存。

回归热包柔螺旋体具有内毒素样活性。含有类属抗原和特异性抗原。其最大的特点是体表抗原极易变异。

回归热包柔螺旋体对低温的抵抗力较强，不耐干燥和热。在离体组织中，$0 \sim 8$℃环境下存活 7 日；在凝血块中，0℃至少可存活 100 日。在 56℃时 30 分钟即可杀灭。对一般消毒剂及抗生素均敏感。

【流行病学】

（一）传染源

虱传回归热的唯一传染源是患者，以人 – 体虱 – 人的方式传播。而患者作为蜱传回归热传染源的作用较小，后者的主要传染源是啮齿类动物，啮齿动物既是蜱传回归热的主要传染源，又是储存宿主。

（二）传播途径

体虱是虱传回归热的主要媒介。虱吸吮患者血液 $5 \sim 6$ 日后，螺旋体即自胃肠道进入体液大量繁殖，但不进入唾液腺、生殖腺。人被虱叮咬后因抓痒将虱体压碎，螺旋体自体腔内逸出，随皮肤创面进入人体，也可因污染手指接触眼结膜或鼻黏膜而导致发病。

蜱传回归热的传播媒介是蜱，蜱的生命远较虱为长，蜱的体腔、唾腺和粪便内均含有病原体。随着蜱的吸血动作将病原体从皮肤创口注入人体，蜱被压碎后，螺旋体也可经皮肤破损处及黏膜入侵人体。

患者血液在发作间歇期仍具有传染性，故输血亦可传播本病。

（三）人群易感性

人群普遍易感，发病率无明显性别、年龄差别。患病后可产生抗体，有短暂免疫力，虱传者可持续 $2 \sim 6$ 个月，蜱传者约 1 年。

（四）流行特征

回归热呈世界性分布，历史上曾经有过多次大的虱传回归热流行，死亡人数逾 500 万，病死率高达 75%。1949 年以前，尤其是战争和饥荒年代，我国曾有虱传回归热流行，发病率和病死率均较高。1949 年后，虱传回归热在我国已得到控制，但又发现蜱传回归热，这种回归热主要发生在新疆、山西等地。虱传回归热的流行季节以冬、春季为主。蜱传回归热发病以春、夏季（$4 \sim 8$ 月）为多。

【发病机制与病理解剖】

（一）发病机制

从虱或蜱体内来的螺旋体，通过皮肤黏膜及皮下组织到达淋巴及血液循环。回归热的发热和中毒症状与螺旋体血症有关。其发热及间歇之"回归"表现与机体免疫反应和螺旋体体表抗原变异有关。螺旋体在血液循环中迅速生长繁殖，产生大量包括内毒素样物质等在内的代谢产物，导致发热和毒血症症状。当人体针对螺旋体产生以免疫球蛋白为主的特异性抗体如溶解素、凝集素、制动素等后，螺旋体即在单核 – 吞噬细胞系统内被吞噬和溶解，并从外周血中消失，高热骤退，转入间歇期。部分螺旋体未被消灭，在与人体免疫系统的相互作用下产生抗原遗传突变，每 $10^3 \sim 10^4$ 个螺旋体中可自发产生 1 个新的变异株，它具有与初发感染或上次发作的菌株血清型不同的表面蛋白。当其潜伏在肝、脾、骨髓、脑及肾等脏器中，逃避了机体的免疫清除，经繁殖并达一定数量再次入血，引起发热的临床症状，但较前次为轻。每次回归发作，螺旋体的抗原性均有变异，变异的抗原性又导致新的免疫应答，如此多次反复，引起发热间歇表现的回归热。复发次数越多，产生特异性免疫范围愈广，病原体抗原变异范围愈加有限，直至机体的特异性抗体能够完全控制病原体，终将螺旋体消灭。因此，病原体的抗原易变性和机体的强烈免疫反应相互抗争是回归热患者周期性发作的原因。

螺旋体及其代谢产物能破坏红细胞和损伤小血管内皮细胞以及激活补体、活化凝血因子等，导致溶血性黄疸、贫血、出血性皮疹及严重的腔道出血。

（二）病理解剖

本病病变见于脾、肝、肾、心、脑、骨髓等，以脾的病变最为显著。表现为肿胀，有散在的梗死、坏死灶及小脓肿，镜检可见吞噬细胞、浆细胞等的浸润和单核 - 吞噬细胞系统增生。肝脏可有肿大，可见散在的坏死灶，Kupffer 细胞增生、肿胀，肝内可见出血、弥漫性充血和浑浊肿胀性退行性变。心脏有时呈弥漫性心肌炎。肾浑浊肿胀、充血。肺、脑以及骨髓均有充血、出血。皮肤亦可见到出血点。在血液、体液及上述脏器中可检出疏螺旋体。

【临床表现】 微课3

（一）虱传回归热

潜伏期多为 7~8 日，个别可长达 3 周。

1. 前驱期 病程第 1~2 日，患者可有头痛、关节肌肉疼痛、精神不振、全身乏力及低热等前驱期症状。

2. 发热期 绝大多数患者起病急骤，突起畏寒、寒战，继而发热，体温迅速高达 40℃ 左右，大多呈稽留热，少数为弛张热或间歇热型。剧烈头痛及全身肌肉骨骼疼痛为本病突出症状，尤以腓肠肌为著。部分患者可有鼻衄、牙龈出血，严重者甚至可有呕血、黑便等出血症状。重症患者还可出现谵妄、抽搐、神志不清等症状。面部及眼结膜充血，常见轻度黄疸，少数患者黄疸较深。患者呼吸增快、肺底可闻及啰音，心率增快，可有奔马律及室性期前收缩，心脏扩大及心功能衰竭也可见。约半数以上的病例肝脏、脾脏明显增大，可伴压痛。淋巴结可肿大。神经系统症状明显者常伴有脑膜刺激征。皮肤有时出现一过性点状出血性皮疹。少数病例可发生 DIC。高热一般持续 6~7 日，然后体温骤然下降，并伴有大量出汗，或出现虚脱。

3. 间歇期 患者由于大量出汗，除感觉虚弱外，症状减退或消失，肝脾缩小，但皮肤可出现苍白。

4. 复发期 经 7~9 日的无热间歇期后，患者再次出现发热，初发期的各种症状又重复出现。复发期发热的期限大致与第一次无热期相近。每次回归热发作，症状渐轻，时间渐短，间歇期逐渐延长，最后痊愈。据统计，复发 1 次者约 50%，2 次者约 35%，3 次以上者仅占 1%~2%。一般在体温重复上升之前，血中即可再次出现螺旋体，但其数量常较初发期为少。

（二）蜱传回归热

潜伏期 2~15 日，一般为 4~9 日。

临床表现与虱传回归热基本相同，但症状较轻。发病前在蜱叮咬的局部有炎症改变，初为斑丘疹，并有出血或小水疱，伴痒感，局部淋巴结可肿大。肝、脾增大较虱传回归热为少且缓慢。复发次数较多，大多发作 2~4 次。

【实验室检查】

（一）血、尿常规

虱传回归热患者白细胞计数多增高，为 $(10 \sim 20) \times 10^9/L$，中性粒细胞百分比增加，间歇期恢复正常或偏低，嗜酸性粒细胞减少。蜱传回归热白细胞多正常。发作次数多者贫血常较严重，血小板可减少。尿中常有少量蛋白、红细胞、白细胞及管型。

（二）脑脊液

少数患者的脑脊液压力稍增高，蛋白质和淋巴细胞增多。

（三）血生化检查

血清中 ALT 常升高，严重者血清胆红素明显上升。

（四）病原学检查

1. 暗视野检查　在发热期取血液、脑脊液等标本及时做暗视野检查，可查到螺旋体。在滚动的红细胞附近很易发现活动的螺旋体。

2. 涂片检查　用血液、骨髓、脑脊液同时涂厚片或薄片，吉姆萨或瑞特染色可查到红色或紫色螺旋体。

3. 动物接种　小白鼠腹腔接种量通常为 1～2ml，豚鼠为 2～3ml，接种后第 2 日开始逐日尾静脉采血，1～3 日内即可检出螺旋体。

【并发症】

最常见的并发症为支气管肺炎。还可有结膜炎、虹膜睫状体炎、中耳炎、多发性关节炎，偶见脑炎、脑膜炎及脾破裂出血等。

【诊断】

根据发病季节、发病地区、个人卫生状况以及有无体虱和蜱叮咬史等流行病学资料，结合不规则间歇发热、周身酸痛、乏力、皮疹等典型临床表现，应考虑本病诊断。确诊有赖于病原学检查。

【鉴别诊断】

回归热应与疟疾、斑疹伤寒、伤寒、布鲁菌病、钩端螺旋体病、肾综合征出血热等疾病相鉴别。

【预后】

取决于治疗早晚、年龄及有无并发症。如无并发症，则预后较好。蜱传回归热的病死率略低。儿童患者预后良好。

【治疗】

（一）一般治疗及对症治疗

给予高热量、流质或半流质饮食。补充足量液体和电解质。毒血症症状严重者，可短期内应用肾上腺糖皮质激素。

（二）病原治疗

四环素和红霉素对本病有较好疗效。四环素为首选药物，成人每日 2g，分 4 次口服，热退后减量为每日 1.5g，疗程 7～10 日。红霉素或氯霉素与四环素疗效相当。在应用抗生素治疗的过程中，可能发生赫氏（Herxheimer）反应，需及时采用糖皮质激素治疗。

【预防】

在整个流行过程中切断传播途径是预防本病的关键措施。

（一）管理传染源

对患者要严格灭虱，积极治疗并隔离至体温恢复正常后 15 日。接触者灭虱后医学观察 14 日。

（二）切断传播途径

用各种方法灭虱、蜱及鼠。

（三）保护易感者

做好个人防护，灭虱时要穿防护衣，在野外作业时要穿防蜱衣，必要时可口服多西环素或四环素以防发病。

⇨ 案例讨论

临床案例 患者，男性，52岁。居住环境卫生条件极差，有较多老鼠出没。近日无明显诱因出现发热，初为低热，后逐渐升高，体温最高39.8℃，伴有畏寒、头痛、乏力、周身酸痛，轻微咳嗽。曾应用退热药物、青霉素，治疗效果不佳。查体：皮肤巩膜轻度黄染，无皮疹，颜面及眼结膜充血，双肺未闻及啰音。心率112次/分，未闻及心脏杂音。肝肋下1.5cm可及，质软，脾肋下1cm可及，质软。血常规：白细胞15×10^9/L，中性粒细胞百分比82%。血生化：ALT 88U/L，TBil 75μmol/L。

讨论 1. 该患者最可能的诊断是什么？

2. 本病的诊断依据有哪些？

3. 为确诊，该患者应进一步做哪些检查？

4. 本病应与哪些疾病进行鉴别诊断？

目标检测

答案解析

题库

1. 虱传回归热的临床表现是什么？
2. 简述回归热的诊断依据。
3. 简述回归热的治疗措施。

（张国民）

第四节　梅　毒

PPT

📖 学习目标

1. **掌握** 梅毒的传播途径、临床表现、分型和分期、诊断和治疗原则。
2. **熟悉** 梅毒的病原学、流行病学、实验室检查。
3. **了解** 梅毒的发病机制、预防及鉴别诊断。
4. 学会各期梅毒的临床分析并具备临床处理能力。

梅毒（syphilis）是由梅毒螺旋体（*Treponema pallidum*，TP）引起的一种全身慢性传染病，主要通过性接触传播。其症状和体征复杂，早期主要侵犯皮肤和黏膜，晚期可侵犯血管、中枢神经系统及全身各器官。可通过胎盘传染给胎儿从而引起死产、流产、早产和胎传梅毒。

【病原学】

梅毒的病原体是梅毒螺旋体，于1905年被发现，在分类学上属螺旋体目，密螺旋体科，密螺旋体属。TP通常不易着色，故又称苍白密螺旋体，由8～14个整齐规则、固定不变、折光性强的螺旋构成，长4～14μm，宽0.2μm，可以旋转、蛇形、伸缩三种方式运动。人类是梅毒螺旋体的唯一天然宿主，也是其传播媒介。TP人工培养困难，一般接种于家兔睾丸进行保存和传代。梅毒螺旋体系厌氧微生物，离开人体不易生存。煮沸、干燥、日光、肥皂水和普通消毒剂均可迅速将其杀灭，但其耐寒力强，在潮湿环境中可存活数小时，-78℃可保存数年。

【流行病学】

（一）传染源

梅毒的唯一传染源是梅毒患者，显性和隐性梅毒患者均是传染源，感染者的皮损分泌物、血液、精液、乳汁、唾液中均有大量梅毒螺旋体。

（二）传播途径

梅毒的常见传播途径有以下几种。

1. 性接触传染 约95%的患者通过性接触由皮肤黏膜微小破损传染。未治疗患者在感染后1～2年内具有强传染性，随着病期延长，传染性越来越小，感染4年以上的患者基本无传染性。

2. 垂直传播 妊娠4个月后TP可通过胎盘及脐静脉由母体传染给胎儿，可引起死产、流产、早产或胎传梅毒，其传染性随病期延长而逐渐减弱。分娩过程中新生儿通过产道时，皮肤擦伤处发生接触性感染。

3. 其他途径 冷藏3日以内的梅毒患者血液仍具有传染性，输入此种血液可发生感染；少数患者可通过接吻、握手、哺乳或接触污染衣物、用具而感染。

（三）人群易感性

人群对梅毒螺旋体普遍易感，卖淫、嫖娼等性乱行为者以及同性恋、吸毒者为梅毒的高危人群。

【发病机制与病理解剖】

梅毒的发病机制目前尚未完全阐明。患者的临床表现与梅毒螺旋体在体内大量繁殖及其引起宿主免疫功能的异常等密切相关。梅毒螺旋体通过皮肤和黏膜的轻微破损进入人体后，在数小时内即侵入附近的淋巴间隙，并在该处大量繁殖，经过2～4周的潜伏期，通过免疫反应引起侵入部位出现破溃，即硬下疳。螺旋体在原发病灶内大量繁殖后，侵入附近的淋巴结，再经血液播散到全身其他组织器官，患者表现为二期梅毒。如不经过治疗，一部分患者可进展到三期梅毒，发生心血管和神经系统损害以及皮肤、骨与内脏的树胶样肿损害。

（一）闭塞性动脉内膜炎和小血管周围炎

闭塞性动脉内膜炎指小动脉内皮细胞及纤维细胞增生，使管壁增厚、血管腔狭窄闭塞。小血管周围炎指围管性单核细胞、淋巴细胞和浆细胞浸润。

（二）树胶样肿

又称梅毒瘤（syphiloma）。该肉芽肿质韧而有弹性，如树胶，故得名树胶样肿（gumma）。镜下结构似结核结节，中央为凝固性坏死，形态类似干酪样坏死，但坏死不如干酪样坏死彻底，弹力纤维尚保存。

【临床表现】

（一）梅毒的临床分型与分期

梅毒根据传播途径的不同，可分为获得性（后天）梅毒和胎传（先天）梅毒；根据病程的不同，又可分为早期梅毒和晚期梅毒。

（二）临床症状

潜伏期一般为 9～90 日，此期的临床血清反应呈阳性，但无明显症状。

1. 获得性梅毒

（1）一期梅毒　主要表现为硬下疳和硬化性淋巴结炎，一般无全身症状。发生于不洁性交后 2～4 周，常发生于外生殖器（90%），在男性多见于阴茎冠状沟、龟头、包皮及系带，在女性多见于大小阴唇、阴唇系带、会阴及宫颈，少数发生在唇、咽等处，在男性同性恋者常见于肛门、直肠。典型硬下疳常为单个，偶为多个，初为小红斑，迅速发展为丘疹或浸润性红斑，继之轻度糜烂或呈浅表性溃疡，其上有少量黏液性分泌物或覆盖灰色薄痂，边缘隆起，周边及基底部呈软骨样硬度，直径为 1～2cm，圆形，呈牛肉色，表面有浆液性分泌物。未经治疗的硬下疳可持续 3～4 周或更长时间，治疗者在 1～2 周后消退，消退后遗留暗红色浅表性瘢痕或色素沉着。硬下疳出现 1～2 周后，常出现单侧腹股沟或患处附近淋巴结肿大，表面无红肿破溃，一般无疼痛，消退需要数月。

（2）二期梅毒　一期梅毒未经治疗或治疗不彻底，由于 TP 从淋巴系统进入血液而播散至全身，引起皮肤黏膜及系统损害，称二期梅毒。常发生在硬下疳消退后 3～4 周（感染后 7～10 周），可有低热、头痛、肌肉和关节痛等，也可伴肝脾肿大及全身淋巴结肿大。

①梅毒疹：皮疹通常缺乏特异性，可为红斑、丘疹、斑丘疹、斑块、结节、脓疱或溃疡等，大多数泛发，不痒或轻微瘙痒。斑疹性梅毒疹为淡红色或黄红色斑疹，直径 0.2～1.0cm，类似于病毒疹、玫瑰糠疹、麻疹等。丘疹性梅毒疹表现为红色丘疹、斑丘疹，表面可有脱屑或结痂。斑丘疹是二期梅毒最常见的皮损。

②复发性梅毒疹：原发性梅毒疹自行消退后，约 20% 的二期梅毒患者将于 1 年内复发，二期梅毒的任何症状均可重新出现，以环形丘疹最为多见。

③扁平湿疣：好发于肛周、外生殖器、会阴、腹股沟及股内侧等部位。表现为肉红色或粉红色扁平丘疹或斑块，表面糜烂湿润或轻度结痂，单个或多个。

④黏膜损害：约 50% 的患者出现黏膜损害，发生在唇、口腔、扁桃体、喉或生殖器黏膜，表现为黏膜斑或黏膜炎，并伴有渗出或灰白膜，黏膜红肿。

⑤梅毒性脱发：约占患者的 10%。为 TP 侵犯毛囊造成毛发区血供不足所致。多为稀疏性，边界不清，如虫蚀样，少数为弥漫性。

⑥骨关节损害：表现为骨膜炎、骨炎、骨髓炎及关节炎，多发生在四肢的长骨和大关节，伴有局部疼痛。

⑦眼损害：主要表现为梅毒性虹膜炎、虹膜睫状体炎、脉络膜炎、视网膜炎等，常为双侧。

⑧神经梅毒：主要有无症状神经梅毒、梅毒性脑膜炎、脑血管梅毒。无症状神经梅毒仅有脑脊液异常。梅毒性脑膜炎可引起颅内压增高症状、脑神经麻痹等。脑血管梅毒常与梅毒性脑膜炎并存，主要侵犯脑动脉造成管壁增厚、狭窄，导致供血不足。脑脊液快速血浆反应素环状卡片试验（RPR）阳性。

⑨全身浅表淋巴结肿大：发生率为 50%～80%，表现为全身淋巴结无痛性肿大。

（3）三期梅毒　30%～40% 的显性梅毒螺旋体感染发生三期梅毒，其中，晚期梅毒 15% 为良性，15%～20% 为恶性。

①皮肤黏膜损害：主要为结节性梅毒疹和梅毒性树胶肿。结节性梅毒疹好发于头皮、肩胛、背部及四肢的伸侧，呈簇集排列的铜红色浸润性结节，表面可发生脱屑或坏死性溃疡。梅毒性树胶肿又称为梅毒瘤，常发生在下肢，表现为深溃疡形成，萎缩样瘢痕；发生在上额部时，常引起组织坏死、穿孔；发生于鼻中隔者则骨质破坏，形成马鞍鼻；发生于舌部者表现为穿凿性溃疡；阴道损害常形成溃疡，进而

引起膀胱阴道瘘或直肠阴道瘘等。

②骨梅毒：发生率仅次于皮肤黏膜损害。最常见的是长骨骨膜炎，表现为骨骼疼痛、骨膜增生，胫骨受累后形成佩刀胫。骨髓炎、骨炎和关节炎可导致病理性骨折、骨穿孔、关节畸形等。

③晚期心血管梅毒：发生率为10%，主要侵犯主动脉弓部位，发生主动脉瓣闭锁不全，即梅毒性心脏病。

④晚期神经梅毒：发生率约10%，多发生于感染 TP 后 10～20 年。可无症状，也可发生梅毒性脑膜炎、脑血管梅毒、脑膜树胶样肿、麻痹性痴呆。

2. 先天性梅毒　是母体内的 TP 由血液通过胎盘传入胎儿血液，导致胎儿感染。发病年龄小于 2 岁者称为早期先天性梅毒，大于 2 岁者称为晚期先天性梅毒。先天性梅毒不发生硬下疳，常有严重的内脏损害，对患儿的健康影响很大，病死率高。

（1）早期先天性梅毒　患儿常早产，多在出生后 2 周至 3 个月内出现症状。表现为消瘦，皮肤松弛、多皱褶，哭声嘶哑，发育迟缓。在早期先天性梅毒导致的黏膜损害中，梅毒性鼻炎是最常见的，严重者可导致鼻中隔穿孔、鼻梁塌陷，形成鞍鼻。皮肤损害可表现为斑疹、斑丘疹、水疱、大疱、脓疱等，多分布在头面、肢端、口周皮肤，口周可见皲裂，愈后留有辐射状瘢痕，具有特征性。

（2）晚期先天性梅毒　一般 5～8 岁发病，患儿发育不良，智力低下，皮肤黏膜损害与成人相似。其标志性损害可出现哈钦森齿、桑葚齿、胸锁关节增厚、基质性角膜炎、神经性耳聋等。

（3）胎传潜伏梅毒　先天性梅毒未经治疗，无临床症状，而血清反应呈阳性。

3. 潜伏梅毒　感染梅毒后经过一定的活动期，由于机体免疫力增强或不规则治疗的影响，症状暂时消退，但未完全治愈，梅毒血清反应仍阳性，且脑脊液检查正常，此阶段称为潜伏梅毒。感染 2 年以内者称为早期潜伏梅毒，感染 2 年以上者称为晚期潜伏梅毒。

【实验室检查】　 📱 微课 4

（一）暗视野显微镜检查

暗视野显微镜检查是一种检查 TP 的方法。它便于检查梅毒螺旋体，对早期梅毒的诊断具有十分重要的意义。

（二）梅毒血清学检测

1. 非梅毒螺旋体血清试验　这类试验的抗原分为心磷脂、卵磷脂和胆固醇的混悬液，用于检测抗心磷脂抗体，可用作临床筛选，并可做定量，用于疗效观察。

2. 梅毒螺旋体血清试验　包括：①荧光螺旋体抗体吸收试验（FTA－ABS）；②梅毒螺旋体血凝试验（TPHA）；③梅毒螺旋体明胶凝集试验（TPPA）等。这类试验特异性高，主要用于诊断试验。

（三）梅毒螺旋体 IgM 抗体检测

梅毒螺旋体 IgM 阳性的一期梅毒患者经过青霉素治疗后，2～4 周梅毒螺旋体 IgM 消失。梅毒螺旋体 IgM 阳性的二期梅毒患者经过青霉素治疗后，2～8 个月内 IgM 消失。IgM 抗体分子较大，母体 IgM 抗体不能通过胎盘，因此，如果婴儿梅毒螺旋体 IgM 阳性，则表示已被感染。

（四）脑脊液检查

脑脊液检查主要用于神经梅毒的诊断，检查项目应包括：细胞计数、总蛋白测定、性病研究实验室试验（VDRL）及胶体金试验。

（五）其他检查

X 线摄片、彩超、CT 和 MRI 可用于骨关节梅毒、心血管梅毒和神经梅毒的辅助诊断。

【并发症】

（一）黏膜病变

易发展为慢性间质性舌炎，是一种癌前病变，应严格观察。

（二）心血管病变

可相继发生单纯性主动脉炎、主动脉瓣关闭不全、心肌梗死、主动脉瘤或猝死等。

（三）神经梅毒

发病缓慢，可发生脊髓膜炎，可压迫脊髓导致痉挛、瘫痪。

【诊断】

梅毒的病程长，症状复杂，可与很多其他疾病表现相像，因此，必须结合病史、体格检查和实验室检查进行综合分析，才能做出明确诊断。

（一）流行病学史

包括有无不洁性交史，婚姻配偶或性伴侣有无梅毒。已婚妇女有无早产、流产、死产史，父母、兄弟、姐妹有无性病。

（二）临床症状及体征

应做全面详细问诊及体格检查，对感染时间较短的患者应注意检查其皮肤、黏膜、外阴、肛门、口腔等处。对感染较长的患者，除检查其皮肤黏膜外，应注意检查心血管、神经系统、眼、骨骼等。

（三）实验室检查

暗视野显微镜检查：早期梅毒皮肤黏膜损害可查到梅毒螺旋体；梅毒血清试验：用非螺旋体抗原试验做初试，如阴性，若怀疑为梅毒患者，应进一步检查；如阳性，结合病史及体格检查符合梅毒，可以确诊。

【鉴别诊断】

一期梅毒应与软下疳、生殖器疱疹、固定型药疹、白塞病、生殖器部位肿瘤相鉴别（表6-2）。二期梅毒应与药疹、玫瑰糠疹、银屑病、麻风、尖锐湿疣、扁平苔藓、皮肤淋巴瘤等相鉴别。三期梅毒应与皮肤结核、麻风和皮肤肿瘤相鉴别。神经梅毒应与其他中枢神经系统疾病相鉴别，心血管梅毒应与其他心血管疾病相鉴别。

表6-2 梅毒硬下疳与软下疳的鉴别

项目	硬下疳	软下疳
潜伏期	2~4周	2~5日
数目	单发多	多发
边界	清	穿凿潜行
基底	浅、光滑、苔藓样	较深、不平、颗粒状
分泌物	浆液性、量少	脓性、量多、自体接种
硬度	软骨样	柔软
局部症状	无痛、无痒	痛
周围淋巴结	肿大不硬、不化脓	肿大硬、化脓
愈后	无瘢痕	有瘢痕
病原体	苍白密螺旋体	杜克莱嗜血杆菌
梅毒血清学反应	阳性	阴性

【预后】

（一）早期梅毒

经过规范的治疗，硬下疳可达到根治，二期梅毒疹经规范治疗，皮疹消失，无功能性障碍。

（二）晚期皮肤黏膜、骨、关节梅毒

经规范治疗能够痊愈，形成瘢痕，功能障碍部分得到恢复，有些损害如鼻骨的树胶肿、上腭穿孔等则不能恢复。

（三）心血管梅毒

如出现心功能衰竭、心绞痛，则不能达到根治。主动脉弓降段的梅毒性动脉瘤，经抗 TP 治疗，可使病情稳定，不再恶化。

（四）早期神经梅毒

早期神经梅毒的脑顶部脑膜炎、脑底部脑膜炎、横断性脊髓炎、脑动脉炎如不严重，经治疗后有望全部或部分恢复功能。

【治疗】

（一）治疗原则

梅毒是可以治愈的疾病，强调早期诊断、早期治疗、疗程规则、剂量足够。青霉素类为首选药物，如水剂青霉素、普鲁卡因青霉素、苄星青霉素等。对青霉素过敏者可选四环素、红霉素等。部分患者青霉素治疗之初可能发生赫氏反应，可由小剂量开始应用。

（二）治疗方案的选择

1. 早期梅毒　苄星青霉素 G 240 万 U，分两侧臀部肌内注射，1 次/周，连续 2 ~ 3 次；或普鲁卡因青霉素 G 80 万 U/d，肌内注射，连续 10 ~ 15 日。青霉素过敏者可选用头孢曲松钠 1.0g/d 静脉滴注，连续 10 ~ 14 日，或连续口服四环素类药物（多西环素 100mg，每日 2 次；米诺环素 100mg，每日 2 次）15 日；或连续口服大环内酯类药物（阿奇霉素 0.5g，每日 1 次；或红霉素 0.5g，每日 4 次）15 日。

2. 晚期梅毒　苄星青霉素 G 240 万 U，分两侧臀部肌内注射，1 次/周，连续 3 ~ 4 次；或普鲁卡因青霉素 G 80 万 U/d，肌内注射，连续 20 日。青霉素过敏者可用四环素类或大环内酯类药物 30 日，剂量同上。

3. 心血管梅毒　应住院治疗，对于并发心功能衰竭者，应控制心功能衰竭后再进行抗 TP 治疗。为避免赫氏反应，抗 TP 治疗前 1 日应开始口服泼尼松，连续 3 日。首先选用水剂青霉素 G 肌内注射，剂量为第 1 日 10 万 U，第 2 日 20 万 U（分 2 次），第 3 日 40 万 U（分 2 次）；第 4 日起，肌内注射普鲁卡因青霉素 G 80 万 U/d，连续 15 日为 1 个疗程，共 2 个疗程，疗程间歇 2 周。青霉素过敏者处理同上。

4. 神经梅毒　应住院治疗，为避免赫氏反应，应口服泼尼松（同上）。首先选用水剂青霉素 G 1200 万 ~ 2400 万 U/d，分 4 ~ 6 次静脉滴注，连续 10 ~ 14 日，继以苄星青霉素 G 240 万 U 肌内注射，1 次/周，连续 3 次；或普鲁卡因青霉素 G 240 万 U/d 肌内注射，同时口服丙磺舒（2.0g/d，分 4 次）连续 10 ~ 14 日，继以苄星青霉素 G 240 万 U 肌内注射，1 次/周，连续 3 次。青霉素过敏者处理同上。

5. 妊娠梅毒　根据孕妇梅毒分期的不同，采用相应的方案进行治疗，用法及用量与同期其他梅毒患者相同，但妊娠初 3 个月及妊娠末 3 个月各进行 1 个疗程的治疗。青霉素过敏者选用红霉素类药物口服。

6. 先天性梅毒

（1）早期先天性梅毒　脑脊液异常者选用水剂青霉素 G 10 万 ~ 15 万 U/（kg·d），分 2 ~ 3 次静脉滴注，连续 10 ~ 14 日；或普鲁卡因青霉素 G 5 万 U/（kg·d）肌内注射，连续 10 ~ 14 日。脑脊液正常者选用苄星青霉素 G 5 万 U/（kg·d）肌内注射。无条件检查脑脊液者，按脑脊液异常者的方案进行治疗。

（2）晚期先天性梅毒　水剂青霉素 G 20 万 ~ 30 万 U/（kg·d），分 4 ~ 6 次静脉滴注，连续 10 ~ 14 日；或普鲁卡因青霉素 G 5 万 U/（kg·d）肌内注射，连续 10 ~ 14 日为一个疗程，可用 1 ~ 2 个疗程。较大儿童的青霉素剂量不应超过成人同期患者剂量。青霉素过敏者选用红霉素，20 ~ 30mg/（kg·d），分 4 次口服，连续 30 日。

【预防】

梅毒是可以预防的。首先，发现梅毒患者必须强迫进行隔离治疗，若有可疑梅毒接触史，应及时进行梅毒血清试验，以便及时发现、及时治疗；对可疑患者均应进行预防检查，行梅毒血清试验，治疗期间避免性生活并应让性伴侣同时治疗。其次，切断传播途径，杜绝不正当的性行为，提倡洁身自爱。加强婚前和产前检查，对患梅毒的孕妇应及时给予治疗，以防感染给胎儿。

➡ 案例讨论

临床案例　患者，男性，23 岁。2 个月前有不洁性交史，10 日前在冠状沟处出现一红斑，很快破溃成溃疡，边界清。上有少许渗出物，无疼痛。2 日前自觉右侧腹股沟淋巴结肿大，无触痛。血常规未见异常。

讨论　1. 该患者最可能的诊断是什么？

2. 本病的诊断依据有哪些？

3. 为确诊，该患者应进一步做哪些检查？

目标检测

答案解析

题库

1. 二期梅毒的临床表现是什么？
2. 硬下疳与软下疳的鉴别要点是什么？
3. 梅毒的治疗原则及首选药物是什么？

（张国民）

书网融合……

本章小结

微课 1

微课 2

微课 3

微课 4

第七章　朊粒病

📖 学习目标

1. **掌握**　朊粒的生物学特征和传播途径。
2. **熟悉**　人和动物朊粒病的主要临床表现。
3. **了解**　朊粒病的诊断方法。
4. 学会朊粒病的预防措施。

朊粒病（proion diseases），又称传染性海绵状脑病（transmissible spongiform encephalopathy, TSE），是以神经变性但炎症反应缺失为特征的人畜共患病。朊粒病的病原体是一种不同于细菌、病毒、真菌和寄生虫等病原微生物的新的致病蛋白质因子，既具传染性，又有遗传性。目前已知的动物朊粒病有牛海绵状脑病、羊瘙痒病、传染性水貂脑病、马骡和麋鹿的慢性消耗病、猫海绵状脑病和野生反刍动物海绵状脑病。人朊粒病包括库鲁病、克雅病（CJD）、新变异型克雅病、杰茨曼－斯脱司勒－史茵克综合征和致死性家族性失眠症。

【病原学】

朊粒是一种分子量很小、有感染性的蛋白质颗粒，不含核酸。能使核酸灭活的物理方法如煮沸、紫外线照射、电离辐射等以及化学方法如核酸酶、羟胺（核酶修饰剂）、锌离子作用均对其无影响，但用蛋白酶 K 及蛋白变性剂处理，则可降低或灭活其感染性。

朊粒蛋白（PrP）的分子量为 33～35kD，由 253 个氨基酸组成。PrP 有两种异构体，分别称 PrP^{Sc} 与 PrP^{C}。PrP^{C} 存在于正常组织，功能尚不清楚，对蛋白酶敏感，不致病；PrP^{Sc} 的分子量为 27～30kD，对蛋白酶有抗性，是可致病蛋白质，现认为 PrP^{Sc} 是 PrP^{C} 被蛋白酶切去了 67 个氨基酸的产物。正常脑组织中只有 PrP^{C}，没有 PrP^{Sc}；而患病动物大脑中则既有 PrP^{C}，又有 PrP^{Sc}。PrP^{C} 和 PrP^{Sc} 的本质差别在于构象上的差异，PrP^{C} 的 α 螺旋为 42%，β 折叠仅为 3%；而 PrP^{Sc} 的 α 螺旋为 30%，β 折叠反而高达 43%。这种构象上的差异导致化学性质和生物学作用的明显不同。朊粒有不同的株型，形成不同的疾病，如羊瘙痒病、牛海绵状脑病（bovine spongiform encephalopathy, BSE）、库鲁病、克雅病等。

无论是动物还是人类，朊粒都是由宿主染色体上一个单拷贝基因编码。人 PrP 基因（*PRNP*）位于第 20 对染色体的短臂上，小鼠 PrP 基因则位于 2 号染色体上。人 PrP 基因的突变常发生在 32、48、56、72 位密码子处，多为重复片段的插入或点突变，突变的结果是使 PrP^{C} 转变成 PrP^{Sc}，这与遗传性朊粒病有关。

【流行病学】

（一）传染源

感染朊粒的动物和人均可成为传染源。

（二）传播途径

朊粒主要是通过消化道传播，进食感染宿主的组织或其加工物，尤其是脑组织，可以导致朊粒的传播。疯牛病就是健康牛吃了含朊粒的病畜内脏加工物而感染发病。CJD 可通过医源性方式传播，如器官移植（角膜、脊髓、硬脑膜）、垂体来源激素（生长激素、促性腺激素）的应用、接触污染的手术器械、输血及血制品等。

此外，朊粒病可以遗传方式获得而呈家族性，主要是 PrP 基因发生突变所致。因此，朊粒不仅有传染性，而且有遗传性。

（三）人群易感性

普遍易感。感染朊粒后，尚未发现保护性免疫的产生。

（四）流行特征

1. 克雅病（CJD）　是一种世界范围内的疾病，年发病率约为百万分之一，我国亦有报道。1920 年 Creutzfeldt，次年 Jakob 描述了这类患者，为了纪念他们两人最早发现此病，后人称之为"克雅病"。克雅病可以是遗传的、传染的或散发的，近 15% 的病例为家族性，不到 1% 的为传染性获得，85% 为散发性病例。

2. 库鲁病　曾在巴布亚新几内亚高原偏僻部落的土著人中流行。其感染方式与当地居民，特别是妇女和儿童，在祭奠仪式时食用已故亲人内脏和脑组织以示对死者尊敬的宗教习俗有关。在最高峰时，本病的罹患率达 1%。19 世纪 50 年代，随着这一习俗的废除，该病一度销声匿迹。对巴布亚新几内亚的强化监视系统在 1996 年 7 月和 2004 年 6 月发现了 11 例新发的库鲁病，提示一些病例的潜伏期可长达 50 年之久。

3. 牛海绵状脑病　俗称疯牛病，主要流行于欧洲，特别是英国。自 1986 年 11 月在英国发现首例疯牛病以来，至 2005 年已有 20 多万头牛发病，3000 余万头牛被宰杀。疯牛病的传播主要是以病畜内脏特别是以脑和脊髓作为蛋白质混入人工饲料，而加工过程不能灭活具有高抵抗力的朊粒所致。此后，英国政府禁止使用这种人工饲料，疯牛病得到控制。

【发病机制与病理解剖】

（一）发病机制

朊粒病的发病机制尚不明确。目前认为，PrP^C 转化为 PrP^{Sc} 是朊粒病发生的基本条件，PrP^{Sc} 的蓄积是朊粒病产生的始动环节。在培养细胞内，PrP^C 向 PrP^{Sc} 的转变发生在神经元内部，此后 PrP^{Sc} 在溶酶体中沉积。当神经元内存含大量淀粉样颗粒的溶酶体时，会突然爆破而导致神经元被破坏。当宿主的神经细胞死亡后，在脑组织中留下许多小孔如海绵状，释放出的 PrP^{Sc} 会袭击另外的细胞，这是朊粒致病的重要特点。

（二）病理解剖

所有朊粒病都具有类似的神经病理变化，包括弥漫性神经细胞丢失、反应性胶质细胞增生、淀粉样斑块形成和神经细胞空泡形成，这些变化使得病理切片上观察到的脑组织呈海绵状改变，故此类疾病亦称为"传染性海绵状脑病"。大体形态改变是非特异性的，主要为大脑皮质和小脑的萎缩，尸解发现死于 CJD 患者的脑重量只有 850g，明显轻于正常重量（1200~1500g）。CJD 的海绵状变性区域十分广泛，可以发生在中枢皮层、豆状核、尾状核、丘脑、海马、脑干和脊髓，海绵状变性的表现是在神经纤维上出现小的空泡，其直径为 20~200μm 不等，病变时间长者其空泡可互相融合，空泡也可发生在神经细胞的胞质内。在某些病程较长的病例中，神经细胞丢失和海绵状变性将导致皮质细胞骨架的完全丧失。但奇怪的是没有炎症反应和免疫学应答的形态学变化，病变区域无淋巴细胞和炎症细胞浸润，表明朊粒感染不激发宿主的体液和细胞免疫应答。CJD 患者可有淀粉样斑块形成，该斑块为 PrP 阳性的圆形嗜酸性结构，常出现于小脑部位。

【临床表现】

朊粒病是一类侵犯人和动物中枢神经系统的人畜共患病。朊粒病可为散发性（病因不明）、遗传性或传染性，其临床特点为：①潜伏期长，可达数年至数十年；②临床上主要表现为中枢神经系统的异常；③病情进展迅速，可很快导致死亡。

（一）克雅病（CJD）

CJD 是最常见的人类朊粒病，常累及 50～75 岁年龄段人群，平均发病年龄为 65 岁，男、女性之比为 1∶1.2，潜伏期为 15 个月至 10 年，最长可在 40 年以上。CJD 的典型临床表现为进展迅速的痴呆，肌阵挛，皮质盲，小脑共济失调，及锥体束征和锥体外系征。CJD 的病程可以分为三个阶段。

1. 前驱期　为数周，主要为细微的性格改变和非特异性的主诉，如头昏、失眠、偏执行为、糊涂、食欲和体重下降、抑郁，少数患者可有视觉或听觉的异常。

2. 进展期　主要为进行性的神经系统病情恶化，以小脑、锥体系和锥体外系的症状和体征为主。可表现为肢体僵直和震颤、感觉异常、共济失调、眼球震颤、语言障碍和失语等，并迅速进展为明显的精神衰退、进行性肌萎缩、半瘫、运动性失语，随之发生惊厥与昏迷。

3. 终末期　患者最终往往死于肺炎或自主神经功能衰竭。

CJD 患者的平均存活时间为 6 个月，约 90% 的患者于发病后 1 年内死亡。

（二）新变异型克雅病（nvCJD）

由于疯牛病的流行，英国于 1990 年建立了 CJD 监测机构，以监测 CJD 的流行病学、临床和病理特征。1996 年该机构宣布发现 10 例 nvCJD 病例，这些患者无论在年龄、病理改变、临床症状、体征还是脑电图上均与过去的典型 CJD 病例有明显差异。①nvCJD 病例均较为年轻，中位年龄为 29 岁，范围为 16～41 岁；②临床表现以行为改变、运动失调和周围感觉障碍常见，10 个患者中有 9 人最初是去看精神科医生，进展性痴呆仅在后期出现；③平均存活时间长，为 7.5～22.5 个月，中位时间为 12 个月；④无 CJD 特征性脑电图波。其神经病理改变亦与 CJD 不同，nvCJD 表现为广泛斑块形成，周边由海绵状病变区围绕。至 2014 年 3 月，全球共报道 228 例疑似 nvCJD 患者，主要发生在英国。目前认为，nvCJD 的发生与食用疯牛病牛肉有密切联系。

（三）库鲁病

库鲁病是一种亚急性、进行性小脑和脑干退行性疾病，潜伏期为 4～30 年或更长，通常较少累及大脑皮质，其较早的临床表现为小脑运动失调，一般为进行性，伴随有细微的躯干、肢端和头部震颤。在病程的第 2～3 个月，震颤粗大且程度加剧，并出现进行性共济失调和运动障碍。早期智力正常，后期则出现痴呆，常在 6～9 个月内死亡。

（四）杰茨曼-斯脱司勒-史茵克综合征（Gerstmann-Straussler-Scheinker syndrome, GSS）

该病是一种罕见的常染色体显性遗传病，其流行率仅千万分之一，患者存活时间相差较大，从 2 个月到 12 年不等。GSS 仅累及成年人，常在 50 岁以前发病，临床表现以小脑病变为主，可伴有帕金森氏征、锥体束征和锥体外系征、耳聋、失明及凝视麻痹。病程进展缓慢，仅在晚期出现痴呆。由于吞咽障碍，患者常死于吸入性肺炎所致的继发感染。

（五）致死性家族性失眠症（fatal familial insomnia, FFI）

该病是 1986 年发现的一种常染色体显性遗传性朊粒病，非常罕见，通常见于成人，发病年龄为 35～61 岁。临床表现为难治性失眠，失眠可长达数周至数月，随之出现进行性脑神经功能紊乱和运动障碍。从发病到死亡通常为 1～2 年。

（六）羊瘙痒病

第一个被认识的传染性海绵状脑病是发生于绵羊和山羊的羊瘙痒病，该病已存在两个多世纪，早在18世纪时就被人们所认识，发生于许多国家。患病羊习惯于在围栏上摩擦身体以减轻瘙痒，同时出现步态不稳。脑组织出现典型的朊粒病病理改变，如细胞空泡、神经细胞丧失、胶质细胞增生。目前尚无证据表明，羊瘙痒病可传染给人。

（七）牛海绵状脑病

牛海绵状脑病的潜伏期为 4～5 年，由于患病牛表现为步态不稳、体重下降以及神经质甚至狂乱，俗称"疯牛病"。病牛的脑组织也呈典型的朊粒病病理改变，并且总是在脑髓质部形成神经纤维空泡，PrP^{Sc} 已在患病牛的脑组织中被发现。患疯牛病牛的脑组织提取物通过颅内接种可将该病传染给小鼠、牛、绵羊和猪，新近研究发现脑内接种可使疯牛病传染给灵长类动物如狨和猕猴，这表明疯牛病的病原因子完全有可能传染给人。

【实验室检查】

（一）脑脊液

常规和生化基本正常，40% 的患者可有蛋白浓度轻微升高，可检出 14 - 3 - 3 蛋白质，具有较高的诊断价值。脑蛋白 14 - 3 - 3 是一种神经元蛋白，能维持其他蛋白构型的稳定性，正常脑组织中含量丰富，但正常脑脊液中不存在。当感染朊粒后，大量脑组织被破坏，可使脑蛋白泄漏于脑脊液中，其含量与脑组织破坏程度成正比，该方法的敏感性和特异性均在 92% 以上。

（二）影像学

头部 MRI 可见局灶性信号增强，与病变部位有关，晚期病例可发现脑皮质的萎缩，虽诊断意义不大，但可与其他脑血管病或炎症代谢性疾病相鉴别。

（三）脑电图

可出现特征性的周期性同步二相或三相尖锐复合波，具有辅助诊断价值。

（四）组织病理学

尸检或活检脑组织切片观察可发现脑组织呈海绵状改变，如空泡形成、淀粉样斑块、胶质细胞增生、神经细胞丢失等，有较大的临床诊断价值。电镜检查可发现异常脑纤维（即瘙痒症相关纤维，SAF）的存在，具辅助诊断价值。

（五）检测 PrP^{Sc}

能确诊朊粒病，方法包括免疫组化、免疫印迹、ELISA 及蛋白错误折叠的循环扩增等。

（六）分子遗传学分析

从患者外周血白细胞提取 DNA 以检测 *PRNP* 基因突变，可以诊断家族性的朊粒病。

【诊断】

朊粒病的生前诊断较为困难，绝大部分病例死后经病理检查才获确诊。

（一）流行病学资料

接受过植入性电极脑电图或神经外科手术史，使用过垂体来源激素，供者被发现有朊粒病的器官移植受者，有朊粒病家族史者等。这些资料对诊断朊粒病有较大帮助。

（二）临床表现

朊粒病在本质上均为中枢神经系统退行性疾病，具有相似的独特临床表现，如共济失调、肌阵挛、痴呆、阳性锥体束征和锥体外系征等。

（三）实验室检查

特征性的脑电图改变和病理检查均有重要的辅助诊断价值。结合临床表现，如有脑组织的海绵状改变，可做出朊粒病的临床诊断。而通过免疫组化技术或分子生物学技术证实患者脑组织中 PrP^{Sc} 的存在，则能确诊朊粒病。

WHO 对于散发性 CJD 的诊断标准如下。

1. 疑似病例诊断标准　①进行性痴呆；②肌阵挛，视觉或小脑性障碍，锥体束或锥体外系功能障碍，运动不能或缄默；③典型的脑电图改变，和（或）2 年内死亡并且 CSF 中 14 - 3 - 3 蛋白阳性；④常规检查未提示其他诊断。出现上述临床特征 4 项中的 2 项以上。

2. 确诊标准　除需以上 4 项均符合外，还需以下神经病理学指标 5 项中的 1 项以上：①神经元丢失，胶质细胞增生，海绵状退行性变，或脑组织免疫组化 PrP^{Sc} 阳性斑块；②预先用蛋白酶 K 处理，染色见 PrP^{Sc} 阳性；③预先用蛋白酶 K 处理，脑组织行免疫印迹见 PrP^{Sc} 阳性；④将患者脑组织匀浆注射到实验动物后，可引起特征性神经退行性疾病；⑤检测到 *PRNP* 基因突变存在。

【鉴别诊断】

朊粒病应注意与其他神经系统疾病相鉴别，如阿尔茨海默病（Alzheimer disease）、多发性硬化等，其鉴别的关键在于脑组织是否存在海绵状改变和朊粒蛋白。

【预后】

预后差，此类疾病均毫无例外地为致死性的。

【治疗】

目前对朊粒病尚缺乏特效治疗，主要措施为对症、支持治疗。个别药物早期使用可推迟发病。大部分药物的研究尚处于体外试验阶段。

【预防】　📱微课

鉴于朊粒病目前尚无有效治疗，预防就尤为重要。

（一）管理传染源

宰杀患病动物和可疑患病动物，并对动物尸体进行妥善处理，物理方法有蒸气高压消毒 132℃ 1 小时，使用有效的化学剂如氢氧化钠、次氯酸钠、浓甲酸可显著降低污染物的传染性，用 1mol/L NaOH 浸泡污染物 1 小时可完全灭活感染因子，用含有效氯 16500mg/L 的次氯酸钠溶液处理 2 小时可使 BSE 脑组织丧失传染性。

由于医源性 CJD 大多为器官移植或使用生物制品所致，必须严格器官捐献的标准。朊粒病或任何神经系统退行性疾病患者、曾接受垂体来源激素治疗者、有朊粒病家族史者不能捐献器官、组织或体液，不能作为献血者。可能感染 CJD 因子的患者的血液、组织或器官不得用于生物制品的生产。

对遗传性朊粒病家族进行监测，给予遗传咨询和产前筛查。

（二）切断传播途径

常规处理患者血液和体液的预防措施均应该遵循。物理方法有高压蒸汽消毒 132℃ 1 小时，使用有效化学剂氢氧化钠、次氯酸钠、浓甲酸，均可显著降低污染物的传染性。医务工作者尤其是那些护理、治疗朊粒病或怀疑有朊粒病的医务人员，以及外科医生和病理科医生，应该保持皮肤不破损，并严格遵守安全程序，手术和病理器械应进行严格消毒，以减少该病的传播。

严格掌握输血指征，可能感染朊粒的人的血液、组织或器官不得用于生物制品的生产。

对从有疯牛病流行的国家进口活牛或牛肉或其制品，必须进行严格和特殊的检疫。禁止用牛、羊等反刍动物内脏，包括脑、脊髓、骨、肉等作为饲料喂养牛等动物。生产生物制品需用牛原料时，应考虑和了解这些牛原料来自国的疯牛病流行情况。

⊕ 知识链接

针对朊粒病的治疗药物研发

迄今为止，对朊粒病尚缺乏特效治疗。研究发现，二甲基亚砜、刚果红、多烯抗生素、铜螯合剂青霉胺等在细胞培养或动物模型中都显示出延迟 PrP^{Sc} 蓄积或病情发展的效果，但都未在人类病例中进行过尝试。零星病例报道显示，用金刚烷胺、阿糖腺苷或异丙肌苷治疗后病情得以稳定或改善，但未经证实。用多西环素、阿昔洛韦、干扰素、聚阴离子或两性霉素 B 治疗的研究也未能显示对人类病例有益。体外研究发现，非阿片类镇痛剂氟吡汀在接种朊蛋白片段的神经元中显示出细胞保护作用，但在临床研究中，氟吡汀组与安慰剂组相比，对生存时间没有显著影响。新型抗疟药奎纳克林在细胞感染模型中很有前景，但后续研究并未显示其对 CJD 动物模型有益，人类试验的早期结果也不理想。未来潜在的药物治疗靶点包括如下阶段：PrP^{C} 转换为 PrP^{Sc}，PrP^{Sc} 结合 PrP^{C}、结合蛋白 X、去除 PrP^{C}，PrP^{Sc} 转运到神经系统。

⇒ 案例讨论

临床案例　患者，女性，22 岁。因情绪消沉和记忆力减退于 2001 年 11 月首次在精神科就诊。2001 年 12 月，出现不自主运动，步态不稳，穿衣困难。头部 CT 检查未发现异常，当时诊断为恐慌发作，给予抗焦虑药物治疗。2002 年 2 月起，患者的运动和认知能力进一步恶化，经常跌倒，生活不能自理。不能记住自家的电话号码，不能进行正确的数学计算，并出现意识混乱，幻觉，发音困难，运动徐缓和肢体痉挛。脑电图未发现异常。MRI 在枕部和后丘脑区域有特征性的高信号。2002 年 9 月，患者因严重的共济失调而被迫卧床，并逐渐出现无动性缄默。试给予阿的平治疗 3 个月无效，患者于 2004 年 6 月死亡。尸检示脑组织中有鲜红色的淀粉样斑块和重度皮质萎缩。无手术史，无输血或输其他血液制品史。患者 PrP 基因的 129 位密码子为纯合子的 M（甲硫氨酸）等位基因。

讨论　1. 该患者的诊断是什么？
　　　　2. 为明确诊断，应进行哪些检查？

目标检测

答案解析

1. 朊粒的生物学特征是什么？
2. 朊粒感染可引起人和动物患哪些疾病？

（黄　燕）

书网融合……

本章小结

微课

题库

第八章　原虫感染

第一节　阿米巴病

PPT

📖 学习目标

1. **掌握**　肠阿米巴病、阿米巴肝脓肿的临床表现、治疗。

2. **熟悉**　肠阿米巴病、阿米巴肝脓肿的诊断与鉴别诊断。

3. **了解**　肠阿米巴病、阿米巴肝脓肿的发病机制、并发症、预后。

4. 学会肠阿米巴病、阿米巴肝脓肿的诊断与治疗，具备对肠阿米巴病、阿米巴肝脓肿患者的临床分析及处理能力。

阿米巴病（amebiasis）是溶组织内阿米巴原虫感染人体所致的一种寄生虫病。按病变部位和临床表现可分为肠阿米巴病和肠外阿米巴病，前者的主要病变部位在结肠，表现为痢疾样症状；后者引起肠外组织脓肿，以阿米巴肝脓肿最常见。

自 1875 年 Lösch 在粪便中发现阿米巴滋养体以来，人类对阿米巴病的认识已有一百多年的历史。WHO 估计，全世界每年约有 5000 万人感染溶组织内阿米巴，10 万患者死于阿米巴病。至今，阿米巴病仍是我国某些地区常见的肠道寄生虫病，由于 HIV 导致的免疫抑制以及 HIV 与溶组织内阿米巴流行区域的重叠，需注意 AIDS 患者中阿米巴病的筛查。

一、肠阿米巴病

肠阿米巴病又称为阿米巴痢疾（amebic dysentery），是由溶组织内阿米巴寄生于结肠引起的疾病，主要病变部位在近端结肠和盲肠，易复发，易转为慢性。

【病原学】

溶组织内阿米巴的生活史有滋养体和包囊两个发育时期。

（一）滋养体

具有侵袭性，是溶组织内阿米巴的致病形态，寄生于结肠肠腔或肠壁内，以二分裂法繁殖，其胞质分为内、外两层，内、外质分明，外质透明，向外突出形成伪足；内质呈颗粒状，有胞核及核仁，含有被吞噬的红细胞和食物颗粒。大滋养体直径 20 ~ 40μm，依靠伪足做定向变形运动可吞噬红细胞、破坏组织，故又称组织型滋养体，见于急性期患者的粪便或肠壁组织中。当环境不利时，大滋养体自肠壁落入肠腔，形成小滋养体，又称肠腔型滋养体，直径 6 ~ 20μm，伪足少，运动迟钝，不吞噬红细胞，以宿主肠液、细菌、真菌为食。当宿主免疫功能及肠道环境恢复正常时，小滋养体伪足消失，活动停止，形成包囊，随大便排出体外。滋养体抵抗力弱，离体后很快死亡，易被胃酸杀灭。滋养体在肠腔以外的脏器中或外界不能形成包囊。

（二）包囊

溶组织内阿米巴的感染型，直径 10 ~ 20μm，呈无色透明的圆球形，成熟包囊有 4 个核，碘染色呈棕色。包囊能起传播作用，进入人体消化道后，在小肠下端碱性消化液的作用下，囊壁变薄，虫体活动并从囊壁小泡中逸出而形成滋养体。在回盲部黏膜皱褶或肠腺窝处分裂繁殖，重复其生活过程。包囊抵抗力强，余氯和胃酸不能杀灭，在大便中可存活5周，在冰冻或干燥环境下可存活数日至数周。加热至50℃数分钟或10%苯酚（石炭酸）溶液中30分钟可灭活，在50%乙醇中即刻死亡。

【流行病学】

（一）传染源

无症状排包囊者、慢性患者、恢复期患者为主要传染源，尤以前者最为重要。急性期患者因其排出的滋养体在体外易死亡或被胃酸杀灭，不能成为传染源。

（二）传播途径

经口感染是主要传播途径。包囊污染食物、水、手，经口侵入人体。苍蝇、蟑螂也起传播作用。水源污染引起地方性流行。男同性恋者可经口-肛性活动感染，故欧美、日本将其列为性传播疾病。

（三）人群易感性

人群普遍易感，婴儿与儿童发病机会相对较少。感染后产生的抗体无保护作用，故可重复感染。营养不良、免疫力低下及接受免疫抑制剂治疗者易发病，病情较重。

（四）流行特征

本病遍及全球，以热带、亚热带及温带地区多见，感染率高低与当地的经济水平、卫生状况及生活习惯有关。近年来，我国仅个别地区有病例散发。

【发病机制与病理解剖】

（一）发病机制

包囊被吞食后在小肠胰蛋白酶的作用下脱囊逸出滋养体，在结肠内滋养体侵入肠壁，吞噬红细胞及组织而引起组织溶解性坏死，并不断向纵深发展，形成口小底大的溃疡病灶，并引起腹泻、血便等症状。侵入血管可随血流寄生于肠外的肝、脑、肺等脏器，形成阿米巴脓肿。

溶组织内阿米巴滋养体对宿主的侵袭是一个复杂的过程，主要通过其接触性杀伤机制包括变形、活动、黏附、酶溶解、细胞毒和吞噬等作用，大滋养体的伪足运动可主动靠近、侵入肠组织，数秒钟内滋养体通过分泌蛋白水解酶、细胞毒性物质，使靶细胞于20分钟后死亡。滋养体亦可分泌具有肠毒素样活性的物质，可引起肠蠕动增快、肠痉挛而出现腹痛、腹泻。

（二）病理解剖

病变主要在盲肠和升结肠，严重时可累及直肠、乙状结肠、阑尾和回肠末段。初期为细小散在的浅表糜烂，继而形成小脓肿，破溃后形成边缘不整、口小底大的烧瓶样溃疡。溃疡呈圆形或不规则，大小不等，溃疡间黏膜正常。溃疡周围炎症较轻，但如继发细菌感染，黏膜广泛充血水肿。当溃疡不断深入，破坏黏膜下层时，有大片黏膜坏死脱落，若溃疡累及肌层及浆膜层可致肠穿孔，溃疡累及血管可致肠出血。慢性期病变组织破坏与增生并存，引起局部肠壁肥厚，可形成瘢痕性狭窄、肠息肉、肉芽肿等病变。

【临床表现】

潜伏期1~3周，亦可短至数日或长达1年以上。

（一）无症状型（包囊携带者）

无临床症状，多次粪检发现阿米巴包囊。当免疫力低下时，可转变为急性阿米巴痢疾。

（二）急性阿米巴痢疾

1. 轻型 临床症状较轻，表现为间歇腹痛、腹泻。肠道病变轻。当机体抵抗力下降时，可出现痢疾症状。

2. 普通型 起病缓，全身症状轻，无发热或有低热，腹部不适，腹泻。典型表现为腹痛、腹泻，果酱样黏液血便，每日十余次，量中等，粪质较多，有腥臭味，内含滋养体。右下腹轻压痛。症状持续数日或数周后自行缓解。症状轻重与病变严重程度有关，如病变局限于盲肠、升结肠，黏膜溃疡较轻时，仅有便次增多，偶有血便。病变累及直肠，可有里急后重。若未治疗或治疗不彻底，易复发或转为慢性。

3. 重型 少见，多发生于严重感染、营养不良、孕妇、接受免疫抑制剂治疗者及同性恋者。起病急骤，中毒症状重，高热，极度衰竭，剧烈腹痛，伴恶心、呕吐及频繁腹泻，每日数十次，大便为水样或洗肉水样，有奇臭，里急后重及腹部明显压痛。有不同程度的脱水和电解质紊乱，有时可出现休克，易并发肠出血、肠穿孔或腹膜炎。病死率高。

（三）慢性阿米巴痢疾

急性阿米巴痢疾患者的临床表现持续 2 个月以上，则转为慢性。多因治疗不彻底引起。常有腹痛、腹泻，或与便秘交替出现。大便呈糊状，带少量黏液及血液，有腐臭，每日 3 ~ 5 次，可伴贫血、乏力、腹胀、排便规律改变或肠道功能紊乱，体检肠鸣音亢进、可扪及增厚的结肠并有右下腹压痛。大便镜检可见滋养体和包囊。

【并发症】

1. 肠道并发症 肠出血、肠穿孔、阑尾炎、结肠病变等。

2. 肠外并发症 溶组织内阿米巴滋养体可自肠壁侵入血流、淋巴或直接蔓延播散至肝、肺、胸膜、心包、脑、泌尿生殖道等脏器或邻近皮肤，形成脓肿或溃疡，尤以阿米巴肝脓肿最常见。

【实验室检查】

（一）血常规

白细胞计数和分类均正常。重型或伴细菌感染时，白细胞计数和中性粒细胞百分比增高。慢性期可有贫血。

（二）粪便检查

1. 便常规 果酱样血便，腥臭、粪质多，可检到滋养体和包囊，少量白细胞和夏科－雷登晶体。

2. 病原学检查 取血便直接涂片镜检，如见病原体有伪足、能活动、胞质内有吞噬的红细胞，是确定溶组织内阿米巴滋养体的证据。需取新鲜标本并在 30 分钟内送检，勿与尿液混合。慢性患者的粪便直接涂片碘染色后，镜检查找包囊。亦可将大便接种培养 48 小时后涂片镜检。

（三）血清学检查

1. 检测特异性抗体 ELISA、间接血凝试验（IHA）、间接荧光抗体试验（IFTA）等检测特异性抗体。IgG 抗体阳性有助于诊断，阴性一般可排除本病；IgM 抗体阳性提示近期或现症感染，阴性者不排除本病。

2. 检测特异性抗原 用单克隆抗体、多克隆抗体检测粪便溶组织内阿米巴滋养体抗原，灵敏度高、特异性强，阳性可作为确诊依据。

（四）分子生物学检测

DNA 探针杂交技术、PCR 技术具有特异性强和灵敏度高的优点，可用于检测或鉴定虫种。

（五）其他辅助检查

结肠镜检查可见大小不等的散在溃疡，溃疡间黏膜正常，取溃疡边缘部分涂片及病理活检可查到滋养体。B 超、CT 或 MRI 有助于发现肠外阿米巴脓肿等并发症。

【诊断与鉴别诊断】

（一）诊断

根据流行病学资料、临床表现和实验室检查结果进行综合分析判断后做出疑似诊断或临床诊断，确诊需有病原学证据。缓慢起病、腹痛、腹泻、果酱样血便、粪质多、有腥臭味、慢性腹泻或肠功能紊乱者，应考虑本病的可能。若症状典型但大便镜检未检出病原体，可借助血清学检查、分子生物学检测，或应用特效杀阿米巴原虫的药物进行诊断性治疗，如有效可做出临床诊断。

（二）鉴别诊断

需与细菌性痢疾、血吸虫病、肠结核、结肠癌、慢性非特异性溃疡性结肠炎相鉴别。可通过流行病学史、临床表现、病原学检查、纤维肠镜检查及组织活检来鉴别。

【预后】

无并发症及得到有效病原治疗者预后良好。重型及并发严重肠出血、肠穿孔、弥漫性腹膜炎者预后差。肠道内形成不可逆转的广泛性病变及屡经不彻底治疗、病情顽固者预后差。

【治疗】

（一）一般治疗

急性期应卧床休息，给流质或少渣软食。慢性期应加强营养，增强体质，生活规律，避免刺激性食物。腹泻严重时适当补液及纠正水、电解质紊乱。重型患者须绝对卧床，给予输液、输血等支持治疗。

（二）病原治疗

抗阿米巴药有两类，杀灭肠内和组织内滋养体的硝基咪唑类和杀灭肠道内包囊的二氯尼特。可联合应用以彻底消灭阿米巴原虫。

1. 急性阿米巴肠病　首选甲硝唑 0.4g，每日 3 次，儿童 35mg/（kg·d），疗程 10 日。重型患者可用甲硝唑静脉滴注，首剂 15mg/kg，继之 7.5mg/kg，每 8～12 小时 1 次。也可用替硝唑，成人 2g，每日 1 次，疗程 5 日，重型患者可静脉滴注。奥硝唑每次 0.5g，每日 2 次，疗程 10 日。赛克硝唑，成人 2g，每日 1 次，疗程 5 日。二氯尼特 0.5g，每日 3 次，疗程 10 日。巴龙霉素 0.5g，每日 3 次，疗程 7 日，通过作用于肠道共生菌而影响阿米巴生长，尤其在合并细菌感染时效果好。

2. 慢性阿米巴病及无症状带虫者　二氯尼特 0.5g，每日 3 次，疗程 10 日。

（三）并发症治疗

对肠出血患者给予抗阿米巴和抗生素联合治疗，及时补液或输血。对肠穿孔患者，则在抗阿米巴及抗生素治疗的基础上尽快手术治疗。

【预防】

彻底治疗患者和无症状排包囊者；养成良好的卫生习惯，消灭苍蝇和蟑螂，注意饮食、饮水卫生，加强粪便管理；做好卫生宣教工作等。

二、阿米巴肝脓肿

阿米巴肝脓肿是最常见的肠外阿米巴病，肠壁的溶组织内阿米巴滋养体侵入血流定植于肝，导致肝细胞溶解坏死，形成脓肿。也可在没有阿米巴痢疾的患者中出现。男性多于女性，儿童较少。

【发病机制与病理解剖】

（一）发病机制

阿米巴肝脓肿可发生在溶组织内阿米巴感染数月或数年后。寄生在肠壁的阿米巴滋养体可经门静脉、淋巴管或直接蔓延而侵入肝脏。若侵入的原虫数量少或机体抵抗力强，可将其消灭。若机体抵抗力弱，并有肝组织营养障碍、淤血及细菌感染时，存活的原虫在肝内繁殖，引起小静脉炎和静脉周围炎，形成微静脉栓塞，肝组织缺血、坏死，阿米巴滋养体的溶组织作用可使病灶组织坏死、液化，形成微小脓肿并逐渐融合成单个大脓肿。自原虫入侵到脓肿形成需 1 个月以上。脓肿可因不断扩大，逐渐浅表化，向邻近体腔或脏器穿破而引起各种并发症。肝右叶占肝体积的 4/5，且盲肠、升结肠血流大部分进入肝右叶，故 80% 的肝脓肿位于肝右叶，亦可见于左叶或左、右叶。

（二）病理解剖

肝脓肿中央为大量巧克力酱样坏死物质，含红细胞、白细胞、脂肪、坏死组织及夏科 - 雷登晶体。脓肿壁薄，壁上附有阿米巴滋养体，但无包囊。脓肿继发感染时，脓液转为黄绿色，有臭味，可分离到细菌，坏死物质易被吸收入血，引起全身中毒症状。

【临床表现】 🅴 微课 1

临床表现与脓肿的位置、大小及有无继发细菌感染等有关。起病多缓慢，体温逐渐升高，以弛张热居多，清晨体温较低，黄昏时体温最高，常夜间热退伴盗汗，可持续数月。常伴食欲减退、恶心、呕吐、腹胀、腹泻及体重下降等。继发细菌感染时可出现寒战、高热、严重毒血症。

肝区疼痛为主要症状，疼痛的性质和程度轻重不一，可为钝痛、胀痛、刺痛、灼痛等，深呼吸或体位变化时加重。当脓肿位于肝顶部时可刺激右侧膈肌，疼痛可向右肩部放射；脓肿压迫右肺下部发生肺炎、反应性胸膜炎或右侧胸腔积液时，可引起气急、咳嗽、右侧胸痛等症状。脓肿位于右肝下部时可出现右上腹痛或腰痛。脓肿位于肝的中央部位时症状常较轻，靠近肝包膜者常较疼痛，而且较易发生溃破。左叶肝脓肿，疼痛出现早，类似溃疡病穿孔样表现或有中、左上腹部包块。部分患者右下胸部或上腹部饱满，体检可发现肝大，边缘多较钝，有明显的叩击痛，脓肿表浅时，可有局限性压痛点、局限性凹陷性水肿或局限性隆起，且有波动感。少数患者由于脓肿压迫胆小管、较大的肝内胆管或肝组织受损范围过大时可出现黄疸，多为隐性或轻度黄疸。肝脓肿可向邻近器官或组织穿破而并发脓胸、肺脓肿、膈下脓肿、心包积液、肾周脓肿、弥漫性或局限性腹膜炎等。

【实验室及其他检查】

（一）血常规

急性期白细胞计数及中性粒细胞计数增多。慢性期白细胞计数大多正常，贫血明显，红细胞沉降率升高。合并细菌感染时，白细胞计数及中性粒细胞计数升高。

（二）粪便检查

发现溶组织内阿米巴滋养体与包囊。

（三）肝脓肿穿刺液检查

脓液常为巧克力色或棕褐色，黏稠并带腥味，合并细菌感染时，可见黄白色脓液伴恶臭。脓液中检出阿米巴滋养体或检出其抗原可明确诊断。

（四）肝功能检查

ALT 多正常，白蛋白下降，ALP 增高，胆碱酯酶下降。

（五）血清学检查

血中抗原阳性提示肠外阿米巴病。感染局限于肠管时，血清溶组织内阿米巴特异性抗体多为阴性；抗体阳性提示既往或正在受到阿米巴侵袭。IgG 阴性时一般可排除本病。

（六）分子生物学检测

用 DNA 探针杂交技术、PCR 检测溶组织内阿米巴 DNA，阳性有助于诊断。

（七）影像学检查

X 线可见右侧横膈抬高、胸膜反应或胸腔积液。B 超见肝内液性病灶，可了解脓肿的数量、大小、部位及进行定位穿刺。CT、MRI、肝动脉造影、放射性核素肝扫描均有助于脓肿的诊断。

【诊断与鉴别诊断】

（一）诊断

凡临床有发热、右上腹痛、肝肿大及 B 超检查肝区有液性平段或 X 线见右侧膈肌抬高者，再加下述任何一项，即可确诊为阿米巴肝脓肿：①肝脓液中发现溶组织内阿米巴滋养体；②诊断性穿刺抽出巧克力色脓液；③血清特异性抗体阳性；④在脓液中查到溶组织内阿米巴抗原或 DNA 片段；⑤经抗阿米巴治疗痊愈或有显著效果。

（二）鉴别诊断

1. 细菌性肝脓肿　起病急，有寒战、高热、休克、黄疸等显著毒血症症状。肝肿大不显著，局部压痛较轻。脓液少，呈黄白色，细菌培养可获阳性结果。外周血白细胞计数及中性粒细胞显著增多。阿米巴抗体阴性。抗生素治疗有效。

2. 原发性肝癌　有慢性肝炎或肝硬化病史，无明显发热，肝大质硬有结节，进行性消瘦，影像学检查及甲胎蛋白升高有助于诊断，肝组织病理检查可确诊。

3. 其他　应与肝棘球蚴病、肝囊肿、肝血管瘤、膈下脓肿、胆囊炎、胆石症、继发性肝癌等相鉴别。

【预后】

与脓肿的大小、位置，患者的体质，治疗的效果及有无并发症有关。早期诊治则预后佳。晚期及并发多处穿孔者预后较差。治疗不彻底者易复发。

【治疗】

多主张以内科治疗为主。

（一）病原治疗

首选甲硝唑，每次 0.4g，每日 3 次，疗程 10 日，必要时可酌情重复。重者可给予甲硝唑静脉滴注，成人每次 0.5g，每隔 8 小时一次，疗程 10 日。也可选用替硝唑，成人每日 2g，1 次口服，疗程 5 日，重者可静脉滴注。对硝基咪唑类无效者可换用氯喹类药物，口服磷酸氯喹，成人每次 0.5g（基质 0.3g），每日 2 次，连服 2 日后改为每次 0.25g（基质 0.15g），每日 2 次，以 2~3 周为 1 个疗程。继发细菌感染时应加用敏感抗生素。

（二）肝穿刺引流

B 超显示肝脓肿直径在 3cm 以上、靠近体表者可行肝穿刺引流，应于抗阿米巴药物治疗 2~4 日后进行，并向脓腔内注射抗阿米巴药物，效果好。用抗阿米巴药治疗后症状无改善或有局部隆起、疼痛加重，预示有穿破可能，应立即在 B 超定位下行肝穿刺引流。脓液过多时可采用闭式引流。

（三）对症与支持治疗

患者应卧床休息，给予高蛋白、高热量饮食，补充维生素，营养不良者应加强支持治疗。

（四）外科治疗

肝脓肿穿破引起化脓性腹膜炎者、内科治疗效果欠佳者，可行外科手术引流。同时应加强抗阿米巴药物和抗菌药物的应用。

【预防】

预防阿米巴肝脓肿以彻底治疗慢性患者和排包囊者以及切断传播途径为主。

⇒ **案例讨论**

> **临床案例** 患者，女性，30岁。半年来间断性腹泻，排果酱样黏液血便，每日5~10次，量中等，粪质较多，有腥臭味。查体：生命体征平稳，心肺未见异常，肝脾未触及，腹软，右下腹压痛。
>
> **讨论** 1. 该患者的诊断是什么？
>
> 　　　 2. 本病的诊断依据有哪些？
>
> 　　　 3. 为确诊，应进一步做哪些检查？
>
> 　　　 4. 本病应与哪些疾病进行鉴别诊断？
>
> 　　　 5. 本病的治疗原则是什么？

目标检测

答案解析

题库

1. 阿米巴痢疾的诊断依据是什么？

2. 阿米巴肝脓肿主要应与哪些疾病进行鉴别？

3. 阿米巴痢疾的治疗措施有哪些？

（马　臻）

第二节　疟　疾

PPT

📖 **学习目标**

1. **掌握**　疟疾的临床表现、诊断和治疗。

2. **熟悉**　疟疾的流行病学、并发症和预防。

3. **了解**　疟疾的病原学。

4. 学会疟疾的临床诊断分析及处理。

疟疾（malaria）是由疟原虫感染引起的寄生虫病。主要由雌性按蚊叮咬传播，临床上以反复发作的间歇性寒战、高热、继之出大汗后缓解为特征。

【病原学】

寄生于人类的疟原虫有间日疟原虫（*Plasmodium vivax*）、恶性疟原虫（*Plasmodium falciparum*）、三日疟原虫（*Plasmodium malariae*）、卵形疟原虫（*Plasmodium ovale*）以及人猴共患的诺氏疟原虫（*Plasmodium knowlesi*），分别引起间日疟、恶性疟、三日疟、卵形疟和诺氏疟。

寄生于人类的疟原虫，生活史基本相同，需要人和按蚊两个宿主，包括无性生殖和有性生殖两个阶段。其中，无性生殖全部在人体内完成，有性生殖小部分在人体红细胞内发育，大部分在雌性按蚊体内进行。

（一）疟原虫在人体内的发育

1. 红细胞外期　寄生于雌性按蚊体内的感染性子孢子（sporozoite）在按蚊叮咬人时随其唾液腺分泌物进入人体，经血流进入肝脏，在肝细胞内进行裂体增殖形成裂殖体（schizont）。裂殖体含有大量的裂殖子（merozoite），这些裂殖子胀破肝细胞后释出，一部分被巨噬细胞吞噬，一部分侵入红细胞开始红细胞内期的发育和繁殖。

子孢子在遗传学上具有速发型子孢子（tachysporozoite）和迟发型子孢子（bradysporozoite）两种类型。速发型子孢子在肝细胞内发育迅速，感染后1周左右即能产生大量的裂殖子入血。迟发型子孢子又称为休眠子（hypnozoite），在肝细胞内不发育，经过不同时期的静止期后被激活，继而发育成为成熟的裂殖体，是间日疟和卵形疟复发的根源。三日疟和恶性疟无迟发型子孢子，故不会复发。

2. 红细胞内期

（1）裂体增殖（schizogony）　裂殖子侵入红细胞后发育为早期滋养体，即环状体（ring form），经滋养体发育为成熟的裂殖体，裂殖体含有数个至数十个裂殖子，当被寄生的红细胞破裂时，释放出大量的裂殖子及其代谢产物，引起临床典型疟疾发作。裂殖子再侵入其他红细胞进行新一轮的无性生殖，从而引起临床上的周期性发作。间日疟和卵形疟在红细胞内的发育周期约为48小时，三日疟约为72小时，恶性疟很不规则，为36~48小时。

（2）配子体（gametocyte）形成　部分裂殖子在红细胞内经3~6代增殖后发育成雌性配子体和雄性配子体，开始有性生殖的初期发育。配子体在人体内可存活30~60日，随后被吞噬细胞吞噬或退变而消灭，如被雌性按蚊叮咬吸入胃内，则在按蚊体内进行有性生殖。

（二）疟原虫在按蚊体内的发育

雌、雄配子体在按蚊体内发育成雌、雄配子，两者结合后成为合子（zygote），发育后成为可以蠕动的动合子（ookinete），穿过蚊胃壁发育成囊合子（oocyst），囊合子内有数千个子孢子母细胞（sporoblast），发育后成为具有感染能力的子孢子。子孢子可主动移行至按蚊的唾液腺内，当按蚊叮咬人体时，子孢子进入人体入血，继续进行其无性繁殖周期。

【流行病学】

（一）传染源

疟疾患者和无症状带虫者是主要的传染源。

（二）传播途径

主要由雌性按蚊叮咬人体而传播。也可经输入带疟原虫的血制品或母婴传播后发病。诺氏疟原虫可通过猴–蚊–人传播。尽管实验室发现诺氏疟原虫可能存在人–蚊–人传播，但缺乏持续传播的流行病学证据。

（三）人群易感性

人群对疟疾普遍易感。感染后可获得一定程度的免疫力，但不持久。各型疟疾之间无交叉免疫性。初次进入疫区的感染者症状常较重，再次同种疟原虫感染者，临床症状较轻。

（四）流行特征

疟疾呈全球性分布，但以热带、亚热带地区，尤其是经济落后、卫生条件较差的国家流行较严重，发病率较高。全球每年有 2~3 亿人患病，50~100 万人死于疟疾，其中，非洲撒哈拉沙漠以南地区的疟疾发病数和死亡数均占全球的 90% 以上，以恶性疟为主。间日疟多见于南美洲、东南亚和东地中海地区。三日疟和卵形疟多见于非洲和东南亚地区。诺氏疟主要发现于印度尼西亚和马来西亚。

我国已消除本土疟疾，WHO 在 2021 年 6 月宣布我国通过了消除疟疾认证，但随着国内外人员交流的增加，我国内地每年有数千例来自东南亚和非洲的输入性病例，数百例重症疟疾，以恶性疟为主，间日疟次之。

【发病机制与病理解剖】

（一）发病机制

疟原虫在肝细胞和红细胞内增殖时不会引起临床症状，当被寄生的红细胞胀裂释放出大量的裂殖子及其代谢产物入血时，它们作为致热原（pyrogen），可刺激机体产生强烈的免疫反应，引起寒战、高热、继之大汗的典型发作症状。释放出来的大部分裂殖子被单核－吞噬细胞系统的吞噬细胞吞噬，少部分裂殖子侵入其他红细胞，并继续发育、繁殖，不断循环，从而引起疟疾的周期性发作，常出现脾肿大和脾功能亢进。疟疾反复发作或者重复感染后机体可产生一定的免疫力，此时血液中虽有小量疟原虫增殖，但可无疟疾发作的临床症状，成为带疟原虫者。

疟疾患者临床表现的严重程度与感染疟原虫的种类和原虫密度有关。恶性疟原虫和诺氏疟原虫可以侵犯各期红细胞，且感染密度较高，短期内造成大量的红细胞破坏，故贫血出现较早而显著；间日疟原虫、卵形疟原虫仅侵犯年幼的红细胞，受染红细胞一般不超过 2%，故贫血及其他临床症状较轻；三日疟原虫仅侵犯年老的红细胞，受染红细胞一般不超过 1%，故贫血不明显。恶性疟原虫感染红细胞时，使红细胞肿胀，包膜出现微孔，红细胞相互黏附聚集，黏附于微血管内皮细胞上，引起微血管腔狭窄或堵塞，使相应组织细胞缺血缺氧而发生变性、坏死，可引起脑、肾、肺等重要器官损害以及 DIC，导致凶险症状发生。

大量被疟原虫寄生的红细胞在血管内裂解，可引起高血红蛋白血症，出现腰痛、酱油色尿，严重者可出现中度以上贫血、黄疸，甚至发生急性肾功能衰竭，称溶血－尿毒综合征（hemolyticuremic syndrome，HUS），亦称黑尿热（black water fever）。此种情况也可为抗疟药物如伯氨喹所诱发。

（二）病理解剖

疟疾的病理改变随感染疟原虫的种类和时间而异。急性疟疾患者脾脏呈轻－中度肿大，显微镜下在脾髓内可见大量寄生于红细胞内的疟原虫和疟色素；慢性疟疾患者脾脏肿大更显著，镜下可见脾髓内网状组织呈弥漫性增生和纤维化。肝脏轻度肿大，肝细胞浑浊肿胀及变性，星形细胞增生，内含疟原虫和疟色素。恶性疟疾的脑型患者可有软脑膜充血，脑组织水肿。其他器官如肾和胃肠道等有充血、出血和变性。

【临床表现】

间日疟的潜伏期为 11~13 日，卵形疟为 11~16 日，三日疟为 18~35 日，恶性疟为 7~9 日，输血疟疾一般在输血后 1 周左右发病。

（一）普通型临床表现

1. 典型发作 疟疾的典型症状为突发性寒战、高热和大量出汗，典型发作可分为三个阶段。

（1）寒战期 发病时患者有寒战、面色苍白、唇甲发绀、四肢厥冷等症状，持续 20 分钟至 1 小时，体温迅速升高。

（2）发热期 寒战停止后继以高热和颜面潮红，体温可达 40℃ 以上，伴有头痛、全身肌肉酸痛、口渴、烦躁、呼吸急促等，此期可持续 2~6 小时。

（3）出汗期 高热后患者突然全身大汗，体温骤降，患者除疲劳外，顿感舒服轻松，此期持续 0.5~1 小时。

周期性和间歇性发作是疟疾的临床特点。疟疾可出现周期性相同典型症状发作，两次发作之间有一定的间歇期。间日疟和卵形疟的间歇期约为 48 小时，三日疟为 72 小时，恶性疟为 36~48 小时。但疟疾发作之初或反复感染的情况下，亦可表现为无规律发作，恶性疟发作亦无规律。各型疟疾反复发作均可导致红细胞破坏，引起不同程度的贫血和脾肿大。

2. 不典型发作 患者以发热伴呼吸系统症状、消化系统症状或神经系统症状等为主要表现，无寒战、高热、出汗的典型症状，且发作周期不规律，易出现误诊。妊娠期疟疾发作可致流产、早产、死产。经母婴传播的疟疾一般在出生后 1 周左右发病，年龄越小的儿童，症状越不典型，另外可出现发育迟缓、贫血、营养不良、巨脾等表现。

（二）重症疟疾临床表现 【e】微课 2

多见于无免疫人群感染疟疾，多数由恶性疟原虫引起，以脑型疟多见。WHO 将疟原虫检测阳性且出现下列临床表现之一者，判定为重症疟疾：①意识障碍（成人格拉斯哥昏迷评分 < 11，儿童布兰太尔昏迷评分 < 3）；②虚脱（全身无力，无法自行坐、立或行走）；③多次惊厥发作（24 小时内发作超过两次）；④酸中毒（碳酸氢盐 <15mmol/L 或静脉血浆乳酸≥5mmol/L）；⑤低血糖（血糖 < 2.2mmol/L）；⑥严重贫血（儿童血红蛋白≤50g/L 或红细胞压积≤15%，成人血红蛋白 < 70g/L 或红细胞压积 <20%）；⑦肾功能损害（血浆或血清肌酐 >265μmol/L 或血尿素氮 >20mmol/L）；⑧黄疸（血浆或血清总胆红素 >50μmol/L）；⑨肺水肿或急性呼吸窘迫综合征（静息状态下指氧饱和度 <92%，呼吸频率大于 30 次/分）；⑩显著出血（鼻衄、牙龈或静脉穿刺部位的反复出血或出现呕血）；⑪休克（收缩压儿童 <70mmHg，成人 <80mmHg）；⑫高原虫血症，即恶性疟原虫血症 >10%。

（三）输血后疟疾

输血后疟疾主要为间日疟，临床表现与蚊传疟疾相同。

（四）复发和再燃

1. 复发（relapse） 是指由肝组织内的迟发型子孢子发育成熟并进入血液而引起疟疾症状再发者。只见于间日疟和卵形疟，多见于病愈后 3~6 个月。输血后疟疾及母婴传播疟疾无肝细胞内繁殖阶段，缺乏迟发型子孢子，故不会复发。

2. 再燃（recrudescence） 是指疟疾初发后，由于免疫力不高或治疗不彻底，血液中的疟原虫未完全清除，一旦免疫力降低，原虫逐渐增殖，又引起临床发作。各种疟疾都有发生再燃的可能性，多见于病愈后 1~4 周，可多次出现。

【实验室检查】

（一）血常规

初次发作白细胞计数及中性粒细胞可升高，但多次发作后大多转为正常或降低，单核细胞可升高。

有不同程度的血红蛋白下降和血小板减少。

（二）病原学检查

1. 外周血涂片显微镜检查　外周血涂片找到疟原虫是确诊的最可靠依据。采用外周血涂制厚、薄血片，以吉姆萨或瑞特染液染色后镜检。薄血涂片经染色后，原虫形态结构完整、清晰，可辨认原虫的种类和各发育阶段的形态特征，适用于临床诊断，但虫数较少，容易漏检。厚血涂片在处理过程中红细胞溶解，原虫形态有所改变，虫种鉴别有困难，但原虫比较集中，易被检出。骨髓涂片的阳性率稍高于血涂片。

2. 快速疟原虫抗原检测（rapid diagnostic test，RDT）　疟原虫抗原快速诊断试纸条具有检测方便、快速的特点。但不同快速诊断试纸条的敏感度和特异性存在很大差异，且 RDT 不能监测抗疟治疗反应。

3. 疟原虫基因检测　核酸探针和特异性 DNA 的 PCR 以及宏基因检测可以用于虫种的鉴别、疟原虫抗药相关基因的检测，具有特异性和敏感度高的特点。

【诊断】

（一）诊断原则

根据流行病学史（在境外疟疾流行区生活或居住史，近 2 周内输血史，既往有无疟疾病史）、临床表现（典型的间歇发作性寒战、高热、大量出汗，反复发作出现脾肿大和贫血）及实验室检查结果（外周血涂片或骨髓涂片中找到疟原虫）等予以诊断。

（二）诊断标准

1. 无症状带虫者　无临床表现，疟疾病原学检查阳性者。

2. 临床诊断病例　有流行病学史和临床表现，疟疾病原学检查阴性者。

3. 确诊病例　有流行病学史和临床表现，疟疾病原学检查阳性者。

4. 重症病例　确诊病例同时出现重症疟疾临床表现者。

【鉴别诊断】

（一）伤寒

发热、脾肿大、部分恶性疟患者有相对缓脉，易误诊为伤寒。但伤寒患者发热呈稽留热型，无大量出汗，有明显全身中毒症状，出现玫瑰疹，白细胞减少，血培养可培养出伤寒沙门菌，肥达反应阳性。

（二）败血症

寒战高热、肝脾肿大与疟疾相似，但无典型的间歇性发热和出汗后体温骤降现象。全身中毒症状较重，白细胞及中性粒细胞明显升高，血培养可发现病原菌。

（三）钩端螺旋体病

患者起病急骤，伴畏寒及寒战，稽留热、肝脾肿大与疟疾相似，但患者有眼结膜充血、浅表淋巴结肿大、腓肠肌疼痛，病原学检查阳性或特异性血清学检查阳性。

此外，疟疾需与其他发热性疾病如急性血吸虫病、急性肾盂肾炎、肾综合征出血热、登革热等相鉴别。当发展为脑型疟时，应与流行性乙型脑炎、中毒型菌痢、病毒性脑膜炎等相鉴别。

【预后】

疟疾的预后与感染的虫种有关。间日疟、三日疟和卵形疟的病死率低，恶性疟尤其是脑型疟的死亡率较高。婴幼儿感染、延误诊治和耐多种抗疟药物的虫株感染者死亡率较高。

【治疗】

（一）对症及支持治疗

坚持病因治疗和对症治疗并重的原则。发作期及热退后 24 小时应卧床休息；寒战时注意保暖；大汗应及时擦干和更换汗湿的衣被，以免受凉；高热者可予物理降温或联合对乙酰氨基酚、布洛芬等解热镇痛药治疗，对超高热者可短程使用糖皮质激素；维持水、电解质平衡；贫血者可辅以铁剂。重型疟疾患者应绝对卧床休息，保持口腔及全身清洁；抽搐患者可用地西泮等镇静剂，可予以 20% 甘露醇等脱水及低分子右旋糖酐等改善颅内循环治疗，注意监测生命体征、血糖等，积极预防和处理并发症。

（二）常用抗疟原虫药物

1. 杀灭红细胞内期的裂殖体，控制临床发作的药物　常用的药物有氯喹、青蒿素及其衍生物、奎宁、磷酸咯萘啶、盐酸甲氟喹、磷酸哌喹等。大部分疟疾流行区的恶性疟原虫对氯喹已出现抗药性，因此，目前已不推荐氯喹用于恶性疟治疗。

2. 杀灭疟原虫配子体及迟发型子孢子，控制复发及传播的药物　伯氨喹是防治疟疾复发和传播的主要药物，但有先天性葡萄糖 - 6 - 磷酸脱氢酶缺乏者口服伯氨喹易产生溶血反应。他非诺喹（tafenoquine）是一种实验性 9 - 氨基喹啉衍生物，临床试验显示其预防疟疾复发的效果良好。

（三）不同类型疟疾治疗方案

1. 间日疟及卵形疟的治疗　首选氯喹加伯氨喹 8 日疗法，疗效不佳时，可选用以青蒿素类药物为基础的复方或联合用药的口服剂型进行治疗。用药方案如下。

（1）氯喹　口服总剂量 1200mg 基质。第 1 日 600mg，顿服或分 2 次服，每次 300mg；第 2、3 日各服 1 次，每次 300mg。

（2）伯氨喹　口服总剂量 180mg 基质。从服用氯喹的第 1 日起，同时服用伯氨喹，每日 1 次，每次 22.5mg，连服 8 日。

2. 非重症恶性疟的治疗（也适用于三日疟和诺氏疟）　首选以青蒿素类药物为基础的联合治疗（artemisinin - based combination therapies，ACTs）策略，避免单一应用青蒿素药物致产生耐药。主要方案如下。

（1）青蒿琥酯阿莫地喹片　每日 1 次，每次 2 片（每片含青蒿琥酯 100mg，阿莫地喹 270mg），连服 3 日，成人总剂量 6 片。

（2）双氢青蒿素哌喹片　首剂 2 片（每片含双氢青蒿素 40mg，磷酸哌喹 320mg），首剂后 8、24、32 小时各 2 片，成人总剂量 8 片。

（3）复方磷酸萘酚喹片　口服，成人总剂量 8 片（每片含萘酚喹 50mg，青蒿素 125mg），一次服用。

（4）青蒿素哌喹片　首剂、24 小时各 2 片（每片含青蒿素 62.5mg，哌喹 375mg），成人总剂量 4 片。

3. 重症疟疾的治疗　抗疟治疗原则上应静脉给药。抗疟药物治疗可选用以下一种疗法。

（1）青蒿琥酯　为首选治疗药物。青蒿琥酯注射剂静脉注射，成人每次 120mg（2.4mg/kg），体重 <20kg 的儿童每次 3mg/kg，0、12、24 小时各 1 次，以后每日 1 次，每次 120mg，连续至少 7 日。

（2）蒿甲醚　肌内注射每日 1 次，成人首剂 160mg，以后每次 80mg，每日 1 次；或首剂 3.2mg/kg，以后每次 1.6mg/kg，每日 1 次；连续至少 7 日。

上述两种疗法，待患者病情缓解后，应改用 ACT 口服剂型，再进行一个疗程治疗。

（3）磷酸咯萘啶　静脉滴注，总剂量 480mg。每日 1 次，每次 160mg，连续 3 日。需加大剂量时，总剂量不得超过 640mg。

⊕ 知识链接

消除疟疾，青蒿素功不可没

　　4月25日是世界防治疟疾日，由世界卫生大会在2007年5月第六十届会议上设立，旨在推动全球疟疾防治。2008年4月25日为首个世界防治疟疾日。曾经，人们谈"疟"色变，而在全球，目前仍有91个国家和地区有疟疾流行，最严重的地区是非洲撒哈拉沙漠以南地区，占全球的90%。但自2000年以来，全球疟疾死亡率已经下降了一半。其中，"中国神草"青蒿素功不可没。半个世纪以来，青蒿素及其衍生物和复方制剂双氢青蒿素、复方蒿甲醚、双氢青蒿素哌喹片在抗疟临床得到了广泛应用，并走出国门，最终影响了世界。青蒿素类抗疟药是中医药给世界的一份礼物，屠呦呦也因此获得了2015年诺贝尔生理学或医学奖。

【预防】

（一）管理传染源

健全疫情报告，根治疟疾现症患者及带疟原虫者。

（二）切断传播途径

采取使用蚊帐、纱窗、蚊虫趋避剂、穿长衣长袖等防蚊措施，避免被蚊虫叮咬。加强居住地的环境治理，减少蚊虫滋生。

（三）保护易感人群

1. 药物预防　高疟区的健康人群及外来人群可酌情选用：磷酸哌喹，基质600mg，每月1次，睡前服；氯喹，口服基质0.3g，每周1次；甲氟喹0.25g，每周1次；乙胺嘧啶25mg，每周1次。

2. 疫苗预防　WHO推荐在撒哈拉沙漠以南非洲和其他恶性疟传播地区的儿童接种疟疾疫苗Mosquirix（RTS，S），可以降低儿童重症疟疾的发生率和死亡率。

⇒ 案例讨论

　　临床案例　患者，男性，24岁。因间歇性寒战发热2周就诊。患者1个月前曾到非洲旅游，2周前开始出现间歇性寒战、发热，体温最高40.4℃，伴头痛、口渴，出汗后体温骤降，约2日反复一次，间歇期无不适。血常规：白细胞8.62×10^9/L，中性粒细胞百分比62.6%，红细胞3.2×10^{12}/L，血红蛋白95g/L。

　　讨论　1. 该患者最可能的诊断是什么？

　　　　　　2. 本病的诊断依据有哪些？

　　　　　　3. 为确诊，该患者应进一步做哪些检查？

目标检测

答案解析

题库

1. 普通型疟疾典型发作的临床表现有哪些？

2. 试述不同类型疟疾的病原治疗。

（邱源旺）

PPT

第三节 黑热病

黑热病（kala - azar）又称为内脏利什曼病（visceral leishmaniasis），是由杜氏利什曼原虫（*Leishmania donovani*）通过白蛉传播的慢性传染病。主要临床表现是长期不规则发热、消瘦、肝脾肿大，久病者脾明显增大伴脾功能亢进、全血细胞减少、高球蛋白血症。

【病原学】

利什曼原虫属锥虫科，细胞内寄生。可感染人体的利什曼原虫达 20 多种，其中，侵犯内脏（单核-吞噬细胞系统）引起黑热病的主要为杜氏利什曼原虫（*L. donovani*）和婴儿利什曼原虫（*L. infantum*），后者在新大陆（即西半球）也被称为恰氏利什曼原虫（*L. chagasi*）。

利什曼原虫生活史分无鞭毛体和前鞭毛体两个阶段，前者为致病期，后者为感染期。无鞭毛体主要寄生在人、犬科动物、啮齿类动物等的单核-吞噬细胞系统内。白蛉叮咬被感染的人或动物时，无鞭毛体被吸入白蛉胃内发育成前鞭毛体，前鞭毛体以二分裂法大量繁殖并向消化道上部移动达白蛉喙部。白蛉再叮咬人或犬时，前鞭毛体进入皮下组织，被巨噬细胞吞噬转化为无鞭毛体，在其内以二分裂法大量繁殖，直至细胞破裂，释出的虫体又被其他巨噬细胞所吞噬而继续繁殖，如此周而复始。

【流行病学】

本病呈全球性分布，遍及亚、非、欧、美各洲。WHO 估计，全球每年新发病例为 70 万 ~ 100 万。我国长江以北的 16 个省区曾有本病流行或散发，自 20 世纪 50 年代大规模防治后，目前疫情已经基本控制，主要在西部六省（新疆、甘肃、四川、内蒙古、陕西和山西）呈散发态势，每年新发病例数百例，其中新疆、甘肃和四川占 90% 以上。2009 年，新疆喀什地区曾出现暴发流行。

（一）传染源

患者、带虫者或储存宿主（如犬、狼、狐狸等）。按照主要传染源，可将本病分为：①人源型（平原型），以患者为主要传染源，多在平原地区；②犬源型（丘陵型），以犬为主要传染源，多在丘陵地区，如四川；③自然疫源型（荒漠型），以野生动物为主要传染源，主要在内蒙古、新疆等的荒漠地区。

（二）传播途径

主要通过已感染利什曼原虫的白蛉叮咬而传播。主要传播媒介是中华白蛉，在新疆地区是长管白蛉。亦可通过输血、皮肤黏膜破损、胎盘传播，但流行病学意义有限。

（三）人群易感性

人群普遍易感。HIV 感染可能为患病的危险因素。

【发病机制与病理解剖】

（一）发病机制

利什曼原虫前鞭毛体被巨噬细胞吞噬后转化为无鞭毛体，随血流到达脾、肝、骨髓及淋巴结等器官，在单核 – 巨噬细胞内大量繁殖，致其破裂，释出的虫体又被其他巨噬细胞吞噬。周而复始导致单核 – 吞噬细胞系统明显增生，形成本病的基本病变。浆细胞亦明显增生。主要病变在单核 – 巨噬细胞相对较集中的组织器官，如脾、肝、骨髓及淋巴结中。

（二）病理解剖

脾脏明显肿大，白髓明显萎缩，大量巨噬细胞增生及浆细胞浸润，巨噬细胞中有大量无鞭毛体，脾窦内皮细胞增生。肝脏轻 – 中度肿大，Kupffer 细胞增生，内含大量无鞭毛体，汇管区浆细胞浸润，肝细胞萎缩或脂肪变。骨髓极度增生，可见到大量含虫体的巨噬细胞，浆细胞明显增多。淋巴结副皮质区小淋巴细胞减少或消失，巨噬细胞和浆细胞增生。

【临床表现】

潜伏期长达数月甚至数年。主要临床表现为长期不规则发热、消瘦、肝脾肿大。皮肤常有色素沉着，故名黑热病。

慢性起病，早期有不规则发热、乏力、腹部不适等。数周后症状明显，发热较前明显，典型者为双峰热，但全身中毒症状一般不重。肝、淋巴结可轻 – 中度肿大。脾进行性肿大，久病者脾明显增大可至盆腔，伴脾功能亢进，全血细胞减少，出现贫血、白细胞减少和血小板减少。随之呈现乏力、消瘦、心悸、气短、面色苍白、鼻衄、牙龈出血等表现。肾脏受累可出现蛋白尿、血尿。

部分患者在本病治疗过程中或治疗后数月或数年内出现皮肤病变，称黑热病后皮肤利什曼病（post kala – azar dermal leishmaniasis，PKDL），呈红色斑丘疹、红斑、结节或色素减退斑，多见于面部。

【并发症及后遗症】

黑热病患者免疫功能受损，可继发多种感染，如肺部感染。皮损好转后留下较为明显的疤痕。

【实验室检查】

（一）血常规

全血细胞均减少，白细胞减少较明显且出现早，主要是中性粒细胞减少甚至缺乏；常有中度贫血，晚期可有严重贫血；病后 2 个月，血小板即出现明显降低。

（二）血液生化

球蛋白显著增加，白蛋白下降，白/球蛋白比值明显下降或倒置。

（三）病原学检查

病原学检查是确诊本病的重要依据。

1. 涂片检查　骨髓涂片检查无鞭毛体是常用的方法，阳性率为 80% ~ 90%。还可做淋巴结穿刺涂片、脾穿刺涂片、外周血厚涂片、血液沉淀法涂片、皮损处刮片、组织印片检查无鞭毛体。其中以脾穿刺的检出率最高，但风险相对大，临床少用。

2. 培养或动物接种　可将骨髓液、穿刺物接种于特殊培养基（如 NNN 培养基、利什曼原虫液体培养基）中培养，一般需 4 周才能得出阴性结果。亦可接种于地鼠等敏感动物腹腔内 1 ~ 2 个月后取肝、脾做印片、涂片镜检、病理切片检查。对于旅行或居住处有不同预后的不同种属利什曼原虫流行时，还应鉴定具体的虫属。此法费时费力，临床少用。

3. 分子生物学方法　用 PCR、DNA 探针等方法检测特异性核酸片段，尚未广泛应用。

（四）免疫学检查

1. 皮内试验　适用于流行病学调查。

2. 血清抗体检测　直接凝集试验、间接免疫荧光抗体试验、ELISA、免疫层析法、补体结合试验等方法可检测特异性抗体。比如，应用重组 K39 抗原的免疫层析试纸条可快速检测，适合在基层推广使用。但应注意假阳性和假阴性的可能。

3. 抗原检测　检测血清中的循环抗原，可用作早期诊断和疗效考核，敏感性和特异性都较好。尿中抗原检测可用于 HIV 感染者的诊断。

【诊断与鉴别诊断】

（一）诊断

在流行区居住或曾在流行区旅行者出现不规则发热、肝脾肿大、全血细胞减少时，需考虑本病。病原学检查为阳性结果可确诊。

1. 流行病学资料　有流行区居住或旅行史，白蛉叮咬史。因为白蛉较小，且叮咬时无明显瘙痒或痛觉，可无明显白蛉叮咬史。

2. 临床特点　起病缓慢，长期不规则发热但无明显中毒症状，有乏力、消瘦、脾脏进行性肿大和全血细胞减少。

3. 实验室检查　骨髓穿刺涂片检查无鞭毛体是最常用的确诊方法，也可用血液沉淀涂片或外周血厚涂片等方法，免疫学检查可辅助诊断。

（二）鉴别诊断

本病应与其他长期发热、脾肿大及白细胞减少的疾病相鉴别，如与伤寒、斑疹伤寒、疟疾、血液系统疾病等相鉴别。皮肤利什曼病应与麻风相鉴别，主要依据病原学检查。

【预后】

取决于是否早诊断、早治疗。未能得到有效治疗者，多在 1～2 年之内因继发感染或全身衰竭而死亡，经特效治疗病死率可小于 1%，但可复发或多次复发，复发率为 7% 左右，复发次数越多，疗效越差，有并发症者预后差。

【治疗】

（一）病原治疗

需个体化治疗，根据地区、虫种、免疫状态的不同，选择不同药物。经典药物为五价锑剂，其他药物包括两性霉素 B 及其脂质体、米替福新、硫酸巴龙霉素、戊烷脒、唑类抗真菌药物（如伊曲康唑、氟康唑）等。为减少耐药，可以考虑联合用药，如两性霉素 B 脂质体联合锑剂或米替福新。

1. 五价锑剂　作为一线药物已 70 多年，常用葡萄糖酸锑钠。2017 年发表的《中国利什曼原虫感染诊断和治疗专家共识》推荐初治患者采用"六日方案"：成人总量 120～150mg/kg，儿童总量 200～2400mg/kg，平分为 6 剂，每日 1 次肌内或静脉注射，疗程 6 日。体质较差或病情严重患者，也可采用"三周方案"：成人总量 133mg/kg，儿童总量 200mg/kg，平分为 6 剂，每周 2 次肌内或静脉注射，疗程 3 周。美国疾控中心推荐用法：每日 20mg/kg，肌内或静脉注射，疗程 28 日，有效率在 90% 以上。对于 PKDL，疗程可能延长至 2～4 个月。不良反应主要是心脏毒性，无绝对禁忌证，但目前已经有耐药虫种。

2. 两性霉素 B 及其脂质体　两者疗效均较好，而后者耐受性好。目前是非流行区和广泛锑剂耐药地区的一线用药，也是锑剂治疗效果不佳或复发时的首选补救用药。WHO 推荐两性霉素 B 脂质体的用法：每日 3～5mg/kg，静脉注射，疗程 3～5 日（最高累计剂量 15mg/kg）。美国疾控中心推荐两性霉素 B 脂质体的用法：免疫功能正常者每日 3mg/kg，静脉注射，第 1～5、14 和 21 日给药；免疫功能受损者每日 4mg/kg，静脉注射，第 1～5、10、17、24、31 和 38 日给药。对于明显免疫功能抑制者，所需药量可能更大，并可能需要维持治疗。普通两性霉素 B 的用法：免疫功能正常者每日 0.5～1.0mg/kg，每日或隔日静脉注射，总量 15～20mg/kg。

3. 米替福新　2014 年在美国被批准用于 12 岁以上且体重超过 30kg 患者的治疗，每次口服 50mg，每日 2～3 次（体重 <45kg 者 2 次，≥45kg 者 3 次），疗程 28 日。临床研究中，治愈率为 94%。我国尚

未上市。

（二）对症支持治疗

营养支持，改善贫血、止血，治疗继发感染。合并 HIV 感染者，应启动抗 HIV 治疗。经多种药物治疗无效而且脾大伴明显脾功能亢进者，可考虑脾切除。

【预防】 📱微课3

从传染源的控制角度，应及时治疗患者（仅限于人源型地区），对病犬进行捕杀，但对于野生动物的控制难以实行。减少或消除传播媒介，可采用杀虫剂杀灭室内和畜舍滞留的白蛉。注意个人防护，避免被流行区的白蛉叮咬，可使用驱虫剂涂抹裸露皮肤或预处理衣物，还可使用含有长效杀虫剂的蚊帐。目前无疫苗。

⇒ 案例讨论

> 临床案例　患者，男性，26 岁。因"间断发热 1 个月余"来诊。最高体温 39.8℃，热型不规则，伴乏力、纳差，无明显寒战，无咳嗽、咯痰，无尿频、尿急、尿痛，无腹痛、腹泻，无皮疹。当地查外周血白细胞正常或稍低，轻度贫血，经左氧氟沙星、青霉素、头孢呋辛等治疗无明显效果。查体：精神差，浅表淋巴结无明显肿大，贫血貌，肝脏肋下 2cm，质软，脾肋下 5cm，质中等。血常规：白细胞 $2.1 \times 10^9/L$，中性粒细胞百分比 $0.9 \times 10^9/L$，血红蛋白 98g/L，血小板 $32 \times 10^9/L$。血培养阴性。
>
> 讨论　1. 该患者的诊断是什么？
> 　　　 2. 本病的诊断依据有哪些？
> 　　　 3. 为确诊，该患者应进一步做哪些检查？
> 　　　 4. 本病应与哪些疾病进行鉴别诊断？
> 　　　 5. 本病的治疗原则是什么？

答案解析

题库

目标检测

1. 哪些患者应疑诊黑热病？
2. 如何选用抗利什曼原虫药物？

（徐京杭）

第四节　弓形虫病

PPT

📖 学习目标

1. **掌握**　弓形虫病的临床表现。
2. **熟悉**　弓形虫病的流行病学、鉴别诊断、治疗。
3. **了解**　弓形虫病的病原学和预防。
4. **学会**弓形虫病的临床管理。

弓形虫病（toxoplasmosis）即弓形体病，是由刚地弓形虫（*Toxoplasma gondii*）引起的人畜共患病。先天性感染可导致流产、死胎及多种先天畸形。获得性感染在免疫功能正常者多呈隐性感染，在免疫功能受损者，尤其是艾滋病患者，常表现为中枢神经系统感染，甚至发生全身感染，临床表现复杂，易造成误诊。

【病原学】

刚地弓形虫属于真球虫目、弓形虫科、弓形虫属，是一种专性细胞内寄生的机会性致病原虫。发育过程需要中间宿主和终末宿主。中间宿主包括哺乳类、鱼类、鸟类、昆虫等动物和人类；终末宿主为猫和猫科动物。

弓形虫在中间宿主体内的形态为速殖子（可簇集在宿主细胞内形成假囊）和包囊（内含缓殖子）。速殖子可感染除红细胞外的任何有核细胞，一部分速殖子以二分裂法繁殖，可胀破宿主细胞，并感染新的宿主细胞，造成组织损伤和炎症反应。另一部分速殖子侵入宿主细胞后，不快速增殖，而是形成包囊。包囊多出现在生长缓慢的组织如脑、眼中，可长期存活，在宿主免疫功能受损时，包囊破裂，释放出缓殖子，临床表现为潜伏性感染复发。弓形虫在终末宿主小肠上皮细胞内，先通过无性繁殖产生裂殖体，再完成有性生殖，最终发育成卵囊。卵囊随宿主粪便排出体外，可见于土壤及水中，经 1~5 日发育成为具有感染性的成熟卵囊，囊内虫体称为子孢子。

弓形虫的缓殖子、速殖子和裂殖体的抵抗力很弱，在外界环境中迅速死亡。包囊的抵抗力较强，4℃可存活 2 个月，但对干燥及高温敏感，56℃ 10 分钟可灭活。卵囊的抵抗力很强，室温下可存活 3~18 个月，但对干燥及高温很敏感，80℃ 1 分钟可灭活。

⊕ 知识链接

弓形虫病的发现

弓形虫可引起多种动物和人类感染，是人畜共患病的一种。1908 年首先在非洲动物体内发现弓形虫。1923 年首次在患者体内发现弓形虫。1957 年我国学者首次发现弓形虫在动物间自然感染和传播，1964 年谢天华报告我国首例小儿先天性弓形虫病病例，自此拉开了我国防治人弓形虫病的序幕。

【流行病学】

（一）流行情况

本病呈全球性分布，欧洲部分国家的感染率居首位。我国属低感染地区，据 2005 年全国人体重要寄生虫病现状调查结果，本病血清阳性率为 7.88%，西部地区高于东部地区。

（二）传染源

主要为感染弓形虫的动物，其中猫的意义最大，其次是猪和羊。人作为传染源的意义有限。

（三）传播途径

先天感染指的是孕妇经胎盘传播给胎儿。后天感染弓形虫病的途径有多种，以消化道传播为主，摄入含有弓形虫包囊、假囊或卵囊的食物或水。还可经输血、器官移植传播。

（四）人群易感性

人群普遍易感。喜食生肉者、屠夫、肉类加工业工人、动物饲养员、兽医的感染风险高。免疫功能受损时较易感，如艾滋病患者、长期大量接受免疫抑制剂治疗者。

【发病机制与病理解剖】

弓形虫侵入人体后可在入侵部位繁殖，经血液或淋巴播散造成虫血症，感染全身组织和器官，好发部位主要为骨骼肌、心肌、脑和眼。速殖子在宿主细胞内迅速繁殖，细胞破裂后释放的大量速殖子再侵入邻近细胞，如此反复，发展为局部组织坏死病灶。同时伴有以单核细胞浸润为主的炎症反应和水肿。弓形虫尚可作为抗原引起过敏反应，形成肉芽肿样改变。

【临床表现】 微课4

（一）先天性弓形虫病

主要发生于妊娠期初次感染的孕妇的胎儿。妊娠早中期发生感染，可引起流产、死胎或畸形（如颅内钙化、小头畸形、脑积水）、胎儿宫内发育迟缓；妊娠晚期感染，胎儿发育可以正常，但可有早产，或出生数月或数年后才逐渐出现症状，如视网膜脉络膜炎、视力障碍、癫痫、精神发育障碍。

（二）获得性弓形虫病

表现复杂，病情与人体免疫功能状态有关。

1. 免疫功能正常者 大部分为隐性感染，10%～20%的患者有临床表现，呈轻微感冒样症状。90%的患者出现淋巴结肿痛但不化脓，以颈部和腋窝淋巴结最常受累。偶见肺炎、胸膜炎、心肌炎、心包炎、肝炎、视网膜脉络膜炎。病程持续数周或数月，偶达1年。如虫体不能被彻底清除，可形成包囊，转为潜伏感染。

2. 免疫功能受损者 在发生急性感染或潜伏感染的激活时，淋巴结病变多不明显，而易出现中枢神经系统受累等全身播散性感染。

（1）中枢神经系统病变 可表现为脑炎、脑膜炎或脑膜脑炎、脊髓炎、癫痫发作、精神障碍。亚急性或急性起病，可有发热、头痛、喷射样呕吐以及不同程度的意识障碍、运动障碍、感觉异常、癫痫、视力障碍、失语等。脑膜刺激征可阳性，并可出现定位体征。

（2）肺部弓形虫病 多见于艾滋病晚期患者，为间质性肺炎改变。

（3）眼部弓形虫病 主要表现为视网膜脉络膜炎，可反复发生。急性炎症期主要表现为眼痛、视物模糊、畏光和流泪。炎症缓解后局部留下疤痕，常累及黄斑，出现盲点、视力下降。可并发视网膜脱落、脉络膜新生血管形成、青光眼。

（4）其他表现 如消化道受累。

【并发症及后遗症】

先天性弓形虫病存活者多留有后遗症，如智力障碍、视力障碍、癫痫、精神发育障碍。后天性弓形虫病累及中枢神经系统和眼睛者亦有后遗症。

【实验室检查】

（一）血常规

白细胞可呈正常或轻度升高，淋巴细胞和嗜酸性粒细胞可稍增高，可出现异型淋巴细胞。

（二）脑脊液

中枢神经系统受累者的脑脊液压力升高，蛋白升高，细胞数轻度升高，以单核细胞为主，糖含量正常或减低，氯化物正常。

（三）病原学检查

1. 直接镜检 可取脑脊液、支气管肺泡灌洗液、羊水、房水等标本涂片，淋巴结印片及肌肉等组织切片染色，发现速殖子或假囊者为近期感染，发现包囊者为慢性感染。此法敏感性不高。

2. 动物接种 可将上述标本接种于小鼠腹腔，分离鉴定弓形虫。阳性者可诊断近期弓形虫感染。

本法费时费力，敏感性不高。

3. 细胞培养　可应用 HeLa 细胞、非洲绿猴肾细胞等多种细胞系进行弓形虫速殖子培养。本法亦费时费力。

4. 分子生物学检测　用 PCR、DNA 原位杂交检测样本中的 DNA。敏感性和特异性较好。

（四）免疫学检查

1. 抗体检测　用 ELISA、间接荧光抗体试验、放射免疫法等检测特异性抗体。IgM 抗体提示近期感染，脐血中检出提示先天性感染。IgG 和 IgA 抗体阳性提示感染，但难区分急性或慢性感染。双份血清 IgG 滴度 4 倍以上升高者提示近期感染。IgG 亲和力指数（AI）测定可用于区分急性和慢性感染，AI ≤ 30% 者急性感染可能大。IgE 阳性表示近期感染。

2. 弓形虫循环抗原（CAg）的检测　有助于早期诊断，对免疫功能缺陷患者尤有意义。

（五）影像学检查

CT 或 MRI 有助于诊断弓形虫脑病。CT 可示基底节、额叶、顶叶、枕叶、颞叶等部位的一个或多个低密度灶，呈环形或结节样增强。MRI 可示长 T1、长 T2 信号。胸部 X 线或 CT 检查可提示间质性肺病。

【诊断与鉴别诊断】

（一）诊断

综合临床表现、病原学和免疫学进行诊断，确诊须经病原学或血清学证实。

（二）鉴别诊断

先天性弓形虫病需与其他先天性感染相鉴别。获得性弓形虫病需与其他原因所致淋巴结病、中枢神经系统病变、眼病相鉴别。

【预后】

取决于宿主的免疫功能状态及受累器官。先天性弓形虫病预后差，存活者多有后遗症。获得性弓形虫病患者，免疫功能正常者预后较好，免疫功能低下者易累及多器官，预后差。

【治疗】

（一）药物类别

抗弓形虫药物主要包括乙胺嘧啶、磺胺嘧啶、复方磺胺甲噁唑、螺旋霉素、克林霉素、阿奇霉素、阿托伐醌等。前两者联用最为常用。磺胺类药物过敏者，可应用乙胺嘧啶联合克林霉素。阿奇霉素和阿托伐醌可能对包囊有效。本病容易复发。

1. 乙胺嘧啶　常用成人剂量：首日负荷量 100 ~ 200mg，此后每日 25 ~ 50mg。妊娠早期禁用。为减少骨髓毒性，需补充亚叶酸。可自乳汁中分泌，可用于哺乳期。

2. 磺胺嘧啶　常用成人剂量：1 ~ 1.5g，每日 4 次。避免在妊娠 32 周以后应用。可自乳汁中分泌，用药时避免哺乳。除非用于先天性弓形虫病，否则应避免用于 2 月龄以下新生儿。

3. 复方磺胺甲噁唑　可取代磺胺嘧啶。常用成人剂量：每次 2 片，每日 2 次。儿童需减量。

4. 克林霉素　常用成人剂量：0.75 ~ 2.4g/d，分 3 ~ 4 次口服。可自乳汁中分泌，可用于哺乳期。应避免用于早产儿。

5. 螺旋霉素　常用成人剂量：2 ~ 3g/d，分 4 次口服。可用于妊娠期。

（二）药物选择

1. 免疫功能正常者（非孕妇）　多数人本病自限，无需治疗。如内脏病变明显或持续，给予乙胺嘧啶联合磺胺嘧啶。疗程为 2 ~ 4 周。

2. 孕妇、新生儿和婴儿　孕妇急性感染时应及时治疗，妊娠早期、中期较早时，推荐螺旋霉素；

妊娠中期较晚、晚期推荐乙胺嘧啶联合磺胺嘧啶，并补充亚叶酸。胎儿感染时可选用乙胺嘧啶联合磺胺嘧啶。对先天感染的新生儿，推荐乙胺嘧啶联合磺胺嘧啶，并补充亚叶酸，疗程为1年。

3. 眼病者　治疗前需要完整的眼科检查和评估。推荐乙胺嘧啶联合磺胺嘧啶，并补充亚叶酸，疗程4~6周。若累及黄斑或视神经乳头，可加用糖皮质激素。

4. 免疫功能缺陷者　如艾滋病患者发生活动性弓形虫病（通常为脑炎），必须治疗至免疫功能获得改善。

【预防】

（一）管理传染源

对患病动物进行隔离和治疗。高危妊娠妇女应定期行血清学检查，急性感染者应及时治疗。血清弓形虫抗体阳性者不应献血，不宜作为器官移植供者。

（二）切断传播途径

应避免与猫、狗等密切接触，避免处理猫粪，尤其是孕妇。防止猫粪污染食物和水源。避免吃生肉或未煮熟的肉、蛋、奶类食物，避免喝生水。避免食物餐具被生肉等污染，处理生肉后及时清洗器具。饭前洗手。

（三）保护易感人群

高危人群注意做好个人防护。部分艾滋病患者可预防性应用抗弓形虫药物。目前尚无疫苗。

⇒ 案例讨论

　　临床案例　患者，男性，31岁。因反复抽搐3个月来诊，外院CT提示右侧颞顶叶、左顶叶类圆形占位。既往静脉吸毒史。查体：神志清，颈部、腋窝、腹股沟淋巴结肿大，脑膜刺激征阴性，病理反射未引出。实验室检查：白细胞7.5×10^9/L，中性粒细胞百分比38%，淋巴细胞百分比29%，$CD4^+T$细胞计数96个/μl。

　　讨论　1. 此患者最可能的诊断是什么？

　　　　　2. 为确诊，该患者应进一步做哪些检查？

　　　　　3. 请制定下一步的治疗方案。

目标检测

答案解析　　题库

弓形虫抗体阳性者是否需要治疗？

（徐京杭）

书网融合……

本章小结　　　微课1　　　　微课2　　　　微课3　　　　微课4

第九章　蠕虫感染

第一节　日本血吸虫病

PPT

📖 学习目标

1. **掌握**　急慢性血吸虫病和晚期血吸虫病的临床表现、诊断要点。
2. **熟悉**　各期血吸虫病的治疗原则。
3. **了解**　血吸虫的生活史；血吸虫病的发病机制。
4. 学会血吸虫的诊断及病原治疗。

日本血吸虫病（schistosomiasis japonica）是日本血吸虫寄生在门静脉系统所引起的疾病。由皮肤接触含尾蚴的疫水而感染，主要病变为虫卵沉积于肝脏和结肠而引起的虫卵肉芽肿。急性期患者有发热、腹泻或脓血便、肝肿大与压痛等，慢性期以肝脾大或慢性腹泻为主，晚期以门静脉周围纤维化病变为主，可发展为肝硬化、巨脾与腹腔积液。有时可发生血吸虫病异位损害。

【病原学】

日本血吸虫寄生在人或哺乳动物的肠系膜静脉中，雌雄异体。成虫在血管内交配产卵，一条雌虫每日可产卵 1000 个左右。大部分虫卵滞留在宿主肝及肠壁内，部分虫卵从肠壁穿破血管，随粪便排至体外。虫卵入水后在适宜温度（25~30℃）下孵出毛蚴，毛蚴侵入中间宿主钉螺（*Oncomelania hupensis*）体内，经过母胞蚴和子胞蚴二代发育繁殖，7~8 周后即有尾蚴不断逸出，每日数十条至数百条不等。尾蚴尾部分叉，在水面浮游，当人、畜接触疫水时，尾蚴在极短时间内从皮肤或黏膜侵入，然后随血液循环流经肺而终达肝脏，30 日左右在肝内发育为成虫，然后逆血流移行至肠系膜下静脉的末梢血管内产卵，完成其生活史。

日本血吸虫生活史中，人是终末宿主，钉螺是必需的唯一中间宿主。日本血吸虫在自然界中有广泛的动物储存宿主，家畜如牛、猪、羊、狗、猫等以及各种野生动物如鼠等 41 种哺乳动物可以作为它的储存宿主。

【流行病学】

（一）传染源

患者和储存宿主。在水网地区以患者为主，湖沼地区除患者外，感染的牛和猪也是重要传染源，山丘地区野生动物如鼠类也是本病的传染源。在流行病学上，患者和病牛是重要的传染源。

（二）传播途径

造成传播必须具备三个条件，即带虫卵的粪便入水、钉螺的存在与滋生、人或畜接触疫水。患者或牲畜的粪便以各种方式污染水源，钉螺为水陆两栖，生活在水平面上下，滋生在土质肥沃、杂草丛生、潮湿的环境中，可随水草、牲畜以及鞋夹带等方式扩散至远处。

（三）人群易感性

人群普遍易感，以男性青壮年农民和渔民的感染率最高，男性多于女性，夏秋季感染机会最多，感染后有部分免疫力。

（四）地理分布

日本血吸虫病主要分布在中国、日本、菲律宾、印度尼西亚、马来西亚和泰国。本病在我国已有2200年以上的历史，主要分布在长江两岸及其以南的江苏、浙江、安徽、江西、湖北、湖南、广东、广西、福建、四川、云南及上海12个省区。经过几十年大规模综合防治，已取得了很大的成就。截至2005年底，上海、浙江、福建、广东、广西5个省区已达到传播阻断标准，其余7个省的流行范围也大幅度缩小。根据地形、地貌、钉螺生态及流行特点，我国血吸虫病流行区可分为湖沼、水网和山丘三种类型。疫情以湖沼区最为严重，如湖北、湖南、江西等省，有大面积洲滩，钉螺呈大片状分布，有螺洲滩冬陆夏水，种植芦苇，有利于钉螺滋生。水网型地区主要为江苏、浙江两省，钉螺随河沟呈网状分布。山丘型地区，如四川、云南，钉螺自上而下沿水系呈线状分布，患者较少而分散，呈点状分布，给防治工作造成困难。

【发病机制与病理解剖】

（一）发病机制

血吸虫尾蚴、幼虫、成虫、虫卵对宿主可引起一系列免疫反应。尾蚴穿过皮肤可引起局部速发型和迟发型变态反应。幼虫移行过程中，其体表的抗原决定簇逐渐向宿主抗原转化，可逃避宿主的免疫攻击，不引起严重组织损害或炎症。成虫表膜具有抗原性，可激发宿主产生相应抗体，发挥一定的保护作用。成虫肠道及器官的分泌物和代谢产物作为循环抗原，可与相应的抗体形成免疫复合物出现于血液或沉积于器官，引起免疫复合物病变。虫卵是引起宿主免疫反应和病理变化的主要因素。虫卵中的毛蚴通过卵壳上的微孔释放可溶性虫卵抗原，致敏T淋巴细胞，释放各种淋巴因子，吸引大量巨噬细胞、单核细胞和嗜酸性粒细胞等聚集于虫卵周围，形成虫卵肉芽肿。在虫卵周围有嗜酸性辐射样棒状物沉积，系抗原与抗体结合的免疫复合物，称何博礼现象（Hoeppli phenomena）。可溶性虫卵抗原、巨噬细胞和T淋巴细胞可产生成纤维细胞因子，促使成纤维细胞增殖与胶原合成，导致肝纤维化。

人体感染血吸虫后可获得部分免疫力，针对再感染的童虫有一定杀伤作用，但对原发感染的成虫无作用，这种原发感染继续存在而对再感染有一定免疫力的现象称为"伴随免疫"。血吸虫能逃避宿主的免疫效应，称免疫逃逸，其机制很复杂。

（二）病理过程

虫卵肉芽肿反应是本病的基本病理改变，但自尾蚴钻入皮肤至成虫产卵，每个发育阶段均可造成人体损伤。

1. 第一阶段 尾蚴钻入皮肤部位，其头腺分泌的溶组织酶和其死亡后的崩解产物使组织局部周围水肿，毛细血管扩张、充血，局部发生红色丘疹，称尾蚴性皮炎，持续1～3日消退。

2. 第二阶段 幼虫随血流入右心至肺，部分可穿破肺毛细血管而引起组织点状出血及白细胞浸润，严重时发生出血性肺炎。

3. 第三阶段 成虫及其代谢产物产生局部轻微静脉内膜炎，虫体死后可引起轻微的血管壁坏死和肝内门静脉分支栓塞性脉管炎。

4. 第四阶段 由虫卵引起的典型的虫卵肉芽肿和纤维化病变是本病主要病理损害。

（三）病理解剖

日本血吸虫主要寄生在肠系膜下静脉与直肠痔上静脉内，虫卵沉积于宿主肠壁黏膜下层，可随门静脉血流至肝内分支，病变以肝和结肠最为显著。

1. 结肠 病变以直肠、乙状结肠、降结肠最为严重，横结肠、阑尾次之。早期黏膜充血水肿、片状出血、浅溃疡。慢性患者因纤维组织增生，肠壁增厚，引起肠息肉和结肠狭窄，可发生肠梗阻或癌变，虫卵沉积于阑尾，易诱发阑尾炎。

2. 肝脏 早期肝脏充血肿胀，表面可见黄褐色粟粒样虫卵结节，晚期虫卵结节形成纤维组织，在肝内门静脉周围出现广泛的纤维化，肝切面可见白色的纤维素，从不同角度插入肝，呈典型的干线状纤维化。血液循环障碍导致肝细胞萎缩，表面有大小不等的结节，形成肝硬化。

3. 脾脏 早期轻度充血水肿，晚期肝硬化引起门脉高压、脾淤血、组织增生、纤维化、血栓形成，呈进行性增大，可出现巨脾，继发脾功能亢进。

4. 异位损害 指虫卵或（和）成虫寄生在门静脉系统之外的器官病变，以肺和脑较为多见。

【临床表现】

潜伏期长短不一，与感染的轻重有关。80% 的患者为 30~60 日，平均 40 日。临床表现复杂多样，轻重不一，随感染的程度、时间、部位和病程的不同而异。我国现将血吸虫病分为以下四型。

（一）急性血吸虫病

发生于夏秋季，以 7~9 月常见。男性青壮年与儿童居多。患者常有明确的疫水接触史，如捕鱼、摸蟹、游泳等，常为初次重度感染。约半数患者在尾蚴侵入部位出现蚤咬样红色皮损，2~3 日内自行消退。

1. 发热 患者均有发热，热度高低及期限与感染程度成正比，轻症发热数日，一般 2~3 周，重症可迁延数月。热型以间歇型、弛张型多见，早晚波动可很大。一般发热前少有寒战。高热时可有烦躁不安等中毒症状，热退后自觉症状良好。重症者可有消瘦、贫血、营养不良和恶病质，甚至死亡。

2. 过敏反应 除皮炎外，还可出现荨麻疹、血管神经性水肿、淋巴结肿大、出血性紫癜、支气管哮喘等。

3. 消化系统症状 多伴有食欲减退、腹部不适，轻微腹痛、腹泻和呕吐等。腹泻每日 3~5 次，个别可达 10 余次。初为稀水样便，继之黏液、脓血便。热退后腹泻次数减少，危重患者出现高度腹胀、腹腔积液、腹膜刺激征。经治疗热退后 6~8 周，上述症状可显著改善或消失。

4. 肝脾肿大 90% 以上的患者肝肿大伴压痛，以左叶肝大较显著。半数患者轻度脾肿大。

5. 其他 感染后 2 周内可出现呼吸系统症状，如咳嗽、气喘、胸痛。重症咳嗽较重，咳血痰，并有胸闷、气促等。危重患者可出现神志淡漠、心肌受损、重度贫血、消瘦及恶病质等，亦可迅速发展为肝硬化。

急性血吸虫病的病程一般不超过 6 个月，经杀虫治疗后，患者常迅速痊愈。如不治疗，则可发展为慢性或晚期血吸虫病。

（二）慢性血吸虫病

急性血吸虫病患者未经治疗或疫区反复轻度感染而获得部分免疫力者，病程超过半年，称慢性血吸虫病。病程可长达 10~20 年甚至更长。临床表现以隐匿型间质性肝炎或慢性血吸虫性结肠炎为主。此类患者在流行区占绝大多数。

1. 无症状性 轻度感染者大多无症状，仅粪便检查中发现虫卵，或体检时发现肝大，B 超检查可呈网络样改变。

2. 有症状型 主要表现为血吸虫性肉芽肿肝病和结肠炎。患者可以一种表现为主，也可两者均有。常见症状为时发时愈的慢性腹泻、黏液脓血便。病程长者可出现消瘦、贫血、肠梗阻，重者可有内分泌紊乱，性欲减退，女性月经紊乱、不孕等。早期肝肿大、表面光滑，随病程进入肝硬化阶段，肝脏质硬、表面不平、有结节，脾脏逐渐增大。下腹部可触及大小不等的包块，系增厚的结肠系膜、大网膜和肿大的淋巴结，为虫卵沉积引起纤维化、粘连缠结所致。

（三）晚期血吸虫病

反复或大量感染血吸虫尾蚴后，未经及时抗病原治疗，虫卵持续损伤肝脏，发展为肝硬化，有门静脉高压、脾显著增大和临床并发症。病程多在 5 ~ 15 年或以上。儿童常有生长发育障碍。根据晚期主要临床表现，可分为以下 4 型。同一患者可具有 2 ~ 3 个型的主要表现。

1. 巨脾型　是晚期血吸虫病肝硬化门静脉高压的主要表现。脾进行性增大，下缘可达盆腔，表面光滑，质坚硬，可有压痛，伴脾功能亢进。肝脏因硬化而逐渐缩小，可发生上消化道出血，易诱发腹腔积液。

2. 腹腔积液型　是严重肝硬化的重要标志，约占 25%。腹腔积液可长期停留在中等量以下，但大多进行性加剧，致腹部极度膨隆，下肢高度水肿，影响呼吸及进食，腹壁静脉怒张，出现脐疝和巨脾。可因上消化道出血、肝功能衰竭或严重感染而死亡。

3. 结肠肉芽肿型　以结肠病变为突出表现。病程为 3 ~ 6 年或以上，亦有 10 年者。患者经常腹痛、腹泻、便秘或两者交替，有时出现水样便、血便或黏液脓血便。左下腹可触及肿块，有压痛，可因肠腔狭窄而出现肠梗阻。

4. 侏儒型　极少见。为幼年慢性反复感染引起各内分泌腺不同程度萎缩所致。患者除慢性或晚期血吸虫病的表现外，有身材矮小、面容苍老、生长发育低于同龄人、性器官与第二性征发育不良等，但智力多正常。

（四）异位血吸虫病

血吸虫虫卵沉积在门脉系统以外的器官或组织称为异位血吸虫病，人体常见的异位损害在肺和脑。

1. 肺型血吸虫病　多见于急性血吸虫病患者，为虫卵沉积引起的肺间质病变。呼吸道症状大多轻微，常被全身症状所掩盖，表现为轻度咳嗽与胸部隐痛、痰少，肺部体征不明显，重症者肺部有弥漫云雾状、点片状、粟粒样浸润影，以中下肺居多。肺部病变经病原治疗后，3 ~ 6 个月内逐渐消失。

2. 脑型血吸虫病　临床上分为急性与慢性两型，均以青壮年患者多见。急性者临床表现酷似脑膜脑炎，常与肺部病变同时发生。表现为意识障碍、脑膜刺激征、瘫痪、抽搐、腱反射亢进和锥体束征等。脑脊液蛋白和白细胞轻度增高，嗜酸性粒细胞可增高。慢性型的主要症状为癫痫发作，以局限型癫痫多见。病变常位于顶叶，亦可见于枕叶，CT 示单侧多发高密度结节阴影。

3. 其他　机体的其他部位如胃、胆囊、肾、睾丸、子宫、心包、甲状腺、皮肤等也可出现血吸虫异位损害，表现出相应的临床症状，但较罕见。

【并发症】

（一）上消化道出血

为肝硬化门静脉高压致食管下端或胃底冠状静脉破裂所致。多由机械损伤、用力过度等诱发，出血量一般较大，表现为呕血和黑便。

（二）肝性脑病

多见于晚期腹腔积液型患者，可由大出血、大量放腹腔积液、过度利尿等诱发。

（三）感染

患者因免疫功能低下、低蛋白血症、门静脉高压等，极易并发感染，如病毒性肝炎、伤寒、腹膜炎、沙门菌感染、阑尾炎等。

（四）肠道并发症

血吸虫病引起严重结肠病变致肠腔狭窄，可并发不完全性肠梗阻，以乙状结肠与直肠为多，结肠肉芽肿可并发肠癌。

【实验室检查】

（一）血常规

急性期血白细胞计数增高，嗜酸性粒细胞百分比显著升高，占20%～40%，最多可高达90%以上；而在急重型急性血吸虫病患者常不增多，甚至消失。慢性血吸虫病患者嗜酸性粒细胞轻度增多，在20%以内，晚期患者常因脾功能亢进而引起红细胞、白细胞和血小板减少。

（二）粪便检查

粪便查虫卵和孵出毛蚴可确诊血吸虫病。急性期检出率高，而慢性和晚期患者的检出率不高。

（三）肝功能试验

急性血吸虫病患者血清球蛋白增高，ALT、AST轻度增高。慢性血吸虫病患者肝功能大多正常，晚期患者血清白蛋白减少，球蛋白增高，白/球比值倒置。

（四）免疫学检查

该法的敏感性和特异性较高，可通过皮内试验（IDT）、环卵沉淀试验（COPT）、间接血凝试验（IHA）、ELISA检测患者血清中的抗体，但由于患者血清中抗体在治愈后持续时间很长，不能区别既往和现症感染。通过循环抗原酶免疫法（EIA）检测患者血清中的循环抗原，阳性表示活动性感染，可用于血吸虫病的诊断和疗效考核。但影响循环抗原检测的因素较多，有待研究解决。

（五）直肠黏膜活检

血吸虫病原诊断方法之一。通过直肠或乙状结肠镜，自病变处取米粒大小黏膜，置光镜下压片检查有无虫卵。以距肛门8～10cm背侧黏膜处取材的阳性率最高。

（六）肝影像学检查

1. B超检查 可见肝、脾体积改变，门脉血管增粗呈网织改变。可用于判断肝纤维化程度。

2. CT扫描 可显示肝包膜增厚钙化等特异图像。重度肝纤维化可表现为龟背样图像。

【诊断与鉴别诊断】

（一）诊断 🇪 微课1

有血吸虫疫水接触史是诊断的必要条件，具有急性或慢性、晚期血吸虫病的症状和体征，如发热、皮炎、荨麻疹、腹痛、腹泻、肝脾大等，结合寄生虫学与免疫学指标进行诊断，如粪便检出活卵或孵出毛蚴即可确诊。轻型患者因排出虫卵较少且间歇出现，需反复多次检查。晚期血吸虫病由于肠壁纤维化，虫卵不易从肠壁排出，故阳性率低。血液循环抗原检测阳性提示体内有活的成虫寄生，其他免疫学指标阳性表示患者既往感染过血吸虫。

（二）鉴别诊断

1. 急性血吸虫病 须与下列疾病相鉴别。

（1）**伤寒** 表现为持续发热、肝脾肿大，可有相对缓脉、皮肤玫瑰疹，血常规示白细胞减少、嗜酸性粒细胞减少或消失是其特点，确诊依赖于血培养，肥达反应阳性有辅助诊断价值。

（2）**阿米巴肝脓肿** 表现为长程发热、食欲减退、腹胀、腹泻、肝肿大与压痛，B超示肝脏脓肿形成，可在穿刺脓液中找到阿米巴滋养体。

（3）粟粒性结核　患者表现为畏寒、寒战、高热、咳嗽，可有肝脾肿大。患者常有结核病史或结核患者接触史，有盗汗，X线胸片或CT可见粟粒性结核病灶，结核菌素试验或结核感染T细胞斑点试验阳性有助于鉴别。

2. 慢性血吸虫病　须与下列疾病相鉴别。

（1）无黄疸型病毒性肝炎　表现为乏力、食欲减退、肝区疼痛，肝功能可明显异常，血清肝炎病毒标志物阳性可与之鉴别。

（2）慢性菌痢　表现为腹痛、腹泻、黏液便或脓血便，或便秘和腹泻交替，大便镜检示较多红细胞和白细胞，大便培养志贺菌属阳性。

（3）阿米巴痢疾　表现为腹痛、腹泻、果酱样黏液血便，便量多，有腥臭。镜检可见少量白细胞、成串陈旧红细胞，常有夏科－雷登晶体，可见阿米巴滋养体。

3. 晚期血吸虫病　需与其他原因引起的肝硬化相鉴别，如酒精性肝硬化、肝炎肝硬化。血吸虫性肝硬化的肝功能损害较轻，黄疸、蜘蛛痣和肝掌少见，可有慢性腹泻。而酒精性肝硬化和肝炎肝硬化的肝损害较重，常见明显的蜘蛛痣和肝掌，明确的大量饮酒史和血清肝炎病毒标志物阳性可与之鉴别。

【预后】

本病预后与感染程度、病程长短、年龄、有无并发症、异位损害及治疗是否及时彻底有明显关系。急性患者经及时有效抗病原治疗，多可痊愈。慢性早期患者接受抗病原治疗后，绝大多数患者症状体征消失，体力改善，粪便及血清学检查转阴，可长期保持健康状态。晚期患者虽经抗病原治疗，但肝硬化难以恢复，预后较差。

【治疗】

（一）病原治疗

目前最有效的药物是吡喹酮，具有毒性小、疗效好、给药方便、适应症广的特点，可用于各期各型血吸虫病患者。

1. 原理　吡喹酮对血吸虫各个发育阶段均有不同程度的杀虫效果。对成虫和虫体有兴奋、挛缩作用，影响其蛋白和糖代谢，使虫体皮层呈空泡变性等，以达到杀灭成虫的作用。对发育成熟的虫卵有效，含毛蚴的虫卵滞留后呈空泡变性。对尾蚴有强杀伤作用，作用相当于成虫的数百倍。

2. 用法和疗效

（1）急性血吸虫病　总量按120mg/kg，6日分次服完，其中50%在前两日服完，体重超过60kg者仍按60kg计。

（2）慢性血吸虫病　成人总量按60mg/kg，2日内分4次服完，儿童体重在30kg以内者总量按70mg/kg，30kg以上者与成人剂量相同。

（3）晚期血吸虫病　一般总量可按40~60mg/kg，2日分次服完，每日量分2~3次服。年老、体弱、有其他并发症者可按总量60mg/kg，3日内分次服完。感染严重者可按总量90mg/kg，6日内分次服完。

（4）预防性服药　在下疫水前1~2小时和接触疫水后4~5周内，每次服药总量按40mg/kg，1日内一次顿服或分2次服完。青蒿素衍生物——蒿甲醚及青蒿琥酯能杀灭感染尾蚴后5~21日的血吸虫童虫，接触疫水后15日口服蒿甲醚，按6mg/kg，以后每15日一次，连服4~10次；或在接触疫水后7日口服青蒿琥酯，剂量为6mg/kg，以后每7日一次，连服8~15次。

吡喹酮正规用药治疗后，3~6个月粪便虫卵转阴率达85%，虫卵孵化阴性率为90%~100%。血清免疫诊断转阴时间为 1～3 年。

（二）对症治疗

1. 急性血吸虫病 高热、中毒症状严重者给予补液、维持水和电解质平衡、加强营养等全身支持疗法。合并其他寄生虫感染者应先驱虫治疗，合并伤寒、痢疾、败血症、脑膜炎者均应先抗感染治疗，再用吡喹酮治疗。

2. 慢性和晚期血吸虫病 行营养、支持治疗，注意防治并发症，有巨脾、门脉高压、上消化道出血等的患者可选择适当时机进行手术治疗。有侏儒症者可短期、间歇、小量给予性激素和甲状腺素制剂。

【预防】

（一）控制传染源

在流行区每年对患者、病畜进行普查普治。

（二）切断传播途径

消灭钉螺是预防本病的关键。粪便须经无害化处理方可使用。保护水源，改善用水。

（三）保护易感人群

严禁在疫水中游泳、戏水。接触疫水时，应穿防护衣裤和使用防尾蚴剂等。

⇒ 案例讨论

> **临床案例** 患者，男性，25 岁。因畏寒发热 15 日入院。15 日前出现畏寒、发热，无寒战，热型不规则，伴上腹痛、嗳气，大便稀，每日 2～3 次，无黏液或里急后重感。近 3 日咳嗽，少许白色黏液痰。既往体健，个人卫生习惯不良，喜喝生水，1 个半月前曾到洞庭湖区旅游并下河游泳。查体：体温 40℃，重病容，消瘦，皮肤巩膜无黄染，腹平软，肝肋下 3cm，剑突下 5cm，质中，有压痛。脾未扪及。血常规：白细胞 17×10^9/L，中性粒细胞百分比 33%，淋巴细胞百分比 13%，嗜酸性粒细胞百分比 54%，血红蛋白 132g/L。粪常规：黄稀；镜检：白细胞 0～14 个/高倍视野，蛔虫卵 0～2 个/高倍视野。胸片无异常。
>
> 讨论 1. 该患者的诊断是什么？
>
> 　　　2. 本病的诊断依据有哪些？
>
> 　　　3. 为确诊，该患者应进一步做哪些检查？
>
> 　　　4. 本病应与哪些疾病进行鉴别诊断？
>
> 　　　5. 本病的治疗原则是什么？

目标检测

答案解析　　　题库

1. 急性血吸虫病的主要临床表现和晚期血吸虫病的临床分型分别是什么？

2. 血吸虫病的异位损害部位及临床表现分别是什么？

3. 急慢性血吸虫病的病原治疗措施是什么？

4. 预防血吸虫病应从哪几个方面入手？

（黄　燕）

第二节　并殖吸虫病

PPT

并殖吸虫病（paragonimiasis）又称为肺吸虫病（lung fluke disease），是由并殖吸虫（*Paragonimus*）寄生于人体各脏器所致的一种慢性人畜共患寄生虫病。人因吞食带有并殖吸虫活囊蚴的蟹或蝲蛄而感染。临床表现因虫种和寄生部位的不同而异。卫氏并殖吸虫寄生于肺部，主要表现为咳嗽、胸痛、咳铁锈色痰等；寄生于脑、脊髓、腹腔、肠、肾、皮下等组织，可以引起相应脏器受损症状。斯氏狸殖吸虫寄生的主要表现为游走性皮下包块和渗出性胸膜炎。

【病原学】 📱 微课2

并殖吸虫成虫雌雄同体，生殖器官并列为其特征。目前已知虫种超过50种，亚洲分布有31种。对人类致病的有卫氏、斯氏、会同、异盘、团山等并殖吸虫，其中以卫氏和斯氏分布较广，感染人数最多，也是我国最重要的致病虫种。

各虫种的生活史基本相似，需要两个中间宿主。卫氏并殖吸虫的成虫常寄生在人或动物的肺部，产虫卵随痰排出或吞入消化道由粪便排出入水。在25～30℃经15～20日发育孵出毛蚴。毛蚴钻入第一中间宿主螺类体内，约12周发育成尾蚴并从螺体溢出。尾蚴在水中侵入第二中间宿主蟹或蝲蛄，在其体内形成囊蚴，人生吃溪蟹或蝲蛄，囊蚴经胃到十二指肠，脱囊并溢出后尾蚴，穿过肠壁达腹腔，发育成童虫。童虫约经2周穿过膈肌到达胸腔而侵入肺，移行至细支气管附近，破坏肺组织形成虫囊，在囊体内发育为成虫。从囊蚴经口感染至成虫产卵，需60～90日。

【流行病学】

（一）传染源

能够排出并殖吸虫虫卵的人及哺乳动物。患者是卫氏并殖吸虫的主要传染源；斯氏狸殖吸虫在人体内不能发育为成虫，故病猫、病犬是主要传染源。鼠类、野猪、兔等动物是并殖吸虫的不适宜宿主，其体内可携带童虫，称转续宿主，也是重要传染源。

（二）传播途径

因生食或半生食含囊蚴的蟹或蝲蛄所致。饮用含囊蚴的生水或生吃转续宿主也可感染。

（三）人群易感性

人群普遍易感。儿童与青少年的感染率较高，流行区人群的感染率平均为20%，其中30%为无症状的隐性感染者。

（四）流行特征

本病呈全球流行，主要分布于亚洲、美洲及非洲。我国24个省区有病例报告。主要分布在直接捕食溪蟹的地区，以夏秋季感染为主；在喜食醉蟹的地区，四季均可发病。

【发病机制与病理解剖】

并殖吸虫的童虫游走、成虫定居及虫卵均可造成机械性损伤，虫体代谢产物等抗原物质可造成机体的免疫病理反应。

（一）童虫

囊蚴被吞食脱囊，后尾蚴穿过肠壁进入腹腔移行并发育为童虫，引起肠壁浆膜及腹膜的纤维素性炎症，童虫穿过膈肌游走于胸腔，引起渗出性胸膜炎或胸腔积液。斯氏狸殖吸虫的童虫在寄生部位形成嗜酸性肉芽肿，其幼虫极少进入肺部形成囊肿，而以游走性皮下包块与渗出性胸膜炎及肝损害较多见。

（二）成虫

成虫导致的病变范围较大，可固定于某一部位，也可游走于多脏器。卫氏并殖吸虫常固定于肺，或沿疏松组织游走，病变波及多个脏器。虫体可侵入大脑，多侵犯脑基底结、内囊和视丘，也可侵入侧脑室引起偏瘫或脑疝。成虫的基本病变可分为三期。

1. 脓肿期 虫体移行穿破组织，引起线状出血和坏死，伴有炎性渗出，病灶周围肉芽组织形成薄膜状脓壁，形成脓肿。

2. 囊肿期 脓肿周围肉芽组织增生，逐渐形成纤维状囊壁，囊内有棕褐色黏稠液体，有时可找到虫体。

3. 纤维瘢痕期 囊内虫体游走或死亡，囊内容物排出或吸收，周围肉芽组织及纤维组织向中心发展取代囊肿而形成瘢痕。

（三）虫卵

虫卵引起组织反应轻微，虫卵结节无明显坏死，属异物型肉芽肿反应。

【临床表现】

本病表现复杂多样，起病多缓慢。潜伏期多为 3~6 个月，也可短至数日，或长达 10 年以上。大量感染者可表现为急性并殖吸虫病。

（一）急性并殖吸虫病

起病急骤，全身症状明显。病初表现为腹痛、腹泻、稀便或黏液脓血便，伴食欲减退，低热多见，部分为弛张热伴畏寒，可反复出现荨麻疹。稍后出现胸痛、胸闷、气短、咳嗽等症状。

（二）慢性并殖吸虫病

早期症状多不明显，发现时已为慢性期。卫氏并殖吸虫病主要表现为咳嗽、胸痛、咯血等呼吸道症状，侵犯脑、脊髓、肝脏和皮下可出现肺外相应器官损害的表现。斯氏狸殖吸虫病以游走性皮下结节为主要表现，如侵犯肝脏、心包、眼、脑、脊髓等时，也可出现相应症状。两者的鉴别要点见表 9-1。按被侵犯的主要器官，可分为下列几型。

表 9-1 卫氏并殖吸虫病与斯氏狸殖吸虫病的临床特点

	卫氏并殖吸虫病	斯氏狸殖吸虫病
感染方式	生食或半生食淡水蟹或蝲蛄	生食或半生食淡水蟹
全身症状	轻度	常见
荨麻疹等过敏症状	少见	常见
咳嗽、咳血痰	明显，常为典型铁锈色	轻咳，偶有血丝痰
贫血	无	轻-中度
胸腔积液	少见	较常见

续表

	卫氏并殖吸虫病	斯氏狸殖吸虫病
颅脑受损	脑脓肿多见	蛛网膜下腔出血多见
肝脏受累	少见	较常见
血白细胞增高	轻度	中－重度
嗜酸性粒细胞增高	轻度	高度
皮下结节与包块	少见，结节内可见虫卵，偶可见成虫	常见，游走性强，包块内可查见童虫
胸部 X 线	可见肺纹增粗，结节性或多房性阴影	正常或轻微改变，肺部阴影常见

1. 胸肺型　最常见，以咳嗽、胸痛、气短等为主要表现。病初为干咳，继之痰量增多，咳嗽加剧，痰中带血、铁锈色痰或烂桃样血痰。痰中可找到虫卵及夏科－雷登晶体。胸膜受累可出现渗出性胸膜炎、胸腔积液、胸膜增厚或粘连。

2. 腹型　约占 30%，多见于感染早期。表现为腹痛、腹泻、恶心、呕吐等消化道症状，全腹或右下腹痛，隐痛为主，腹泻为黄稀便，每日 2～4 次。虫体在腹腔内游走可引起广泛粘连，虫体侵犯肝脏可形成嗜酸性肝脓肿。

3. 皮肤型　以皮下结节和包块为主。卫氏并殖吸虫病皮肤型占 10%，一般不游走。斯氏狸殖吸虫病皮肤型占 50%～80%，以游走性为主要特征，可位于腹部、胸部、腰背及四肢的皮下深层肌肉内，直径 1～6cm，表面皮肤正常，触之有痒感或疼痛感，活检可见童虫。

4. 脑脊髓型　多见于儿童卫氏并殖吸虫病。临床表现视被侵犯脑组织的部位及程度而异。常见症状有头痛、癔症样发作、癫痫、瘫痪，也可表现为颅内占位性病变、脑膜炎、视神经受损等。斯氏狸殖吸虫病可表现为蛛网膜下腔出血。脊髓型可有下肢麻木或刺痛，或肢体瘫痪、大小便失禁等。

5. 亚临床型　无明显临床症状和体征，皮试及血清免疫学检测阳性，血嗜酸性粒细胞增高，无明显脏器损害表现。

【实验室检查】

（一）一般检查

急性患者外周血白细胞计数增多，嗜酸性粒细胞百分比明显增高，占 30%～40%，脑脊液、胸腔积液及腹腔积液中嗜酸性粒细胞计数亦增高，红细胞沉降率明显升高。

（二）病原检查

痰液、粪便或体液中可查见虫卵。痰中可查见夏科－雷登晶体。皮下结节或包块病理活检可见并殖吸虫虫卵、童虫或成虫，可见嗜酸性肉芽肿。

（三）免疫学检查

对早期或亚临床型及异位损害患者有一定诊断价值。

1. 皮内试验　常用于普查时的筛选，阳性率达 95%，但与多种吸虫有交叉反应而呈假阳性。

2. 后尾蚴膜试验　具有早期诊断价值，阳性率达 97.3%，特异性较强，但与其他吸虫有部分交叉反应。

3. 血清免疫学试验　有琼脂双向扩散、免疫印迹、免疫荧光及 ELISA 试验等，以 ELISA 的敏感性、特异性为最高。

（四）影像学检查

X 线胸片对胸肺型有重要参考价值。早期病变为中下肺野大小不等、边缘不清的类圆形浸润性阴影，后期可见囊肿及胸腔积液，可伴胸膜增厚或粘连。CT 或 MRI 可显示肺、腹部、脑、脊髓等的病变和阻塞部位。

【诊断与鉴别诊断】

（一）诊断

1. 流行病学资料　在流行区生活或进入流行区的人群，有生食或半生食溪蟹、蝲蛄或饮用溪流生水史。

2. 临床表现　有腹泻、腹痛、咳嗽、咳铁锈色痰、胸腔积液，或有游走性皮下结节或包块，应考虑本病的可能。

3. 实验室检查　在痰、粪及体液中找到虫卵或在皮下结节中查见虫体可确诊。血清学、免疫学检查有辅助诊断价值。

（二）鉴别诊断

1. 结核病　肺型并殖吸虫病早期表现与肺结核相似，囊肿期肺部病变与肺结核球相似，侵犯胸膜引起胸腔积液时与结核性胸膜炎相似。但结核病患者常有低热、盗汗等症状，结核菌素试验或结核感染T细胞斑点试验阳性，病变部位多位于上肺，可见空洞，痰查抗酸杆菌阳性等有助于鉴别。

2. 颅内肿瘤　脑型并殖吸虫病可有头痛、呕吐、颈项强直等，与颅内肿瘤表现相似，并殖吸虫感染史、发热、肺部病变、痰查虫卵阳性、脑脊液嗜酸性粒细胞增高与免疫学检查阳性有助于鉴别。

3. 原发性癫痫　脑型并殖吸虫病癫痫发作时与原发性癫痫相似。但前者无癫痫病史，发作后头痛和肢体乏力可持续数日；后者发作后，症状常于数小时内消失。痰查并殖吸虫虫卵、脑脊液免疫学检查阳性可鉴别。

4. 病毒性肝炎、肝脓肿　腹型并殖吸虫病可有乏力、食欲减退、球蛋白增高等类似于病毒性肝炎的症状，患者出现发热、腹泻、肝肿大等表现，与肝脓肿相似。通过查血嗜酸性粒细胞、肝炎病毒标志物和影像学检查可鉴别，同时，驱虫治疗后症状、体征及肝功能迅速改善等有助于诊断和鉴别。

【预后】

一般患者预后较好，脑脊髓型可导致残疾或死亡。斯氏狸殖吸虫病较少累及脑部，恢复较易，后遗症少，预后较好。

【治疗】

（一）药物治疗

1. 病原治疗　吡喹酮为目前首选药物。剂量 25～30mg/kg，每日 3 次，疗程 2～3 日。脑型患者在一个疗程后，间隔 1 周，再给予一个疗程。三氯苯达唑，剂量 5mg/kg，顿服，3 日为一个疗程。疗效与吡喹酮相似，不良反应轻微。

2. 对症治疗　咳嗽、胸痛者可服用镇咳、镇痛药物，对癫痫发作可给予苯妥英钠或地西泮治疗，颅内高压者给予脱水剂。

（二）手术治疗

对皮下包块可手术摘除，脑脊髓型出现压迫症状，若内科治疗无效，可行外科手术。胸膜粘连明显时可行胸膜剥离术。

【预防】

彻底治疗患者及隐性感染者，治疗或捕杀病猫、病犬以减少传染源。不吃生的或未煮熟的溪蟹、蝲蛄等，不饮用生溪水，不随地吐痰。管理粪便，杀灭痰、粪中的虫卵，防止虫卵入水。

⇒ 案例讨论

　　临床案例　患者，男性，15岁。因畏寒、发热、腹痛、腹泻半个月，咳嗽、咳痰1周入院。半个月前急起畏寒发热，腹痛、腹泻，大便5~6次/日，糊状，有时呈暗红色。用甲硝唑治疗1周，病情无缓解。近1周出现咳嗽、咳痰，痰中带血，有时痰呈铁锈色。半年前有生食溪蟹史。查体：体温38℃，急病容，双肺呼吸音增粗，右下肺可闻及少许湿啰音。肝右肋下1cm。血常规：白细胞25×10^9/L，中性粒细胞百分比45%，淋巴细胞百分比20%，嗜酸性粒细胞百分比35%，血红蛋白136g/L。胸片：右下肺有大小不等、边缘不清的片状阴影，少量胸腔积液。

　　讨论　1. 该患者的最可能的诊断及诊断依据是什么？

　　　　　　2. 为进一步确诊，应做哪些检查？

　　　　　　3. 本病的处理原则是什么？

目标检测

答案解析　　　　题库

1. 并殖吸虫病是如何感染的？

2. 慢性并殖吸虫病的临床分型及主要临床表现是什么？

3. 治疗并殖吸虫病的首选药物是什么？

（黄　燕）

PPT

第三节　华支睾吸虫病

学习目标

　　1. 掌握　华支睾吸虫病的临床表现和诊断要点。

　　2. 熟悉　华支睾吸虫病的治疗原则。

　　3. 了解　华支睾吸虫病的感染方式及病变特点。

　　4. 学会华支睾吸虫病的诊断方法及病原治疗方法。

　　华支睾吸虫病（clonorchiasis sinensis），俗称肝吸虫病，是华支睾吸虫（*Clonorcis sinensis*）寄生在人体肝内胆管所引起的寄生虫病。其临床特征为肝肿大、上腹隐痛、腹泻等症状。严重者可发生胆管炎、胆石症和肝硬化等并发症。

【病原学】

　　华支睾吸虫成虫外形似葵花籽仁、扁平状，色褐红，雌雄同体，有口、腹两个吸盘。其虫卵是寄生于人体的最小的蠕虫卵，黄褐色，内有成熟毛蚴。

　　成虫寄生在人或哺乳动物肝内的中、小胆管内，有时移居较大胆管或胆总管。成虫产卵后，虫卵随胆汁进入肠道，随粪便排出体外。虫卵入水后被第一中间宿主淡水螺吞食，在螺体内孵化为毛蚴，经胞蚴、雷蚴阶段发育成尾蚴。尾蚴从螺体逸出，侵入第二中间宿主淡水鱼或淡水小虾体内，发育为囊蚴。

人或哺乳动物食用未煮熟的淡水鱼或淡水虾而感染。囊蚴在人或哺乳动物胃肠内经消化液作用后，幼虫在十二指肠内脱囊逸出，经胆总管进入肝胆管或穿过肠壁经腹腔进入肝脏，在肝内的中、小胆管内发育为成虫。从感染囊蚴到成虫成熟产卵需 1 个月左右，成虫在人体内的寿命可长达 2~30 年。

【流行病学】

本病主要分布于东亚和东南亚各国，尤多见于中国、日本、朝鲜、印度、菲律宾、越南和老挝等地。我国以广东、广西和东北各省多见。

（一）传染源

感染华支睾吸虫的人和哺乳动物，如猫、狗、猪等。

（二）传播途径

摄入未煮熟的含有华支睾吸虫囊蚴的淡水鱼或淡水虾而受染。用切生鱼的刀及砧板切熟食，用盛生鱼的器皿盛食，饮用被囊蚴污染的生水也可感染。

（三）人群易感性

普遍易感，感染率高低与居民的生活习惯和饮食嗜好有密切关系，而与年龄、性别、种族无关。

【发病机制与病理解剖】 📱微课 3

华支睾吸虫寄生在肝内中、小胆管，发病与虫体机械性阻塞、虫体以胆管上皮细胞为食并吸血从而导致胆管的局部损害和黏膜脱落、虫体代谢产物和虫体直接刺激引起局部胆管的炎症、继发细菌感染，宿主的免疫力、营养状态以及其他疾病的并存等有关。早期或轻度感染可无明显病理变化，感染较重时，胆管可发生囊状或圆柱状扩张，管壁增厚，周围淋巴细胞浸润和纤维组织增生。严重感染时，肝内胆管腔内充满虫体和虫卵，可发生胆管阻塞和胆汁淤积。病变以肝左叶为明显，与左肝管和胆总管的连接较平直致童虫易于上行有关。长期华支睾吸虫感染与胆管细胞癌的发生密切相关。

【临床表现】

本病一般起病缓慢，潜伏期为 1~2 个月。

轻度感染者常无症状或仅在进食后有上腹部饱胀感、食欲不振或轻度腹痛，容易疲劳。

感染较重者通常起病缓慢，有食欲不振、上腹饱胀、轻度腹泻、肝区隐痛。24%~96% 的患者有肝大，以左叶明显，有压痛和叩击痛。可伴头晕、失眠、疲乏、精神不振、心悸、记忆力减退等症状。个别患者因大量成虫阻塞胆总管而出现梗阻性黄疸，甚至出现胆绞痛。

严重感染者可呈急性起病，潜伏期短，为 15~26 日。患者突发寒战及高热，体温高达 39℃ 以上，弛张热。食欲不振、厌油腻食、肝大伴压痛，有轻度黄疸，少数出现脾大。数周后急性症状消失而进入慢性期，表现为疲乏、消化不良等。

慢性重复感染的严重病例发展为肝硬化及门脉高压时，出现消瘦、贫血、腹壁静脉曲张、脾大、腹腔积液、黄疸等。严重感染的儿童可出现营养不良和生长发育障碍，甚至可引起侏儒症。

【并发症】

（一）急性胆管炎和胆囊炎

为最常见的并发症，表现为畏寒、发热、右上腹痛，可有黄疸，查体右上腹压痛、反跳痛，胆囊积液时可扪及胆囊。有疫区居住、旅游且生食鱼虾史者，粪检即使没有发现虫卵，也不能排除华支睾吸虫感染导致的胆管炎。

（二）胆结石

华支睾吸虫虫卵、死亡的虫体、脱落的胆管上皮细胞可成为结石的核心或诱发结石形成。

（三）胰腺炎

成虫阻塞胰管可引起胰管炎或胰腺炎。表现为腹痛、腹胀、恶心、呕吐、发热等症状，化验血和尿中淀粉酶含量明显升高，少数患者伴有糖尿病。

（四）肝癌及胆管癌

长期成虫寄生可诱发肝胆管癌及原发性肝细胞癌。

【实验室检查】

（一）血常规

外周血白细胞计数增多和嗜酸性粒细胞轻－中度增加，嗜酸性粒细胞百分比在10%～40%之间。个别病例出现粒细胞类白血病反应。可有轻度贫血。

（二）肝功能

肝功能轻度损害。多为轻－中度转氨酶升高，黄疸少见。在重度感染者及有肝胆并发症者，特别是儿童营养不良时，γ－谷氨酰基转移酶、碱性磷酸酶升高。

（三）虫卵检查

粪便或十二指肠引流胆汁检出虫卵可以确诊华支睾吸虫病。因虫卵较小，直接粪便镜检的阳性率低，临床多用集卵法检查。十二指肠引流液的虫卵阳性率较高。

（四）免疫学检查

主要用于感染程度较轻者，或用于流行病学调查。常用方法有成虫纯 C 抗原皮内试验、间接细胞凝集试验（IHA）、ELISA。因不能排除既往感染，临床不能仅根据抗体阳性进行现症诊断。

（五）其他

超声检查、CT 和 MRI 可显示肝内中、小胆管处的多处扩张，胆管内虫体及周围改变。但影像改变多属非特异性，不能作为明确诊断的依据。

【诊断与鉴别诊断】

（一）诊断

1. 流行病学资料 居住或到过流行区，有生食或食未煮熟淡水鱼虾史。

2. 临床表现 有腹泻、腹胀等消化不良及头昏、失眠等神经衰弱症状，并伴有肝大或其他肝胆系统表现时，应考虑本病可能。

3. 实验室检查 确诊依赖于在粪便或十二指肠引流液中找到虫卵。IHA、ELISA 等免疫学方法可作为辅助诊断。

（二）鉴别诊断

1. 异形吸虫病 由异形吸虫或横川后殖吸虫等所引起，同样通过生食或食用未煮熟的淡水鱼而感染，虫卵与华支睾吸虫卵相似，可通过粪检虫卵相鉴别。临床上，当反复投以驱虫药后，虫卵仍不转阴时，可考虑行十二指肠引流液检查，如未获得虫卵，应考虑异形吸虫病。

2. 病毒性肝炎、肝炎肝硬化 该病的消化道症状及肝功能损害明显，病毒性肝炎血清标志物阳性，粪检无华支睾吸虫虫卵可鉴别。

3. 单纯性消化不良 患者表现为胃部不适，可伴腹泻，但无肝大，无生食或食未煮熟鱼虾史，粪便中无虫卵，但可见未消化的食物残渣。

4. 胆囊炎、胆石症 华支睾吸虫所引起的胆囊炎、胆石症应与胆石症合并细菌感染引起的胆囊炎相鉴别，两者的临床症状相似，但后者感染中毒症状多较明显。粪便检查是否发现虫卵是最重要的区别。

【预后】

轻症患者经过治疗，预后良好。重度感染和病程较长的重症患者出现肝硬化、腹腔积液，经积极治疗后，一般情况和肝脏病变也可明显好转。合并病毒性肝炎时，可加重肝炎症状、延长病程、致肝功能恢复较慢。

【治疗】

（一）病原治疗

1. 吡喹酮 是治疗本病的首选药物。剂量 20mg/kg，每日 3 次，连服 2～3 日。治疗后 3 个月，粪便虫卵转阴率几乎达 100%。当胆管内华支睾吸虫被大量驱出时，有时可引起胆绞痛或慢性胆囊炎急性发作。

2. 阿苯达唑 每日 10～20mg/kg，分 2 次口服，7 日为一个疗程。虫卵转阴率达 95% 以上。

（二）对症与支持治疗

当患者有营养不良、肝功能异常或肝硬化时，在驱虫治疗的同时，应给予加强营养支持、纠正贫血以及保护肝脏、改善全身状况的治疗。

患者并发急性或慢性胆囊炎、胆石症或胆道梗阻时，应行手术治疗。继发细菌感染者，加用抗菌药物，术后继续病原治疗。

【预防】

及时治疗患者及病畜，以控制或消灭传染源；加强粪便及水源管理，不用未经处理的新鲜粪便施肥，禁用粪便喂鱼，防止虫卵污染水源，不吃生的或未煮熟的鱼、虾，不饮用生水。

⇒ **案例讨论**

　　临床案例 患者，男性，35 岁。因食欲不振、乏力、肝区隐痛 1 个月入院。无畏寒、发热，伴头晕、失眠。1 年前患者曾在南方居住，曾生食淡水鱼、虾。查体：皮肤巩膜轻度黄染，肝右肋下 1cm，剑突下 3cm，有轻压痛。血常规：白细胞 $12 \times 10^9/L$，中性粒细胞百分比 50%，淋巴细胞百分比 20%，嗜酸性粒细胞百分比 25%，血红蛋白 115g/L。B 超：肝脏轻度肿大，胆囊炎，胆囊结石。

　　讨论 1. 该患者的可能诊断是什么？

　　　　　　2. 为确诊，应进一步做哪些检查？

　　　　　　3. 本病的处理原则是什么？

目标检测

答案解析

题库

1. 华支睾吸虫是如何感染人体的？
2. 华支睾吸虫主要的寄生部位及引起的临床表现是什么？
3. 为确诊华支睾吸虫病，应做哪些检查？

（黄 燕）

PPT

第四节　姜片虫病 _e 微课4

姜片虫病（fasciolopsiasis）是由布氏姜片吸虫（*Fasciolopsis buski*，简称姜片虫）寄生于人、猪小肠内所致的人畜共患寄生虫病。由生食受姜片虫囊蚴污染的菱角、藕节、荸荠等水生植物而感染。临床上以腹痛、腹泻、消化功能紊乱、营养不良为主要表现。

【病原学】

姜片虫为寄生于人体小肠的大型吸虫，属于扁形动物门、吸虫纲、复殖目、片形科、姜片属，因虫体呈椭圆形、扁平似生姜片而得名。虫体长 20 ~ 75mm，宽 8 ~ 20mm，厚 0.5 ~ 3mm。成虫有口、腹吸盘各一个，口吸盘位于虫体前端，腹吸盘呈漏斗状，较口吸盘大 4 ~ 5 倍，肉眼可见。每条成虫每日产卵约 25000 个，随粪便排出。虫卵呈棕黄色或淡黄色，椭圆形，有薄卵壳及端侧卵盖，卵内有一尚未分裂的胚细胞和 20 ~ 40 个卵黄细胞，约 $130\mu m \times 80\mu m$ 大小，为人体蠕虫卵中最大者。尾蚴呈蝌蚪状，尾长大于体长 2 倍。囊蚴呈扁圆形，有壁两层，外壁脆弱易破，内壁坚韧。囊内后尾蚴与尾蚴结构基本相似。

姜片虫需有两个宿主（螺和人或猪）才能完成其发育、繁殖的生活史。虫卵随粪便入水，在自然界水中的适宜温度（26 ~ 32℃）与湿度下，一般经 3 周左右发育为毛蚴，毛蚴在水中运动活泼，遇到适宜中间宿主，侵入其中间宿主扁卷螺中，经过胞蚴、雷蚴发育成尾蚴并不断从螺体逸出，前后约需 45 日。尾蚴逸出与温度、光线和氧气有关，大多在夜间逸出，游动范围不大，1 ~ 3 小时后大多在附近的水生植物如菱角、荸荠、藕节的表面上附着，尾蚴脱落尾部终成囊蚴。终宿主（人或猪）吞食囊蚴后，在胃肠液和胆汁的作用下囊壁被消化，后尾蚴逸出，吸附在小肠黏膜上，1 ~ 3 个月渐发育为成虫并产卵。宿主从吞入囊蚴至粪便排卵的时间，在人体为 4 ~ 10 周，在猪体一般为 8 周左右。虫体寿命在人体为 7 个月或长达 4 年余，在猪体为 10 ~ 20 个月。

【流行病学】

姜片虫病以水乡为主要流行区，并取决于居民是否有生食水生植物的习惯。

（一）传染源

人和猪是姜片虫的终宿主，因而患者和受感染的猪为本病主要传染源。

（二）传播途径

人粪或猪粪内的姜片虫虫卵，进入中间宿主扁卷螺和媒介植物共同存在的水源，是引起传播的重要因素。流行区人群生食含有姜片虫囊蚴的水生植物和饮用生水是受感染的途径，如生食大红菱、大菱、四角菱、荸荠和茭白等。尤其在收摘菱角时，边采边食易于感染。以生的水生植物作为饲料喂猪或放养的猪觅食新鲜水生食物可使猪受感染。

（三）人群易感性

人对姜片虫普遍易感，这与喜生食水生植物有关。感染率最高的多为儿童和 20 岁以下的青少年，随着年龄的增长，感染率递减。种植菱角、荸荠等水生植物的农业人口感染率远高于非农业人口。感染后，人对再感染无明显保护性免疫。

（四）流行特征

姜片虫病呈地方性流行，主要分布在亚洲的温带和亚热带地区，如中国、泰国、越南、老挝、柬埔寨、孟加拉国、印度、缅甸、菲律宾等国。在我国则分布在除西南、西北和东北的 19 个省区，尤其是长江中下游盛产菱、藕等水生植物的地区。该病具有明显的季节性，浙江多在 9 ~ 10 月份，广东为 7 月。

【发病机制与病理解剖】

姜片虫幼虫在十二指肠逸出后，即寄生于小肠的上段，发育为成虫。引起发病的原因有三个方面：主要为机械性损伤；虫体代谢产物被吸收后引起的变态反应和毒性反应；大量感染可引发肠梗阻。成虫吸附在十二指肠和空肠上段的黏膜上，由于吸附力强，造成被吸附的小肠黏膜及附近组织水肿、点状出血、炎症及溃疡或脓肿形成。数量众多的虫体可覆盖肠壁，妨碍吸收和消化，病变部位的黏膜与黏膜下层可见淋巴细胞、中性粒细胞及嗜酸性粒细胞浸润，使肠黏膜分泌增加，严重者病变广泛，可累及胃幽门部和结肠。虫体大量摄取肠道内营养成分，致使患者出现不同程度的营养不良、肠道消化吸收功能障碍。虫体代谢产物还可引起宿主的变态反应，如全身或局部水肿及血中嗜酸性粒细胞增多。在大量感染时，偶还可以发生肠梗阻。

【临床表现】

潜伏期为 1 ~ 3 个月，症状轻重与感染的虫数多少、人体的健康状况及对感染的反应有关，临床上根据症状轻重可分为轻、中和重型，分别占总数 62.4%、36.1% 和 1.5%。

（一）轻型

往往没有症状和体征，部分可表现为食欲不振、上腹偶发轻微疼痛，无其他自觉症状。大便化验亦多无异常，一般虫卵数较少。

（二）中型

患者以消化道症状为主，常出现食欲不振、恶心、呕吐、腹泻、腹胀、乏力等症状。腹痛多位于上腹部或右季肋下部，少数在脐部，发生于早晨空腹或饭后，疼痛以轻者为多，少数呈剧痛。腹泻每日数次，量多、有奇臭，内含未消化食物，腹泻和便秘可交替发生，经数月可自愈。此外，尚有全身乏力、精神萎靡、消瘦、贫血，有不同程度的水肿。长期反复感染者面部、下肢可出现轻度浮肿，儿童常有睡眠不安、咬牙、抽搐等，并可发生轻度发育障碍，粪便中可查见较多虫卵。

（三）重型

上述症状更为明显，患者全身无力，精神萎靡，贫血，营养不良，明显消瘦、浮肿。长期反复严重感染的儿童可以出现智力减退、发育障碍，虽经治疗驱尽虫体，身体发育障碍短期内亦不能恢复。由于长期腹泻，严重营养不良，可发生脏器衰竭或继发肺部、肠道感染，危及生命，少数患者因大量虫体感染后结成团块也可引起肠梗阻。

【实验室检查】

（一）血常规

红细胞数减少，呈轻度贫血，白细胞计数正常或略升高，嗜酸性粒细胞计数增加，占 10% ~ 20%，在少数患者可高达40%。

（二）大便常规

确诊有赖于粪便中检出姜片虫虫卵。常用的粪检方法包括：①直接涂片法；②沉淀集卵法；③定量透明厚涂片法。粪便虫卵计数大致可衡量感染轻重。每克粪便中虫卵数低于2000者为轻度感染，2001～10000者为中度感染，在10001以上者为重度感染。

（三）胃镜检查

胃镜检查对于早期姜片虫病的诊断有一定意义。姜片虫病早期临床症状缺乏特异性。胃镜检查能在直视下发现姜片虫虫体，而大便集卵镜检要待幼虫经1～3个月生长发育成成虫排卵才可能明确，故胃镜检查在姜片虫病的早期诊断上有其特殊的地位。

⊕ **知识链接**

姜片虫病的诊断进展

近年来，随着我国人民生活水平的提高及饮食卫生条件的改善，姜片虫病的发病率已经显著下降。已开发出血清学检测等检测方法作为粪便检查的替代方法；用ELISA检测人血清中布氏姜片吸虫的特异性抗体具有较高的敏感性和特异性，与血吸虫和并殖吸虫的交叉反应率较低。此外，建议通过胃镜检查诊断早期的片形吸虫病感染：在一项研究中，13名粪便样本为卵阴性的患者通过胃镜检查诊断为布氏姜片吸虫感染。

【诊断】

流行区感染史有重要参考意义，有慢性腹痛、腹泻、营养不良、贫血、浮肿等症状的患者，特别是有生食水生植物史者，应考虑本病的可能。

确诊有赖于粪便内找到姜片虫卵或在吐、泻物中发现成虫。

【并发症】

大量虫体寄生，可引起肠梗阻和营养不良性水肿。严重感染的儿童可出现生长发育障碍。虫体侵入胆道，可继发胆囊炎、胆管炎和胆结石。

【鉴别诊断】

姜片虫病应注意与其他寄生虫病及肠道疾病做鉴别诊断。轻度感染者常需多次粪检才能确诊。粪检虫卵时，需与肝片吸虫及棘口吸虫相区别。

【治疗】

（一）一般治疗

对重症病例应先进行支持疗法，改善营养状况，纠正贫血，然后再行驱虫。如遇肠梗阻，须积极治疗。

（二）病原治疗

1. 吡喹酮（praziquantel） 系一种广谱杀蠕虫药，可作为治疗本病的首选药物，具有用量小、副作用轻、疗效高及服用简便等优点。治疗剂量为10～20mg/kg，分3次口服，1日服完。治疗后1个月的虫卵阴转率达97.5%～100%。

2. 硫氯酚（bithonol sulfoxide） 成人剂量3g，儿童50mg/kg，晚间顿服或连服2晚，便秘者可予轻泻药。一次服药后疗效可达70%以上。

3. 槟榔（areca catechu） 主要成分为槟榔素（arecolin），能麻痹虫体的神经系统，增加肠蠕动。煎剂用量：每日成人50g；儿童每增加1岁，剂量增加2~3g，总量不超过30g，加水煎煮1小时，浓缩成100ml，晨空腹时服1次，连服3日。

【预后】

早期感染和轻型感染的患者，经驱虫治疗后，预后良好。重度感染的晚期患者，预后较差。严重感染者，可造成死亡。

【预防】

针对本病的流行环节，重点是切断传播途径，但也需采取综合预防措施。

（一）管理传染源

定期开展健康体检及粪便普查，对发现的患者需及时治疗，定期复查复治，直到治愈。流行区的猪应圈养，猪饲料必须煮熟，病猪可用硫双二氯酚治疗。

（二）切断传播途径

需加强粪便管理，在种植菱角、荸荠等食用水生植物的池塘或水田中不使用未经无害化的粪便。防止人、猪粪便通过各种途径污染水体。积极开展灭螺工作，可进行水生植物与其他作物轮种，使用化学药品如生石灰等杀灭扁卷螺，并可同时杀死毛蚴及尾蚴。化学灭螺应在感染季节之前进行。池塘中养鱼、养鸭，也可吞食大量扁卷螺。

（三）预防人、猪感染

加强卫生宣传教育，普及防病知识。提倡不食生果品、不喝生水。菱角、荸荠、茭白等应熟食，或充分洗净后用刀削去皮壳。含有囊蚴的水生青饲料应经发酵、加热等方式处理后再喂猪。

→ 案例讨论

临床案例 患者，女性，52岁。主因"上腹部隐痛伴进食后饱胀4个月、乏力2个月余"入院。患者近4个月来上腹隐痛不适，以早晨空腹或饭后较为明显，进食后感腹胀，偶有嗳气，无明显反酸。近2个月乏力明显，且间断出现腹泻，有时每日2~3次，为黄色稀便。曾在当地按"胃溃疡"病治疗2个月余，效果不理想，体重下降约3kg。入院查体：患者神智清楚，精神差，贫血貌，腹部查体肝脾未及肿大，剑突下轻度压痛，全腹未触及包块，腹腔积液征阴性。辅助检查：白细胞6.2×10^9/L，红细胞2.41×10^{12}/L，血红蛋白90g/L，中性粒细胞百分比73%，淋巴细胞百分比11%，单核细胞百分比59%，嗜酸性粒细胞百分比10%。大小便常规无异常，肝肾功能均正常；肿瘤标志物在正常范围内；腹部超声示肝脾无异常。

讨论 1. 本病例考虑的可能诊断是什么？

2. 为确诊，还需完善哪些检查？

3. 本病的鉴别诊断有哪些？

4. 本病考虑采用什么药物进行治疗？

目标检测

答案解析

题库

1. 姜片虫病的流行病学特点有哪些？

2. 姜片虫病的临床分型有哪些?

3. 姜片虫病如何进行确诊?

（章益民）

第五节　丝虫病

PPT

丝虫病（filariasis）是指丝虫寄生于淋巴组织、皮下组织或浆膜腔所致的寄生虫病，由蚊虫传播。早期临床特征主要为淋巴管炎和淋巴结炎，晚期因淋巴管发生阻塞而常形成象皮肿。丝虫病是全世界重点控制的六大热带传染病之一，也是我国重点防治的五大寄生虫病之一。目前已知可对人体致病的丝虫共有 8 种，在我国流行的丝虫病有班氏丝虫病和马来丝虫病两种，分别由班氏吴策线虫（*Wuchereria bancrofti*，简称班氏丝虫）和马来布鲁线虫（*Brugia malayi*，简称马来丝虫）引起，两者可混合感染。我国在防治丝虫病上取得了显著成绩，防治前，该病在 15 个省区的 864 个县流行，受威胁人口达 3.3 亿。经过 40 余年的防治，1994 年 10 月就实现了全国基本消灭丝虫病。

【病原学】

班氏丝虫成虫虫体纤细如线，乳白色，两端渐细而钝圆，表面光滑，雌雄异体，但常缠结在一起。雄虫长 28 ~ 42mm，直径 0.1 ~ 0.15mm，雌虫体大约为雄虫的 2 倍，早期虫卵发育成微丝蚴，头端钝圆，尾部尖细，体内有无数圆形细胞核。马来丝虫成虫形态与班氏丝虫相似，主要区别在于班氏雄虫肛孔两侧有 8 ~ 10 对乳突，肛孔至尾端间可见 1 ~ 2 对乳突；而马来雄虫肛孔两侧仅 4 对乳突，肛孔至尾端间无乳突。成虫在人体内可存活 10 ~ 15 年，微丝蚴寿命为 2 ~ 3 个月，体外 4℃ 可存活 6 周。

微丝蚴从淋巴系统进入血液循环，可有明显的夜现周期性（nocturnal periodicity），即白天丛集在肺毛细血管内，夜间才出现于外周血液，夜晚 10 时至次晨 2 时达高峰。这种夜现周期性机制未明，有人认为夜间睡眠时迷走神经兴奋，肺微血管舒张而致大量微丝蚴进入外周血液；亦有人认为肺和外周血液氧分压变化与夜现周期性有关。依夜现周期性可将班氏丝虫分为 3 个类型，夜现周期型、无周期型和夜现亚周期型。马来丝虫分为夜现周期型和夜现亚周期型 2 种。

马来丝虫生活史与班氏丝虫的不同点为：①中间宿主蚊种不同，班氏丝虫为致倦库蚊和淡色库蚊，而马来丝虫为中华按蚊、窄卵按蚊和曼蚊；②马来丝虫微丝蚴出现于外周血液的高峰时间为晚 8 时至次晨 4 时；③马来丝虫夜现周期型主要寄生于人，而夜现亚周期型除人外，尚可寄生于叶猴、野猫、家猫等多种动物，在人与动物之间互相传播。

【流行病学】

丝虫病呈世界性分布，流行极广。我国曾是全球丝虫病流行最严重的国家之一，丝虫病在我国的流行分布北起山东乐陵，南至海南三亚，东以沿海为界，西至四川雅安，威胁几亿人的健康。经过 40 多年的努力防治，2007 年 5 月 9 日，WHO 认可我国消除丝虫病；2008 年 11 月，卫生部部长陈竺宣布中国消除丝虫病。

（一）传染源

班氏丝虫只感染人，微丝蚴血症者为唯一传染源（包括患者和无症状带虫者），自然界中尚未发现班氏丝虫有储存宿主。马来丝虫病的传染源除血中有微丝蚴的人外，还有一些感染马来丝虫的动物。

（二）传播途径

丝虫病的传播媒介为蚊虫。班氏丝虫病在我国北纬32°以北的传播媒介主要为淡色库蚊，以南以致倦库蚊为主。马来丝虫病的传播媒介主要为中华按蚊，该蚊在农村密度高，故马来丝虫病在农村流行较广。

（三）人群易感性

人群普遍易感，以20~40岁发病率最高。夏秋季节适于蚊虫繁殖及微丝蚴在蚊体内发育，故发病率以每年5~11月份为高。人体感染丝虫后仅产生低水平免疫力，故可反复感染。

（四）流行特点

我国班氏丝虫病占丝虫病总数的2/3，分布于14个省区，多位于长江以北。马来丝虫分布于10个省区，其中有多个省区存在班氏丝虫和马来丝虫混合感染。我国马来丝虫病流行区的共同特点为：水源充沛，雨量大或有泉水，多为适宜于大量繁殖按蚊的水稻区。因此，马来丝虫病主要分布于浙、闽、赣及皖南的华东山区、江汉湖沼平原区、黔桂林区及四川峨眉山区。

【发病机制与病理解剖】

丝虫病的发病与病变主要由成虫引起，感染期幼虫亦起一定作用，与血中微丝蚴关系不大。病变的发生发展取决于丝虫种类、机体免疫反应、感染频度、感染期幼虫进入人体数量、成虫寄生部位以及是否合并继发感染等因素。在幼虫进入机体发育为成虫的过程中，幼虫与成虫的代谢产物、幼虫蜕皮液、虫体子宫内排泄物以及死虫的裂解物均可引起局部淋巴系统的组织反应及全身过敏反应，表现为周期性发作的淋巴管炎、淋巴结炎及丝虫热等。晚期表现则为淋巴组织病理改变及继发细菌感染的结果。

目前认为，免疫机制是产生病理改变的主要原因。免疫反应与淋巴系统的损害有关，急性淋巴管（结）炎被认为属Ⅰ型或Ⅲ型变态反应，阻塞性丝虫病则属Ⅳ型变态反应。早期以渗出性炎症为主，淋巴结充血，淋巴管壁水肿，管腔内充满粉红色蛋白质液体和嗜酸性粒细胞。继之，淋巴结和淋巴管内出现肉芽肿性反应，肉芽肿中心为变性的成虫和嗜酸性粒细胞，周围绕以纤维组织和上皮样细胞，尚有大量淋巴细胞和浆细胞，类似结核结节。由于淋巴管内皮细胞增生，内膜增厚和纤维化，管腔中形成息肉或纤维性栓子，最后淋巴管形成纤维索状物，即为闭塞性淋巴管内膜炎。淋巴系统发生阻塞导致远端淋巴管内压力增高，形成淋巴管曲张甚至破裂。淋巴液流入周围组织和器官，因阻塞部位不同，有不同的临床表现。淋巴液长期滞留在组织内，因其蛋白含量较高，不断刺激纤维组织增生，使皮下组织增厚、变硬而形成象皮肿。由于局部血液循环障碍，皮肤抵抗力降低，易引起继发性细菌感染，使象皮肿加重及恶化，甚至出现局部溃疡。

【临床表现】 🅔 微课5

潜伏期为4个月至1年不等。感染后半数不出现症状而血中有微丝蚴，称无症状感染者。

（一）急性期

1. 急性淋巴结炎和淋巴管炎　多发生于下肢，常见有腹股沟、腹部淋巴结肿痛，继之出现大腿内侧淋巴管炎由上向下蔓延，称逆行性淋巴管炎，当炎症波及皮内毛细淋巴管时，局部出现红肿与压痛，俗称"流火"。淋巴结炎和淋巴管炎常呈周期性发作，多发生于劳累之后，以夏秋多见，发作时伴高热

（38～39℃）。此外，尚有乏力、食欲不振、肌肉关节酸痛、肢痛及头痛等全身症状 。马来丝虫主要寄生于浅表淋巴系统，故以四肢淋巴结炎或淋巴管炎及象皮肿最为常见。

2. 丝虫热 周期性突然发生寒战、高热，2～3日后自退。有些仅有低热而无寒战。局部无淋巴结炎或淋巴管炎，有时伴腹痛。丝虫热可能为深部淋巴结炎或淋巴管炎所致。

3. 精囊炎、附睾炎和睾丸炎 表现为发热及一侧自腹股沟向下蔓延的阴囊疼痛，并放射至大腿内侧。局部检查可见睾丸和附睾肿大，有压痛，精索上有一个或多个结节性肿块，压痛明显，持续数日后可自行消退，反复发作可致肿块逐渐增大。马来丝虫病发生乳糜尿、鞘膜积液的机会亦较班氏丝虫少。

4. 肺嗜酸性粒细胞浸润综合征 又称丝虫性嗜酸性粒细胞增多症（filarial hypereosinophilia）。表现为畏寒、发热、咳嗽、哮喘及淋巴结肿大。肺部有游走性浸润，X线胸片可见支气管血管纹理增多和广泛粟粒样斑点状阴影，痰中可找到嗜酸性粒细胞和夏科 - 雷登结晶。外周血嗜酸性粒细胞增多，占白细胞计数的20%～80%不等。血中常可找到微丝蚴。

（二）慢性期

系淋巴系统增生、阻塞所引起的表现。

1. 淋巴结肿大和淋巴管曲张 反复发作的淋巴结炎和淋巴结内淋巴窦的曲张为导致淋巴结肿大的因素。肿大的淋巴结和其周围向心性淋巴管曲张形成肿块，触诊似海绵状包囊，穿刺可得淋巴液，有时可找见微丝蚴。淋巴结肿大多见于腹股沟。淋巴管曲张常见于腹股沟、精索、阴囊及大腿内侧。

2. 鞘膜积液 多见，轻者常无症状，积液较多者阴囊体积增大，皱褶消失，有下坠感而无疼痛，透光试验阳性。积液可为草黄色淋巴或乳白色的乳糜液，积液沉淀中可找到微丝蚴。

3. 乳糜尿 为主要临床表现之一。淋巴管阻塞造成肠干淋巴管内淋巴反流，进入泌尿道内形成乳糜尿，淋巴瘘处伴出血，混入尿内称为乳糜血尿。常骤然出现，发作前可无症状，亦可有畏寒、发热，腰部、盆腔及腹股沟等处疼痛，继之出现乳糜尿。一般发病后持续数日或数周而自行停止，但劳累或进食油腻后可再诱发。尿呈乳白色，若混有血液则呈粉红色，静置后分三层：上层为脂肪，中层较清，下层为粉红色沉淀，内含红细胞、白细胞、淋巴细胞，有时可找到微丝蚴。

4. 淋巴水肿与象皮肿 两者在临床上常难区别，且常同时并存。淋巴水肿为可逆性水肿，淋巴回流改善后可自行消退；若淋巴回流不能恢复，日久发展为象皮肿，此时有或无凹陷性水肿，皮肤肥厚、变硬、不出汗、干燥，后期为过剩的纤维化，皮肤粗糙，出现褶沟、疣状结节。由于局部循环障碍，抵抗力降低，易招致链球菌或其他化脓菌感染，形成慢性溃疡。

【实验室检查】

（一）血细胞分析

丝虫病早期有过敏反应的患者，白细胞计数常为（10～20）×10⁹/L，以嗜酸性粒细胞增加为主，伴有细菌感染者中性粒细胞百分比显著增高。

（二）病原学检查

血液及体液中检出微丝蚴是诊断早期丝虫病的唯一可靠方法。

1. 血液微丝蚴检查 晚10时至次晨2时的检出率最高。方法如下。

（1）厚血片法 取耳垂血三大滴在玻片上制成厚薄均匀的厚血片，干后溶血，染色镜检。

（2）鲜血法 取耳垂血一大滴在玻片上加水溶血稀释，加盖玻片后在低倍镜下找微丝蚴，微丝蚴自由摆动，前后卷曲，较易识别。方法简单，但阳性检出率低。

（3）浓集法 取抗凝静脉血2ml，加蒸馏水10ml溶血，摇匀，离心沉淀，取沉渣镜检，此法阳性率高。

（4）白天诱出法 如夜间检查不便，可用该方法。口服乙胺嗪（海群生）100mg后，15、30、60分钟分别采外周血找微丝蚴，检出率低。

（5）薄膜过滤法 抗凝静脉血2ml经孔径3μm的核孔薄膜过滤后，取下薄膜，用热的苏木素染色5分钟后镜检。此法的检出率和微丝蚴检出数均高于厚血片法和浓集法。

2. 各种体液微丝蚴检查 可在鞘膜积液、淋巴液、乳糜尿、乳糜腹腔积液、乳糜胸腔积液、心包积液及骨髓等标本中检查微丝蚴。

3. 活组织检查 皮下结节、浅表淋巴结、附睾结节等处均可进行活组织检查，查找成虫并观察病理变化。

（三）免疫学检查

可行皮内试验、间接荧光抗体试验、补体结合试验、ELISA等。但由于免疫学试验存在同其他线虫的交叉反应，特异性不强。

（四）分子生物学检测

DNA杂交试验和PCR可用于微丝蚴血症检查，血中微丝蚴量少和需行虫种鉴定者尤为适用。

【诊断与鉴别诊断】

（一）诊断

1. 流行病学：有流行区旅居史，临床表现有反复发作的淋巴结炎、逆行性淋巴管炎、乳糜尿、精索炎、象皮肿等临床表现者，即应考虑丝虫病的可能。

2. 实验室检查：外周血、体液中找到微丝蚴，诊断即可确立。

3. 疑为丝虫病而未检出微丝蚴者可以大剂量乙胺嗪（海群生）做治疗性诊断，如出现发热、淋巴系统反应和淋巴结节，诊断即可成立。

（二）鉴别诊断

急性期的淋巴管炎、淋巴结炎应与细菌性感染相鉴别。晚期腹股沟淋巴肿大形成的肿块注意与腹股沟疝相鉴别。精索炎和附睾炎应与附睾结核相鉴别。乳糜尿虽多见于丝虫病，但也偶见于结核、肿瘤、包虫病以及其他因素所致腹膜后淋巴系统广泛破坏而引起的淋巴通路受阻。腹股沟淋巴结肿大应与疝相相鉴别。

【治疗】

（一）病原治疗

1. 首选药物为乙胺嗪 口服吸收迅速、分布广且毒性低，偶可引起失眠、头晕、恶心呕吐及食欲减退等。该药对微丝蚴及成虫均有杀灭作用，治愈丝虫病须在数年内多次反复治疗。成人可用乙胺嗪0.6g/d，分3次服，连服7日，总剂量为4.2g；血中微丝蚴多、体质好的成人患者可每日午后服1.5g，连服2日，或每次0.75g，2次/日，连服2日，或每日下午1.0g，连服3日，总剂量3.0g；亦可采用小剂量长疗程法，每周一次，每次0.5g，连服7周，总剂量3.6g。在流行区可采用全民服药，以避免血中微丝蚴量少者或慢性患者漏治。成人每次服乙胺嗪6mg/kg，儿童酌减，每周或半月服一次，共服12次，成人亦可0.5g一次顿服。

乙胺嗪杀死微丝蚴后释放的异体蛋白可引起过敏反应，表现为发热、关节酸痛、皮疹等。随后，药物作用于成虫可出现淋巴系统反应，如淋巴管炎、淋巴结肿痛、淋巴管扩张和淋巴管结节等。严重心、肝、肾疾病及活动性肺结核、急性传染病、妊娠3个月以内或8个月以上妇女及月经期妇女，乙胺嗪治疗应暂缓或禁忌。

2. 呋喃嘧酮（furapyrimidone） 对成虫和微丝蚴均有杀灭作用，可作为乙胺嗪的补充药物使用。副作用类似乙胺嗪。肠溶片每日 20mg/kg，分 2~3 次口服，连用 7 日为一疗程。

（二）对症治疗

1. 淋巴管炎与淋巴结炎 可口服解热镇痛剂或强的松，有继发细菌感染者加用抗菌药物。

2. 乳糜尿 发作时应卧床休息，少食脂肪，多饮水；药物治疗效果不满意。久治不愈者可试用 20% 碘化钠或 1%~2% 硝酸银 6~10ml 做肾盂内冲洗，有一定效果。顽固性乳糜尿患者可行肾蒂淋巴管结扎剥脱术或淋巴转流术，可能有较满意效果。

3. 象皮肿与淋巴水肿 采用绑扎为主的综合疗法可能有效。对巨大阴囊或乳房象皮肿可行手术整形，对鞘膜积液可行睾丸鞘膜翻转术。患腿微静脉-淋巴管吻合显微外科手术治疗下肢象皮肿可获满意效果。

【预防】

普查普治、流行地区全民服用乙胺嗪为控制传染源的较好措施。消灭蚊虫滋生地，药物灭蚊，加强个人防蚊措施，切断丝虫病传播途径。

⊕ 知识链接

丝虫病的防治进展

自古以来，丝虫病与贫困相伴而生。我国曾是世界上丝虫病危害最严重的国家之一。中华人民共和国成立初期，丝虫病患者达 3000 多万人，其中，慢性丝虫病患者 540 万人。一些巨大的下肢和阴囊象皮肿，其病理赘生物可重达数十斤。中华人民共和国成立后，我国专家尝试使用乙胺嗪掺拌食盐防治丝虫病，取得了突破性的防治效果。为了解除慢性丝虫病患者的痛苦，我国医务人员创造了几十种各具特色的治疗方法，如外科手术、烘绑等物理疗法、中西医结合等，使一大批患者重获新生。在丝虫病防治领域，我国科学家取得了一系列令世界瞩目的成果。其中最著名的是"传播阈值理论"，即消除丝虫病并不是把病原、蚊子完全消灭，而是把病原控制在一个临界水平，就可以阻断传播。中国丝虫病防治经验得到了 WHO 的认可和推广。

2006 年，中国向第四届全球消除淋巴丝虫病联盟大会递交了《中国消除淋巴丝虫病国家报告》。2007 年 5 月 9 日，WHO 审核认可：中国成为全球第一个宣布消除丝虫病的国家。

⇒ 案例讨论

临床案例 患者，男性，32 岁。主因"发现右下肢肿胀、变粗 3 年"入院。患者 3 年前曾多次出现排乳白色尿液，未经治疗自行消失。近 3 年来发现右下肢逐渐肿胀变粗，皮肤变硬、变黑、粗糙，并有结节样突起，伴有轻度胀痛。期间患者全身乏力症状逐渐加重，食欲无明显变化，未见体温升高。查体：右下肢同左下肢相比显著增粗，且右小腿皮肤色素沉着、变厚、粗糙，可见两处溃疡及疣状结节，无明显凹陷水肿，无显著压痛。右侧同时有阴囊肿大、积液。

讨论 1. 本病例可能的诊断是什么？

2. 需要进一步做哪些检查？

答案解析　　　　题库

目标检测

1. 丝虫病的传染源及感染方式是什么？
2. 丝虫病急性期与慢性期的临床表现有哪些？
3. 丝虫病的确诊依据有哪些？
4. 丝虫病治疗的首选药物是什么？

（章益民）

PPT

第六节　钩虫病

📖**学习目标**

1. **掌握**　钩虫病的诊断和治疗。
2. **熟悉**　钩虫病的预防。
3. **了解**　钩虫病的病原学和流行病学。
4. 学会钩虫病的临床管理。

钩虫病（ancylostomiasis）是重要的土源性线虫病之一，为钩虫（hookworm）寄生于小肠所致。临床上以贫血、营养不良、胃肠功能紊乱为主要表现，重者可致发育障碍及心功能不全。部分人群虽被感染，但无明显的临床症状，称钩虫感染。

【病原学】

在我国，寄生于人体的钩虫主要是十二指肠钩口线虫（*Ancylostoma duodenale*，简称十二指肠钩虫）和美洲板口线虫（*Necator americanus*，简称美洲钩虫）。两者形态有别，但生活史相同。成虫寄生于小肠，以其口囊咬附于肠黏膜吸血。雌虫受精后产卵，卵随粪便排出体外，在适宜环境（22～30℃，潮湿泥土）中先孵化出杆状蚴，再发育为感染期幼虫——丝状蚴。丝状蚴可经裸露的皮肤或黏膜侵入人体，沿血管和淋巴管经右心至肺部，在肺部穿破毛细血管到达肺泡，然后沿支气管、气管上行至咽部，随宿主的吞咽动作经食管到达小肠，发育为成虫。

【流行病学】

（一）流行情况

钩虫感染遍及全球，估计全球感染人数为7.16亿，以热带和亚热带地区最普遍，多发于温暖多雨的季节，农村感染率高于城市。我国除黑龙江、青海外，其他省区以及香港和澳门地区都查到过钩虫感染者，尤以海南、四川、云南、广东、广西、福建、浙江、江苏、湖南、安徽等地较严重。

（二）传染源

钩虫病患者及钩虫感染者。

（三）传播途径

主要经皮肤或黏膜侵入人体。人们常因从事田间劳作时，直接接触含有丝状蚴的泥土或农作物而感染，指趾间皮肤较薄，为最常见侵入部位。也可因摄入被丝状蚴污染的生水或蔬菜瓜果而受到感染。

（四）人群易感性

人群普遍易感。农民接触污染土壤的机会多，因而感染风险较高。

🌐 **知识链接**

钩虫感染的流行情况

　　钩虫感染是土源性线虫感染中的最主要部分，曾是我国的重要传染病负担之一。1988—1992 年和 2001—2004 年分别进行的第一次和第二次全国人体寄生虫病调查显示，钩虫感染率分别为 17.17% 和 6.08%。近年来，随着我国人民生活水平的提高及防治策略的实施，钩虫病的发病率已经显著下降。目前最新的流行病学数据来源于 2015 年第三次全国人体重要寄生虫病现状调查，结果表明钩虫的加权感染率为 2.62%，推算感染人数约为 1697 万人。

【发病机制与病理解剖】

（一）发病机制

丝状蚴侵入皮肤后，局部皮肤出现皮炎，局部血管扩张、水肿、炎性细胞浸润。当钩虫幼虫穿过肺毛细血管到达肺泡时，可引起肺间质和肺泡点状出血和炎症，严重者可致支气管肺炎、支气管炎与哮喘。

（二）病理解剖

钩虫成虫所致病变主要是慢性失血性贫血。失血途径包括：成虫吸血；成虫分泌抗凝物质并不断更换咬附部位，使新咬附部位及原咬附部位同时渗血。肠道可见广泛分布的出血点和黏膜糜烂。严重者可引起消化道大出血。长期少量失血可消耗体内铁质贮存，导致缺铁性贫血。长期严重缺铁性贫血可引起心肌脂肪变性、心脏扩大、长骨骨髓显著增生、指甲扁平、反甲、毛发干枯脱落、异嗜症等。儿童严重感染可致发育迟缓、智力低下。

【临床表现】 📱 微课6

（一）幼虫引起的临床表现

丝状蚴可在皮肤侵入处引起钩蚴性皮炎。局部皮肤烧灼、针刺感或奇痒，继之出现红色点状丘疹或丘疱疹，多见于手指、足趾间皮肤嫩薄处，也可见于手、足背部等，俗称"粪毒"。数日后炎症消退，皮损自行愈合。重复感染可再次发生。若皮肤抓破，可继发细菌感染。

感染后数日至 1 周左右，丝状蚴移行至肺部，患者可出现咽痒、咳嗽、痰中带有血丝，可有发热，重者可出现剧烈干咳、咯血及哮喘样发作，持续数日至数周。肺部可闻及干啰音或哮鸣音，X 线检查显示肺纹理增粗或点片状浸润影。

（二）成虫所致的临床表现

相对较为严重而且持久。

1. 贫血　可有面色苍白、头晕、乏力、心悸、体力下降、活动后气短。重症贫血伴低蛋白血症者，常有水肿。长期严重贫血可致心脏扩大甚至心功能衰竭。女性患者可出现月经不调等。重症患者可因贫血、全身浮肿而丧失劳动能力。

2. 消化道症状　感染后 1~2 个月出现上腹隐痛或不适、食欲减退、腹胀、腹泻或便秘。少数患者出现上消化道出血，表现为持续黑便。少数患者有喜食生米、泥土、木炭等"异嗜症"现象。

3. 特殊人群 孕妇感染可引起流产、早产或死胎，还可通过胎盘使新生儿感染钩虫病。婴幼儿感染常出现急性腹泻、便血、黑便、食欲减退，病死率较高。重症患儿可出现生长发育障碍。

【并发症及后遗症】

长期严重贫血者可并发心脏病。孕妇感染可并发流产、早产或死胎。

【实验室检查及辅助检查】

（一）血常规

红细胞计数减少，血红蛋白降低，可呈小细胞低色素性贫血改变。网织红细胞计数多正常或轻度增高。白细胞和血小板计数可正常或减低。

（二）骨髓检查

增生活跃或明显活跃，以红系增生为主，红系中以中、晚幼红细胞为主。铁染色显示细胞内、外铁均可减少。

（三）生化检查

血清铁、铁蛋白降低，总铁结合力升高，转铁蛋白饱和度下降。白蛋白可下降。

（四）粪便检查

潜血常阳性，查到钩虫卵或孵出钩蚴可确诊。

1. 直接涂片法 有薄涂片和厚涂片法，后者阳性率相对较高。本法简单易行，但虫卵数不多时可有假阴性结果。

2. 饱和盐水漂浮法 因钩虫卵的比重较饱和盐水（1.20）低，漂浮法可使虫卵浮于水面，提高检出率。

3. 虫卵计数 用 Stoll 稀释虫卵计数法和改良加藤法测定钩虫感染的程度，以每克粪便虫卵数（EPG）表示。EPG <2000 为轻度感染；2000～10000 为中度感染；>10000 为重度感染。本法主要用于调查研究和疗效考核。

4. 钩蚴培养法 采用滤纸条试管法，将定量的粪便涂在滤纸上，然后置于含水试管中培养（20～30℃，3～5 日），对孵出丝状蚴进行虫种鉴别和计数。此法阳性率高，但耗时较长，不能用于快速诊断。

（五）胃肠镜检查

胃、肠镜检查时在十二指肠、盲肠等中可见活的虫体，吸附于肠壁，周围有少量新鲜渗血，虫体呈灰白色，长约1cm，呈"C"形弯曲，多数虫体头端埋入黏膜内，游离部分可见蠕动。

【诊断与鉴别诊断】

以下患者应疑诊本病：在农村等流行地区曾接触污染土壤或摄入污染饮食，出现"粪毒"、咳嗽、哮喘等表现者；流行地区慢性贫血伴消化道症状者；流行地区婴幼儿营养不良、发育迟缓者。粪便检查到钩虫卵或孵出钩蚴可确诊。

失血程度与粪便虫卵数量不相称时，应寻找其他合并存在的疾病。应与其他导致消化道症状合并慢性贫血的疾病相鉴别，如消化性溃疡出血，胃镜等检查有助于鉴别。应与其他原因所致贫血相鉴别，如再生障碍性贫血。伴发心脏病时，应与其他原因所致心脏病相鉴别。

【预后】

本病预后较好，即便是中 - 重度感染患者，及时接受驱虫治疗、改善贫血、补充营养后，仍有较好预后。

【治疗】

(一) 针对钩蚴性皮炎患者

丝状蚴侵入皮肤 24 小时内尚有大部分停留在局部，因此可采用局部化学、物理疗法。如局部涂抹左旋咪唑涂肤剂每日 2 ~ 3 次，重者连续 2 日。皮炎广泛者口服阿苯达唑，每日 10 ~ 15mg/kg，分 2 次服，连续 3 日，可杀死皮内钩虫幼虫，也可阻止或预防呼吸道症状的发生。亦可采用皮肤透热疗法，如热敷法。

(二) 针对已出现贫血等慢性感染症状的患者

1. 对症支持 补充热量、蛋白质、维生素 C 等，补充铁剂（如硫酸亚铁、琥珀酸亚铁、富马酸亚铁、多糖铁复合物等），改善贫血和心功能。贫血纠正后，应继续口服铁剂治疗至少 3 个月以补足贮存铁。严重贫血者，可给予分次少量输血。避免输血过快，以免发生心功能衰竭、肺水肿。

2. 病原治疗 常用的驱虫药物有阿苯达唑、甲苯达唑、噻嘧啶等。另有复方制剂可供选择，如复方甲苯达唑（每片含甲苯达唑 100mg，盐酸左旋咪唑 25mg）、复方阿苯达唑（每片含阿苯达唑 67mg，噻嘧啶 250mg）。近年我国合成的新药三苯双脒，驱除钩虫效果也较好。亦有研究发现，伊维菌素和阿苯达唑配伍使用比单用阿苯达唑的虫卵转阴率高。

（1）阿苯达唑 成人及 2 岁以上儿童的剂量为 400mg，顿服，与食物同服。WHO 允许妊娠中期和晚期使用本药。哺乳期慎用。

（2）甲苯达唑 顿服 500mg，或 100mg，每日 2 次，连续 3 日。WHO 允许妊娠中期和晚期使用本药，哺乳期可用。

（3）噻嘧啶 11mg/kg（最大量 1g），每日 1 次，连续 3 日。WHO 允许妊娠中期和晚期使用本药，哺乳期可用。

（4）三苯双脒 400mg 顿服。Ⅳ期临床研究结果显示，本法对钩虫感染者的治愈率及有效率分别为 88.4% 和 99.1%。

（5）伊维菌素 6mg 和 12mg 与阿苯达唑（200mg）配伍使用治疗钩虫感染，虫卵阴转率分别为 93.3% 和 95.5%。

【预防】

(一) 管理传染源

及时发现钩虫病患者和钩虫感染者，及时进行驱虫治疗，以降低传染性。在高流行区可开展普查普治。

(二) 切断传播途径

加强粪便管理，推广粪便无害化措施，如三坑式沉淀密封粪池，杀灭粪便中的虫卵。避免含有虫卵的粪便污染土壤。避免赤足下地劳动。养成良好的卫生习惯，不饮生水，不进食被污染的食物。

(三) 保护易感人群

重点在于宣传教育，提高对钩虫病的认识。目前无疫苗可用。

➡️案例讨论

　　临床案例　患者，女性，34岁。主因"间断上腹不适2年，活动后气短2个月"就诊。常有赤足下地劳作史。查体：贫血貌，血压90/60mmHg，心率94次/分，心尖部可闻及Ⅱ级收缩期杂音，肝脾肋下未触及。血常规：血红蛋白67g/L，平均红细胞体积、平均红细胞血红蛋白含量均下降。

　　讨论　1. 该患者的可能诊断是什么？

　　　　　　2. 本病的诊断依据有哪些？

　　　　　　3. 为确诊，该患者应进一步做哪些检查？

　　　　　　4. 本病应与哪些疾病进行鉴别诊断？

　　　　　　5. 本病的治疗原则是什么？

目标检测

答案解析

题库

1. 哪些临床表现提示钩虫病？

2. 如何治疗钩虫病？

（徐京杭）

PPT

第七节　蛔虫病

📖学习目标

　　1. 掌握　蛔虫病的诊断依据及治疗方法。

　　2. 熟悉　蛔虫病的流行病学、临床表现、鉴别诊断。

　　3. 了解　蛔虫病的病原学及预防。

　　4. 学会蛔虫病的虫卵检查方法，具备识别异位蛔虫病的能力。

　　蛔虫病（ascariasis）是由似蚯蚓蛔线虫（*Ascaris lumbricoides*，简称蛔虫）寄生于人体小肠或其他器官所引起的最常见的蠕虫病。儿童好发，多无症状，部分有过敏、消化不良、腹痛等症状，但严重者可有蛔虫移行其他脏器而引起严重并发症，如钻入胆管、胰腺、阑尾、肝脏甚至肺、脑等脏器。

【病原学】

　　蛔虫属线虫，活体乳白色或粉红色。雄虫长15～30cm，雌虫长20～35cm。雌虫日产卵13万～30万个，受精卵随粪便排出，在适宜条件下发育为杆状蚴虫卵。幼虫在小肠孵出，经第1次蜕皮后，侵入肠壁静脉，经门静脉至肝、右心、肺。在肺泡及支气管经第2、3次蜕皮逐渐发育成长。8～10日向上移行随唾液或食物吞入，在空肠经第4次蜕皮发育为童虫，再经历数周发育为成虫。整个发育过程为10～11周。宿主体内一般有成虫一至数十条，也有多达千条以上者。蛔虫寿命为10～12个月。

【流行病学】

（一）传染源

　　患者及带虫者粪便含受精卵，是主要传染源。猪、犬、鸡、猫等动物以及苍蝇等可以携带虫卵或吞食后排出存活的虫卵，也可称为传染源。

（二）传播途径

感染期虫卵可经多种途径传入人体，以经口途径最常见，污染的土壤、瓜果、蔬菜等是主要媒介，苍蝇等也可传播。

（三）人群易感性

人对蛔虫普遍易感，而以儿童感染率最高。感染蛔虫后可获得一定的免疫力。

【发病机制与病理解剖】

蛔虫病的临床表现与蛔虫发育史中不同阶段（幼虫和成虫）引起的不同病理生理改变有关。蛔虫幼虫的病理改变主要是病变部位出现的炎性细胞和肉芽肿。幼虫可损伤肺部毛细血管引起出血与细胞浸润，严重感染者肺病变可融合成片，出现支气管痉挛与哮喘。

成虫主要寄生于空肠与回肠上段，可分泌消化物质附着于肠黏膜，引起上皮细胞脱落或轻度炎症。蛔虫移行可引起胆道、胰管、阑尾蛔虫病。

【临床表现】

（一）蛔蚴移行症

蛔蚴在宿主体内移行时可引起发热、荨麻疹等全身性过敏反应，到达肺脏后可出现咳嗽、咳痰、哮喘、痰中带血等症状，痰中有多量嗜酸性粒细胞，双肺有干啰音。胸片可见肺门阴影增粗、肺纹理增多与点状、絮状浸润影。

（二）肠蛔虫病

多无症状，少数有腹痛与脐周压痛，不定时反复发作。食欲减退、腹泻、便秘等，儿童可有磨牙、烦躁不安、惊厥等症状。肠道蛔虫感染常可使急性菌痢迁延不愈而转为慢性。蛔虫偶见穿过肠壁，引起穿孔及急性腹膜炎。

（三）异位蛔虫病

蛔虫离开其主要寄生部位而至其他器官或脏器称为异位蛔虫症，可引起相应的病变及症状。常见的有胆道蛔虫症、胰管蛔虫症及阑尾蛔虫症。蛔虫还可穿入脑、眼、耳鼻喉、气管、支气管等部位。

（四）过敏反应

蛔虫代谢产物可引起宿主的肺、皮肤、结膜、肠黏膜过敏，表现为哮喘、荨麻疹、结膜炎或腹泻等。

【实验室检查】

（一）血常规

幼虫移行、异位蛔虫病及并发感染可引起血白细胞和嗜酸性粒细胞增多。

（二）病原学检查

粪涂片或饱和盐水漂浮法可查到虫卵。改良加藤法（Kato - katz）的虫卵查出率高。

（三）影像学检查

超声检查及逆行胰胆管造影有助于胆、胰、阑尾蛔虫病的诊断。十二指肠蛔虫病 X 线检查可见弧形、环形、弹簧形或"8"字形影像等。CT 或 MRI 检查对胰管内微小蛔虫有一定诊断价值。

【诊断】

蛔虫病的诊断并不困难，在患者粪便中检出虫卵或发现成虫即可确诊。以改良加藤法检查患者粪便，可以计数虫卵，诊断率高。蛔蚴移行期的诊断主要依据免疫学检测。出现胆绞痛、胆管炎、胰腺炎时应注意异位蛔虫病的可能。

【治疗】

（一）驱虫治疗

苯咪唑类药物谱广、高效、低毒，常用阿苯达唑（albendazole）治疗，用法为400mg，一次顿服，虫卵阴转率达90%，不良反应轻微。严重感染者需多个疗程，应同时服用左旋咪唑，以防止发生蛔虫游走现象。广谱驱虫药伊维菌素（ivermectin）每日服100μg/kg，连续2日，治愈率近100%。

（二）异位蛔虫病及并发症的治疗

胆道蛔虫病以解痉止痛、驱虫、抗炎治疗为主；蛔虫性肠梗阻可服豆油或花生油，蛔虫团松解后再行驱虫治疗，必要时行手术治疗。阑尾蛔虫病、急性化脓性胆管炎、肝脓肿等均需及早手术治疗。

【预防】

加强个人卫生，对流行区人群特别是儿童进行健康教育，不吃未洗净的瓜果、蔬菜，饭前便后要洗手。对粪便进行无害化处理，有利于控制蛔虫病。

➡ 案例讨论

临床案例　患儿，男性，12岁。间歇性上腹部饱胀感及隐痛1个月余，既往否认胃部疾病及手术史。消瘦，外观个人卫生较差，生命体征正常，心肺无异常，腹软，无压痛、反跳痛及肌紧张，肝、脾肋下未触及，肠鸣音正常。血常规：血红蛋白139g/L，红细胞4.52×10^{12}/L，白细胞4.38×10^{9}/L，中性粒细胞百分比78%，淋巴细胞百分比18%，嗜酸性粒细胞百分比0.3%。就诊时腹痛加剧，绞痛样，腹泻1次，粪便中有一长约12cm蛔虫，扭动。腹痛当即缓解。

讨论　1. 该患者最可能的诊断是什么？

2. 为进一步确诊，还可做哪些检查？

3. 本病应该如何进行治疗？

4. 如何预防本病的发生？

目标检测

蛔虫病的流行病学、诊断依据及治疗原则有哪些？

答案解析

题库

（谭友文）

PPT

第八节　蛲虫病

📖 学习目标

1. 掌握　蛲虫病的流行病学及诊断依据。

2. 熟悉　蛲虫病的临床表现、鉴别诊断及治疗方法。

3. 了解　蛲虫病的病原学及预防。

4. 学会蛲虫虫卵检查方法，具备遇异位寄生或并发症时能与其他疾病进行鉴别的能力。

蛲虫病（enterobiasis）是由蠕形住肠线虫（*Enterobius vermicularis*，蛲虫）寄生于人体结肠及回盲部而引起的疾病。该病分布于世界各地，儿童是主要感染人群。主要症状是肛门周围和会阴部瘙痒、烦躁不安。

【病原学】

成虫虫体呈乳白色，形状细小。雌虫长 8 ~ 13mm，宽 0.3 ~ 0.5mm，体直，尾尖细；雄虫大小为雌虫的 1/3，尾部向腹部弯曲，有一交合刺。虫卵为椭圆形，不对称，一侧扁平，一侧微凸，无色透明。刚排出的虫卵内常有蝌蚪形胚胎，在适宜环境下发育为含幼虫的虫卵，即感染性虫卵。

蛲虫的生活史简单，不需要中间宿主。成虫寄生于人体盲肠、阑尾、结肠、直肠及回肠下段等处。重度感染时，也可在小肠上段以上部位寄生。成虫以肠内容物、组织或血液为食。雄虫交配后即死亡。雌虫成熟后，至夜间爬至肛门外，大量产卵，每次产卵约 1×10^4 个，产卵后，雌虫死亡，少数可以进入尿道、阴道、盆腔等，而造成异位损伤。

虫卵在肛门周围温度、湿度适宜时，经 6 小时即发育成熟，蜕皮 1 次，成为感染性虫卵。虫卵随污染的手、食物等进入人体肠道，经过 2 次蜕皮发育为成虫，这种自身感染是蛲虫病的特征，也是需要多次治疗才能治愈的原因。

蛲虫虫卵对外界环境的抵抗力较强，阴湿环境更适宜，室内可存活 3 周，一般消毒剂如 2% 石炭酸、10% 甲醛等不易杀灭，但对煮沸、5% 石炭酸、10% 来苏尔或紫外线较敏感。

【流行病学】

蛲虫呈世界性分布。温带、寒带地区的感染率高于热带，卫生条件差的地区多见。儿童感染高于成人，尤以集体性儿童机构及家庭易于传播。夏秋季高于春冬季。

（一）传染源

人是蛲虫的唯一终宿主，患者和带虫者是唯一的传染源，虫卵具有传染性。

（二）传播途径

蛲虫病的感染方式主要有以下几种。

1. 直接感染 患者因手抓痒肛门周围皮肤，虫卵污染手指再经口入而造成自身感染。

2. 间接感染 感染期虫卵散落在衣物、用具或食物上，再经口感染。

3. 呼吸道感染 通过吸入空气中飞扬的含有虫卵的尘埃而感染。

4. 逆行感染 虫卵在肛门周围孵化，幼虫从肛门逆行入肠而感染。

（三）人群易感性

人对本病普遍易感，但以儿童感染率高。有家庭聚集性。

【发病机制与病理解剖】

蛲虫寄生数目可自几条至千条，虫体头部钻入肠黏膜，偶尔深达黏膜下层，引起炎症与微小溃疡。由于蛲虫寄生期短暂，肠黏膜病变轻微。蛲虫偶尔可穿破肠壁，侵入腹腔或阑尾，诱发急性或亚急性炎症反应。蛲虫偶可通过女性生殖器，侵入子宫、输卵管甚至腹腔，引起局部炎症，形成肉芽肿病变。肉眼观肉芽肿为灰白色、中心微黄色的小硬结。显微镜可见其中心为含成虫残体或虫卵的坏死区，周围有大量嗜酸性粒细胞和巨噬细胞浸润。雌虫在肛门周围爬行、产卵导致局部瘙痒，长期慢性刺激及搔抓产生局部皮肤损伤、出血和继发感染。

【临床表现】

主要症状是肛周皮肤瘙痒，夜间尤甚。患者常有烦躁不安、失眠、磨牙、食欲减退、腹痛、夜惊等表现，肛周皮肤可见炎症、破溃等。侵入生殖道可引起阴道分泌物增多和下腹部疼痛不适，可有腹膜炎表现，往往形成肉芽肿，常误诊为肿瘤。蛲虫引起阑尾炎者与细菌感染所致者症状相似。轻度感染者一般无症状，卫生习惯良好者可自愈。

【实验室检查】

成虫检查根据雌虫的生活习性，当患者入睡后 1 ~ 3 小时，可在肛门、会阴、内衣等处查找成虫。本法多用于儿童，反复检查多可确诊。

虫卵检查最常用棉签拭子法及透明胶纸粘贴法。一般于清晨便前检查，连续检查 3 ~ 5 次，检出率可接近 100%。由于雌虫多不在肠道内产卵，粪虫卵检出率低于 50%。

【诊断与鉴别诊断】

凡有肛门周围及会阴部瘙痒者均应考虑蛲虫病，查到成虫或虫卵可确诊。当出现异位寄生或出现并发症时，应与其他疾病相鉴别。虽然蛲虫性阑尾炎有右下腹阵痛，血常规白细胞可以正常，但有时诊断较为困难，多需病理检查后得以确诊。蛲虫的泌尿生殖道感染需与细菌性感染相鉴别，前者抗生素治疗效果不佳。临床上对于久治不愈的泌尿生殖系统感染、盆腔炎等，应考虑本病的可能。

【预后】

预后较好。囊型棘球蚴包囊破裂而发生休克者预后差。

【治疗】

驱蛲虫治疗可快速有效治愈本病，由于感染途径和生活史的特性，治疗需重复 1 ~ 2 次。

病原治疗主要应用以下几种药物。

1. 阿苯达唑（albendazole） 为驱虫首选药物。阿苯达唑儿童 200mg，成人 400mg，一次顿服，2 周后重复 1 次，虫卵转阴率为 100%。

2. 甲苯咪唑（mebendazole） 100 ~ 200mg/d，顿服，或 100mg/d，连服 2 ~ 3 日，治愈率近 100%。

3. 噻嘧啶（pyrantelpamoate） 为广谱驱虫药，10mg/kg，顿服，2 周后复治 1 次。

由于蛲虫病易于再感染及复发，服药 2 ~ 4 周后应再治疗 1 次。必要时对家庭成员同时治疗，可提高治愈率。

【预防】

应采取综合措施，防治相互感染和自身反复感染。

（一）控制传染源

发现集体性儿童机构或家庭内感染者，应进行蛲虫感染普查，7 ~ 10 日重复检查一次，以消除传染源。

（二）切断传播途径

要加强个人卫生防护，对污染物要进行彻底消毒处理。

（三）保护易感人群

广泛开展卫生知识宣传，注意个人卫生，尤其加强家庭成员之间的良好卫生习惯培养，防治交叉感染。

⇒ **案例讨论**

　　临床案例　患儿，女性，5岁。肛周及会阴部瘙痒 2 个月，尤以夜间为甚，夜间烦躁不安，常惊哭，近日有尿频、尿急症状。查体：生命体征平稳，一般情况可，营养中等，腹部平坦，肝脾肋下未及，无压痛、反跳痛，肠鸣音正常。会阴局部皮肤有破溃。实验室检查：血常规正常。家长在患儿熟睡后检查肛周，发现乳白色小虫爬动。

　　讨论　1. 该患者最可能的诊断是什么？

　　　　　2. 本病的诊断依据有哪些？

　　　　　3. 为确诊，该患者应进一步做哪些检查？

　　　　　4. 本病应如何治疗？

目标检测

答案解析

题库

1. 蛲虫病的流行病学、诊断依据及治疗分别是什么？
2. 蛲虫病的感染方式有哪些？

（谭友文）

PPT

第九节　旋毛虫病

📖 **学习目标**

　　1. 掌握　旋毛虫病的感染途径、临床特征、治疗及预防原则。

　　2. 熟悉　旋毛虫病的流行病学、诊断及鉴别诊断。

　　3. 了解　旋毛虫病的病原学、发病机制。

　　4. 学会旋毛虫病的诊断及治疗，具备对旋毛虫病的临床分析及处理能力。

　　旋毛虫病（trichinosis）是旋毛线虫所致的动物源性人畜共患寄生虫病。人因生食或食用未煮熟的、含有活的旋毛虫幼虫的肉类而感染。我国是旋毛虫感染较严重的国家之一。主要临床表现有胃肠道症状、发热、肌肉剧烈疼痛和眼睑水肿。幼虫移行至心、肺、脑时，可引起心肌炎、肺炎、脑炎等。

　　【病原学】

　　旋毛虫（*Trichinella spiralis*）属于线形动物门，线虫纲，旋毛线虫属。旋毛虫为一种很小的、前细后粗的白色小线虫，虫体细小，雄虫长 1.4 ~ 1.6mm，雌虫长 3 ~ 4mm，肉眼勉强可以看到。常寄生在十二指肠及空肠上部。在宿主体内的发育过程分为成虫、脱囊期幼虫、移行期幼虫和成囊期幼虫 4 个阶段。

　　当人或动物吃了含有旋毛虫幼虫包囊的肉类后，包囊被消化，旋毛虫幼虫自囊中逸出，侵入小肠黏膜内，经 5 ~ 7 日，4 次蜕皮发育为成虫。雌雄交配后，雄虫死亡，雌虫钻入肠腺或黏膜下淋巴间隙产幼虫，此为脱囊期幼虫。少数幼虫从肠腔排出体外，大部分幼虫随血液播散到全身，此为移行期幼虫。横纹肌是旋毛虫幼虫最适宜的寄生部位。刚进入肌纤维的幼虫是直的，随后迅速发育增大，逐渐卷曲并形成包囊，称成囊期幼虫。犬体内的包囊呈圆形，眼观呈白色针尖状。包囊内含 2 条或以上幼虫，6 ~ 18 个月后开始钙化，幼虫死亡，平均寿命为 5 ~ 10 年。活的成囊期幼虫被宿主吞食后重复其生活史。不同地区的旋毛虫，其生物特性和致病力不同。

旋毛虫包囊对外界的抵抗力很强，在 -12℃ 可生活 57 日。在腐肉中也能存活 2 ~ 3 个月。70℃ 环境可将其杀死。熏烤、腌制、暴晒等肉制品加工过程不能杀死旋毛虫幼虫。

【流行病学】

（一）传染源

包括家畜及野生动物，家畜主要是猪、猫、狗等，其他如鼠、野猪、熊、狐、狼等哺乳动物亦可作为传染源。其中以猪、鼠为主。

（二）传播途径

人因食用被污染的肉类及其制品而感染。暴发流行常与食生肉习惯有密切关系。食用被动物粪便污染的水源及食物也可致病。

（三）人群易感性

人群普遍易感，主要与生食肉类的饮食习惯有关。感染后可产生持久的免疫力，再感染可无或仅有轻微的症状。感染者以青壮年男性为多见。

（四）流行情况

旋毛虫病散在分布于全球，以欧美的发病率为高。在我国主要流行于云南、西藏、广东、河南、湖北、东北、四川等地。

知识链接

旋毛虫病的感染途径

在自然界中，旋毛虫是肉食动物的寄生虫，目前已知有百余种哺乳动物可自然感染旋毛虫。旋毛虫幼虫包囊的抵抗力较强，能耐低温，在冷藏、冷冻的肉类中可存活。晾干、腌制、熏烤及涮食等方法常不能杀死幼虫，但幼虫在 70℃ 时多可被杀死。因此，生食或半生食受染的猪肉是人群感染旋毛虫的主要方式，占发病人数的 90% 以上。在我国一些地区，居民有食"杀片""生皮""剁生"的习俗，极易引起本病的暴发流行。曾报道，吉林有因吃凉拌狗肉，哈尔滨有因吃涮羊肉而引起人群感染旋毛虫。此外，切生肉的刀或砧板因被旋毛虫包囊污染，也可能成为传播因素。

【发病机制与病理解剖】

旋毛虫病的发病机制与机械性作用、过敏反应及中毒性损伤三方面因素有关。旋毛虫感染早期 IL-3、IL-4 等增多，提示还可能与细胞因子有关。成虫寄生于肠道引起消化道症状，幼虫移行造成血管、组织、脏器损害。幼虫及其分泌物、排泄物导致过敏或中毒性病变。旋毛虫寄生部位的肠黏膜充血、水肿、出血或浅表溃疡。心肌呈充血、水肿改变，有淋巴细胞、嗜酸性粒细胞浸润，并可见心肌纤维断裂和灶性坏死，但尚未见形成包囊。心肌炎并发心功能衰竭是本病死亡的主要原因。重度感染者，幼虫可侵入中枢神经系统，引起脑膜脑炎，皮质下可见肉芽肿性结节，脑脊液中可见幼虫。幼虫损伤肺毛细血管可引起灶性出血、水肿甚至支气管肺炎。

感染 2 ~ 3 周后，幼虫定居于骨骼肌引起旋毛虫病肌炎。骨骼肌以舌肌、咽肌、胸大肌、腹肌、肋间肌、腓肠肌受累最明显,病理表现为间质性肌炎、纤维变性及嗜酸性颗粒和胞质溶解,幼虫死亡后引起肉芽肿反应。如侵及其他脏器,则可造成相应的损害并出现相应的症状。

旋毛虫的致病作用及病情轻重与感染数量、发育阶段、人体免疫反应状态等密切相关。轻者可无明显症状,重者临床表现复杂多样,如不及时诊治,可在发病后 3 ~ 7 周内死亡。

【临床表现】 📱 微课 7

潜伏期 2 ~ 45 日,多为 10 ~ 15 日,潜伏期长短与病情轻重呈负相关。临床症状轻重则与感染虫量呈正相关,吞食 10 ~ 20 个包囊者可不发病或轻微症状,吞食数千个者可发生严重感染。根据临床症状可分为 3 期。

(一)早期

相当于成虫在小肠阶段。可表现有恶心、呕吐、腹痛、腹泻等,通常轻而短暂。

(二)急性期

幼虫移行时期。多为急性起病,为幼虫移行导致中毒过敏症状。主要表现有发热、水肿、皮疹、肌痛等。发热多伴畏寒,以弛张热或不规则热为常见,多在 38 ~ 40℃ 之间,持续 2 周,重者最长可达 8 周。在发热的同时,约 80% 的患者出现水肿,主要发生在眼睑、颜面、眼结膜,重者可有下肢或全身水肿。进展迅速为其特点,多持续 1 周左右。皮疹多与发热同时出现,好发于背、胸、四肢等部位。疹形可为斑丘疹、猩红热样疹或出血疹等。全身肌肉疼痛剧烈,多与发热同时出现,或在发热、水肿之后出现,肌肉疼痛或压痛,以腓肠肌为甚。皮肤呈肿胀硬结感。重症患者咀嚼、吞咽、呼吸、眼球活动时常感疼痛。此外,累及咽喉可有吞咽困难;累及心肌可出现心音低钝、心律失常、奔马律和心功能衰竭等;累及中枢神经系统常表现为头痛、脑膜刺激征,甚至出现抽搐、昏迷、瘫痪等;肺部病变可导致咳嗽和肺部啰音、呼吸困难等,胸片示肺实质浸润及肺门阴影增大;眼部症状可有失明、视力模糊和复视等。

(三)恢复期

为成囊期所致症状。病程第 3 ~ 4 周,急性期症状逐渐消退,而乏力、肌痛、消瘦等症状可持续数月。少数患者仍可并发心功能衰竭或神经系统后遗症。

重症患者可呈恶病质状态,或因毒血症、心肌炎而死亡。

【并发症及后遗症】

重度感染者肺、心肌和中枢神经系统亦累及,相应产生灶性(或广泛性)肺出血、肺水肿、支气管肺炎甚至胸腔积液;心肌、心内膜充血、水肿,间质性炎症甚至心肌坏死、心包积液;非化脓性脑膜脑炎和颅内压增高等。血嗜酸性粒细胞常显著增多(除极重型病例外)。因虫体毒素和其代谢物以及肌纤维破坏所产生有毒物质对人体的影响,可出现中毒性心肌炎、肝细胞脂肪变性及肾细胞浑浊肿胀。

【实验室检查】

(一)常规检查

1. 血常规　在疾病活动期有中度贫血和白细胞计数增高,总数为 $(10 ~ 20) \times 10^9/L$,嗜酸性粒细胞百分比显著增高,以发病第 3 ~ 4 周为最高;可达 20% ~ 40% 或更高,持续半年以上;重度感染、免疫功能低下或伴有细菌感染者可以不增高。

2. 尿常规　可有蛋白尿及颗粒或蜡样管型和红细胞。

3. 血生化检查　血清肌酸激酶(CK)活性明显升高。在病程第 3 ~ 4 周,球蛋白增高,白蛋白降低,甚至比例倒置,免疫球蛋白 IgE 显著升高。

（二）病原学检查

肌肉活检准确，但阳性率不高，仅为50%，尤其病程早期及轻度感染者常为阴性。可于发病10日后做肌肉活检，常取三角肌或腓肠肌活检，镜下可见梭形包囊和活动幼虫，以1%胃蛋白酶和1%盐酸消化肌肉组织，离心后取沉渣以亚甲蓝染色镜检比压片法阳性率高。查见钙化的包囊或幼虫，揭示陈旧性感染。

在腹泻早期，可在大便中找到幼虫；在移行期，偶可在离心的血液、乳汁、心包液和脑脊液中查见幼虫。

如有吃剩的残余肉，应取标本检查包囊或经胃蛋白酶消化处理后离心，取沉渣以亚甲蓝染色镜检寻找幼虫，或将残肉喂动物（大鼠），2~3日后检查其肠内幼虫，如获旋毛虫幼虫亦可确诊。

（三）免疫学检查

1. 特异性抗原检测　用单抗与多抗双抗体夹心 ELISA 法测患者血清循环抗原，可作为早期诊断、有无活虫及疗效考核的指标。

2. 特异性抗体检测　病程早期 IgM 抗体阳性，后期或恢复期 IgG 抗体阳性。IgG 抗体可存在较长时间，不能区分现症感染和既往感染。

（四）核酸检测

用 PCR 扩增血中旋毛虫 DNA，有助于早期诊断和监测。

【诊断与鉴别诊断】

（一）诊断

根据病前1~2周生食或半生食感染动物肉类及典型临床表现即可疑诊本病，病原学检查阳性则可确诊。

（二）鉴别诊断

本病应注意与初期食物中毒、菌痢、伤寒、嗜酸性粒细胞增多的疾病如结节性多动脉炎、风湿热、皮肌炎、钩端螺旋体病、肾综合征出血热等相鉴别。流行病学资料对鉴别诊断有重要参考价值。

【预后】

及时治疗者预后好，常于1~2个月恢复。严重感染并发心肌炎、脑膜脑炎者预后差。

【治疗】

（一）病原治疗

阿苯达唑亦称丙硫咪唑，为首选病原治疗药物。对各期旋毛虫均有较好的杀虫作用，副作用少而轻。成人剂量400~500mg，每日2~3次，儿童按20mg/（kg·d）计算，疗程5~7日。在病原治疗时应注意类赫氏反应发生，可以小剂量药物开始应用。

（二）一般治疗

急性期应卧床休息，注意维持水、电解质平衡。应用肾上腺糖皮质激素可以改善症状并防止类赫氏反应发生。

（三）对症治疗

若体温过高或出现心脏和中枢神经系统受累的征象及严重的毒血症时，可辅以肾上腺糖皮质激素治疗，利用其非特异性的消炎和抗变态反应的作用来缓解症状。

【预防】

（一）加强卫生宣传教育

不生食或半生食动物肉类及其制品。

（二）管理传染源

提倡生猪圈养，喂熟食。隔离治疗病猪。捕杀鼠类，防止猪鼠间的相互感染。

（三）严格肉类检验

加强肉类检疫工作，未经检验的肉类不得出售。

⇒ 案例讨论

临床案例　患者，男性，17岁。因稽留热3日，头痛、呕吐、抽搐1日就诊。患者入院时呈昏迷状态，脑膜刺激征阳性。初诊为化脓性脑膜炎，入院后14小时死于呼吸衰竭。向其家属追问病史，病前1周曾食大量烤肉串。患者哥哥亦同食肉串，18日后发热、肌肉痛，血嗜酸性粒细胞增加，入院治疗后痊愈出院。血常规：白细胞 12.0×10^9/L，中性粒细胞百分比81%。

讨论　1. 该两患者的可能诊断是什么？

　　　2. 本病的诊断依据有哪些？

　　　3. 为确诊，该患者还需要哪些检查？

目标检测

答案解析　　　题库

1. 旋毛虫病的主要临床表现有哪些？

2. 旋毛虫病应与哪些疾病进行鉴别？

3. 如何治疗旋毛虫病？

（郝彦琴）

PPT

第十节　肠绦虫病 微课8

📖 学习目标

1. **掌握**　肠绦虫病的临床表现、实验室检查、诊断及治疗。

2. **熟悉**　肠绦虫病的流行病学及预防原则。

3. **了解**　肠绦虫病的病原学特点及发病机制。

4. 学会对肠绦虫病患者的临床分析及诊断、鉴别诊断和处理。

肠绦虫病（intestinal cestodiasis）是各种绦虫成虫寄生于人体小肠所引起的一类肠道寄生虫病。常见的有猪带绦虫病和牛带绦虫病。系因进食含有活囊尾蚴的猪肉或牛肉而感染。

【病原学】

我国常见的肠绦虫有猪带绦虫（*Taenia solium*）、牛带绦虫（*Taenia saginata*），其次为短膜壳绦虫。

绦虫为雌雄同体，人是猪带绦虫、牛带绦虫和短膜壳绦虫的终宿主。

猪或牛带绦虫虫体为乳白色，扁平如带状，猪带绦虫成虫长 2～4m，牛带绦虫成虫长 4～8m，由头节、颈节、体节三部分组成。头节为吸附器，上有 4 个吸盘，猪带绦虫头节上还有小钩，可固定于十二指肠或空肠，颈节为生长部分，体节分为未成熟、成熟和妊娠 3 种节片。成虫常寄生于人体小肠，妊娠节片内充满虫卵，虫卵和妊娠节片随粪便排出体外，中间宿主猪或牛吞食虫卵后，在十二指肠内孵出六钩蚴（oncosphere），六钩蚴钻破肠壁，随血流、淋巴散布至全身，主要在骨骼肌内发育为囊尾蚴（cysticerci）。当人摄食含有活囊尾蚴的猪肉（俗称"米猪肉"）或牛肉后，囊尾蚴在小肠内经 10～12 周发育为成虫。人误食虫卵后，可患囊尾蚴病，故人亦是猪带绦虫的中间宿主。猪带绦虫在人体内可存活 25 年以上，牛带绦虫则可长达 30～60 年或以上。

猪带绦虫与牛带绦虫的生活史相同，但人不是牛带绦虫适宜的中间宿主。

短膜壳绦虫不需中间宿主，虫卵从粪便排出时即有传染性，可直接造成人与人之间的传播。也可因肠管逆蠕动，虫卵返流入胃后再回到小肠而构成人体内源性自身感染。虫卵被吞入后发育成熟需 2～4 周，成虫可存活 2～3 个月。

【流行病学】

（一）传染源

人是猪带绦虫和牛带绦虫的终末宿主，故绦虫患者是本病的唯一传染源，从粪便中排出的虫卵分别使猪或牛感染而患囊尾蚴病。鼠是短膜壳绦虫的保虫宿主，亦是短膜壳绦虫病的传染源。

（二）传播途径

人因食入生或未熟的含有囊尾蚴的猪肉或牛肉而感染，或因生尝肉馅、生肉、未熟透肉类以及生、熟食炊具不分而造成熟食被污染。短膜壳绦虫病是由于手或食物被污染而传播。

（三）人群易感性

人群普遍易感，以青壮年为多，男多于女。短膜壳绦虫病在儿童居多。

（四）流行情况

呈世界性分布，我国分布较广。猪带绦虫病散发于华北、东北、西北等地，地方性流行见于云南。牛带绦虫病地方性流行于西南各省及西藏、内蒙古、新疆等地。短膜壳绦虫病主要见于华北和东北地区。肠绦虫病有家庭聚集现象。

【发病机制与病理解剖】

猪带绦虫以小钩和吸盘附着在小肠黏膜上，引起肠壁损伤及溃疡，穿透肠壁后可引起腹膜炎。牛带绦虫没有小钩，仅以吸盘吸附于小肠黏膜上，导致局部损伤及炎症。多条绦虫寄生偶可导致不全性肠梗阻。短膜壳绦虫寄生在小肠内，其吸盘、小钩及体表的微毛可引起肠黏膜坏死、出血、溃疡。寄生于人体的绦虫大量吸取宿主肠内的营养成分，造成患者营养不良、贫血等。虫体的代谢产物则可引起胃肠功能紊乱及神经过敏等。

【临床表现】

猪或牛带绦虫病的潜伏期为 8～12 周，短膜壳绦虫病为 2～4 周。猪或牛带绦虫病的症状多较轻微，患者常无不适，粪便中发现白色带状节片为最初和唯一症状。牛带绦虫节片的蠕动能力较强，常可自动从肛门脱出，患者多伴有肛门瘙痒不适感。多数患者常有上腹或脐周疼痛，常见呕吐、乏力、消化不良、食欲改变等消化系统症状，偶有神经过敏、磨牙、失眠等神经系统症状。猪带绦虫患者因自体感染而并发囊尾蚴病者可占 2.3%～25%，感染期越长，危险性越大。牛带绦虫病严重的并发症为肠梗阻与阑尾炎。短膜壳绦虫感染轻者常无症状，重度感染者除消化系统症状外，常有头晕、失眠、烦躁、易怒、惊厥、发育不良等症状。

【实验室检查】

（一）血常规检查

病程早期外周血嗜酸性粒细胞百分比可轻度增加，白细胞计数大多正常。

（二）粪便检查

采用粪便或肛门拭子检测虫卵可确诊为绦虫病，但不能鉴别虫种，因为镜下猪和牛带绦虫的虫卵极相似，难以区分。

（三）妊娠节片检查

采用压片法检查，可见猪带绦虫妊娠节片子宫分支为 7 ~ 13 个，呈树枝状；牛带绦虫为 15 ~ 30 个，呈对分支状。

（四）头节检查

驱虫治疗后头节被驱出表明治疗彻底。猪带绦虫头节为球形，顶突上有两排小钩；牛带绦虫头节为方形，无顶突及小钩，可据此区分虫种。

（五）免疫学检查

用虫体匀浆或虫体蛋白作为抗原进行皮内试验、环状沉淀试验、补体结合试验或乳胶凝集试验可检测体内抗体，阳性率达 73.7% ~ 99.2%；用 ELISA 试验可检测宿主粪便中特异性抗原，敏感性达 100%，且具有高度特异性，与蛔虫、钩虫和鞭虫无交叉反应。

（六）分子生物学检测

DNA - DNA 斑点印迹法可用于检测绦虫卵。近年来，PCR 可扩增粪便中虫卵或虫体的种特异性 DNA 序列，用于检测人体内的猪或牛带绦虫成虫。另外，新发展的环状介导等温 DNA 扩增（LAMP）技术是一种新的核酸扩增方法，它能够高特异性、高效、快速地进行虫卵或虫体核酸的扩增，大大提高了特异性与敏感性。

【诊断与鉴别诊断】

（一）诊断

有进食生或未熟的猪或牛肉史，粪便中有白色带状节片排出者，可初步诊断，粪便中找到绦虫虫卵即可确诊。免疫学与分子生物学检测亦可协助诊断。

（二）鉴别诊断

主要为各型绦虫病间的鉴别，妊娠节片检查不但可以确诊绦虫病，还可鉴别绦虫种类。

【治疗】

主要是驱虫治疗，驱虫治疗后应留取 24 小时内全部粪便以查找头节。

（一）吡喹酮（praziquantel）

为首选药物，属广谱驱虫药物。杀虫机制主要是损伤破坏虫体皮层表面细胞，使其体表膜对钙离子的通透性增高，引起虫体肌肉麻痹与痉挛，颈部表皮损伤，进而破溃死亡。猪或牛带绦虫按 15 ~ 20mg/kg，短膜壳绦虫按 25mg/kg，清晨空腹顿服，疗效可达 95% 以上。

（二）苯咪唑类

能抑制绦虫摄取葡萄糖，使虫体内源性糖原耗竭，能量不足，最终死亡而随粪便排出。甲苯达唑

（Mebendazole），每次 300mg，每日 2 次，疗程 3 日，疗效好，肠道很少吸收，副作用少。阿苯达唑（Albendazole），8mg/（kg·d），疗程 3 日，疗效优于甲苯达唑。但动物实验表明该类药物有致畸作用，故孕妇不宜使用。

（三）氯硝柳胺（Niclosamide）

即灭绦灵，抑制绦虫线粒体氧化磷酸化，直接口服不易吸收，成人清晨空腹 1 次口服 2g，儿童 1g，嚼碎后小量开水送服。孕妇孕早期禁用。

⊕ 知识链接

肠绦虫病的中医驱虫疗法

肠绦虫病的治疗主要为驱虫治疗。除使用吡喹酮、苯咪唑类、氯硝柳胺外，还可使用槟榔与南瓜子联合疗法。槟榔与南瓜子联合疗法为我国最早应用的驱绦虫方法。槟榔的有效成分为槟榔碱，对绦虫头节和前段节片有麻痹作用，南瓜子可麻痹绦虫的中、后段节片。两者合用，驱虫疗效可高达 90% 以上。方法是用带皮生南瓜子 80～120g，取仁研磨；槟榔 30～90g，切成片置于 500ml 水中，浸泡过夜后大火煎 1 小时，使之浓缩至 200ml，过滤取汁。晨间空腹用白开水送服南瓜子粉，2 小时后服槟榔煎剂，服药 2 小时后未排便者，加服 50% 硫酸镁 30～60ml 导泻。服药后少数患者可有恶心、呕吐、腹痛等反应。不论选用上述何种药物驱绦虫，都必须注意所驱绦虫虫体的完整性。务必指导患者当虫体出来一部分时千万不要用力外拉，以免头节仍留在肠内，达不到驱虫目的。

【预防】

（一）控制传染源

普查普治患者，对绦虫病患者进行早期和彻底驱虫治疗。加强人粪管理，防止猪与牛感染。灭鼠对预防短膜壳绦虫有重要作用。

（二）切断传播途径

严格肉类检疫，禁止出售含囊尾蚴的肉类。加强卫生宣教，不生食肉类。饮食器具应生熟分开。在绦虫病地方性流行地区，可对猪和牛采用氯硝柳胺进行预防性治疗，化学预防效果显著。

⇨ 案例讨论

临床案例　患者，男性，33 岁。3 个月来间断腹部疼痛，以脐周为主，伴轻度恶心、食欲下降、乏力，粪便中可见白色带状虫体。3 个月前有生食猪肉史。体格检查：神志清楚，心、肺无阳性体征，腹平软，脐上有轻压痛，无反跳痛。血常规：白细胞及嗜酸性粒细胞均无异常。

讨论　1. 该患者的诊断首先应考虑什么疾病？

2. 本病的诊断依据有哪些？

3. 如需确诊，还需要做什么检查？鉴别虫种的检查是什么？

4. 治疗原则及首选药物是什么？

目标检测

答案解析　　　题库

1. 如何区分肠绦虫病的虫种?

2. 判断驱虫治疗是否彻底的依据是什么?

3. 如何有效预防肠绦虫病?

（郝彦琴）

第十一节　囊尾蚴病

PPT

学习目标

　　1. 掌握　囊尾蚴病的临床表现、实验室检查、诊断及治疗。

　　2. 熟悉　囊尾蚴病的流行病学及预防原则。

　　3. 了解　囊尾蚴病的病原学特点及发病机制。

　　4. 学会对囊尾蚴病患者的临床分析及处理。

　　囊尾蚴病（cysticercosis）亦称为囊虫病，由猪带绦虫的囊尾蚴寄生于人体组织器官所致，是较常见的人兽共患疾病。可因异体感染（吞食猪带绦虫虫卵）或自体感染（人体内有猪带绦虫寄生）而发病。囊尾蚴主要寄生在皮下组织、肌肉和眼、脑等部位，寄生在脑组织者最为严重。

【病原学】

　　人既是猪带绦虫的终宿主（成虫致人患绦虫病），也是猪带绦虫的中间宿主（可患囊尾蚴病）。人不是牛带绦虫适宜的中间宿主，因此，牛带绦虫不引起人的囊尾蚴病。

　　人经口感染猪带绦虫虫卵后，在胃与小肠经消化液的作用，六钩蚴脱囊而出，钻入肠壁，随血液循环散布至全身，经 9～10 周发育为囊尾蚴。囊尾蚴结节在肌肉内呈椭圆形，在脑实质内呈圆形，为乳白色，半透明，内含清亮液体与内凹呈白色点状的头节，偏于一侧。寄生于人体的囊尾蚴寿命一般在 3～10 年，最长可达 20 年，虫体死亡后多发生纤维化和钙化。

【流行病学】

（一）传染源

猪带绦虫病患者是囊尾蚴病的唯一传染源。

（二）传播途径

1. 异体感染　是由于吞食被猪带绦虫虫卵污染的食物或水而经口感染。

2. 自体感染

（1）外源性感染　患者粪便中的虫卵污染本人手后经口感染。

（2）内源性感染　患者因呕吐引起胃肠逆蠕动，致使肠内容物反流入胃或十二指肠而造成感染。

（三）人群易感性

人群普遍易感。男性多于女性，男女之比为（2～5）：1，青壮年多见，农民居多。

（四）流行情况

本病呈世界性分布，其流行与卫生及饮食习惯密切相关，特别是在有吃生猪肉习惯的地区或民族中流行。我国分布广泛，34 个省区均有不同程度的发生和流行。农村发病率高于城市，散发病例居多。

【发病机制与病理解剖】

（一）发病机制

囊尾蚴在生长发育时不断向宿主排泄代谢产物并释放毒素类物质，导致宿主出现不同程度的损害。因囊尾蚴生活过程需要营养物质，会导致宿主营养缺乏，进而影响宿主正常的生长发育。囊尾蚴在机体免疫系统的作用下，囊壁增厚，囊液浑浊，头节消失，虫体胀大、死亡，最终形成肉芽肿，钙盐沉着形成钙化灶。胀大的虫体则会对周围组织形成挤压。

（二）病理解剖

囊尾蚴病的临床表现和病理变化与囊尾蚴寄生的部位、数目、死活及局部炎症反应密切相关。病变部位常位于脑、皮下组织、肌肉，其他脏器亦可累及，尤以脑组织病变最为严重，以大脑皮质为多，是临床癫痫发作的病理基础。可分为 4 型。①大脑型：囊尾蚴由脉络丛进入脑室及蛛网膜下腔，可致脑室扩大。②脑室型：可引起脑积水。③脑膜型：多位于软脑膜下、蛛网膜下隙或颅底，可引起脑膜炎，炎症性脑膜粘连可发生脑积水。④混合型：前三型同时存在。囊尾蚴引起脑部病变的发病机制主要有：①囊尾蚴对周围脑组织的压迫和破坏；②作为异种蛋白引起的脑组织变态反应与炎症；③囊尾蚴阻塞脑脊液循环通路而引起颅内压增高。囊尾蚴位于皮下、肌肉时在局部形成囊尾蚴结节，位于眼部的囊尾蚴常寄生在玻璃体、视网膜、眼肌及眼结膜并引起相应症状。

【临床表现】

潜伏期为 3 个月至数年，5 年内居多。临床表现与囊尾蚴的寄生部位、感染轻重、寄生时间长短有关。

（一）脑囊尾蚴病

临床表现复杂多样，以癫痫发作最常见，占囊尾蚴病的 60% ~90%。可分为以下 4 型。

1. 皮质型 占脑囊尾蚴病的 84% 以上。囊尾蚴常位于大脑皮质运动中枢区，临床表现以癫痫最为常见，约半数患者表现为单纯大发作，也可表现为失神、幻视、幻嗅、局限性抽搐及器质性精神病。严重时可出现颅内压升高，表现为恶心、呕吐、头痛等症状。

2. 脑室型 以第四脑室多见，因囊尾蚴阻塞脑室孔，可出现脑脊液循环受阻、颅内高压等表现，临床上以头痛、恶心、呕吐、视乳头水肿等常见。有时可表现为活瓣综合征（Brun 征）或体位改变综合征，即反复出现突发性体位性剧烈头痛、呕吐，甚至发生脑疝而危及生命。

3. 蛛网膜下隙型或颅底型 主要病变为囊尾蚴性脑膜炎，反复发作，以颅底及颅后凹部多见，表现有头痛、呕吐、颈项强直、共济失调等症状，发热常不明显。出现粘连性蛛网膜炎时多有颅内压增高、视力减退症状。

4. 混合型 兼具前述各型症状，以皮质型与脑室型混合为多见，症状亦最重。

（二）皮下组织和肌肉囊尾蚴病

约半数的囊尾蚴病患者有皮下囊尾蚴结节，直径 0.5 ~1.0cm，圆或卵圆形，多在头部、躯干，四肢较少。数个至数百个不等，质坚韧有弹性，无压痛、本皮色，与周围组织无粘连。结节可分批出现，囊尾蚴死后发生钙化。大量囊尾蚴寄生于躯干或四肢肌肉内，可引起假性肌肥大。

（三）眼囊尾蚴病

占囊尾蚴病的 1.8% ~15%，可发生于眼的任何部位，单侧感染多见，以玻璃体和视网膜下多见，裂隙灯检查可见玻璃体和视网膜下囊尾蚴蠕动。症状轻者表现为视力下降、视野受损、虹膜炎、角膜炎等，重者可失明。囊尾蚴在眼内存活时患者尚可耐受，而虫体死亡产生的强烈刺激可导致严重视网膜炎、脉络膜炎，发生视网膜脱离、白内障等。

【实验室检查及辅助检查】

（一）常规检查

1. 血常规　多数正常，少数患者可有嗜酸性粒细胞轻度增高。

2. 脑脊液　囊尾蚴病颅内压升高型患者脑脊液压力明显升高，细胞数轻度增加，以淋巴细胞增多为主，蛋白含量可升高，糖和氯化物多正常。

（二）病原学检查

1. 粪便检查　如患者合并猪带绦虫病，可在其粪便中找到虫卵或绦虫节片。

2. 皮下结节活检　找到猪囊尾蚴可确诊。

（三）免疫学检查

采用猪囊尾蚴液纯化后作为抗原与患者血清或脑脊液行皮内试验（ID）、ELISA 或间接血凝法（IHA），检测血清或脑脊液中的短程特异性 IgG4 抗体，具有较高的特异性和敏感性，对脑囊尾蚴病的临床诊断和流行病学调查均有实用价值。但应注意有假阳性或假阴性，与棘球蚴病有交叉反应，故临床诊断需慎重。其中，ID 敏感性较好，但特异性不高，常用于临床初筛或流行病学调查。治疗前后取血清及脑脊液进行 IHA、ELISA、囊尾蚴循环抗原（Cag）、短程抗体 IgG4 检测可作为疗效考核指标。

（四）分子生物学检测

采用基因重组技术，构建来源于猪囊尾蚴 mRNA 的 cDNA 文库，以患者和病猪的血清为探针，从 cDNA 文库中筛选出目的克隆 cCL 等，以 cCL 融合蛋白作为抗原，具有高度特异性和敏感性。

（五）影像学检查

1. X 线检查　病程在 10 年以上者，X 线检查可发现头部及肌肉组织内囊尾蚴钙化阴影，但不能作为早期诊断依据。

2. 脑室造影　脑室型患者可见梗阻性脑积水，第四脑室梗阻部位有充盈缺损，残影随体位改变，可协助诊断脑室内囊尾蚴病。

3. 头颅 CT 及 MRI 检查　CT 阳性率高达 90% 以上，可诊断大部分脑囊尾蚴病。脑囊尾蚴的 CT 影像特征为直径 <1cm 的低密度病灶，注射增强剂后，其周围可见包膜与炎性水肿区形成的环形增强带，亦可见脑室扩大、钙化灶等。MRI 分辨率明显高于 CT，与 CT 相比较的优点在于：①活囊尾蚴结节周围水肿带影像更清楚，死虫不清楚，以此鉴别囊尾蚴死活，有助于指导治疗及评价疗效；②脑室内及脑室孔部位的病变更易查获；③囊内头节的检出率明显高于 CT。因此，临床高度疑诊病例如 CT 不典型或未见异常者应行 MRI 检查。

4. 检眼镜、裂隙灯或 B 超检查　行上述检查如发现视网膜下或眼玻璃体内囊尾蚴蠕动，可确诊眼囊尾蚴病。B 超检查皮下组织和肌肉囊尾蚴结节可显示圆形或卵圆形液性暗区，轮廓清晰，囊壁完整光滑，囊内可见一强回声光团，居中或位于一侧。

【诊断与鉴别诊断】

（一）诊断

1. 流行病学资料　是本病的重要参考。有流行区生活史，进食生或未熟猪肉，尤其有肠绦虫病史及粪便中发现带状节片者需详查。

2. 临床表现 有流行区生活史，发现皮下肌肉结节，或出现癫痫发作、颅内压增高、精神障碍者要考虑本病的可能。

3. 实验室及影像学检查 粪便中发现节片或虫卵者有诊断价值。皮下结节活检或脑手术病理组织检查证实者可确诊。检眼镜、裂隙灯或 B 超检查发现视网膜下或眼玻璃体内囊尾蚴蠕动可确诊。采用 ELISA 或 IHA 检测血清或脑脊液特异性抗体阳性可临床诊断。头颅 CT 及 MRI 检查有助于脑囊尾蚴病的诊断。

（二）鉴别诊断

脑囊尾蚴病应与原发性癫痫、颅内肿瘤、结核性脑膜炎、隐球菌性脑膜炎等相鉴别。皮下组织和肌肉囊尾蚴病应与皮脂囊肿、神经纤维瘤、风湿性皮下结节等相鉴别。眼囊尾蚴病应与眼内肿瘤、眼内异物、葡萄膜炎、视网膜炎等相鉴别。

【治疗】 🅔 微课 9

（一）病原治疗

1. 阿苯达唑 目前为治疗囊尾蚴病的首选药物，副反应轻，对皮下组织和肌肉、脑囊尾蚴病的疗效确切。剂量为 15~20mg/(kg·d)，分 2 次口服，疗程 10 日，脑型患者需 2~3 个疗程，每疗程间隔 2~3 周。不良反应多发生于服药后 2~7 日，持续 2~3 日，主要有头痛、低热，少数可有视力障碍、癫痫等。第 2 疗程不良反应发生率明显低且症状轻。

2. 吡喹酮 本药可穿过囊尾蚴的囊壁，有强烈杀死囊尾蚴的作用，疗效比阿苯达唑强而迅速，但不良反应发生率高且严重，脑囊尾蚴病患者有发生脑疝的危险。治疗皮肌型囊尾蚴病，总剂量为 120mg/kg，每日 3 次，3~5 日为 1 个疗程，治疗后皮下结节可缩小消失。治疗脑囊尾蚴病，总剂量为 200mg/kg，每日 3 次，10 日为 1 个疗程。

（二）对症治疗

对有颅内压增高者，宜先每日静脉滴注 20% 甘露醇 250ml，可加地塞米松 5~10mg，连用 3 日后再开始病原治疗。为防止不良反应的发生或加重，病原治疗中可常规应用地塞米松和甘露醇。癫痫发作频繁者，可酌情选用安定、异戊巴比妥钠及苯妥英钠等药物。

（三）手术治疗

眼囊尾蚴病禁止杀虫治疗，必须手术摘除，因活虫被杀死后可引起全眼球炎而致失明。脑囊尾蚴病，特别是第三、四脑室内发现单个囊尾蚴者应手术摘除。

⊕ **知识链接**

囊尾蚴病治疗的注意事项

囊尾蚴病的临床表现和病理变化与囊尾蚴寄生的部位、数目、死活及局部炎症反应密切相关，尤其是脑囊虫病灶的数量、位置及病变炎症反应期的不同，构成一个复杂的病理过程，临床表现差异大，因此，应结合神经影像学、血清检测结果分析制定个体化的治疗方案。治疗中应注意：①必须住院治疗；②癫痫频繁发作或颅压增高者，须先降颅压，再行抗病原治疗；③脑室内的囊虫及眼囊虫病时应先手术摘除，再行抗囊虫治疗，以免导致视网膜剥离及脑脊液循环不畅；④驱虫治疗后，大量虫体死亡，异种蛋白释放导致机体炎性或过敏反应，重者可致过敏性休克。

【预防】

（一）控制传染源

在流行区广泛宣传本病的危害和传播方式，彻底治疗猪带绦虫患者，对感染绦虫病的猪尽早行驱虫治疗，这是消灭传染源和预防囊尾蚴病发生的最根本措施。

（二）切断传播途径

加强粪便管理，圈养饲养生猪。养成良好卫生习惯，不吃生或未熟的猪肉，饭前便后要洗手，以切断人－猪间传播。认真做好上市猪肉的检疫工作，禁止出售"米猪肉"。

⇒ 案例讨论

　　临床案例　患者，男性，45 岁。1 年前有食用"米猪肉"史。半年前突发双眼上吊、口吐白沫、四肢抽搐，伴意识障碍，持续约 15 分钟，当地医院以"癫痫"对症治疗后缓解，未行进一步检查。2 日前再次出现上述症状，持续时间约半小时，行头颅 CT 检查可见脑部多发占位性病变，有环形增强带。腰穿脑脊液外观无色透明，压力为 $300mmH_2O$，白细胞 $90 \times 10^6/L$，蛋白质增高，糖及氯化物正常。脑脊液囊虫抗原阳性。

　　讨论　1. 该患者的诊断是什么？

　　　　　2. 本病的诊断依据有哪些？

　　　　　3. 本病应与哪些疾病进行鉴别诊断？

　　　　　4. 本病的治疗原则是什么？

目标检测

答案解析

题库

1. 个人预防囊尾蚴病的主要措施有哪些？

2. 眼囊尾蚴病的治疗原则是什么？

3. 囊尾蚴病病原治疗中的不良反应有什么？

（郝彦琴）

PPT

第十二节　棘球蚴病 ⓔ微课 10

📖 学习目标

1. 掌握　棘球蚴病的感染途径、临床特征、治疗及预防原则。

2. 熟悉　棘球蚴病的流行病学、诊断及鉴别诊断。

3. 了解　棘球蚴病的流行情况。

4. 学会棘球蚴病的诊断及治疗，具备棘球蚴病的临床分析及处理能力。

　　棘球蚴病（echinococcosis）是人感染棘球绦虫的幼虫（棘球蚴）所致的慢性寄生虫病，也称包虫病

（hydatidosis，hydatid disease）。本病为自然疫源性疾病。目前确认的寄生于人体的棘球绦虫主要有4种，即细粒棘球绦虫（*Echinococcus granulosus*）、多房棘球绦虫（*Echinococcus multilocularis*）、少节棘球绦虫（*Echinococcus oligarthrus*）、伏氏棘球绦虫（*Echinococcus vogeli*）。其幼虫分别引起囊型棘球蚴病、泡型棘球蚴病、少节棘球蚴病和伏氏棘球蚴病。少节棘球蚴病和伏氏棘球蚴病主要分布于南美洲及中美洲。我国流行的人体棘球蚴病主要为囊型棘球蚴病（细粒棘球蚴病）和泡型棘球蚴病，主要流行于我国西部的畜牧区和半农半牧区。其临床表现因包虫囊部位、大小及有无并发症而异。

一、囊型棘球蚴病

囊型棘球蚴病（cystic echinococcosis）是感染细粒棘球绦虫的幼虫所引起的疾病，又称囊型包虫病（cystic hydatidosis）。多见于肝脏，其次是肺部、大脑、肾脏等。

【病原学】

细粒棘球绦虫是各种绦虫中体积最为细小者，寄生于终宿主的小肠内，由头节、颈节、幼节、成节与孕节各1节组成。头节有顶突与4个吸盘。顶突上有两圈呈放射状排列的小钩。孕节的子宫内充满虫卵。虫卵呈圆形，棕黄色，有双层胚膜，内有辐射纹，含六钩蚴。成熟后孕节自宿主肠道排出后，其子宫破裂排出虫卵。虫卵对外界的抵抗力较强。在蔬菜与水果中不易被化学杀虫剂杀死。煮沸与直射阳光（50℃）1小时对虫卵有致死作用。

在我国，细粒棘球绦虫的终宿主主要是犬，中间宿主是羊、牛、骆驼等偶蹄类。人摄入虫卵也可成为中间宿主。虫卵随宿主粪便排出体外，污染动物皮毛、牧场、蔬菜、土壤及水源等。被羊或人摄入后经消化液的作用，在十二指肠内孵化成六钩蚴，然后钻入肠壁，经血液循环至肝、肺等器官，经3~5个月发育成直径为1~3cm囊状的棘球蚴。狗吞食含有包虫囊的羊或其他中间宿主的内脏后，原头蚴进入小肠肠壁隐窝内发育为成虫（经7~8周）而完成其生活史。

细粒棘球蚴呈囊状。囊壁分为两层，外层为角质层，内层为生发层。角质层为宿主组织反应形成的纤维包膜。生发层为具有繁殖能力的胚膜组织，内壁可芽生出很多小突起，形成生发囊脱落后为子囊，子囊内可产生几个头节，称原头蚴。原头蚴从囊壁破入囊液，称囊砂。子囊又可形成孙囊。如此祖孙三代同时存在于一个包虫囊内，囊内有无色透明液，棘球蚴大小受寄生部位组织的影响，一般为5cm左右，也可达15~30cm。在体内存活数年至20年。根据棘球蚴囊大小和发育程度的不同，囊内原头蚴可有数千至数万个，甚至达数百万个。原头蚴在中间宿主体内播散可形成新的棘球蚴，在终宿主体内可发育为成虫。

【流行病学】

（一）传染源

流行区犬为终宿主，是本病的主要传染源。

（二）传播途径

主要经消化道传播，人因误食虫卵而被感染。在干旱多风地区，虫卵随风飘扬，也有经呼吸道感染的可能。

（三）人群易感性

人群普遍易感，多与环境状况和不良卫生习惯有关。常在儿童期感染，至青壮年发病。患者以与犬接触密切的农民、牧民为多。

（四）流行情况

呈世界性分布。我国主要流行或散发于西北、华北、东北以及西南广大农牧区，以新疆、青海、甘肃、宁夏、西藏、内蒙古和四川西部最为严重。

【发病机制与病理解剖】

（一）发病机制

虫卵吞入后在肝脏形成棘球蚴囊，少数经肝静脉和淋巴到达肺、心、脑、肾等器官。棘球蚴致病主要是机械性压迫，其次是棘球蚴囊破坏引起异源蛋白过敏反应。棘球蚴体积逐渐增大压迫周围组织和细胞，影响其功能或压迫邻近脏器产生相应症状。棘球蚴生长非常缓慢，因此，从感染到出现症状常需10年或以上。

（二）病理解剖

囊性占位压迫邻近组织器官而引起病变。肝棘球蚴逐渐长大时，肝内胆小管受压迫，可被包入外囊；有时胆小管因压迫坏死破入囊腔，使子囊与囊液呈黄色，并继发细菌感染。肺棘球蚴可破入支气管，角皮层旋转收缩使内面向外翻出，偶生发层与头节及囊液一起咳出，易并发感染；破入细支气管，因空气进入内、外囊之间，即可呈新月状气带。大量囊液与头节破入体腔，可引起过敏性休克与继发性棘球蚴囊肿。

【临床表现】

潜伏期为 10～20 年不等。

（一）肝囊型棘球蚴病

占囊型棘球蚴病的 75%。大多位于肝右叶表面，可有肝区隐痛、上腹饱胀感、消化不良、消瘦、贫血和门静脉高压等表现。肝区持续钝痛及叩痛。肝顶部棘球蚴囊合并感染后，炎症累及膈肌及胸膜，会产生粘连、炎症浸润及右侧胸腔积液。大多数患者体检时发现肝脏极度肿大，局部有圆形表面平滑囊肿感。少数病例叩击囊肿可听到震颤。

（二）肺囊型棘球蚴病

右肺较左肺多，下叶、中叶较上叶多见，常无症状，部分可引起胸痛、刺激性咳嗽、痰中带血等症状，巨大囊型棘球蚴病可引起压迫性肺不张，重者胸闷气促，甚至发生呼吸困难。合并感染时可出现肺脓肿症状，患者有发热、胸痛、咯脓痰等症状，伴有支气管瘘者，脓痰中带有囊碎屑，重者咯血。合并破裂者若穿入支气管，则引起剧烈咳嗽，咳出大量水样囊液，其内带有内囊碎片，重者窒息死亡。个别患者偶尔咳出全部棘球蚴囊内容物，外囊塌陷闭合而获痊愈。但大多难以完全咳出，囊腔继发感染，周围肺实质发生慢性炎症，宜手术治疗。若穿入胸膜腔，发生液（脓）气胸，随后继发多发性胸膜囊型棘球蚴病。

（三）脑囊型棘球蚴病

发病率为 1%～2%，儿童多见，以顶叶为常见，临床表现为癫痫发作与颅内压增高症状。

（四）其他部位囊型棘球蚴病

此外，纵隔、心包、腹腔和盆腔、肾、脾、脑、骨骼、肌肉、胰腺、眼等部位的囊型棘球蚴病均属少见，出现相应器官压迫症状。

【并发症及后遗症】

可损伤肠壁血管而导致肠出血。棘球蚴囊肿破裂是常见而且严重的并发症。囊肿可破入胆管、腹腔或胸腔。当破入胆道时可引起胆道阻塞，发生阵发性胆绞痛及黄疸。破入胸腔可引起脓胸、肺脓肿、肝－支气管瘘，出现胸痛、咳嗽、咳出味苦的胆汁性脓液或黄色子囊。破入腹腔则引起剧烈腹痛、腹肌痉挛、压痛等急腹症表现，患者可突然出现上腹部疼痛，可累及全腹，类似消化道穿孔症状，但数十分钟后可自行缓解甚至消失，体检时患者仅上腹部有压痛，其他部位无明显肌紧张，但如果是合并感染或胆瘘的棘球蚴囊破裂，则腹膜刺激征比较明显。棘球蚴囊破裂后，多数患者可产生过敏反应，表现为皮肤红斑、瘙痒、荨麻疹、恶心、胸闷等现象，少数会有严重的过敏性休克，过敏性休克也是导致患者死亡的主要原因之一。

【实验室检查】

（一）血常规检查

外周血白细胞计数多正常，嗜酸性粒细胞轻度增高，继发细菌感染时白细胞和中性粒细胞增高。

（二）免疫学检查

1. 皮内试验（Casoni 试验） 简便快速，阳性率在90%左右，但可有假阳性或假阴性反应，用囊液抗原 0.1～0.2ml 皮内注射观察皮肤反应。结核病、绦虫病、肺吸虫病可有假阳性，包虫死亡可呈假阴性。

2. 血清免疫学 ELISA 敏感性与特异性均较高，是常用的检测方法。

3. 循环抗原测定 具有重要诊断价值，但敏感性和特异性差，临床很难推广。

（三）影像学检查

B 超、X 线检查、CT 或 MRI 检查是诊断棘球蚴病的主要手段。

（四）病原学检查

在手术活检材料、切除的病灶或排出物中发现棘球蚴囊壁、子囊、原头节或头钩。

【诊断与鉴别诊断】

（一）诊断

流行区内发现肝、肾或颅内有占位病变者应高度怀疑棘球蚴病，需进一步行相关检查。影像学检查发现囊性病变、血清免疫学试验阳性有助于诊断。如肺囊型棘球蚴破入支气管，咳出粉皮样膜状物，尤其显微镜下查见头节或小钩即可确诊。

（二）鉴别诊断

本病应注意与肝囊肿、多囊肝、多囊肾、细菌性肝脓肿、肺结核、肺脓肿、脑囊尾蚴病、肺转移癌、脑转移癌等相鉴别。

1. 肝囊肿 影像学检查显示囊壁较薄，无"双层壁"囊的特征，并可借助棘球蚴病免疫学检查加以区别。

2. 细菌性肝脓肿 无棘球蚴囊的特征性影像，CT 检查可见其脓肿壁外周有低密度水肿带；全身中毒症状较重，白细胞计数明显升高；棘球蚴病免疫学检查阴性。

【预后】

预后较好。囊型棘球蚴包囊破裂发生休克者预后差。

【治疗】

（一）手术治疗

手术治疗是根治棘球蚴病的最有效方法。对有手术指征、包虫囊肿较大、有严重药物副反应或药物禁忌证者可手术治疗。以手术切除囊型棘球蚴病变为主，术中可先以 0.1% 西替溴铵杀原头蚴，将内囊剥离完整取出，严防囊液外溢。术前 2 周服用阿苯达唑可以减少术中并发症及术后复发。

（二）药物治疗

常用阿苯达唑 6.0 ~ 7.5mg/kg 或 0.4g，每日 2 次，疗程 4 周，间隔 2 周再服用 1 个疗程，共 6 ~ 10 个疗程，有效率为 80%．不良反应少，但有致畸作用，孕妇禁用。

根治性切除者（包括外囊完整剥除和肝叶切除）、囊肿实变型和钙化型者无须用药。内囊摘除或准根治术后口服用药 3 ~ 12 个月，作为术后预防复发用药。

对于有手术禁忌或术后复发不能手术者，采用抗棘球蚴病的药物治疗，具体用药疗程应根据患者临床症状和体征，结合超声等影像学检查结果而定。

（三）对症治疗

肝、肺、脑、肾棘球蚴病出现相应器官损害时，酌情治疗，维护器官功能；继发感染时行抗感染治疗；过敏反应时对症处理等。

【预防】

采用以切断传播途径为主的综合预防措施。

（一）管理传染源

降低犬的感染率是预防的关键。对流行区的犬进行普查普治，可用吡喹酮驱除犬的细粒棘球绦虫，不用生肉喂犬。

（二）大力开展健康宣传和教育活动

通过宣传教育促进和增强个人健康概念，注意饮食和个人防护，避免与犬接触。

（三）屠宰的管理

深埋病畜内脏，严防犬接近生内脏和污物污水，避免犬粪污染水源。

二、泡型棘球蚴病

泡型棘球蚴病（alveolar echinococcosis）是由多房棘球绦虫的幼虫（多房棘球蚴，又称泡型棘球蚴或泡球蚴）感染人体所引起的一种寄生虫病，又称多房棘球蚴病、泡型包虫病（alveolar hydatidosis），比较少见。泡型棘球蚴病与囊型棘球蚴病在生物学、流行病学、病理学和临床表现等方面均有显著不同。

【病原学】

泡型棘球绦虫的成虫与细粒棘球绦虫相似，但虫体较短。泡型棘球蚴是由无数直径在 1 ~ 30mm、不规则的棘球蚴囊组成泡状结构。棘球蚴囊呈球形，大小形状不一。囊壁分为内层的生发膜与外层的均质层。生发膜富含细胞，增生活跃，产生胚芽与原头节。匀质层内无细胞，不含角蛋白，与细粒棘球蚴的角质层不同。囊腔内含黏稠胶质样液体，生发层主要向外以芽生方式繁殖，呈浸润性增生，破坏靶器官。

泡型棘球绦虫的终末宿主一般为狐狸、犬和狼。中间宿主为田鼠等鼠类小型哺乳类动物。终末宿主感染 28 日后，成虫随粪便向体外排出虫卵。人因摄入泡型棘球绦虫虫卵而感染，成为中间宿主。

【流行病学】

泡型棘球蚴病多为散发，主要分布于中南欧、北美、俄罗斯、日本北海道、英国、加拿大等地区。我国新疆、青海、甘肃、宁夏、西藏、内蒙古、黑龙江和四川甘孜州等地均有报道。

（一）传染源

依各流行区的终宿主而异。在北美阿拉斯加、俄罗斯西伯利亚以及我国宁夏，以红狐为主；在四川甘孜州主要是野狗，其感染率高达 24.4%。

（二）传播途径

泡型棘球蚴病的传播途径分为直接与间接两种感染方式。

1. 直接感染 通过接触狐或野狗，或剥狐的皮毛，摄入虫卵而感染。狩猎人员易受感染。

2. 间接感染 虫卵污染土壤、植物、蔬菜、水源等，人通过以上媒介，误食后感染。

（三）人群易感性

男女发病率不一，一般男多于女。发病时平均年龄不一。国外以老年者为多。四川甘孜州以40岁左右农牧民为多。少数民族较汉族多。

【发病机制与病理解剖】

本病的原发病变位于肝脏，泡型棘球蚴呈浸润性增殖，并可通过血液或淋巴等途径播散至肺、脑等器官，产生继发性转移性病变。肝脏病理变化可分为巨块型、结节型、假囊型与混合型。肝脏病变常为多发性、大小不一（1～17cm或以上）。泡型棘球蚴由无数小囊泡组成，囊泡间有纤维组织间隔，呈蜂窝状。不易与肝癌相鉴别。

【临床表现】

泡型棘球蚴病潜伏期长，一般在10～20年或以上，具有隐袭进行性特点。

（一）肝泡型棘球蚴病

根据临床表现可分为以下类型。

1. 单纯肝肿大型 肝右叶顶部为好发部位，以上腹隐痛或肿块为主，患者有乏力、消瘦、腹胀等全身症状。

2. 梗阻性黄疸型 泡型棘球蚴病变累及肝门，压迫胆总管引起梗阻性黄疸。常伴有皮肤瘙痒、食欲减退、腹腔积液、脾大和门脉高压征象。

3. 巨肝结节型 又称类肝癌型，具有"类肝癌"样浸润性生长的特点，可发生转移并出现转移病灶所在脏器的症状。主要的并发症是因胆道系统阻塞、感染而致的败血症或中毒性休克，肝功能损害甚至肝功能衰竭或多器官功能衰竭而死亡。

（二）肺泡型棘球蚴病

肺部病变可由肝右叶病变侵蚀横膈后至肺，或经血液循环引起。临床症状以小量咯血为主。少数可并发胸腔积液。

（三）脑泡型棘球蚴病

主要临床症状为局限性癫痫或偏瘫，表现为颅内占位性病变。脑型患者均伴有明显肝、肺泡型棘球蚴病。

【并发症及后遗症】

泡型棘球蚴病可并发门脉高压征象，少数患者并发胸腔积液，个别患者可出现寄生虫性栓塞。

【实验室检查及辅助检查】

（一）常规检查

白细胞计数多正常，嗜酸性粒细胞增高，血红蛋白轻－中度降低。红细胞沉降率升高，约30%患者的ALT、ALP升高，晚期白蛋白与球蛋白比例倒置。

（二）免疫学检查

皮内试验常为阳性。IHA、ELISA检测泡型棘球蚴抗原Em2（泡型棘球蚴角质层的一种抗原成分），有较高的敏感性和特异性。但与细粒棘球蚴、猪囊尾蚴患者血清有10%～20%的交叉反应。也可进行血中抗体检测，其特异性与敏感性均较高，交叉反应少，可用于鉴别泡型与囊型棘球蚴病。

（三）影像学检查

腹部超声、CT或腹部X线检查是诊断泡型棘球蚴病的重要手段。

【诊断与鉴别诊断】

（一）诊断

在流行区内与狗、狐等有密切接触史，发现肝、肾或颅内有占位病变者应高度怀疑本病，需进一步行相关检查。影像学检查发现界限不清的实质性病变、血清免疫学试验阳性有助诊断。

（二）鉴别诊断

本病应注意与原发性肝癌、肝囊性病变、结节性肝硬化、肺结核球、肺癌、脑肿瘤等相鉴别。

1. 原发性肝癌　病变发展速度快，病程相对短。典型的影像学检查显示病灶周边多为"富血供区"；肝泡型棘球蚴病病灶周边则为"贫血供区"，病变的实变区和液化区并存，而且病灶生长相对缓慢，病程较长。借助甲胎蛋白（AFP）和肿瘤相关生化检测以及棘球蚴病免疫学检查可有效鉴别。

2. 肝囊性病变　包括先天性肝囊肿和肝囊型棘球蚴病，若肝泡型棘球蚴病伴巨大液化坏死腔，亦可误诊为肝囊肿甚至肝囊型棘球蚴病。肝泡型棘球蚴病在影像学上除了显示液化腔外，B超显示其周边形态为不规则室腔壁高回声或"地图征"；先天性肝囊肿的囊壁较薄，周边呈正常肝组织影像。应用泡型棘球蚴病特异性抗原可鉴别肝囊型棘球蚴病和肝泡型棘球蚴病。

【预后】

预后较好，但易复发。

【治疗】

（一）手术治疗

根治性肝泡型棘球蚴切除术是目前治疗肝泡型棘球蚴病的首选方法。但大多数患者就诊时已是晚期，失去手术机会，即使进行肝部分或半叶切除，复发率也较高。

（二）药物治疗

泡型棘球蚴病经手术不易根除，故常需辅助药物治疗。阿苯达唑治疗泡状棘球蚴病的效果优于甲苯达唑，其剂量为每日 20mg/kg，分 2 次口服。根治性切除或肝移植者需服用至少 2 年，具体用药疗程应根据患者临床症状和体征，结合超声、CT 或 MRI 等影像学检查结果而定；姑息性手术患者或不能耐受麻醉和手术患者，则需终生服药。少数患者可出现皮疹、蛋白尿、黄疸、白细胞减少等不良反应，停药后多可恢复正常。

【预防】

加强疫区人群的宣传教育。教育流行区居民避免与犬和狐密切接触。剥制狐皮时做好个人防护。

⊕ **知识链接**

我国棘球蚴病防控行动

棘球蚴病也称为包虫病，仍然严重威胁流行地区居民的健康。在一些流行地区，包虫病仍然呈现"流行范围广、流行程度重，流行因素复杂、防控难度大，报告病例多、疾病负担重"的特点。我国政府在 2019 年发布的健康中国行动（2019—2030 年）专门针对包虫病提出了行动目标：到 2022 年 70% 以上的流行县人群包虫病患病率在 1% 以下，到 2030 年所有流行县人群包虫病患病率在 1% 以下。2021 年我国发布的《"健康中国 2030"规划纲要》针对包虫病继续提出了新的目标，即全国所有流行县基本控制包虫病等重点寄生虫病流行。以上都体现了我国对包虫病防治的重视。

⇒案例讨论

临床案例　患者，女性，27 岁。因高热伴上腹痛就诊。家住农村，无疫区生活史，但家中养狗有 15 年。查体：神志清，精神佳，皮肤巩膜无黄染，肝上界位于第 4 肋间，右肋下 2cm，质中，无压痛，有肝区叩击痛，脾肋下未扪及。血常规：白细胞 $6.0\times10^9/L$，中性粒细胞百分比 63%。肝功能检查正常。CT 扫描示，肝脏右后叶约 8cm×8cm×8cm 圆形囊性低密度区，其内密度均匀，CT 值 16.2Hu，囊内有飘带状阴影漂浮，其边缘光整、清晰。

讨论　1. 该患者的可能诊断是什么？

　　　2. 本病的诊断依据有哪些？

　　　3. 为确诊，该患者还需要做哪些检查？

目标检测

答案解析　　题库

1. 细粒棘球蚴与多房棘球蚴的区别是什么？

2. 肝囊型棘球蚴病与肝泡型棘球蚴病的主要临床表现有哪些？

3. 囊型棘球蚴病应与哪些疾病进行鉴别诊断？

（郝彦琴）

PPT

第十三节　蠕虫蚴移行症

学习目标

1. **掌握**　蠕虫蚴移行症的临床表现。

2. **熟悉**　蠕虫蚴移行症的病因、诊断和治疗。

3. **了解**　蠕虫蚴移行症的流行病学。

4. 学会蠕虫蚴移行症的临床管理。

蠕虫蚴移行症（larva migrans）是指寄生于动物体内的蠕虫幼虫偶然侵入人体并在人体内寄生、移行所致的疾病，但并不包括某些以人为终宿主的蠕虫（如蛔虫、美洲钩口线虫等）的幼虫在发育阶段移行于人体所致病变。动物蠕虫蚴偶然侵入人体后，人成为一种特殊的中间宿主，称转续宿主（transport host）。蠕虫蚴与人体相互尚未适应：蠕虫蚴在人体内移行而不能发育成熟，只能以幼虫形式寄生一段时间而自行死亡，故不能从人体内检出虫卵；而人体对入侵幼虫常产生强烈的过敏和炎症反应，出现发热、局部疼痛、皮疹、外周血嗜酸性粒细胞增多、免疫球蛋白升高、幼虫死亡局部嗜酸性粒细胞肉芽肿形成。

多种蠕虫（包括线虫、吸虫、绦虫等）均可引起蠕虫蚴移行症。根据病变部位的不同，临床上可分为皮肤蠕虫蚴移行症（cutaneous larva migrans，CLM）和内脏蠕虫蚴移行症（visceral larva migrans，VLM）。有些蠕虫可同时引起 CLM 和 VLM，称混合型蠕虫蚴移行症。临床上有时把"移行症"称为"病"，如把"广州管圆线虫蚴移行症"称为"广州管圆线虫病"。

CLM 指蠕虫蚴侵入皮肤并在其中移行，导致皮肤损伤、炎症，其代表性病种包括匐行疹（creeping eruption）和尾蚴性皮炎（cercarial dermatitis）。VLM 指动物蠕虫蚴在人体内移行时侵入肺、肝、脑、眼等引起病变，出现以发热、外周血嗜酸性粒细胞增高、肝脏肿大、肺部病变、脑膜炎等为主要临床表现的一组综合征。其代表性病种包括弓首蛔虫蚴移行症、曼氏裂头蚴病、肺丝虫蚴移行症、肺蛔虫蚴移行症、广州管圆线虫蚴移行症、棘颚口线虫蚴移行症等。

【病原学】

皮肤蠕虫蚴移行症的病原主要为寄生于猫、犬、牛、羊等动物的钩虫幼虫，其中以巴西钩口线虫（*Ancylostoma braziliense*）最为常见，另有犬钩口线虫、狭头刺口钩虫（主要终宿主为犬）。其他病原还包括棘颚口线虫、羊仰口线虫（主要终宿主为羊、牛）、牛仰口线虫（主要终宿主为牛、羊）、粪类圆线虫（主要终宿主为羊、牛、猪、浣熊等）、毛毕吸虫、东毕吸虫等。

内脏蠕虫蚴移行症的病原主要如下。①线虫：犬弓首蛔虫、猫弓首蛔虫、狮弓首蛔虫蚴、犬恶丝虫、猪蛔虫、广州管圆线虫、异尖线虫、棘颚口线虫、美丽筒线虫。②绦虫：曼氏迭宫绦虫。③吸虫：斯氏狸殖吸虫。

【流行病学】

多呈世界性分布，在热带或亚热带地区相对广泛流行，与当地饮食习惯、经济状况密切相关。我国多呈散发性发病，其中以曼氏裂头蚴病、犬弓首蛔虫蚴移行症较为多见。

皮肤蠕虫蚴移行症通过皮肤接触感染，因此，高危人群为接触污染土壤、沙滩或水源机会较多的旅行者、儿童和农民。例如巴西钩口线虫成虫寄生在猫、犬等动物小肠内，其虫卵随动物宿主粪便排出后，在具有适宜温湿度的土壤中经 1~2 日孵化，再经过 5~10 日发育成为感染性丝状蚴，后者在适宜环境中可存活 3~4 周；当接触到人体时，即侵入皮肤产生匐行疹。毛毕吸虫成虫寄生于鸭、鹅等水禽体内，虫卵随其粪便排入水后孵化成毛蚴，后者进入中间宿主——椎实螺，在其体内发育为尾蚴而释放入水。人体皮肤接触到水中的尾蚴而感染。

内脏蠕虫蚴移行症的感染途径很多，多通过摄入虫卵或感染性幼虫而感染，还可因蚊子叮咬而感染。因此，高危人群为饮食或饮水不卫生者、喜食含有感染性幼虫的中间宿主者、流行区被蚊叮咬者。

不同病原体所致蠕虫蚴移行症的流行特征不尽相同，详见表 9-1。

表 9-1 不同病原体所致蠕虫蚴移行症的流行病学特点

病原体	所致疾病	主要的动物宿主	流行情况	主要传染源	传播途径	高危人群
巴西钩口线虫、犬钩虫	匐行疹	猫、犬	世界性分布	猫、犬	皮肤接触感染性幼虫	儿童、饲养猫、犬者
毛毕吸虫	尾蚴性皮炎	终宿主为鸭、鹅等，中间宿主为椎实螺	世界性分布	鸭、鹅等	皮肤接触感染性幼虫	接触疫水者
东毕吸虫	尾蚴性皮炎	终宿主为水牛等，中间宿主为椎实螺	世界性分布	水牛等	皮肤接触感染性幼虫	接触疫水者
犬弓首蛔虫、猫弓首蛔虫	弓首蛔虫蚴移行症	犬、猫	世界性分布	犬、猫	消化道（摄入虫卵）	儿童，饲养猫、犬者
犬恶丝虫	肺丝虫蚴移行症	主要终宿主为犬，中间宿主为蚊、蚤	世界性分布，在热带、亚热带地区广泛流行	犬	媒介叮咬（被含感染性三期幼虫的蚊子叮咬）	流行区被蚊虫叮咬者
猪蛔虫	肺蛔虫蚴移行症	猪	我国农村较多，夏季多发，可散发，也可暴发	猪	消化道（摄入虫卵）	摄入污染食物（如生番薯、甘蔗）者

续表

病原体	所致疾病	主要的动物宿主	流行情况	主要传染源	传播途径	高危人群
广州管圆线虫	广州管圆线虫蚴移行症	终宿主为鼠类，中间宿主和转续宿主为螺类和蛞蝓	热带、亚热带地区	螺类、鱼类	消化道（摄入含感染性三期幼虫的食物）	摄入污染食物（如螺肉）者
异尖线虫	异尖线虫蚴移行症	终宿主为海洋哺乳类，第一中间宿主为甲壳类，第二中间宿主为鱼类、软体动物	喜食生鱼国家和地区发病率高；我国首例病例报告于2013年	海洋哺乳类	消化道（摄入含感染性三期幼虫的食物）	摄入污染食物（以海鱼常见）者
棘颚口线虫	棘颚口线虫蚴移行症	终宿主为猫、犬、虎、野猪，第一中间宿主为剑水蚤，第二中间宿主为蛙、泥鳅、鳝鱼、蛇、鱼、鸟等	世界性分布	猫、犬、虎、野猪等动物	消化道（摄入含感染性三期幼虫的食物），皮肤接触感染性幼虫	摄入污染食物（如蛙肉、蛇肉、泥鳅等）者，皮肤接触者
美丽筒线虫	人美丽筒线虫蚴移行症	终宿主为反刍动物及多种哺乳类，中间宿主为多种甲虫、蟑螂	1850年首次报告，世界性分布；我国已有百余例报告	反刍动物及多种哺乳类，如牛、羊、马	消化道（摄入含有感染期幼虫的中间宿主或被其污染的食物、水）	喜食中间宿主者，饮水、饮食不卫生者
曼氏迭宫绦虫	曼氏裂头蚴病	终宿主为猫、犬，第一中间宿主为剑水蚤，第二中间宿主为蛙、蛇、鱼、鸟等	世界性分布	猫、犬	皮肤接触感染性幼虫，消化道（摄入含有裂头蚴的食物）	蛙肉、蛇肉贴敷伤口，摄入污染食物（如蛙肉、蛇肉）者
斯氏狸殖吸虫	斯氏狸殖吸虫蚴移行症	终宿主为果子狸、猫、犬，第一中间宿主为螺类，第二中间宿主为蟹，转续宿主包括蛙、鸟、鸭、鼠等	在我国主要分布在南方，重庆、四川、湖北等省市	果子狸、猫、犬	消化道（摄入含感染性幼虫的食物）	摄入污染食物（如生食溪蟹、饮生溪水）者

【发病机制与病理解剖】

皮肤蠕虫蚴移行症：土壤或水源中的感染性幼虫接触人体皮肤后立即侵入并移行，导致局部炎症反应。如：巴西钩口线虫的感染性幼虫不能穿达人体皮肤生发层下，仅能在表皮中移行，产生蜿蜒隧道；病变部位皮肤外观呈红色硬斑、线样隆起，有时有水疱形成。组织学检查显示隧道周围嗜酸性粒细胞浸润。毛毕吸虫尾蚴可侵入表皮，也可侵入真皮，其代谢产物和死亡后裂解产物具有强烈抗原性，引发炎症反应。

内脏蠕虫蚴移行症：虫卵被摄入后在人体肠道内孵化的幼虫或直接摄入的感染性幼虫可穿破肠道后随血流分布至全身，寄生于肠道、肺、肝、脑、眼等脏器引起相应病变，其发病机制既有直接侵犯，也有继发免疫反应。临床表现为发热、外周血嗜酸性粒细胞增高、肝脏肿大、肺部病变、脑膜炎、葡萄膜炎、视网膜炎等。

【临床表现】 📱 微课11

（一）皮肤蠕虫蚴移行症

可出现匐行疹、尾蚴性皮炎、游走性皮下结节或包块。

1. 匐行疹 潜伏期1~5日，偶有长达1个月以上。在感染性幼虫入侵部位出现瘙痒性红色丘疹，继之形成红肿和水疱。2~3日内幼虫开始以每日数毫米的速度在皮内移行，形成匐行疹。皮疹以下肢皮肤多见，臀部、躯干、上肢次之，呈红色线状，宽度约3mm，略高于皮肤表面，伴奇痒，可影响睡眠。一般于2~8周内自行消退，也可持续数月。

2. 尾蚴性皮炎 又称为游泳者瘙痒症，俗称"鸭怪"，是我国稻田皮炎的主要原因。累及四肢末端多见。接触疫水数十分钟后接触部位发生刺痒，随即出现红色斑疹或斑丘疹，可融合成片，可出现水疱。皮疹周边红肿、奇痒，搔抓后皮肤破溃可继发感染。接触疫水3~4日时症状最重，1周左右消退。

再次感染时症状更重，消退更慢。

3. 游走性皮下结节 曼氏裂头蚴、斯氏狸殖吸虫蚴和肺丝虫蚴移行症可致游走性皮下结节。

（二）内脏蠕虫蚴移行症

不同病原体所致内脏蠕虫蚴移行症的临床表现各有不同，其基本临床特征为外周血嗜酸性粒细胞明显增多，免疫球蛋白升高，红细胞沉降率升高，伴有各受损脏器的相应症状，有时伴有高热、乏力等全身症状。

1. 弓首蛔虫蚴移行症 又称弓首蛔虫蚴病，是最常见的内脏蠕虫蚴移行症。最常累及肝脏，出现肝肿大，肝区压痛、肝功能异常。也可累及肺，出现吕弗勒综合征，表现为咳嗽、发热、呼吸困难等。累及脑部，可出现剧烈头痛、呕吐、癫痫等症状。累及眼部，多为单侧病变，呈慢性肉芽肿性炎症，出现视网膜炎、葡萄膜炎和（或）脉络膜视网膜炎，导致视力受损甚至致盲。

2. 肺丝虫蚴移行症 累及肺，可引起游走性肺部炎症，嗜酸性粒细胞浸润。临床表现为哮喘、阵发性咳嗽、气短、呼吸困难等，少数患者可出现高热、皮疹。

3. 肺蛔虫蚴移行症 累及肺，可引起游走性肺部炎症，嗜酸性粒细胞浸润。临床表现与肺丝虫蚴移行症类似：哮喘、阵发性咳嗽、气短、呼吸困难等，少数患者伴高热、皮疹。

4. 广州管圆线虫蚴移行症 主要累及中枢神经系统，导致嗜酸性脑脊髓膜炎或脑膜脑炎。早期多有发热，头痛，可伴恶心、呕吐，脑膜刺激征阳性，感觉异常、不同程度的面部或肢体麻痹，可有抽搐、癫痫，可出现不同程度意识障碍，甚至死亡。还可累及眼部，导致眼痛、视力下降乃至失明。自然病程多在 2～8 周。

5. 异尖线虫蚴移行症 潜伏期为数小时至数日。主要累及胃肠道。临床表现为急性腹痛、恶心、呕吐、呕血、腹胀、黑便、腹泻。偶有累及胃肠外脏器，出现腹膜炎、肠梗阻。

6. 棘颚口线虫蚴移行症 既可引起匍行疹，又可引起内脏蠕虫蚴移行症，累及肝脏、肺、眼、泌尿系统、中枢神经系统等，出现多脏器受累表现。

7. 美丽筒线虫蚴移行症 虫体在黏膜及黏膜下层移行，寄生部位出现小疱和白色线样隆起。常寄生于消化道，轻者仅有局部刺激症状，重者可有呕血、吞咽困难；寄生于阴道者，可有白带增多、瘙痒、异物蠕动感。

8. 曼氏裂头蚴病 局部侵入者潜伏期短，一般 6～12 日，个别可达 2～3 年；经消化道感染者潜伏期长，多为 1 至数年。可累及眼、中枢神经系统、肺、泌尿系统等，呈现多脏器受累表现。

9. 斯氏狸殖吸虫蚴移行症 潜伏期为 20 日至 5 年。可累及肺、心、中枢神经系统等，呈现多脏器受累表现。

【诊断依据】

诊断依赖于流行病学资料、特殊的临床表现和实验室检查结果。有接触污染土壤或不卫生饮食习惯者，出现缓慢移动的局部损害，伴外周血嗜酸性粒细胞增多、免疫球蛋白升高，影像学提示缓慢游走性病变时要警惕本病。确诊依据为检出虫卵、虫体或特异性抗原、特异性核酸片段，双份血清抗体 IgG 滴度显著升高。

【治疗】

以病原治疗为主，辅以对症治疗。常用于杀灭线虫类蠕虫蚴的药物是阿苯达唑、伊维菌素、甲苯咪唑、三苯双脒。常用于杀灭微丝蚴的药物是乙胺嗪（海群生）。常用于杀灭吸虫、绦虫蠕虫蚴的药物是吡喹酮。

部分病种需要经内镜或手术取出虫体，或缓解并发症。

【预防】

（一）控制传染源

定期给宠物和家畜（如猫、犬、牛）驱虫，以降低传染性。但对于野生动物传染源的控制措施难以执行。

（二）切断传播途径

为主要环节。避免与猫、犬、牛、羊等动物粪便污染的土壤接触，下地劳作时穿戴相应劳保用品。避免徒手接触污染的肉类。避免进食被虫卵或感染性幼虫污染的食物、水。避免被含有感染性幼虫的蚊虫叮咬。

（三）保护易感人群

加强卫生宣传教育，做好环境卫生和饮食卫生。针对各种蠕虫蚴移形症，目前均无疫苗。

⇒ 案例讨论

　　临床案例　患者，男性，26岁。主因"发热伴头痛1周"入院。1周前发热，体温37.5～38.6℃，伴头痛、纳差、恶心、喷射样呕吐。3周前曾进食凉拌螺肉。查体：体温38.5℃，脉搏92次/分，血压130/70mmHg，颈稍抵抗，皮肤未见皮疹及出血点，心肺腹部未见异常，Kernig征阳性。血常规：白细胞$7.1×10^9$/L，嗜酸性粒细胞百分比24%。脑脊液压力290mmH$_2$O，外观清亮，白细胞$300×10^6$/L，嗜酸性粒细胞百分比32%，蛋白0.75g/L，涂片未见细菌、抗酸杆菌、隐球菌，细菌培养阴性。

　　讨论　1. 该患者最可能的诊断是什么？

　　　　　2. 本病的诊断依据有哪些？

　　　　　3. 为确诊，该患者应进一步做哪些检查？

　　　　　4. 本病应与哪些疾病进行鉴别诊断？

　　　　　5. 本病的治疗原则是什么？

目标检测

答案解析　　　　　题库

蠕虫蚴移行症的临床表现有哪些？

（徐京杭）

书网融合……

 本章小结　 微课1　 微课2　 微课3　 微课4　 微课5

 微课6　 微课7　 微课8　 微课9　 微课10　 微课11

第十章 其 他

第一节 感染性发热的诊断思路

PPT

学习目标

1. **掌握** 感染性发热的诊断与鉴别诊断。
2. **熟悉** 发热的热型。
3. **了解** 感染性发热的治疗原则。
4. 具备感染性发热的诊断与鉴别诊断能力。

感染性发热是指由各种病原体（病毒、细菌、支原体、衣原体、立克次体、螺杆菌、真菌、寄生虫等）侵入机体所引起的感染，不论是急性还是慢性、局限性还是全身性，均可出现发热。其发病机制是病原微生物的代谢产物或其毒素作用于白细胞而产生并释放内源性致热原（endogenous pyrogen），其分子质量小，可通过血 - 脑屏障直接作用于体温调节中枢，使体温调定点上移，从而引起发热。

感染性发热长期以来一直是引起不明原因的发热（fever of unknown origin，FUO）最主要的病因，以细菌引起的占多数，病毒次之。近年来，此类疾病的发病率有所下降，尤其在北美及西北欧的经济发达地区，其所占比例已降低至 30% 左右。我国有 40% ~ 50% 的 FUO 由感染引起，故仍是最常见的病因。

【发热的特点】

正常人的体温受体温调节中枢所调控，并通过神经、体液因素使产热和散热过程呈动态平衡，保持体温在相对恒定的范围内。当机体在致热源（pyrogen）的作用下或各种原因引起体温调节中枢的功能障碍时，体温升高超出正常范围，称发热（fever）。

每个人的正常体温略有不同，而且受许多因素（时间、季节、环境、月经等）的影响。因此，判定是否发热，最好是与自己平时同样条件下的体温相比较。如不知自己原来的体温，则腋窝体温（检测 10 分钟）超过 37.4℃ 可定为发热。

FUO 的经典定义于 1961 年由 Petersdorf 和 Beeson 提出：持续或间断性发热 ≥3 周，体温 ≥38.3℃，经门诊就诊 2 次以上或住院检查 1 周仍未确诊者。一般人群中，FUO 的病因主要包括感染性疾病、肿瘤性疾病、血管 - 结缔组织病（自身免疫性疾病）、其他疾病及病因仍未明者。

FUO 是一组疑难病征，尽管其中多数病例最终可获得明确诊断，但无论过去还是现在，仍有相当一部分病例（10% ~ 20%）始终难以明确病因。

及时发现发热的原因并给予正确的处理，对内科医生来说非常重要，但有时也非常困难，具有挑战性。即使在医学发达国家，仍有 25% 左右的发热患者经过住院检查后始终难以明确病因。

（一）热型

1. 稽留热 体温恒定地维持在 39 ~ 40℃ 或以上，达数日或数周，24 小时体温波动范围不超过 1℃。常见于大叶性肺炎、斑疹伤寒及伤寒高热期。

2. 弛张热 体温常在 39℃ 以上，波动幅度大，24 小时内波动范围超过 2℃，但都在正常水平以上。

常见于败血症、风湿热、重症肺结核等。

3. 间歇热 体温骤升至高峰后持续数小时，又迅速降至正常水平，无热期可持续1至数日，高热期与无热期反复交替出现。常见于疟疾、急性肾盂肾炎等。

4. 波状热 体温逐渐上升达39℃或以上，数日后又逐渐下降至正常水平，持续数日后又逐渐升高，如此反复多次。常见于布鲁菌病、淋巴瘤、脂膜炎。

5. 回归热 体温急骤升至39℃或以上，持续数日后又骤然下降至正常水平，高热期、无热期各持续若干日后，规律性交替一次。见于回归热、霍奇金淋巴瘤、周期热、鼠咬病等。

6. 不规则热 发热无一定规则。常见于结核、感染性心内膜炎、风湿热等。

（二）热度

根据口表体温的高低，可分为以下几种。

1. 正常体温 正常成人清醒状态口腔体温为36.3~37.2℃，肛温36.5~37.7℃，腋温36~37℃。

2. 低热 体温37.3~38℃。

3. 中等度发热 38.1~39℃。

4. 高热 39.1~41℃。

5. 超高热 41℃以上。

6. 高热原因未明 发热超过2周，体温超过38.5℃而未明确病因者，少于2周为急性发热。

7. 长期低热 低热超过1个月。

（三）致热原与发热机制

现有资料表明，除有甲状腺功能亢进（包括甲状腺危象）、剧烈运动、惊厥或癫痫持续状态等情况导致的产热过多，或因广泛皮肤病变、充血性心功能衰竭等所致的散热障碍造成的发热以及功能性低热外，其余原因的发热皆可能与致热原作用于体温调节中枢有关。

致热原是一类能引起恒温动物体温异常升高的物质的总称，微量物质即可引起发热。目前已知的致热原可概括为两类。

1. 外源性致热原 如病毒、支原体、衣原体、立克次体、螺旋体、细菌及其毒素、真菌、原虫、抗原抗体复合物、致热类固醇（如原胆烷醇酮，又名尿睾酮），炎症的某些内源性因子、尿酸结晶、博莱霉素等。这一类致热原的分子结构复杂，不能通过血-脑屏障，故不能直接进入下丘脑作用于体温中枢，而是通过宿主细胞产生所谓的内源性致热原再作用于体温调节中枢，引起发热。然而，极少数外源性致热原例外，例如内毒素既能直接作用于下丘脑，又能促使各种宿主细胞合成内源性致热原。

2. 内源性致热原（EP） 是宿主细胞内衍生的致热物质，体外细胞培养显示其主要来自大单核细胞和吞噬细胞。目前认为有下列一些因子。

（1）白细胞介素 EP为对热不稳定的蛋白质，注入外周围血液循环后作用于下丘脑体温调节中枢，可引起发热。根据基因编码，IL可分为两型，即IL-1a和IL-1b，两种IL-1的氨基酸排列顺序仅有短段相同。人细胞产生IL-1a的量远较IL-1b为低，但其生物活性较后者为强。IL-2、IL-6也可引起发热，但并不是直接作用于下丘脑，而可能是诱导IL-1、TNF和干扰素的结果。

（2）肿瘤坏死因子 由于TNF可直接作用于下丘脑，被列为EP。在体外，TNF与下丘脑前部碎片共同孵育时，可于30分钟内增加PGE_2的产生。TNF与IL-1有许多共同的生物学特性，如重组的IL-1和TNF刺激滑囊细胞PGE和胶原酶的产生、内皮细胞前凝血活性的激活和血小板激活因子的释放；两者对某些肿瘤细胞均有细胞毒作用和诱导肝急性时相蛋白的作用。淋巴细胞激活、对胰岛B细胞的细胞毒性和促肾上腺皮质激素的释放仅为IL-1所特有，TNF则不具备。两者的受体明显不同。

TNF在家兔、小鼠可产生典型的内源性致热原发热。内毒素在体内可刺激TNF的大量产生。TNF

在体内外均可诱导 IL-1，且不受多黏菌素 B 的影响，但 TNF 加热至 70℃、30 分钟或以胰蛋白酶处理后，则诱导 IL-1 的能力消失。TNF 的某些效能可能为 IL-1 的作用。

IL-1 和 TNF 对内皮细胞功能有强烈作用，在体外能激活人内皮细胞，合成并释放 PGI_2 和 PGE_2。

（3）干扰素（IFN）　干扰素的生物作用为：①抗病毒作用；②致热作用；③自然杀伤活性的增加等。致热效能比较突出，其机制与其他 EP 相同，为脑部 PG 的合成，重组 IFN-α 在体外刺激下丘脑碎片产生 PGE_2，注射 IFN-α 后第三脑室 PGE 浓度增高。

IFN-β 和 IFN-α 具有相同的重要氨基酸，但对人的致热性弱。IFN-γ 对人也有致热作用，在体外不能刺激下丘脑前部碎片合成前列腺素。IFN-γ 的氨基酸仅有 17% 与 IFN-α 和 IFN-β 相同。

新近研究显示，致热原性细胞因子在体内、外能相互诱导。如在家兔，IL-1 可再诱导 IL-1；在体外来自人大单核细胞、人内皮细胞和人平滑肌细胞，IL-1 可诱导出 IL-1。在体内、外，TNF 均可诱导 IL-1，IL-1 在体外可诱导 IFN-β，但 IFN-β 和 IFN-α 在体外不能诱导 IL-1。微生物及其产物或其他疾病过程产物能激活各种细胞产生 EP，新形成的 EP 可致同一细胞或其他类型细胞产生更多的 EP。两种情况皆可产生具有负反馈作用的前列腺素。退热药虽能降温，但可减弱 PG 对 EP 合成的抑制作用。

EP 作用于体温调节中枢引起发热的机制尚未完全清楚，近年来的研究对 EP 在下丘脑的作用部位提出了新的看法，有人认为其作用部位为接近视前区/下丘脑前部神经元的丰富血管网，即所谓器官性的血管终板（OVLT），该部位血-脑屏障功能很弱。若切除 OVLT，即使在外周循环中注射 EP 或将 EP 直接注射至脑组织，均无发热的效应，故认为 OVLT 的内皮细胞不阻止 EP 进入脑组织，或者当其接触来自循环的 EP 后，本身即可释放花生四烯酸的代谢产物，花生四烯酸经环氧化酶激活产生的代谢产物进入视前区/下丘脑的前部，即可产生发热。值得指出的是，由 EP 引起花生四烯酸代谢产物的增多主要是指环氧化酶的衍生物，此类代谢产物包括前列腺素、前列环素、血栓素，多数学者认为前列腺素（PG 组）对发热起关键性作用，尤以 PGE_2 的作用最强。由 EP 引起发热时，PGE_2 在脑脊液中的浓度增高，而应用阿司匹林、吲哚美辛（消炎痛）等退热药退热时可抑制 PGE_2 在脑内的合成，均是有力的实验佐证。PGE_2 可增加脑组织内的环磷腺苷（cAMP），后者可作为一种神经传递介质，导致体温调节中枢调定点的升高，进而引起发热。

【实验室检查】

因发热的病因很多，应根据病因做针对性检查，但均应做下列常规检查。

1. 血常规、尿常规、粪常规：中性粒细胞增加伴发热，常见于细菌感染、大出血、组织损伤后；中性粒细胞减少，见于伤寒、副伤寒、急性病毒感染、疟疾、黑热病、急性再生障碍性贫血、恶性组织细胞病、系统性红斑狼疮、急性播散性结核、急性非白血性白血病、急性粒细胞减少症等。嗜酸性粒细胞增加，常见于药物热、血清病；嗜酸性粒细胞减少，见于伤寒。高热伴贫血见于急性溶血、急性再生障碍性贫血、急性非白血性白血病。

2. 寒战高热时，应做血培养、血涂片检查。血涂片检查：对诊断疟疾、回归热、白血病、系统性红斑狼疮、钩端螺旋体病等很有帮助。

3. 高热超过 1 周，应做肥达反应及外斐反应、布氏杆菌凝集试验。

4. 怀疑呼吸系统疾病，应做胸部透视或胸部 X 线检查，做痰培养、痰涂片检查。

5. 怀疑肝脏疾病，应做肝功能及腹部 B 超检查。

6. 有出血倾向，应做出凝血时间、血小板、凝血酶原时间测定等。

7. 怀疑泌尿系统感染，应做尿培养。

8. 有关节痛者，应做抗链球菌溶血素"O"试验及 C 反应蛋白、抗核抗体、红细胞沉降率、血清蛋白电泳、免疫球蛋白等检测。

9. 高热原因未明，用抗生素无效者，有必要做淋巴结活检、骨髓活检。

10. 血清学检查：肥达反应阳性，见于伤寒、副伤寒；外斐反应阳性，考虑斑疹伤寒；布氏杆菌凝集试验阳性，考虑布鲁菌病；嗜酸性凝集试验阳性，考虑传染性单核细胞增多症；冷凝集试验阳性，考虑支原体肺炎等。

【诊断】 📱微课 1

（一）详细询问病史，询问流行病学史

如发病地区、季节、年龄职业、生活习惯、旅游史、与同样病者密切接触史、手术史、输血及血制品史、外伤史、牛羊接触史等，在询问病史过程中不能放过任何可能有意义的细节，包括起病缓急、症状的演变发展、发病季节、地区、特殊传染病的流行病学资料、用药情况、职业、旅行、家族性疾病和既往病史等。对于许多传染病（与传染源接触史）和药物热（服药史）等疾病，通过采集病史可提供明显的线索。

1. 诱因 发热前 2~3 周内有无皮肤外伤及疖痈史；近 1~3 周内有无传染病疫区逗留史；1 个月内有无血吸虫病疫水接触史。皮肤外伤及疖痈是诊断败血症的线索。有传染病疫区逗留史，考虑急性传染病；腹部手术后发热，应考虑腹腔、盆腔感染，如膈下脓肿、肠间隙脓肿、空腔脏器瘘等。

2. 发病季节 冬春季节发病，多见于麻疹、流行性脑脊髓膜炎；夏秋季节发病，多见于流行性乙型脑炎、疟疾、伤寒、痢疾、中暑。

3. 热型

（1）稽留热 见于大叶性肺炎、伤寒、斑疹伤寒等。

（2）间歇热 见于疟疾、急性肾盂肾炎、局限性化脓性感染等。

（3）弛张热 见于败血症、风湿热、重症结核、渗出性脑膜炎、化脓性炎症等。

（4）回归热 见于回归热、霍奇金淋巴瘤、鼠疫热等。

（5）波状热 见于布鲁菌病、淋巴瘤、腹膜炎等。

（6）不规则发热 见于结核病、感染性心内膜炎、风湿热等。

（7）消耗热 见于脓毒血症、败血症等。

（8）双峰热 见于革兰阴性杆菌败血症。

4. 体温升降方式 骤升型发热见于疟疾、急性肾盂肾炎、大叶性肺炎、败血症、输液反应等；缓升型见于伤寒初期、结核病、布鲁菌病等；骤降型见于疟疾、急性肾盂肾炎、大叶性肺炎、输液反应及服用退热药者；渐降型见于伤寒缓解期、风湿热及感染性疾病经抗生素治疗有效时。另外，患者能否自行退热、退热方式、对治疗的反应（特别包括对抗菌药物的治疗反应）、发热在一日或一段时间内是否有规律性等情况也需要问清楚。

5. 伴随症状

（1）伴寒战 多见于败血症、大叶性肺炎、急性胆囊炎、急性肾盂肾炎、流行性脑脊髓膜炎、疟疾、药物热、急性溶血及输液反应、流行性斑疹伤寒、鹦鹉热、天花、流行性出血热、传染性单核细胞增多症。

（2）伴咽痛 多见于上呼吸道感染、化脓性扁桃体炎；伴咳嗽、咳痰，见于急性呼吸道感染及肺部感染。

（3）伴胸痛 见于肺炎、胸膜炎、心肌梗死、肺脓肿等。

（4）伴腹痛、恶心、呕吐 见于急性细菌性痢疾、急性胆囊炎、急性肾盂肾炎、急性肠系膜淋巴结炎、急性出血坏死性肠炎、急性胰腺炎、急性胃肠炎等。

（5）伴头痛　见于脑炎、脑膜炎、脑脓肿等。

（6）伴肌肉痛　见于肌炎、皮肌炎、旋毛虫病、军团病、钩端螺旋体病、药物热等。

（7）伴全身关节痛　见于结缔组织病、痛风、银屑病性关节炎等。

（8）伴神经障碍　见于脑炎、脑膜炎、感染中毒性脑病、脑出血、中暑、颞动脉炎、红斑狼疮脑病等。

（9）伴明显中毒症状　见于严重感染，尤其是败血症。

（10）伴有皮疹　①发疹性传染病：发热1日出现皮疹，见于水痘；2日出现皮疹，见于猩红热；3日出现皮疹，见于天花；4日出现皮疹，见于麻疹；5日出现皮疹，见于斑疹伤寒；6日出现皮疹，皮疹见于伤寒。②其他内科疾病：A. 发热伴环形红斑、结节性红斑、游走性关节痛、心脏杂音、肾脏损害等，见于风湿热。B. 发热于用药后1周左右发生，用药后感染控制、体温正常，但再次出现发热伴有对称性皮疹、瘙痒、关节肌肉酸痛应考虑药物热，此时白细胞计数正常但嗜酸性粒细胞数目增多。C. 不规则热型伴有面部蝶形红斑、多形性红斑、关节肌肉痛、多脏器损害支持系统性红斑狼疮，可有相应免疫系统检查异常如抗核抗体阳性等。D. 败血症：常见于金黄色葡萄球菌败血症，皮疹特点为出血性丘疹，顶端有脓疱，压破涂片可找到金黄色葡萄球菌。

（11）伴有黄疸　见于急性肝炎，如同时伴有腹痛考虑急性胆囊炎，伴有贫血考虑急性溶血性贫血。

（12）发热伴有明显出血倾向　见于以下情况。①流行性出血热：特点为高热，头痛、腰痛、全身痛（三痛），面红、颈红、胸部红（三红），醉酒貌，出血倾向，肾脏损害等。②钩端螺旋体病：发热伴有出血倾向，同时有寒战、明显肌肉痛、结膜充血、淋巴结肿大。③血液系统疾病：高热伴有出血、贫血、肝脾淋巴结肿大，考虑血液系统疾病如急性白血病、恶性组织细胞增生症、急性血小板减少性紫癜。④发热、四肢皮肤对称性出血性皮疹、关节痛、腹痛、血尿，考虑过敏性紫癜。

（13）发热伴有淋巴结肿大，脾肿大为辅　见于以下情况。①全身性：传染性单核细胞增多症、结核病、弓形虫病、HIV感染以及白血病、淋巴瘤、结缔组织病等。②局部：局限性感染、淋巴瘤、恶性肿瘤转移等。

（14）脾肿大为主，淋巴结肿大为辅　长期不规则发热、巨脾、贫血、皮肤色素沉着见于黑热病；周期性规律性发热、寒战、脾肿大、贫血考虑疟疾；稽留热、腹胀、肝脾大、相对缓脉、玫瑰疹考虑伤寒。

（15）发热与心率无平行关系　体温升高1℃，心率增加12～15次/分，心率增加＞15次/分见于甲亢、风湿热、心功能衰竭合并感染、心肌炎等，相对缓脉见于伤寒、中枢感染、甲状腺功能低下、伪装热等。

（二）体格检查

应做全面、细致和反复的体格检查，对于发热查因病例，至少每周进行1～2次全面的体格检查。

1. 一般状况及全身皮肤黏膜检查　注意全身营养状况。恶病质提示重症结核、恶性肿瘤。注意有无皮疹及皮疹类型，应该清楚皮疹性质、部位、出疹顺序及出疹时间等。斑疹见于丹毒、斑疹伤寒；面部蝶形红斑、指端及甲周红斑提示系统性红斑狼疮（SLE）；环形红斑见于风湿热；丘疹和斑丘疹见于猩红热、药物热；玫瑰疹见于伤寒和副伤寒。出血性皮疹常见于流行性出血热、流脑、败血症、感染性心内膜炎、血液病等。皮肤散在瘀点、瘀斑、紫癜见于再生障碍性贫血、急性白血病及恶性结缔组织病。大片瘀斑提示DIC；有皮肤疖肿者要考虑败血症和脓毒血症。水痘皮疹出现于病程第1～3日，以躯干部为甚、多种皮疹共存为其特点；麻疹皮疹出现于病程第3～5日，为下行性发展，皮疹消退后伴脱屑；伤寒皮疹见于病程第7～14日，量少，分批出现；成人Still病的皮疹随发热反复出现。

2. 注意全身淋巴结有无肿大　局部淋巴结肿大，质软，有压痛，考虑相应引流区域有炎症。局部淋巴结肿大，质硬，无压痛，可能为肿瘤转移或淋巴瘤。全身淋巴结肿大见于淋巴瘤、急慢性白血病、传染性单核细胞增多症、系统性红斑狼疮等。

3. 头颈部检查 结膜充血多见于麻疹、出血热、斑疹伤寒；扁桃体肿大，其上附有黄白色渗出物，考虑化脓性扁桃体炎；外耳道流出脓性分泌物为化脓性中耳炎；乳突红肿压痛为乳突炎；颈项强直见于脑膜炎、脑膜脑炎；甲状腺肿大伴突眼伴高热见于甲亢危象。

4. 心脏情况 心脏扩大，新出现收缩期杂音提示风湿热。原有心脏瓣膜病，杂音性质发生改变，要考虑感染性心内膜炎。

5. 肺部检查 一侧肺局限性浊音，语颤增强，有湿啰音，提示大叶性肺炎；下胸部或背部固定或反复出现湿啰音，见于支气管扩张伴继发性感染；一侧肺下部叩诊呈浊音，呼吸音、语颤减低，提示胸腔积液。

6. 腹部检查 胆囊点压痛，Murphy 征阳性伴皮肤、巩膜黄染，提示为胆囊炎、胆石症发热。中上腹明显压痛，肋腹部皮肤灰紫色斑（Grey－Turner 征）或脐周皮肤青紫（Gullen 征），见于出血坏死性胰腺炎。右下腹或全腹压痛，有时伴腹块，腹壁或会阴部有瘘管，全身营养差，考虑克罗恩病（Crohn 病）。肝肿大，质硬，表面有结节或巨块，提示肝癌发热。肝脾同时肿大，可见于白血病、淋巴瘤、恶性组织细胞病、系统性红斑狼疮等。季肋点压痛，肾区叩击痛，提示上尿路感染。

7. 四肢及神经系统检查 杵状指伴发热，见于肺癌、肺脓肿、支气管扩张、感染性心内膜炎。关节红肿压痛见于风湿热、系统性红斑狼疮或类风湿关节炎。克氏征或布氏征阳性见于中枢神经系统感染。

很重要的一点是：疾病的发展有其自身的时间规律，有些症状、体征是逐步显现出来的，所以体格检查一定要反复进行，要注意各种体征的变化，如有无出现新的淋巴结、心脏杂音的改变或出现肝脾肿大等。

（三）实验室检查

除临床常规的检验外，可依据病情特征选择与病因相关的检查方法，主要包括如下。

1. 感染性疾病的病原学检测 是确诊感染性疾病必不可少的重要依据。除日常广泛应用的传统检测技术外，近几年开展的微生物核酸（DNA/RNA）及宏基因检测（NGS）有助于找到病原，血清 PCT（降钙素原）浓度检测有助于细菌性感染的判断，CMV PP65 抗原血症检测有助于巨细胞病毒现症感染的诊断，G 试验（$1-3-\beta-D$ 葡聚糖）有助于真菌感染的判断，蛋白印迹法莱姆病抗体检测有助于莱姆病的诊断，结核感染特异性的淋巴细胞培养 + γ 干扰素测定有助于活动性结核感染的诊断与鉴别。

2. 自身抗体检测 有助于自身免疫性疾病的诊断与鉴别。

3. 肿瘤标记物检测 如癌胚抗原（CEA）的增高（> 20ng/ml）见于消化道肿瘤，甲胎蛋白（AFP）的持续升高（> 500ng/ml）见于原发性肝癌，前列腺特异性抗原（PSA）的显著升高（10 ~ 20ng/ml）见于男性前列腺癌。

（四）影像学检查

属无创性诊断方法，可根据临床需要与病情特点做相应选择。这些影像学检查主要包括 X 线检查、CT、MRI、核医学显影技术及超声诊断等。尤其对发热性疾病中累及脏器或皮下软组织的炎性病变（包括脓肿）和占位性病变（包括实体瘤）的定位诊断乃至病因诊断有重要参考价值。血管造影对动脉炎的定位诊断及其病变范围确定有一定参考价值。

（五）纤维内镜检查

已广泛用于对消化道、气管支气管、泌尿道、关节腔、腹腔及女性子宫腔等体腔内部位的检查窥视，通过内镜可以对相应部位的疑似病变取活组织检查或经毛刷、穿刺、灌洗等方式获得体腔液标本进行微生物检验/细胞学检查。

（六）体腔液或骨髓穿刺

在发热的相应病例中，尤其有助于感染性病因与肿瘤性疾病的诊断与鉴别。体腔液包括胸腔积液、腹腔积液、心包积液、脑脊液及关节腔积液等。疑诊为脑膜炎或脑炎者需行腰椎穿刺并及时送检脑脊液。

（七）活组织检查

如淋巴结或人体内其他病变部位的活组织检查，有助于在诊断疑难的发热病例中主要进行感染性疾病、肿瘤性疾病、血管－结缔组织病的诊断与鉴别。30% 左右的 FUO 患者是通过活组织检查确定的。需要强调的是，活组织检查如淋巴结活检经常需要反复进行，虽然病理学结果出现假阳性的情况极少出现，但出现假阴性的情况时有发生，可能与下列因素有关：取材不佳、切片太少而代表性不够，病理医生水平有限等。必要时应要求病理科医生多切片并进行会诊阅片，或再次取材病检。

（八）剖腹探查术

适合于经上述检查仍发热原因长期未明而又有腹腔淋巴结肿大或脾肿大者；合并有显著脾肿大与脾功能亢进或脾内多发性占位性病变者则同时有切脾和进行肝组织活检的适应证。

（九）诊断性治疗

在致病菌不明的感染性疾病或长期发热原因不明的部分病例中，在权衡利弊的前提下，诊断性（亦称经验性）治疗有可能改善病情，而依据治疗反应可有助于进行初步的与发热病因相关的临床判断乃至有可能获得倾向性的临床诊断。诊断性治疗的适应证范围有赖于对临床疾病及其病情的判断，如对重症感染性病例的抗感染药物治疗、对结核病临床诊断或疑似病例的抗结核治疗。

【鉴别诊断】

（一）感染性疾病

1. 败血症   一般热程短、毒血症症状明显，常有入侵门户，较少表现为发热待查。致病菌通过破损的皮肤、黏膜或由其一感染灶中释放出来，经淋巴管及静脉进入血液生长繁殖并产生毒素而致病。常见的是金黄色葡萄球菌败血症和革兰阴性菌败血症。前者起病急、突发寒战、高热、热型多呈弛张热，以多形性皮疹、皮肤黏膜出血点、关节肿痛、心内膜炎及迁徙性化脓病灶为主要临床表现。外周血白细胞及中性粒细胞明显升高。金黄色葡萄球菌败血症患者的热程可长达半年之久，病程中的关节痛、蛋白尿、骨质破坏等伴随症状常掩盖原发病而造成诊断上的困难。然而金黄色葡萄球菌败血症通常可找到入侵途径，有一过性皮疹，关节症状以髋关节为主，大多有迁徙性病灶（肺、肝、骨）。金黄色葡萄球菌骨髓炎在 X 线上表现为增生大于破坏等特点有参考价值。革兰阴性菌败血症常为弛张热、间歇热或双峰热，可伴相对缓脉、坏死性皮疹、肝脾肿大及感染性休克。部分患者外周血白细胞可以不高。多次血培养及骨髓培养有助于致病菌的检出，通常认为最好的取血时间应当在抗生素使用之前及寒战高热出现时。鲎溶解物试验（LLT）阳性提示有革兰阴性杆菌内毒素存在，但也有假阳性和假阴性者。

2. 结核病

（1）粟粒性肺结核   高热、寒战、气促及全身中毒症状，胸片示弥漫性小结节影。

（2）浸润性肺结核   发热、咳嗽、咳血痰，乏力、纳减、消瘦、盗汗，痰液结核杆菌培养可阳性，胸片示一侧或双侧上肺斑片或斑点状阴影，同时可有纤维化和钙化。

（3）肺外结核   包括结核性脑膜炎、结核性胸膜炎、腹膜结核、淋巴结结核、肾结核等。临床有全身中毒症状及相伴症状。血白细胞计数一般正常或稍增高，可有红细胞沉降率升高，结核菌素试验阳性。诊断性治疗有效。

全球已有 1/3 的人口，即约 17 亿人感染了结核菌。其中，肺外结核远较肺内结核为多，病变可波及肝、脾、骨、肾、脑膜、腹膜、心包等。全身性粟粒性结核在长期应用免疫抑制剂的患者中时可见到。在一些病例中，发热可能是最初唯一的临床表现，结核菌素试验常阴性，肺部形成粟粒阴影需几周的时间，故只有在发热后每 2 ~ 4 周的肺部 X 线射片复查时才被发现，有人认为多次仔细的眼底检查可以发现脉络膜的结核结节，有助于粟粒性结核的早期诊断。肝结核患者中发热占 80% ~ 90%，但常因本病无特异症状与体征或被其他部位结核症状所掩盖或肝外无结核病灶（1/4 ~ 1/3 的病例胸片正常）等原因而误诊，常需行肝穿刺活检方能明确。肾结核的诊断亦较困难。尸检确诊为肾结核的病例中，仅20% 在生前获得诊断。有文献报道 25 名内科医师患肾结核，至确诊时 72% 已有空洞，故临床医师应该提高对本病的重视。结核病患者中的重症病例、老年人、合并糖尿病、营养不良、应用免疫抑制剂或免疫功能低下者，结核菌素皮内试验 40% 以上可呈阴性，加大了诊断的难度。

3. 伤寒和副伤寒 国内伤寒和副伤寒仍是发热待查的重要原因。伤寒起病缓慢，体温呈梯形上升，稽留型持续高热，伴有表情淡漠、相对缓脉、玫瑰疹。典型病例在病程 1 周末可有脾肿大及肝肿大。血白细胞计数减少，肥达反应阳性，血培养分离出伤寒沙门菌。近年来由于抗生素的广泛使用，伤寒的不典型病例增多，在临床上已发生明显变化，表现为不典型者多见，相对缓脉与典型玫瑰疹少见，其耐药株感染者病情重、病程长（最常热程达 101 日，平均 33.58 日）、并发症多、复发率高，且多重耐药，加之早期不规则用药，造成细菌培养阳性率低，致使诊断困难。但本病发病仍有一定的季节性，在诊断中应予以重视。必须指出的是，业已沿用 90 余年的肥达反应的诊断价值受到了异议，尤其是其假阳性率较高，如肿瘤性疾病（淋巴瘤、各种实体肿瘤）、结缔组织病（系统性红斑狼疮、贝赫切特综合征等）、非伤寒的急性感染性疾病（病毒性肝炎、肺炎、结核病、肝脓肿）、溃疡性结肠炎等可有高效价阳性的肥达反应。出现肥达反应假阳性的机制尚未完全阐明。

4. 流行性出血热 鼠类是传染源，春夏季和秋冬季可流行。临床分为发热期、低血压期、少尿期、多尿期、恢复期共五期。发热期起病急骤，体温一般在 39 ~ 40℃ 之间，热型以弛张热为多，伴有头痛、眼痛、眼眶痛、视力模糊、口渴、恶心、呕吐、腹痛、腹泻等，颜面及眼眶区充血，上胸部潮红，腋下可见散在出血点。血白细胞增多，淋巴细胞增多，血小板数下降。胸片可出现弥漫性渗出性改变。

5. 疟疾 夏秋季发病率高，高热前有明显寒战，体温可达 40℃ 以上，伴大量出汗，可有脾肿大及贫血，血白细胞计数偏低。对于疑为疟疾的患者，如多次血涂片或骨髓涂片中始终未找到疟原虫，可试用氯喹做诊断性治疗。

6. 感染性心内膜炎 是长期发热的常见病因，其表现复杂，误诊率较高。原有先天性心脏病或风湿性心瓣膜病者，或于心脏手术后出现原因不明高热伴有全身乏力、进行性贫血及栓塞现象，体检于皮肤、黏膜、甲床等处可见出血点，心脏听诊出现新的杂音或原有杂音性质改变，或伴有心律时常，需考虑本病的可能性，反复做血培养有助于明确诊断。近 20 年来，IE 的临床特点发生了很大的变化：欧氏结节、Janeway 结节、Roth 点少见；心脏无杂音、血培养阴性的患者也愈来愈多，更增加了诊断的难度。无心脏杂音、血培养阴性的心内膜炎，可能是由于事前应用抗生素、病变累及心脏的右侧以及特殊感染因子如立克次体、真菌等的培养方法不当等所造成。持久的不明原因发热及复发性栓塞提示本病的可能。近年来认为微需氧菌、厌氧菌或 L 型细菌均可引起感染性心内膜炎，因此，对某些病例应做厌氧培养及 L 型细菌的培养。超声心动图能探测到赘生物所在部位、大小、数目和形态，颇具诊断价值。

7. 艾滋病（AIDS） 高危人群如存在下列两项或两项以上表现者，应考虑艾滋病的可能：①间歇或持续发热 1 个月以上；②全身淋巴结肿大；③慢性咳嗽或腹泻 1 个月以上；④体重下降 10% 以上；

⑤反复出现带状疱疹或单纯疱疹感染；⑥口咽念珠菌感染。

进一步确诊需做 HIV 抗体和 HIV RNA 检测以及 CD4$^+$ T 淋巴细胞计数等。

随着艾滋病的流行与传播，因其免疫系统破坏而致的各种机会性感染或其本身所引起的长期发热已明显增加。其中，结核病既是 AIDS 患者常见的机会性感染之一，又是 AIDS 患者常见的死亡原因之一，据估计，每年约 30 万名新发生的结核病者可能与 HIV 感染有关。此外，卡氏肺孢子菌、弓形虫、真菌、鸟分枝杆菌与巨细胞病毒、EB 病毒等感染也十分常见。因此，对发热待查患者，亦须考虑这一可能而进行有关检测。

8. 流行性感冒　冬春季好发，易暴发流行。多以高热起病，伴头痛、乏力、周身酸痛，体温可达 39～40℃，持续 2～3 日逐退，出现鼻塞、流涕、咽痛、咳嗽、血丝痰或合并细菌感染者为脓痰，少数患者可有呼吸困难或消化道症状。血白细胞计数正常、减少或略增加，淋巴细胞百分比可增加。

9. 冠状病毒感染　是由冠状病毒引起的呼吸道传染病，以上呼吸道感染为特征，少数可致腹泻、支气管炎、肺炎、胸腔积液等。冠状病毒感染的临床表现差别很大。迄今为止，人类发现了 7 种能对人致病的冠状病毒，其中 4 种通常只导致轻微的感染症状，而中东呼吸综合征冠状病毒、严重急性呼吸综合征冠状病毒（即"非典病毒"）、SARS - CoV - 2（即"新型冠状病毒"）则可引起严重的呼吸系统症状，甚至出现全身症状。对于新型冠状病毒感染、严重急性呼吸综合征冠状病毒感染和社区获得性冠状病毒，传染源主要是该冠状病毒感染者；对于中东呼吸综合征冠状病毒，感染的骆驼是重要传染源。主要通过飞沫传播、接触传播和气溶胶传播。

10. 军团菌病　是由军团菌引起的急性呼吸道传染病，传播方式主要为经供水系统、空调和雾化吸入而被吸入。年龄大、有免疫低下等疾病者易发。起病表现为高热、寒战、乏力、肌痛、干咳、腹泻，重者可有呼吸困难及神经精神症状。血白细胞计数多增高，中性粒细胞核左移，可伴有肾功能损害。胸片早期为外周性斑片状肺泡内浸润，继而肺实变，下叶较多见。

11. 急性细菌性肺炎　是细菌感染引起的肺部炎症。根据病变累及范围又分为大叶性肺炎和支气管肺炎。患者有发热、咳嗽、咳脓痰，胸片示肺内炎性浸润性阴影，血白细胞计数或中性粒细胞增高，或合格痰标本培养可分离到有意义的病原菌。

12. 局部性感染　以肝脓肿、胆道与泌尿生殖道急性感染、腹腔内脓肿较为常见，急性感染可引起高热、乏力、腰酸、腹痛、恶心、呕吐及其他相伴症状，应观察其体征变化，并反复做有关实验室检查及辅助检查，对病灶的发现均有重要价值。

（1）腹腔内感染或其他部位脓肿　在国外，有人认为腹腔内感染是发热待查中最常见的病因之一，尤其以肝脓肿和膈下脓肿最为多见，其次为盆腔脓肿。如临床上有发热、肝肿大压痛、右横膈活动受限、黄疸等表现，肝脓肿诊断并不困难，但上述常见症状可只出现于疾病的后期，在病程早期，发热可为唯一的症状，肝区疼痛可缺如或晚至发热 3 个月后才出现，但患者的血清 ALP 大多升高，血清白、球蛋白比例下降甚至倒置，肝 CT 及 MRI、肝动脉造影等均有助于早期诊断。

膈下脓肿的临床症状取决于疾病的期限和病变的位置。早期可仅有寒战、发热、白细胞升高等，而无局部定位症状，随病程进展始出现肋下疼痛和压痛、胸膜渗出、下叶肺不张、病侧横膈活动受限或消失。肺、肝联合扫描是诊断膈下脓肿较好的方法。盆腔脓肿可无腹部疼痛，仅以发热为主要表现。必须强调，本病单纯化学药物治疗效果甚微，应及早明确诊断，并做外科引流。

除腹腔脓肿外，有时齿龈脓肿和脑脓肿也可能是原因不明发热的病因。文献中称之为牙源性发热、慢性齿槽瘘及齿龈脓肿，热程可长达数月。

（2）胆道感染　包括上升性胆管炎、胆囊炎、胆石症、胆囊积脓，常有畏寒、寒战、间歇性高热，部分患者可无病变部位疼痛，外周血白细胞计数增高，肝功能大多正常但 ALP 可明显增高，B 超等影像学检查有助于诊断。

（3）慢性尿路感染　可缺少尿路刺激症状，尿常规可以正常（慢性尿路感染可以间歇性排脓尿），但尿培养阳性可以确诊。

13. 真菌感染　长期应用抗生素、糖皮质激素或免疫抑制剂的患者易发生机会性真菌感染。临床表现可有发热持续不退，伴有寒战、盗汗、厌食、体重减轻、全身不适或咳嗽、咳血等，应想到口咽或深部真菌感染的可能，有条件做真菌培养或给予抗真菌药物观察治疗。

（二）非感染性疾病

1. 系统性红斑狼疮（SLE）　多见于年轻女性，发热病程较长。急性发作期有高热，体温可高达39～40℃，多伴有关节酸痛、皮损、面部蝶形红斑、日光过敏、贫血、乏力、肢端动脉痉挛、出血点等。临床及实验室检查显示肝、肾、心、肺等多脏器受损，溶血性贫血，白细胞、血小板减少，红细胞沉降率升高，抗核抗体阳性（阳性率最高），抗平滑肌抗体阳性（特异性最高），骨髓和外周血中找到狼疮细胞，或皮肤活检阳性。

2. 风湿热　多侵犯青少年，发病前往往先有急性咽炎或扁桃体炎病史。为溶血性链球菌感染后引起的全身性变态反应。患者多有发热，多数为不规则热，常伴有游走性关节疼痛、心率增快、心律失常。部分患者于躯干和四肢内侧出现环形红斑。病变关节区可见皮下结节，坚硬无痛、与皮肤不粘连。实验室检查血沉加速、黏蛋白增高、抗链球菌溶血素"O"滴定度升高。

3. 皮肌炎　临床表现多有高热，伴周身不适、极度乏力及对称性全身肌肉剧痛和压痛，患者不能坐立和伸展。

4. 成人斯蒂尔（Still）病　旧名"变异性亚败血症"，以间歇性高热、皮疹及关节症状为主要特征。此外，尚有淋巴结肿大、肝脾肿大，白细胞计数增高，血沉加快，类风湿因子及抗核抗体均阴性，多次血培养阴性，抗生素治疗无效，糖皮质激素治疗有效等特点。

5. 血液病　急性白血病、淋巴瘤、恶性组织细胞增多症、骨髓增生异常综合征、急性再生障碍性贫血、多发性骨髓瘤等血液病可表现为长期发热，发热多为弛张型、间歇型或周期型，发热病程可自数周至数月不退，患者多伴有不同程度的面色苍白、出血倾向、肝脾肿大或淋巴结肿大，往往需做骨髓穿刺、淋巴结活检等检查，有时需反复多次才能确诊。

6. 各种恶性肿瘤　肿瘤患者可出现中度或中度以上的发热，以消化道、呼吸道恶性肿瘤及骨肉瘤、肾癌、肾上腺癌为多见，患者多伴有进行性消瘦、食欲不振和病变脏器的有关症状。

7. 药物热　发热患者使用解热镇痛药、磺胺类、某些抗生素或安眠药等，发热反而持续或又复升，或原先无发热而出现发热者，临床无新的感染证据，伴有多形性皮疹、关节痛、淋巴结肿大及嗜酸性粒细胞增多等表现，患者一般情况尚好，无中毒症状者，应考虑药物热的可能。可在严密观察下停用可疑药物，如数日内体温降至正常，则可做出药物热的诊断。

【治疗原则】

（一）治疗原则

1. 病因治疗的关键是针对病原的治疗，当疑为细菌感染所致高热时，应采集各种培养标本后再给予相应抗菌药物经验治疗。

若病因一时难以查明，可以进行诊断性治疗，即在不影响进一步检查的情况下，可按照可能性较大的病因进行诊断性治疗，期待获得疗效而做出临床诊断。必须指出，诊断性治疗应选用特异性强、疗效确切及安全性高的治疗药物，剂量应充足并完成整个疗程，无特殊原因不得随便更换试验药物，诊断治疗有效后方可作为临床的依据。如对于疑为疟疾的患者，多次血涂片或骨髓涂片中始终未能查见疟原虫，在试用氯喹治疗成功后可做出疟疾的临床诊断。其他如结核病、阿米巴肝脓肿等疾病也是常见的可以采用诊断性治疗的病种，但是对结核病患者进行诊断性治疗时观察时间应足够长，一般以 3~4 周或以上为宜。

2. 不宜盲目退热，热型有助于诊断。

3. 补充营养，系统症状对症处理：发热患者消耗大、入量少，应注意营养补充，并且进行必要的对症处理。

4. 加强护理，防止并发症。

5. 防止高热持续不退：体温 < 39℃ 又不伴有其他严重疾病，不用急于退热。物理降温可作为紧急降温措施，降温效果显著的酒精、温水擦浴及冰袋降温等较为常用。有条件时，同时降低室温（使室温保持在 27℃ 左右），降温效果则更为理想。对于体温 > 39℃，或伴心脏病、妊娠、婴幼儿高热，可行药物降温，如柴胡、对乙酰氨基酚、NSAIDs、激素等。退热药降温致体温骤然下降伴大量出汗时，可发生虚脱或休克。激素可影响热型，延误疾病诊断，还可能加重病情。对有些疾病（如水痘）不能用激素，结核等病在无明确病原前也不能用激素。

（二）注意事项

1. 注重病原学检查的重要性：每一例 FUO 的鉴别，都需要仔细寻找可能的感染性病因，而基本的血培养、尿培养及体液培养、涂片及病原学检查非常重要，尤其是在经验性抗生素使用之前。对于临床结核感染不除外的病例，病原学检查还应包括结核相关的检查。

2. 病因的明确需要一定的时间，病因未明确之前的患者处理同样重要。在进行各种检查以明确病因的同时，需要关注患者的整体状态，补液支持治疗、退热对症治疗、脏器功能的维护非常重要。

3. 老年患者的有创检查需要非常慎重：任何以明确病因为目的的有创检查手段实施前必须充分权衡利弊，考虑老年患者的耐受性及可能的风险，保证老年患者的生活质量有时比病因诊断更加重要。

4. 在病因未明之前，慎用激素：许多诊所对 FUO 病例的常规处理是抗菌药、抗病毒药、类固醇激素的联合应用，其后果非常危险。经过这样处理后，患者的症状可能得到暂时缓解，但许多 FUO 病例因而感染加重、贻误诊治。因此在一般情况下，不主张在病因未明的发热患者中使用激素。少数情况下，病人高度怀疑为药物热、Still 病等变态反应性疾病且病情紧急时，方可在有经验医师的指导下谨慎使用激素类药物。

5. 重视病史及体格检查：尽管医学诊断手段日新月异，但不能替代临床医生的基本功，详细的病史询问和体格检查对于 FUO 病例的诊治尤其重要。病史中，对抗菌药物的反应、牛羊接触史或是体格检查中的心脏杂音等任何微小的信息都可能为病因的迅速查找提供重要依据。病史询问及体格检查不仅在患者新入院时需要认真完成，在鉴别诊断过程中仍需要重复进行。

6. 警惕药物诱发的发热：在其他病因引起的发热中，药物热不少见。在 FUO 病例使用抗生素无效，临床未发现明确感染病灶，同时患者生命体征平稳的情况下，停用所有抗生素及其他不必要药物，以除外药物因素诱发发热的可能。

7. 重视病理检查：许多慢性疾病的临床表现缺乏特异性，因而病理检查对于疾病诊断非常重要。如颞动脉炎可能自身抗体检测阴性，确诊需要颞动脉活检的病理证据。部分淋巴瘤的确诊需要重复淋巴结活检，个别病例甚至需要剖腹探查、脾脏切除等。

8. 对部分症状轻微、经过详细检查仍不能明确病因的发热待查患者，也可在专科门诊进行长期随访而不做特殊处理，确有不少患者发生自愈。

⇒ 案例讨论

　　临床案例　患者，女性，30岁。3日前有进不洁食物史，1日前出现发热，体温39.5℃，腹痛、腹泻、恶心呕吐，伴里急后重，腹痛以脐周为著，为阵发性痉挛性疼痛，呕吐物为胃内容物，大便次数每日20余次，黏液脓血便，左下腹压痛阳性，肠鸣音活跃。血常规：白细胞20×10^9/L，中性粒细胞百分比86%。粪便检查：白细胞18个/高倍视野，红细胞满视野/高倍视野。

　　讨论　1. 该患者的诊断是什么？

　　　　　2. 本病的诊断依据有哪些？

　　　　　3. 为确诊，该患者应进一步做哪些检查？

　　　　　4. 本病应与哪些疾病进行鉴别诊断？

　　　　　5. 本病的治疗原则是什么？

目标检测

答案解析

题库

1. 发热的热型有哪些？

2. 感染性发热的诊断依据是什么？

3. 感染性发热常见于哪些情况？

（李　红）

第二节　抗菌药物的合理应用

PPT

学习目标

　　1. 掌握　抗菌药物的应用原则。

　　2. 熟悉　各种抗菌药物的抗菌谱。

　　3. 了解　抗菌药物在特殊病理、生理状况患者中应用的基本原则。

　　4. 学会抗菌药物的临床合理使用。

　　抗菌药物是指具有杀菌或抑菌活性，主要供全身应用（部分也可用于局部）的各种抗生素和化学合成的药物。其中，抗生素指对某些微生物有杀灭或抑菌作用的微生物产物及抗生素的半合成衍生物。抗菌药物的应用涉及临床各科，正确、合理应用抗菌药物是提高疗效、降低不良反应发生率以及减少或减缓细菌耐药性发生的关键。抗菌药物临床应用是否正确、合理，基于以下两方面：①有无指征应用抗菌药物；②选用的品种及给药方案是否正确、合理。

　　【抗菌药物治疗性应用的基本原则】 ⓔ 微课2

　　（一）诊断为细菌性感染者，方有指征应用抗菌药物

　　根据患者的症状、体征及血、尿常规等实验室检查结果，初步诊断为细菌性感染者以及经病原检查确诊为细菌性感染者，方有指征应用抗菌药物；由真菌、结核分枝杆菌、非结核分枝杆菌、支原体、衣原体、螺旋体、立克次体及部分原虫等病原微生物所致的感染亦有指征应用抗菌药物。缺乏细菌及上述病原微生物感染的证据，诊断不能成立者，以及病毒性感染者，均无指征应用抗菌药物。

发热往往被认为是感染的主要症状。大多数医生一碰到患者发热，就会使用抗生素。但发热不等于存在感染。引起发热的原因中，感染性疾病仅占50%～60%；而非感染性疾病，包括肿瘤性疾病如淋巴瘤、自身免疫性疾病如系统性红斑狼疮、其他疾病如亚急性甲状腺炎等也是引起发热的常见原因。需要根据发热的热型、伴随症状，结合辅助检查、抗生素治疗效果等进行综合评价。

血、尿、粪常规作为三大常规是临床判定患者疾患的最基本指标，其中白细胞的变化与感染密切相关。但白细胞升高不仅见于感染，感染也不一定都有白细胞升高。血管炎、激素治疗后、应激状态以及流行性乙型脑炎、流行性出血热等特殊病毒感染时白细胞可以升高；某些重症感染引起骨髓抑制，特别是金黄色葡萄球菌感染，由于杀白细胞素，也可导致白细胞降低。

临床可通过一些血清标记物来辅助判断炎症的存在。红细胞沉降率和C反应蛋白作为炎症的反应性蛋白，后者较前者更为敏感、出现得更早。纤维蛋白原、血小板和铁蛋白的升高也高度提示炎症反应存在。但上述指标对感染并不特异，同样见于自身免疫性疾病甚至肿瘤性疾病。近年很多单位开展的降钙素原（PCT）测定对细菌感染有提示作用。但其敏感性和特异性的报告各家不同。建议密切结合临床表现并动态观察PCT变化以协助诊断和判断疗效。

（二）尽早查明感染病原，根据病原种类及细菌药物敏感试验结果选用抗菌药物

抗菌药物品种的选用原则上应根据病原菌种类及病原菌对抗菌药物敏感或耐药，即细菌药物敏感试验（以下简称药敏）的结果而定。因此，在有条件的医疗机构，住院患者必须在开始抗菌治疗前，先留取相应标本，立即送细菌培养，以尽早明确病原菌和药敏结果；门诊患者可以根据病情需要开展药敏工作。

危重患者在未获知病原菌及药敏结果前，可根据患者的发病情况、发病场所、原发病灶、基础疾病等推断最可能的病原菌，并结合当地细菌耐药状况先给予抗菌药物经验治疗，获知细菌培养及药敏结果后，对疗效不佳的患者调整给药方案。

（三）按照药物的抗菌作用特点及其体内过程特点选择用药

各种抗菌药物的药效学（抗菌谱和抗菌活性）和人体药代动力学（吸收、分布、代谢和排出过程）特点不同，因此各有不同的临床适应证。临床医师应根据各种抗菌药物的上述特点，按临床适应证正确选用抗菌药物。

（四）抗菌药物治疗方案应综合患者病情、病原菌种类及抗菌药物特点制订

根据病原菌、感染部位、感染严重程度和患者的生理、病理情况制订抗菌药物治疗方案，包括抗菌药物的选用品种、剂量、给药次数、给药途径、疗程及联合用药等。在制订治疗方案时应遵循下列原则。

1. 品种选择　根据病原菌种类及药敏结果选用抗菌药物。抗菌药物包括 β-内酰胺类、氨基糖苷类、大环内酯类、喹诺酮类、林可霉素类、糖肽类、四环素类、氯霉素类、磺胺类、硝咪唑类等十几类药物。每类药物的抗菌谱以及体内的吸收、分布、代谢、排泄过程都各不相同，即使同类药物不同品种间也存在差异，所以抗菌药物要在医生或药师的指导下合理使用。

（1）β-内酰胺类　是化学结构中具有 β-内酰胺环的一大类抗生素，包括青霉素类、头孢菌素类、头霉素、碳青霉烯类、单环 β-内酰胺类及 β-内酰胺酶抑制剂的复方制剂。此类抗生素影响细菌细胞壁的合成，为杀菌剂，具有抗菌活性强、毒性低、临床疗效好等优点。

①青霉素类：青霉素主要作用于革兰阳性球菌和杆菌，包括：A. 不耐酶青霉素，如青霉素 G、普

鲁卡因青霉素、苄星青霉素、青霉素 V；B. 耐酶青霉素，如苯唑西林、氯唑西林、氟氯西林；C. 广谱青霉素，如氨苄西林、阿莫西林、哌拉西林、阿洛西林、美洛西林。其特点为杀菌作用强、毒性低、价格便宜、过敏反应率高，这类药物用前需做皮试。

②头孢菌素类：根据其抗菌谱、抗菌活性、对 β – 内酰胺酶的稳定性以及肾毒性的不同分为四代。

A. 第一代头孢菌素：除耐甲氧西林金黄色葡萄球菌（MRSA）和耐甲氧西林表皮葡萄球菌（MRSE）外，对其他革兰阳性菌都有良好抗菌作用。对革兰阴性菌作用差，仅对部分大肠埃希菌、肺炎链球菌、奇异变形杆菌等有一定作用。血药半衰期大多较短，不易进入脑脊液，某些品种对肾有一定毒性。第一代头孢菌素主要品种有头孢噻吩、头孢唑林、头孢拉定、头孢氨苄（主要供口服）等，临床主要用于治疗金黄色葡萄球菌等敏感细菌所致的呼吸道感染、尿路感染、皮肤软组织感染、败血症、眼耳鼻喉科感染，亦广泛应用于预防外科手术后感染，以头孢唑林应用较多，主要作用于需氧革兰阳性球菌，对 β – 内酰胺酶的稳定性差，对肾具有一定毒性。药物有头孢唑林、头孢噻吩、头孢拉定、头孢氨苄和头孢羟氨苄等。

B. 第二代头孢菌素：对革兰阳性球菌的活性与第一代相仿或略差，对部分革兰阴性杆菌亦具有抗菌活性，对各种 β – 内酰胺酶较稳定，肾毒性小。药物有头孢呋辛、头孢替安、头孢克洛和头孢丙烯等。

C. 第三代头孢菌素：对肠杆菌科细菌等革兰阴性杆菌具有强大抗菌作用，对 β – 内酰胺酶高度稳定，对肾基本无毒性。药物有头孢噻肟、头孢曲松、头孢他啶、头孢哌酮、头孢克肟等，头孢他啶、头孢哌酮尚可用于铜绿假单胞菌所致的各种感染。

D. 第四代头孢菌素：对肠杆菌科细菌的作用与第三代头孢菌素大致相仿，其中对阴沟肠杆菌、产气肠杆菌、柠檬酸菌属等部分菌株的作用优于第三代头孢菌素，对铜绿假单胞菌的作用与头孢他啶相仿，对金黄色葡萄球菌等的作用较第三代头孢菌素略强。药物有头孢吡肟。

③碳青霉烯类：对各种革兰阳性球菌、革兰阴性杆菌（包括铜绿假单胞菌）和多数厌氧菌具强大抗菌活性，对多数 β – 内酰胺酶高度稳定，但对甲氧西林耐药葡萄球菌和嗜麦芽窄食单胞菌等的抗菌作用差。药物有亚胺培南、美罗培南、厄他培南、帕尼培南等。本类药物不宜用于治疗轻症感染，更不可作为预防用药。

④头霉素类抗生素：有头孢西丁、头孢美唑、头孢替坦等。头孢西丁的特点为对革兰阴性杆菌所产生的 β – 内酰胺酶高度稳定，因而对之有较强抗菌活性；对革兰阳性菌的作用与头孢氨苄相似，不及头孢噻吩和头孢孟多；对厌氧菌包括脆弱类杆菌有高度抗菌活性。头孢西丁适用于需氧菌和厌氧菌（尤其是脆弱类杆菌）的混合感染，用于治疗腹腔、妇科生殖道感染可获得满意疗效。头孢美唑对肠杆菌科细菌的作用优于头孢西丁，对脆弱类杆菌的作用与头孢西丁相仿或略差。头孢替坦对多数革兰阳性菌（除肠球菌及 MRSA 外）有中等作用；对革兰阴性菌、厌氧菌包括脆弱类杆菌有显著抗菌作用，与头孢西丁相似。

⑤单环 β – 内酰胺类抗生素：有氨曲南等。抗菌谱狭窄，仅对革兰阴性菌（包括肠杆菌科细菌和铜绿假单胞菌）有较强抗菌作用，对后者的活性与头孢哌酮和哌拉西林相仿而逊于头孢他啶，不动杆菌属、产碱杆菌属和各种厌氧菌对此类抗生素常产生耐药。

（2）氨基糖苷类 广谱，对革兰阴性杆菌具有良好的抗菌活性。常用药物有链霉素、卡那霉素、庆大霉素、妥布霉素、奈替米星、阿米卡星、依替米星等。链霉素、卡那霉素对肠杆菌科和葡萄球菌属细菌有良好抗菌作用，其中，链霉素对葡萄球菌等革兰阳性球菌的作用差，但对结核分枝杆菌有强大作用；庆大霉素、妥布霉素、奈替米星、阿米卡星、依替米星对肠杆菌科细菌和铜绿假单胞菌等革兰阴性杆菌具强大抗菌活性，对葡萄球菌属亦有良好作用 。这类药物均具肾毒性、耳毒性（耳蜗、前庭）和神经肌肉阻滞作用，因此，用药期间应监测肾功能（尿常规、血尿素氮、血肌酐），严密观察患者听力及前庭功能，注意观察神经肌肉阻滞症状，一旦出现上述不良反应先兆时，须及时停药。

（3）大环内酯类　为快速抑菌剂，主要作用于需氧革兰阳性菌和革兰阴性菌、部分厌氧菌、不典型病原体。药物有红霉素、螺旋霉素、交沙霉素、阿奇霉素、克拉霉素、罗红霉素等。阿奇霉素、克拉霉素尚可用于流感嗜血杆菌、卡他莫拉菌所致的社区获得性呼吸道感染，与其他抗菌药物联合用于鸟分枝杆菌复合群感染的治疗及预防。克拉霉素与其他药物联合，可用于幽门螺杆菌感染。

（4）林可霉素类　包括林可霉素及克林霉素，对大多数革兰阳性球菌和某些厌氧菌有抗菌活性，对革兰阴性菌无效；骨组织中浓度高，可透过胎盘和有炎症时的血 – 脑屏障，新生儿、孕妇禁用；可致严重假膜性肠炎。

（5）糖肽类　抗菌谱主要为革兰阳性菌，包含革兰阳性球菌、杆菌和革兰阳性厌氧菌，对革兰阴性菌无效。仅用于严重革兰阳性菌和耐药菌株感染。药物有万古霉素、去甲万古霉素和替考拉宁。

（6）四环素类　为快效抑菌剂，抗菌谱广，除常见致病菌外，对立克次体、支原体属、衣原体属、非典型分枝杆菌属和阿米巴原虫均有抑制作用，但近年来细菌对四环素的耐药现象严重，对大多数常见致病菌所致感染的疗效较以往为差，半合成四环素类的抗菌活性高于四环素，耐药菌株较少，且用药次数少，不良反应轻，已取代四环素和土霉素。该类抗生素品种有金霉素（现已不用）、土霉素、四环素，以及多西环素、米诺环素等半合成四环素类。为治疗布鲁菌病、霍乱、回归热、衣原体感染和立克次体病的首选药，其次用于支原体肺炎，以及敏感细菌所致的呼吸道、胆道、尿路感染等。

（7）氯霉素类　为快速抑菌剂，抗菌谱广，作用于各种需氧菌和厌氧菌，包括革兰阳性和阴性菌，因可引起粒细胞缺乏及再生障碍性贫血，应用普遍减少，现主要用于细菌性脑膜炎、伤寒及其他沙门菌属感染、细菌性眼科感染。

（8）喹诺酮类　为杀菌剂，抗菌谱广，是全合成的化学药物。对革兰阳性和阴性菌均具抗菌作用，对革兰阴性菌尤有强大杀菌作用，某些品种对结核杆菌、支原体、衣原体及厌氧菌亦有作用；与其他抗菌药物间无交叉耐药性；口服吸收良好，部分品种可静脉给药；体内分布广，可透入脑脊液，细胞内浓度亦较高，对细胞内细菌如军团菌、沙门菌、分枝杆菌等的作用良好；多数经肾排除，尿中浓度高；半衰期较长（大多在 3 ~ 7 小时或更长）。目前应用于临床的主要是含氟的喹诺酮类，品种有诺氟沙星、氧氟沙星、环丙沙星、依诺沙星、培氟沙星、诺美沙星和氟罗沙星等，主要用于敏感菌所致各种感染和细胞内病原体感染。近年合成的品种有司帕沙星、莫西沙星、西他沙星和帕珠沙星等，其抗革兰阳性菌、厌氧菌及细胞内病原体的活性增强。喹诺酮类药物在孕妇和小儿骨骼发育不良者不宜应用。大剂量静脉注射可引起抽搐。

（9）磺胺类　为抑菌剂，与 TMP 联合则使细菌的叶酸代谢遭到双重阻断，对某些细菌具杀菌作用。抗菌谱广，对金黄色葡萄球菌、溶血性链球菌、脑膜炎球菌、大肠埃希菌、伤寒沙门菌、志贺菌属等有良好抗菌作用。对肺孢子菌病有特效。磺胺药的品种主要有口服易吸收的磺胺嘧啶（SD）和复方磺胺甲噁唑（SMZ 与 TMP 的复合剂），口服不易吸收的柳氮磺胺吡啶（SASP）以及局部用的磺胺嘧啶银和磺胺醋酰钠等。复方磺胺甲噁唑和磺胺嘧啶主要用于临床多种细菌性感染、肺孢子菌病、弓形虫病和疟疾的治疗。磺胺多辛与乙胺嘧啶联合用于耐药虫株所致疟疾的防治。柳氮磺胺吡啶为治疗非特异性溃疡性结肠炎的首选药物。磺胺药的不良反应主要有药疹、肾脏损害、骨髓抑制、肝脏损害以及胃肠道反应等。

（10）硝咪唑类　对几乎所有厌氧菌都有良好的杀菌作用，对脆弱类杆菌也有作用，对需氧菌无抗氧作用。药物有甲硝唑、替硝唑。

（11）利福霉素类　品种有利福平、利福定、利福喷汀等。主要用于治疗结核病和金黄色葡萄球菌

（包括 MRSA）感染，也可用于其他革兰阳性菌和厌氧菌感染。由于致病菌对之易产生耐药性，需与其他药合用。

（12）多肽类抗生素　抗菌谱不广，但抑菌作用强，属杀菌剂，毒性多较明显，肾损伤尤为突出，适应症较严格。①多黏菌素：多黏菌素 B 和 E 的抗菌谱相似，抗菌活性以前者为强。对绝大多数肠杆菌科细菌（除变形杆菌和沙雷菌属外）及铜绿假单胞菌高度敏感。②万古霉素与去甲万古霉素：仅用于严重革兰阳性菌感染，特别是 MRSA、MRSE 及肠球菌感染。口服对难辨梭状芽孢杆菌所致的假膜性肠炎具良好疗效。③替考拉宁：对革兰阳性需氧和厌氧菌具强大作用，对大多数敏感菌的抗菌活性比万古霉素强 2~4 倍，不良反应较万古霉素低，因此可作为万古霉素的替代用药。

（13）其他类抗生素　磷霉素抗菌谱广，对金黄色葡萄球菌等革兰阳性菌、革兰阴性菌及铜绿假单胞菌均有抗菌活性。但作用较弱，与青霉素类、头孢菌素类、氨基糖苷类以及万古霉素等合用可增强抗菌活性，呈现协同作用。与其他抗菌药间无交叉耐药性，口服吸收不受食物影响。体内分布广，可通过炎症脑膜，脑脊液浓度可达血浓度的 50%，毒性低微，适用于敏感细菌所致的各种感染。

（14）抗结核药物　异烟肼对细胞内外的结核菌均有杀菌作用，口服后吸收迅速而完全，药物在体内分布广，可透过血 - 脑屏障，脑膜炎症时脑脊液浓度几乎与血浓度相等，亦可通过胎盘进入胎儿体内。对肝和周围神经有损害。此外尚有利福平、链霉素、对氨基水杨酸（PAS）、乙胺丁醇、吡嗪酰胺等。PAS 为抑菌剂，仅对细胞外结核菌有抑制作用，其抗菌活性不如链霉素和异烟肼，单用易导致耐药株的产生，与异烟肼、链霉素有协同作用；口服吸收好，体内分布广，但脑脊液中药物浓度低。乙胺丁醇口服吸收迅速而完全，脑膜有炎症时，有少量药物进入脑脊液，每日剂量 >25mg/kg 时较易发生球后视神经炎，中毒剂量与治疗剂量接近，应严格按体重计算给药量，12 岁以下小儿不宜应用。吡嗪酰胺口服吸收良好，现已成为结核病化疗特别是短程化疗的主药之一；代谢静止的结核杆菌对其有抵抗，故长程疗法中应用价值不高；单独应用极易产生耐药性。

（15）抗真菌药　最有效的控制深部真菌感染药为两性霉素 B，属多烯类抗生素，抗菌谱广，但毒性大，应用受到限制。近年所开发的两性霉素 B 含脂复合制剂的安全性明显提高，包括两性霉素 B 脂质复合体（ABLC）、两性霉素 B 胶样分散体（ABCD）和两性霉素 B 脂质体（L - AmB）。制霉菌素亦属多烯类抗生素，可制成混悬剂、软膏、阴道栓剂等局部应用。氟胞嘧啶毒性小，但其抗真菌谱窄，且真菌易对之产生耐药性，故需与两性霉素 B 合用。吡咯类抗真菌药的抗真菌谱广，真菌对其产生耐药性较缓慢，毒性也小。目前在临床上作为全身用药最常见的品种为氟康唑，用于各种真菌感染如隐球菌病、慢性黏膜皮肤念珠菌病和播散性念珠菌病等。伊曲康唑是轻、中度组织胞浆菌病、芽生菌病的首选药，对各种类型曲霉病也有效。伊曲康唑有口服和注射两种剂型，片剂的口服吸收不完全，其混悬口服液的吸收较好。伏立康唑对曲霉属、隐球菌、足分支菌属、着色菌属等均有较强抗菌活性，可口服或静脉使用，药物组织分布广（包括脑和脑脊液），安全性较好，体内外试验显示，伏立康唑对曲霉菌的抗菌活性要优于两性霉素 B 和伊曲康唑。棘白菌素类药物有卡泊芬净、米卡芬净和安妮芬净，为广谱抗真菌药物，对假丝酵母菌、曲霉属、组织胞浆菌属及肺孢子菌等均具有强大抗菌活性，但对新型隐球菌无抗菌作用；口服不吸收，需要静脉注射给药；临床主要用于假丝酵母菌、曲霉菌感染以及免疫抑制个体真菌感染的预防用药。

2. 给药剂量　按各种抗菌药物的治疗剂量范围给药。治疗重症感染（如败血症、感染性心内膜炎等）和抗菌药物不易达到的部位的感染（如中枢神经系统感染等），抗菌药物剂量宜较大（治疗剂量范围高限）；而治疗单纯性下尿路感染时，由于多数药物尿药浓度远高于血药浓度，则可应用较小剂量（治疗剂量范围低限）。

3. 给药途径

（1）轻症感染可接受口服给药者，应选用口服吸收完全的抗菌药物，不必采用静脉或肌内注射给药。重症感染、全身性感染患者初始治疗应予静脉给药，以确保药效；病情好转能口服时，应及早转为口服给药。

（2）抗菌药物的局部应用宜尽量避免：皮肤黏膜局部应用抗菌药物后，很少被吸收，在感染部位不能达到有效浓度，反易引起过敏反应或导致耐药菌产生，因此，治疗全身性感染或脏器感染时应避免局部应用抗菌药物。抗菌药物的局部应用只限于少数情况，例如全身给药后在感染部位难以达到治疗浓度时可加用局部给药作为辅助治疗。此情况见于治疗中枢神经系统感染时，某些药物可同时鞘内给药；包裹性厚壁脓肿脓腔内注入抗菌药物以及眼科感染的局部用药等。某些皮肤表层及口腔、阴道等黏膜表面的感染可采用抗菌药物局部应用或外用，但应避免将主要供全身应用的品种作局部用药。局部用药宜采用刺激性小、不易吸收、不易导致耐药性和不易致过敏反应的杀菌剂，青霉素类、头孢菌素类等易产生过敏反应的药物不可局部应用，氨基糖苷类等耳毒性药不可局部滴耳。

4. 给药次数　为保证药物在体内能最大限度地发挥药效，杀灭感染灶病原菌，应根据药代动力学和药效学相结合的原则给药。青霉素类、头孢菌素类和其他 β – 内酰胺类、红霉素、克林霉素等消除半衰期短者，应一日给药多次。氟喹诺酮类、氨基糖苷类等可一日给药一次（重症感染者例外）。

5. 疗程　抗菌药物疗程因感染不同而异，一般宜用至体温正常、症状消退后 72~96 小时，对特殊情况应妥善处理。但是，败血症、感染性心内膜炎、化脓性脑膜炎、伤寒、布鲁菌病、骨髓炎、溶血性链球菌咽炎和扁桃体炎、深部真菌病、结核病等需较长的疗程方能彻底治愈，并应防止复发。

6. 抗菌药物的联合应用要有明确指征　单一药物可有效治疗的感染，不需联合用药，仅在下列情况时有联合用药指征：①原菌尚未查明的严重感染，包括免疫缺陷者的严重感染；②单一抗菌药物不能控制的需氧菌及厌氧菌混合感染，2 种或 2 种以上病原菌感染；③单一抗菌药物不能有效控制的感染性心内膜炎或败血症等重症感染；④需长程治疗，但病原菌易对某些抗菌药物产生耐药性的感染，如结核病、深部真菌病。

由于药物协同抗菌作用，联合用药时应将毒性大的抗菌药物剂量减少，如两性霉素 B 与氟胞嘧啶联合治疗隐球菌脑膜炎时，前者的剂量可适当减少，从而减少其毒性反应。联合用药时宜选用具有协同或相加抗菌作用的药物联合，如青霉素类、头孢菌素类等其他 β – 内酰胺类与氨基糖苷类联合，两性霉素 B 与氟胞嘧啶联合。联合用药通常采用 2 种药物联合，3 种及 3 种以上药物联合仅适用于个别情况，如结核病的治疗。此外必须注意，联合用药后药物不良反应将增多。

【抗菌药物预防性应用的基本原则】

（一）内科领域

有明确应用预防性抗菌药物的指征者仅限于少数情况，如粒细胞缺乏的血液肿瘤患者、骨髓移植患者、器官移植患者等有感染高危因素者在一定时期内的预防用药，可能减少细菌或真菌感染的机会。对病毒性感染、昏迷、休克、心功能衰竭及肿瘤常规放化疗等患者不宜预防性应用抗菌药物。

（二）外科领域

抗菌药物可用于预防手术后感染，但应明确使用时机和时间。国内外绝大部分关于抗菌药物预防手术后感染的指南认为，在手术切开前 1 小时内用药，如果手术持续时间超过抗菌药物 2 个半衰期，可给予第二次剂量。一般在手术后 24 小时停止抗菌药物预防性应用，个别情况可持续至 48 小时。抗菌药物的选择视预防目的而定。为预防术后切口感染，应针对金黄色葡萄球菌选用药物。预防手术部位感染或全身性感染，则需依据手术野污染或可能的污染菌种类选用，如结肠或直肠手术前应选用对大肠埃希菌和脆弱类杆菌有效的抗菌药物。选用的抗菌药物必须是疗效肯定、安全、使用方便且价格相对较低的品种。术前已存在感染，如腹腔脏器穿孔腹膜炎、脓肿切除术、气性坏疽截肢技术等，或手术结束后继续有污染者，术后应继续使用抗生素直至感染治愈，此为抗菌药物治疗性应用，不属预防应用范畴。

【抗菌药物在特殊病理、生理状况患者中应用的基本原则】

（一）肾功能减退患者抗菌药物的应用

1. 基本原则 许多抗菌药物在人体内主要经肾排出，而某些抗菌药物具有肾毒性，肾功能减退的感染患者应用抗菌药物的原则如下。

（1）尽量避免使用肾毒性抗菌药物，确有应用指征时，必须调整给药方案。

（2）根据感染的严重程度、病原菌种类及药敏试验结果等选用无肾毒性或肾毒性低的抗菌药物。

（3）根据患者肾功能减退程度以及抗菌药物在人体内的排出途径调整给药剂量及方法。

2. 抗菌药物的选用及给药方案调整 根据抗菌药物体内过程特点及其肾毒性，肾功能减退时抗菌药物的选用有以下几种情况。

（1）主要由肝胆系统排泄或由肝脏代谢，或经肾脏和肝胆系统同时排出的抗菌药物用于肾功能减退者，维持原治疗量或剂量略减。

（2）主要经肾排泄，药物本身并无肾毒性或仅有轻度肾毒性的抗菌药物，肾功能减退者可应用，但剂量需适当调整。

（3）肾毒性抗菌药物避免用于肾功能减退者，如确有指征使用该类药物时，需进行血药浓度监测，据以调整给药方案，达到个体化给药；也可按照肾功能减退程度（以内生肌酐清除率为准）减量给药，疗程中需严密监测患者肾功能。

（二）肝功能减退患者抗菌药物的应用

肝功能减退时，抗菌药物的选用及剂量调整需要考虑肝功能减退对该类药物体内过程的影响程度以及肝功能减退时该类药物及其代谢物发生毒性反应的可能性。由于药物在肝脏内代谢过程复杂，不少药物的体内代谢过程尚未完全阐明，根据现有资料，肝功能减退时抗菌药物的应用有以下几种情况。

1. 主要由肝脏清除的药物，肝功能减退时清除明显减少，但并无明显毒性反应发生，肝病时仍可正常应用，但需谨慎，必要时减量给药，治疗过程中需严密监测肝功能。红霉素等大环内酯类（不包括酯化物）、林可霉素、克林霉素属此类。

2. 药物主要经肝脏或有相当量经肝脏清除或代谢，肝功能减退时清除减少，并可导致毒性反应的发生，肝功能减退患者应避免使用此类药物，氯霉素、利福平、红霉素酯化物等属此类。

3. 药物经肝、肾两途径清除，肝功能减退者药物清除减少，血药浓度升高，同时有肾功能减退的患者血药浓度升高尤为明显，但药物本身的毒性不大，严重肝病患者尤其肝、肾功能同时减退的患者在使用此类药物时需减量应用。经肾、肝两途径排出的青霉素类、头孢菌素类均属此种情况。

4. 药物主要由肾排泄，肝功能减退者不需调整剂量。氨基糖苷类抗生素属此类。

（三）老年患者抗菌药物的应用

由于老年人组织器官呈生理性退行性变，免疫功能也见减退，一旦罹患感染，在应用抗菌药物时需注意以下事项。

1. 老年人肾功能呈生理性减退，按一般常用量接受主要经肾排出的抗菌药物时，由于药物自肾排出减少，导致在体内积蓄，血药浓度增高，容易有药物不良反应的发生。因此，老年患者尤其是高龄患者接受主要经肾排出的抗菌药物时，应按轻度肾功能减退情况减量给药，可用正常治疗量的 1/2~2/3。青霉素类、头孢菌素类和其他 β - 内酰胺类的大多数品种即属此类情况。

2. 老年患者宜选用毒性低并具杀菌作用的抗菌药物，青霉素类、头孢菌素类等 β - 内酰胺类为常用药物，毒性大的氨基糖苷类、万古霉素、去甲万古霉素等药物应尽可能避免应用，有明确应用指征时在严密观察下慎用，同时应进行血药浓度监测，据此调整剂量，使给药方案个体化，以达到用药安全、有效的目的。

（四）新生儿患者抗菌药物的应用

新生儿期一些重要器官尚未完全发育成熟，在此期间其生长发育随日龄增加而迅速变化，因此，新生儿感染使用抗菌药物时需注意以下事项。

1. 新生儿期肝、肾均未发育成熟，肝酶的分泌不足或缺乏，肾清除功能较差，因此，新生儿感染时应避免应用毒性大的抗菌药物，包括主要经肾排泄的氨基糖苷类、万古霉素、去甲万古霉素等以及主要经肝代谢的氯霉素。确有应用指征时，必须进行血药浓度监测，据此调整给药方案，个体化给药，以确保治疗安全有效。不能进行血药浓度监测者，不可选用上述药物。

2. 新生儿期避免应用或禁用可能发生严重不良反应的抗菌药物。可影响新生儿生长发育的四环素类、喹诺酮类禁用，可导致胆红素脑病及溶血性贫血的磺胺类药和呋喃类药避免应用。

3. 新生儿期由于肾功能尚不完善，主要经肾排出的青霉素类、头孢菌素类等 β - 内酰胺类药物需减量应用，以防止药物在体内蓄积而导致严重中枢神经系统毒性反应的发生。

4. 新生儿的体重和组织器官日益成熟，抗菌药物在新生儿的药代动力学亦随日龄增长而变化，因此，使用抗菌药物时应按日龄调整给药方案。

（五）小儿患者抗菌药物的应用

小儿患者在应用抗菌药物时应注意以下几点。

1. 氨基糖苷类抗生素 该类药物有明显耳、肾毒性，小儿患者应尽量避免应用。临床有明确应用指征且又无其他毒性低的抗菌药物可供选用时，方可选用该类药物，并在治疗过程中严密观察不良反应。有条件者应进行血药浓度监测，根据其结果进行个体化给药。

2. 万古霉素和去甲万古霉素 该类药也有一定的肾、耳毒性，小儿患者仅在有明确指征时方可选用。在治疗过程中应严密观察不良反应，并应进行血药浓度监测，个体化给药。

3. 四环素类抗生素 可导致牙齿黄染及牙釉质发育不良。不可用于 8 岁以下小儿。

4. 喹诺酮类抗菌药 由于对骨骼发育可能产生的不良影响，该类药物避免用于 18 岁以下未成年人。

（六）妊娠期和哺乳期患者抗菌药物的应用

1. 妊娠期患者抗菌药物的应用 需考虑药物对母体和胎儿两方面的影响。

（1）对胎儿有致畸或明显毒性作用者，如四环素类、喹诺酮类等，妊娠期避免应用。

（2）对母体和胎儿均有毒性作用者，如氨基糖苷类、万古霉素、去甲万古霉素等，妊娠期避免应用；确有应用指征时，须在血药浓度监测下使用，以保证用药安全有效。

（3）药毒性低，对胎儿及母体均无明显影响，也无致畸作用者，妊娠期感染时可选用。青霉素类、头孢菌素类等 β - 内酰胺类和磷霉素等均属此种情况。美国食品药品管理局（FDA）将药物按照在妊娠期应用时的危险性分为 A、B、C、D 及 X 类，可供药物选用时参考。

2. 哺乳期患者抗菌药物的应用 哺乳期患者接受抗菌药物后，药物可自乳汁分泌。通常母乳中的药物含量不高，不超过哺乳期患者每日用药量的 1%；少数药物乳汁中分泌量较高，如氟喹诺酮类、四环素类、大环内酯类、氯霉素、复方磺胺甲噁唑、甲氧苄啶、甲硝唑等。青霉素类、头孢菌素类等 β - 内酰胺类和氨基糖苷类等在乳汁中含量低。然而无论乳汁中药物浓度如何，均存在对乳儿潜在的影响，并可能出现不良反应，如氨基糖苷类抗生素可导致乳儿听力减退，氯霉素可致乳儿骨髓抑制，复方磺胺甲噁唑等可致胆红素脑病、溶血性贫血，四环素类可致乳齿黄染，青霉素类可致过敏反应等。因此，治疗哺乳期患者时应避免选用氨基糖苷类、喹诺酮类、四环素类、氯霉素、磺胺药等。哺乳期患者应用任何抗菌药物时，均宜暂停哺乳。

【抗菌药物临床应用策略】

（一）经验性治疗

在获得病原菌药敏试验结果前，先根据临床诊断和当地细菌耐药情况进行经验性治疗。

（二）降阶梯治疗

对于威胁生命的严重感染，或具有高死亡风险的患者（老年人、合并多脏器衰竭及有休克表现等），一般须首先采用足量的广谱抗菌药物，以覆盖较多的病原菌，必要时可联合用药。一旦获得病原菌药敏试验后，再调整为较为价廉的敏感药物。如果开始治疗时抗生素的抗菌谱覆盖不够，可能增加患者死亡率。

（三）序贯治疗

在感染性疾病治疗初期应用静脉给药，以确保药效；病情好转时转为口服给药，可获得相似于全程静脉给药的疗效，还可缩短住院时间，减少医疗费用。

（四）抗菌药物联合应用

对病因未明的威胁生命的严重感染，应联合用药以尽量覆盖可能的菌谱；单一抗菌药物不能有效控制的感染性心内膜炎或败血症等重症感染；单一抗菌药不能控制的混合感染，如腹腔、生殖道感染可能存在需氧菌（大肠埃希菌、产气杆菌、肠球菌属等）和厌氧菌（脆弱类杆菌、消化链球菌等）混合感染，可联合应用 β - 内酰胺类与克林霉素或甲硝唑；结核病的治疗等。作用机制相同的抗菌药物一般不宜合用，以免增加毒性反应，或因竞争同一靶位而出现拮抗现象。抗菌谱相同的药物无联合使用的理由。

（五）策略性换药

停用耐药抗生素，换用敏感药物，其目的为降低耐药发生率，提高临床治愈率。停用耐药抗生素一定时间后，细菌可能恢复对其敏感性。

目标检测

答案解析

题库

1. 抗菌药物使用的基本原则是什么？
2. 抗菌药物临床应用策略有哪些？

（李 红）

第三节 败血症 微课3

PPT

学习目标

1. **掌握** 败血症的临床特征、诊断与鉴别诊断要点、治疗原则。
2. **熟悉** 败血症的病原学。
3. **了解** 败血症的发病机制。
4. 学会败血症的临床诊断思路，具备基本的诊疗处置能力。

败血症（septicemia）是指病原微生物侵入血液循环并在血液中持续生长繁殖，产生大量毒素和代谢产物而引起严重毒血症症状的感染性全身炎症反应综合征（systemic inflammatory response syndrome，SIRS）。败血症的病原菌通常为细菌、真菌或分枝杆菌等。临床表现一般为急性起病，以寒战、高热、呼吸急促、心动过速、皮疹、关节肿痛及肝脾肿大为特征。部分重症患者可并发感染性休克、DIC 和急性多器官功能衰竭。败血症是一种严重的血流感染，即使给予合理的抗菌药物治疗，病死率仍较高。

【诊断名称的定义】

若病原微生物进入血液循环后迅速被机体免疫功能所清除，未引起明显毒血症的感染，称菌血症（bacteremia）。如果机体的免疫功能与病原菌之间失去平衡，则菌血症可以发展为败血症。菌血症和败血症统称为血流感染。病原微生物入侵血液循环引起血流感染（bloodstream infections，BSI）是导致败血症的重要过程。病原菌感染后，由于炎症介质激活和释放而引起寒战、发热、严重毒血症症状、皮肤瘀点、肝脾肿大和白细胞增高等毒血症的临床表现，则称败血症。当败血症患者的细菌栓子随血液循环导致可迁徙性炎症，全身多处脓肿形成，称脓毒败血症（septicopyemia）。当病原菌感染引起的毒血症导致组织灌流不足或器官功能障碍，引起感染性休克或一个以上器官衰竭者，则称严重败血症（severe sepsis）。严重败血症可发生急性呼吸窘迫综合征（ARDS）、DIC 和多器官功能障碍综合征（multiple organ dysfunction syndrome，MODS）等并发症。BSI 也可以划分为社区获得性血流感染与医院内血流感染。由血管内导管置入引起的导管相关性血流感染（catheter related blood stream infection，CRBSI）是主要的医院内血流感染。SIRS 是由于各种严重的临床损伤而导致的全身性炎症反应综合征，引起 SIRS 的原因有感染和非感染两大类。脓毒症的定义则泛指任何病原体，包括细菌、真菌、病毒、寄生虫等感染引起的 SIRS。败血症和脓毒败血症实质上包含于脓毒症的范畴，目前已经有相关指南建议以脓毒症或血流感染取代败血症的称谓，但尚未达成一致意见。

在某些传染病的病程中也可有败血症期或型，但不包括在败血症之内，因已习惯用其病名，如鼠疫、炭疽、伤寒、钩端螺旋体病等。

【病原学】

常见的病原微生物有以下四类。

（一）革兰阳性球菌

主要是葡萄球菌、肠球菌和链球菌，最常见的是金黄色葡萄球菌，尤其是耐甲氧西林的金黄色葡萄球菌（methicillin - resistant staphylococcus aureus，MRSA），耐甲氧西林的凝固酶阴性葡萄球菌（methicillin - resistant coagulase - negative staphylococci，MRCNS）等，肺炎链球菌可引起免疫缺陷者及老年人发生败血症，B 组溶血性链球菌可引起婴幼儿败血症。近年来，关于耐青霉素的肺炎链球菌、肠球菌属细菌败血症的报道呈逐年增高趋势。国内近年来医院感染金黄色葡萄球菌败血症中，50% 左右为 MRSA，凝固酶阴性葡萄球菌中 MRCNS 占 80% 左右。尤其是近年来出现的对万古霉素中介的金葡菌及耐万古霉素的金黄色葡萄球菌更是给临床医师带来极大挑战。肠球菌耐药性也呈上升趋势，尤其是出现了耐万古霉素肠球菌，给临床治疗带来了困难。肺炎链球菌、草绿色链球菌和溶血性链球菌对青霉素的敏感率也呈下降趋势。

（二）革兰阴性菌

最常见的是肠杆菌科细菌，如大肠埃希菌属、肠杆菌属、克雷伯菌属、流感嗜血杆菌；非发酵革兰阴性菌，如假单胞菌属、不动杆菌属、嗜麦芽窄食单胞菌、洋葱伯克霍德菌、产碱杆菌属等。近年来，产 AmpC β - 内酰胺酶的革兰阴性杆菌，产超广谱 β - 内酰胺酶（ESBLs）的肺炎克雷伯菌，多重耐药（multi - drug resistant，MDR）或泛耐药（extensively - drug resistant，XDR）或全耐药（pandrug resistance，PDR）的铜绿假单胞菌、产气杆菌、阴沟肠杆菌、溶血/鲍曼不动杆菌等所致败血症有明显增多趋势。

（三）厌氧菌

占败血症的10%左右，主要为脆弱类杆菌、梭状芽孢杆菌属，其次为消化链球菌及产气荚膜梭菌等。由于厌氧菌培养技术较为复杂，实际发生率可能更高。

（四）真菌

白色假丝酵母菌占绝大多数，热带假丝酵母菌、毛霉菌等也可引起败血症。肝肾等器官移植后及肿瘤患者可发生曲霉菌或马尔尼菲蓝状菌败血症。

近年来，需氧菌与厌氧菌、革兰阴性菌与革兰阳性菌以及细菌与真菌等多种病原菌混合感染病例逐渐增加。在同一份血标本或3日内从同一患者不同血标本中培养分离出两种或两种以上致病菌称为复数菌败血症。致病菌种类因年龄、性别、感染病灶、原发疾病及免疫功能状态等的不同而有所差异。

【发病机制与病理解剖】

（一）发病机制

病原菌经各种途径进入血液循环后是否引起败血症，与致病菌的数量、毒力以及人体的免疫防御功能及遗传易感多态性等多种因素密切相关。

1. 人体的免疫防御功能

（1）皮肤与黏膜屏障的防御作用　完整的皮肤和黏膜是防止细菌入侵的天然屏障，可阻止病原菌的侵入，皮肤还能分泌如乳酸、脂肪酸、溶菌酸等抑菌或杀菌物质。当皮肤黏膜有破损或发生化脓性炎症时，细菌则容易侵入体内，例如严重烧伤造成皮肤大面积创面，加上血浆渗出有利于细菌繁殖与入侵。挤压皮肤疖肿或痤疮也易引起败血症。尿路、胆道或胃肠道黏膜的破损除易引起细菌感染外，如同时有机械性梗阻如结石嵌顿、通道狭窄等，可因内容物或排泄物积滞、内脏压力增高、管壁紧张等而使细菌易于侵入血液循环。

（2）机体的免疫防御功能　人体的免疫反应可分为非特异性免疫反应及特异性免疫反应两种，后者又可分为细胞免疫与体液免疫两方面。当机体免疫功能下降时，不能充分发挥其吞噬杀灭细菌的作用，即使入侵的细菌量较少、致病力不强，也能引起败血症。各种不同的原发疾病可造成相应的免疫功能异常，不同的免疫功能缺陷有利于某些致病菌感染的发生，如：①各种黏膜分泌物中分泌型免疫球蛋白（IgA）减少，可使细菌易入侵呼吸道或肠道等而发生感染，低丙种球蛋白血症者易发生肺炎链球菌、流感嗜血杆菌、金黄色葡萄球菌等的感染；②急性白血病及肿瘤化疗时颗粒细胞减少，吞噬细胞功能障碍，易发生革兰阴性杆菌、金黄色葡萄球菌及真菌的感染；③多发性骨髓瘤及慢性淋巴细胞性白血病者体液免疫受损，易感染有荚膜的细菌；④霍奇金淋巴瘤、AIDS和器官移植者细胞免疫功能缺损，易造成细胞内生长的微生物，如单核细胞增多性李斯特菌、念珠菌、隐球菌和军团菌等的感染；⑤脾切除及镰状细胞贫血患者因补体功能受损，也易感染有荚膜细菌。

人体免疫功能不足的因素主要有：①先天性免疫功能不足，如原发性低丙种球蛋白血症；②婴幼儿，其神经系统未发育完善，免疫功能不足，加之皮肤黏膜屏障功能差，发生败血症的概率较高；③各种严重的慢性疾病如糖尿病、肝硬化、肾病综合征、血液病及恶性肿瘤等由于代谢紊乱、免疫球蛋白合成减少、网状内皮细胞功能低下及粒细胞吞噬功能减弱等原因，常易发生感染及败血症，肝硬化患者因有侧支循环形成，从肠道进入门静脉的病原菌可不经肝脏直接进入体循环而引起败血症；④免疫抑制剂的应用，如肾上腺糖皮质激素、抗代谢药、抗肿瘤药物及放射治疗等均可降低免疫功能，使患者较易发生败血症。

2. 细菌数量和毒力因素　临床表现的轻重缓急与病原菌的毒力和数量有关。毒力强或数量多的致病菌进入机体，引起败血症的可能性较大。革兰阴性杆菌所产生的内毒素能损伤心肌及血管内皮，激活内源性凝血系统，促使血管活性物质的释放，导致微循环障碍、感染性休克及 DIC。铜绿假单胞菌分泌内、外毒素及蛋白分解酶，可造成坏死性皮肤损害及严重的脏器损伤。革兰阳性菌主要产生外毒素而致病，如金黄色葡萄球菌可产生多种酶和毒素，如血浆凝固酶、α 溶血素和肠毒素等，有助于细菌的生长、繁殖和扩散，导致严重的败血症，其产生的肠毒素 F 与中毒性休克综合征有关。某些细菌如肺炎链球菌因具有荚膜，可抑制人体的吞噬功能，拮抗体液中杀菌物质的作用。

3. 各种医源性因素　随着各种诊疗技术在临床应用的增多，治疗方法的不断更新，各种病原菌尤其是条件致病菌所引起的医源性感染也逐渐增多。例如抗生素的广泛使用及不合理使用，使得正常菌群的生长受到抑制，而耐药菌株增多，容易发生耐药菌败血症或真菌败血症；各种手术操作及内窥镜检查、静脉插管、血液透析或腹膜透析、人工瓣膜等装置的放置以及静脉输液、输血等诊疗技术操作的开展，增加了细菌进入血液循环的机会。接受这些检查及治疗的患者病情多数较重，机体防御功能差，而医院感染的细菌又常为耐药菌，因此，医源性血流感染是当前的重要问题。

4. 病原菌的入侵途径　各种病原菌的入侵途径及特点有所不同。大肠埃希菌及某些革兰阴性杆菌败血症多继发于胆道、肠道或泌尿生殖道炎症。金黄色葡萄球菌败血症多来自皮肤化脓性炎症、烧伤创面感染、肺炎、中耳炎、口咽部炎症及女性生殖道炎症。凝团肠杆菌等多由输液污染入侵。铜绿假单胞菌败血症常继发于尿路、呼吸道及皮肤创面感染，也常发生于血液病及恶性肿瘤的病程中。厌氧菌败血症常来源于肠道、腹腔及女性生殖道炎症。真菌败血症多继发于口腔、肠道及呼吸道感染。

（二）病理生理

败血症的病理生理过程为多因素综合作用的结果，微生物及其胞壁产物包括革兰阴性菌的脂多糖（LPS），革兰阳性菌的肽聚糖、胞壁酸复合物及真菌的多肽等，可激活细胞因子、补体、凝血系统、激肽、内啡肽、交感神经系统，产生各种生物活性物质并相互作用，引起一系列病理生理效应，其作用的靶器官是血管内皮细胞和微循环。当 LPS 等与宿主效应细胞，如中性粒细胞、单核细胞、巨噬细胞等接触数分钟至数小时，即可诱导一些细胞因子如肿瘤坏死因子（TNF - α）、白介素 1（IL - 1）、干扰素（IFN）和各种集落刺激因子的产生。其中，TNF - α 在革兰阴性杆菌败血症的病理生理改变中起关键性作用。TNF - α 等细胞因子通过血小板活化因子（PAF）使白细胞趋化、聚集、活化、黏附血管内皮细胞、损伤血管内皮细胞，造成毛细血管壁完整性破坏及血管内液外渗而导致微循环障碍，补体系统 C3a 及 C5a 的激活加重了微循环障碍。此时早期心搏出量增加，外周阻力降低，有效循环血容量减少，细胞缺氧，心、脑、肾等器官受损，出现乳酸酸中毒等。血容量减少又反射性地兴奋交感肾上腺髓质系统，使外周阻力增加，加重了微循环障碍，使组织缺氧加重，此种情况常见于重症革兰阴性败血症及感染性休克患者。

（三）病理解剖

败血症的病理改变因致病菌种类、病程长短、有无原发病灶及迁徙病灶等而异。病原菌的毒素可致组织和脏器细胞变性、坏死，心、肝、肾等脏器的实质细胞有浑浊肿胀、灶性坏死和脂肪变性。毛细血管受损造成皮肤黏膜瘀点、皮疹和肺间质水肿。有些病原菌本身可特别集中于某些组织，造成局部迁徙性病灶如脑膜炎、肺炎、心内膜炎、肝脓肿、脑脓肿及皮下软组织脓肿等，并可引起骨髓炎、心内膜炎等。重型败血症可进一步发展为感染性休克、DIC、多器官衰竭，并出现相应的病理改变。

【临床表现】

败血症多起病急骤，大多无明确的潜伏期，发病前常有原发感染灶或引起感染的诱因，多无特异的临床表现。轻者仅具全身性感染症状，重者可造成心、肝、肾、肺等脏器损害及感染性休克和DIC发生。各种致病菌所造成的败血症，既具有相同的临床表现，彼此间又有一定的差异性。

（一）主要临床表现

1. 发热和毒血症症状 发热和寒战是败血症的常见症状，热型以弛张热和间歇热多见，少数呈稽留热、不规则热和双峰热，后者多见于革兰阴性杆菌败血症。起病多急骤，发热同时伴有不同程度的毒血症症状，如头痛、恶心、呕吐、腹胀、腹痛、周身不适、肌肉及关节疼痛等。脉率大多与热度呈比例增快，但大肠埃希菌和产碱杆菌等所致的血症可出现与伤寒类似的相对缓脉。严重者可出现中毒性脑病、心肌炎、肺炎、肠麻痹、感染性休克及DIC等。部分患者体温不升甚至低于正常，以老年体弱者、慢性重症疾病及免疫力严重低下者多见，且预后不佳。

2. 过度换气和精神状态改变 过度换气是败血症极其重要的早期体征，甚至可出现在发热和寒战前，由于过度换气，可导致呼吸性碱中毒。早期精神状态改变仅表现为定向障碍或性格改变，后期可出现显著的感觉迟钝甚至昏迷。常无神经系统的定位体征，精神状态改变尤易发生于婴幼儿、老年人及原有中枢神经系统疾病者。

3. 皮疹 部分患者可出现皮肤损害，表现多种多样，以瘀点最为多见，多分布于躯干、四肢、眼结膜、口腔黏膜等处，为数不多。金黄色葡萄球菌败血症和链球菌败血症可有荨麻疹、猩红热皮疹和脓疱疹等。铜绿假单胞菌败血症可出现"牛眼样"皮损，称坏疽性脓疱，从水疱发展而来，皮损呈圆形或卵圆形，直径1~5cm，边缘隆起，周围皮肤呈红斑和硬结或红晕样改变，中心为坏死性溃疡。

4. 关节症状 多见于革兰阳性球菌、脑膜炎球菌、产碱杆菌等引起的败血症，表现为大关节红、肿、热、痛和活动受限，甚至并发关节腔积液、积脓。

5. 肝脾肿大 一般仅轻度肿大。当发生中毒性肝炎、肝脓肿时肝脏肿大明显，并可出现黄疸。

6. 迁徙性病灶 随病原菌而不同。多表现为皮下脓肿、肺炎、肺脓肿、化脓性关节炎、骨髓炎、脑膜炎、感染性心膜炎等。

7. 感染性休克 见于1/5~1/3的败血症患者，系严重毒血症所致。有些败血症起病时即表现为休克或快速（数小时内）发展为休克，但多数先有血流动力学改变（如血压不稳），数小时后才出现休克，表现为烦躁不安、面色苍白、口唇发绀、皮肤花斑、四肢厥冷、脉搏细速、尿量减少及血压下降。

（二）各种败血症的特点

1. 金黄色葡萄球菌败血症 占20%~30%，其中半数以上为医院感染，原发病灶常为疖、痈、皲裂等皮肤损伤及呼吸道感染和伤口感染或留置导管，常在原发病灶出现后1周内发生，急性起病，寒战高热，皮疹多见，皮疹形态多样化，以瘀点最为常见，亦可有荨麻疹、猩红热样皮疹及脓疱疹等。脓疱疹虽然少见，但其出现有利于诊断，关节症状比较明显，主要为大关节，有疼痛，局部有时伴红肿。迁徙性损害是金黄色葡萄球菌败血症的特点，常见多发性肺部浸润，甚至有脓肿形成，其次有肝脓肿、骨髓炎、关节炎、皮下脓肿等。并发心内膜炎者可高达8%，多累及主动脉瓣。由于急性心内膜炎可侵犯正常心脏瓣膜，病理性杂音的出现不及亚急性者多。因此，如患者发热不退，有进行性贫血，反复出现皮肤瘀点，有内脏血管栓塞、血培养持续阳性等，应考虑心内膜炎的存在，需进一步做超声心动图等检查以明确诊断，对于那些小的赘生物或发生在右侧的心脏瓣膜赘生物，经食管心脏超声更易发现。感染性休克较少见。

2. 凝固酶阴性葡萄球菌败血症 占10%~15%，其中70%以上为医院感染，尤其多发于大医院，常见于体内异物留置者，如静脉导管、人工关节、人工瓣膜和起搏器等。由于凝固酶阴性葡萄球菌为正常皮肤表面的细菌，血培养阳性时常难以鉴别是污染还是感染所致。如患者有人工假体装置或免疫缺陷者，应多考虑感染；如假体装置局部疼痛、有压痛、导管进入皮肤处有红肿、人工关节功能障碍、人工瓣膜者有新出现的心脏杂音或多发性血栓形成,都是感染的有力证据。

3. 革兰阴性杆菌败血症 约占40%,好发于医院感染,以胆道、呼吸道、泌尿道、肠道和大面积烧伤感染时多见。多继发于慢性疾病,病前健康状况差;原发炎症主要为胆道、泌尿道和肠道感染,其次为女性生殖道与呼吸道感染;一般以突起寒战开始,发热以间歇热或弛张热多见,部分患者可有体温不升、双峰热、相对缓脉等;40%左右的患者可发生休克,约1/3患者于病程早期(1~5日)出现,持续时间长,有低蛋白血症者更易发生。严重者出现多器官功能障碍,伴有心律失常、心功能衰竭、ARDS、急性肾功能衰竭、DIC等,病情危重,部分患者可出现相对缓脉。肺炎克雷伯菌败血症还可出现迁徙性病灶,铜绿假单胞菌败血症以继发于严重免疫力低下及大面积烧伤者更为多见,临床表现较一般革兰阴性杆菌败血症凶险,可有较特征性的中心坏死性皮疹。休克、DIC、黄疸等的发生率均较高。而关节痛、皮疹及迁徙性损害较革兰阳性菌败血症少见,多无转移性脓肿。

4. 肠球菌败血症 占10%左右,其中约77%为医院感染。泌尿生殖道、消化道及血管导管是其常见的入侵途径,易发生于消化道肿瘤及腹腔感染患者。由于好发于免疫力低下患者,且对多种抗菌药物耐药,病情多危重。

5. 厌氧菌败血症 占7%~10%,常因厌氧培养不普及而漏诊,致病菌主要为脆弱类杆菌(80%~90%),常与需氧菌掺杂一起,引起复数菌败血症。患者多为新生儿及慢性病患者。原发炎症主要为腹腔内感染,其次为女性生殖道、压疮及呼吸道感染。临床表现与需氧菌败血症基本相似,也易发生感染性休克与DIC,其特征为:①部分患者出现黄疸(10%~40%);②其脓性分泌物呈腐败性臭味;③感染部位可有气体形成;④易引起血栓性静脉炎;⑤可引起较严重的溶血性贫血。

6. 真菌败血症 多见于老年及儿童,一般发生在严重原发疾病(如糖尿病、肝硬化等)的病程后期,诱因多为长期应用抗生素、肾上腺糖皮质激素、免疫抑制剂及留置导管等,绝大多数为院内感染,病情发展缓慢,临床表现无特异性,全身中毒症状一般较轻,常被原发病的表现所掩盖。病理解剖发现全身各脏器和组织有多发性小脓肿。

7. 其他 单核细胞增多性李斯特菌引起的败血症常见于新生儿、老年人、孕妇和免疫功能缺陷者。健康带菌者可通过粪-口途径传播。孕妇受染后可通过胎盘或产道传播给胎儿或新生儿,前者引起流产,后者导致新生儿严重的全身播散性感染。近年来发现,婴幼儿鼠伤寒沙门菌败血症的病死率高达40%,以腹泻为早期症状,后期有多脏器损害,出现感染性休克、DIC、呼吸衰竭、脑水肿等临床表现。

(三)特殊类型败血症

1. 新生儿败血症 根据发病时间,新生儿败血症又被分为早发败血症(early-onset sepsis,EOS)及晚发败血症(late-onset sepsis,LOS),EOS一般发病年龄≤3日龄,LOS一般>3日龄。在国内,EOS常见的病原以肠杆菌属为主(如大肠埃希菌),近年B族链球菌有增多趋势;LOS则以凝固酶阴性葡萄球菌为主,而气管插管机械通气患儿则以革兰阴性菌如铜绿假单胞菌、肺炎克雷伯菌、沙雷菌等多见。EOS大多系母体病原菌垂直传播(产前或产时感染),LOS系院内感染和社区获得性感染。新生儿败血症的临床表现多样,可有发热、体温不稳、反应差、喂养差、水肿、Apgar评分低、黄疸、腹胀、呕吐或胃潴留、腹泻及肝脾肿大、呼吸困难及呼吸暂停、发绀等;亦可出现面色苍白、四肢湿冷、心动过速或过缓、皮肤大理石样花纹、低血压、少尿、肾功能衰竭、出血及紫癜等。

2. 老年人败血症 常发生在肺心病、胆石症、糖尿病、血液病、前列腺肥大等疾病的基础上;致病菌以革兰阴性杆菌及葡萄球菌多见;临床症状多不典型,热型不规则;易发生休克及多脏器功能损害,预后差。

3. 烧伤后败血症 由于皮肤大面积创面,血浆外渗,随后又出现回吸收,细菌极易入侵至血液循环而发生败血症,发生败血症的概率和程度与烧伤创面大小及严重程度成正比;致病菌中以金黄色葡萄球菌、铜绿假单胞菌最为常见，易发生复数菌混合感染；临床表现常很严重，毒血症症状明显，常出现过高热或体温不升、感染性休克、中毒性心肌炎、中毒性肝炎及中毒性肠麻痹等。

4. 医院内感染败血症 近年来发病率明显增加，可达败血症总数的30%～50%，其中绝大多数患者有严重的基础疾病，部分为医源性感染。常见致病菌是大肠埃希菌、肺炎链球菌、金黄色葡萄球菌和铜绿假单胞菌等。此类患者往往机体健康状况差，病情严重。致病菌多有耐药性，抗菌素治疗效果差。

【诊断与鉴别诊断】

（一）诊断依据

凡有不明原因的急性高热、寒战、白细胞计数及中性粒细胞显著增高而无局限于单一系统的症状与体征时，应考虑败血症的可能。凡新近有皮肤局部炎症或挤压疖疮史或有尿路、胆道、呼吸道等处感染，治疗后仍不能控制体温者应高度怀疑败血症的可能。若病程中出现瘀点、肝脾肿大、迁徙性脓肿、感染性休克等，则败血症诊断基本确立。仔细询问病史、认真查体有助于确立诊断，又可发现原发病灶，并由原发病灶的部位及性质推测出病原菌的种类，有利于治疗。

（二）鉴别诊断

1. 粟粒性结核 多有结核史或阳性家族史；起病较缓，持续高热，毒血症症状较败血症为轻；可有气急、紫绀及盗汗，血培养阴性，起病2周后胸部X线拍片可见均匀分布的粟粒型病灶。

2. 疟疾 虽有寒战、高热，但有明显的间歇缓解期，恶性疟发热、寒战多不规则，但白细胞计数及中性粒细胞分类不高；血培养阴性；血液及骨髓涂片可找到疟原虫。

3. 大叶性肺炎 病前常有受寒史；除寒战、高热外，尚有咳嗽、胸痛、咳铁色痰等呼吸道症状；体检肺部有实变征；胸片示大片炎性阴影，血培养阴性。某些败血症常继发于肺炎病变，此时血培养可发现阳性致病菌。

4. 伤寒与副伤寒 某些革兰阴性败血症的临床表现类似伤寒、副伤寒，也有发热、相对缓脉、肝脾肿大、白细胞计数不高等改变，但伤寒、副伤寒的发热多呈梯形上升，1周后呈稽留热，有特殊的中毒症状如表情淡漠、听力下降等，起病后第6日可出现玫瑰疹。白细胞计数下降明显，中性粒细胞减少，肥达反应阳性，血及骨髓培养可发现致病菌。

5. 恶性组织细胞增多症 多见于青壮年，持续不规则发热伴畏寒，常出现消瘦、贫血，肝脾及淋巴结肿大，出血倾向较明显；白细胞计数明显减少，血培养阴性，抗生素治疗无效。血液和骨髓涂片、淋巴结活检可发现恶性组织细胞。

6. 成人 Still 病 属变态反应性疾病，青少年多见。具有发热、皮疹、关节痛和白细胞增多四大特点，临床表现酷似败血症。患者发热虽高，热程虽长，但中毒症状不明显，且可有缓解期。皮疹呈多形性，可反复多次出现。血常规白细胞及中性粒细胞分类增高，但嗜酸性粒细胞多不减少，多次血培养阴性。抗生素治疗无效，肾上腺糖皮质激素及消炎痛等非甾体药物治疗有效。

7. 其他 尚需与深部淋巴瘤、系统性红斑狼疮、布鲁菌病、风湿病、病毒性感染及立克次体病等相鉴别。

【实验室检查】

（一）一般检查

1. 血常规 白细胞计数大多显著增高，达（10～30）×10^9/L，中性粒细胞百分比增高，多在80%以上，可出现明显的核左移及细胞内中毒颗粒。少数革兰阴性败血症及机体免疫功能减退者白细胞计数可正常或稍减低。

2. C 反应蛋白（C reactive protein，CRP） 是由肝脏合成的一种急性时相反应蛋白，主要受IL-6

诱导产生，具有多种生物活性，被认为是最敏感的炎症指标之一。CRP 的生物特性主要表现为在钙离子存在的情况下能结合细菌、真菌等体内的多糖物质形成复合物，激活补体系统，释放炎症介质，促进细胞间黏附和吞噬细胞反应，溶解靶细胞。血清 CRP 在细菌感染发生后 5 ~ 8 小时即开始升高，48 小时达到峰值，血浆半衰期 19 小时，高峰值可达正常的数百倍。随着感染控制，CRP 可在 24 ~ 48 小时迅速下降，1 周内恢复正常。CRP 的水平和持续时间与细菌感染程度呈正相关，CRP 持续升高或再度升高提示临床医生应重视病情的变化。革兰阳性菌脑膜炎脑脊液中 CRP 变化不明显，而革兰阴性菌脑膜炎脑脊液中 CRP 明显升高，脑脊液中 CRP 与血清 CRP 的比值升高，故 CRP 对脑膜炎感染的病原菌有一定鉴别意义。CRP 与白细胞水平呈正相关，在炎症反应中起着积极作用，使人体具有非特异性抵抗力。在患者疾病发作时，CRP 可早于白细胞而上升，恢复正常也很快，故具有极高的敏感性。

3. 降钙素原（procalcitonin, PCT） 是一种用于严重细菌感染诊断与治疗监测的非创伤性临床实验室指标，通常在发生细菌感染后 2 ~ 6 小时快速升高并可检测到。PCT 对细菌感染的诊断特异性在 90% 左右，而在病毒感染、自身免疫性疾病、慢性非特异性炎症等情况下几乎不升高。随着感染严重程度的增加，PCT 浓度明显增高，尤其对严重脓毒症和脓毒症休克的诊断特异性明显高于白细胞计数、CRP 等指标。影响 PCT 水平的因素包括被感染器官的大小和类型、细菌的种类、炎症的程度和免疫反应的状况。

4. 肝素结合蛋白（heparin - binding protein，HBP） 也称天青杀素或阳离子抗菌蛋白 37（CAP37），是储存在中性粒细胞嗜苯胺蓝颗粒和分泌小泡中的颗粒蛋白。当受到一些刺激后，HBP 会释放至血液中。因此，正常人血液中 HBP 的水平很低，一般不超过 10ng/ml。当受到细菌、真菌刺激后，HBP 在血中的浓度会升高，一般感染时能达到 20 ~ 30ng/ml，严重感染时可能超过 100ng/ml，甚至高达 1000ng/ml 以上，而极高的 HBP 检测值也提示患者处于极度危险中。败血症是细菌引起的感染性疾病，因此，HBP 对败血症的诊断有积极意义，且 HBP 随着败血症的严重程度而呈现上升的趋势，有利于判断病情严重程度。

（二）病原学检查

1. 微生物培养 血培养及骨髓培养阳性是确诊的主要依据，后者阳性率更高。为获得较高的阳性率，应尽可能在抗菌药物使用之前及寒战高热时采集标本，反复多次送检，每次采血 5 ~ 10ml。有条件宜同时做厌氧菌、真菌培养。对已使用抗生素治疗的患者，采血时间应避免血中抗菌药物高峰时间，或在培养基中加入适当的破坏抗菌药物的成分如青霉素酶、硫酸镁等或做血块培养，以免影响血培养的阳性率。脓液或分泌物的培养有助于判断败血症的病原菌。细菌培养阳性时宜进行有关的抗生素敏感试验，以供治疗时选用适宜的抗菌药物。

2. 涂片革兰染色检查 脓液、脑脊液、胸腔和腹腔积液、瘀点等直接涂片检查也可检出病原菌种类，对败血症的快速诊断有一定参考价值。

3. 病原微生物宏基因组学二代测序 病原菌的精准诊断对感染性疾病的诊断非常重要。宏基因组学二代测序（metagenomics next generation sequencing）技术具有快速、广覆盖等优点，能覆盖更广泛的病原体，病毒、细菌、真菌、寄生虫都能被同时检测，不论临床样本培养成功与否，只要含有可检测的 DNA 或 RNA 即可。二代测序在感染性疾病诊断中的优势在于，其能检测到其他传统手段无法检测到的病原体，因而在应用于临床疑难杂症或免疫抑制患者时有更大意义。

（三）其他检查

鲎试验（limuluslysate test，LLT）是利用鲎细胞溶解物中的可凝性蛋白在有内毒素存在时可形成凝胶的原理，测定各体液中的内毒素，阳性时有助于革兰阴性杆菌败血症的诊断。气相色谱法可用于厌氧菌的鉴定与诊断。

【治疗】

败血症是全身性感染，病情发展迅速，损害遍及各组织和脏器。因此，除积极控制感染和治疗原发疾病外，尚需针对其并发症如感染性休克、DIC、肾功能不全、ARDS 等而采取相应的综合治疗措施。

（一）一般和对症治疗

卧床休息，加强营养，补充适量维生素。加强护理，尤其是口腔的护理，以免发生真菌性口腔炎。维持水、电解质及酸碱平衡。必要时给予输血、血浆、白蛋白和丙种球蛋白。高热时可给予物理降温，烦躁者给予镇静剂等。中毒症状严重、出现感染性休克及 DIC 者，在有效的抗菌药物治疗的同时，可给予短期（3~5 日）肾上腺糖皮质激素治疗。

（二）病原菌的抗菌药物治疗

1. 抗菌药物治疗的原则 败血症诊断一旦成立，在未获得病原学结果之前，应尽快给予经验性抗菌药物治疗，以后再根据病原菌种类和药敏试验结果调整给药方案。及时选用适当的抗菌药物是治疗的关键。应注意早期、足量并以杀菌剂为主；可根据病情选用单药或两种有协同作用的抗菌药物联合应用，多自静脉给药；首次剂量宜偏大，注意药物的半衰期，分次给药；疗程要长，一般在体温恢复正常、临床症状消失后，再继续用药 7~10 日，真菌性败血症则继续用药至少 14 日。如有迁徙性病灶或脓肿，则除穿刺、切开引流外，疗程须适当延长。

2. 经验性治疗 败血症病情危急，而病原菌常无法在短期内检出，因此，在败血症临床诊断初步确定并留取血或其他标本送培养后，应根据患者的基础疾病、原发感染灶、致病菌入侵途径和临床特征，并结合当地致病菌的流行和耐药情况，尽早给予经验性抗菌药物治疗。而一旦病原菌明确，应根据药敏结果再适当调整用药。通常给予抗菌谱较广的一种或两种药物联合治疗，可选择一种合适的广谱青霉素或第二至四代头孢菌素，或头孢与 β - 内酰胺酶抑制剂的复合物如哌拉西林/三唑巴坦、替卡西林/克拉维酸或头孢哌酮/舒巴坦等，也可以联合应用氨基糖苷类或氟喹诺酮类抗菌药物。若为严重免疫功能低下患者的医院感染，尤其是考虑到铜绿假单胞菌或肠球菌感染的可能时，更应联合用药。对于持续粒细胞缺乏伴发热患者，疑有金黄色葡萄球菌感染时，还应加用万古霉素或去甲万古霉素治疗。治疗 5~7 日无效者，尚需考虑真菌败血症的可能，可选用卡泊芬净、米卡芬净、伊曲康唑注射液、伏立康唑或两性霉素 B 脂质体等抗真菌药物进行经验性治疗。

3. 常见不同类型病原菌的抗菌治疗

（1）葡萄球菌败血症 治疗应采取个体化方案，根据药敏结果、患者基础情况以及有无迁徙性病灶、药物过敏史等选用合适药物治疗。一般对于甲氧西林敏感株，应首选半合成青霉素如苯唑西林或氯唑西林；若对青霉素过敏，可选用万古霉素或第一代头孢菌素中的头孢唑林；若有严重青霉素类过敏史，可选用万古霉素（或去甲万古霉素）、替考拉宁、夫西地酸钠、克林霉素、磷霉素等药物治疗。对于耐甲氧西林金黄色葡萄球菌（MRSA）及耐甲氧西林表皮葡萄球菌（MRSE）败血症，首选万古霉素（或去甲万古霉素）。当抗菌治疗效果不佳时，应检测血药浓度，并根据血药浓度调整剂量；必要时可联合用药；同时需明确有无感染性心内膜炎和（或）其他部位迁徙性病灶，如果有迁徙性病灶，宜延长治疗 1 周以上，或考虑外科手术治疗（心脏瓣膜置换术、脓肿引流术等）。如果持续血培养阳性，且万古霉素的最低抑菌浓度（MIC）>2μg/ml，提示万古霉素的抗菌活性降低，应换用其他抗菌药物治疗或联合用药。目前一些新药如恶唑烷酮类的利奈唑胺、脂肽类的达托霉素有较好的疗效，达托霉素可作为治疗 MRSA 败血症的选用药物，也适用于万古霉素治疗失败、糖肽类不能耐受或肾功能不全患者。

（2）其他革兰阳性球菌败血症 以链球菌和肠球菌多见。A 组溶血性链球菌通常对青霉素敏感，B 组链球菌的敏感性略差，因此，治疗 A 组链球菌败血症时可单用青霉素 G 或阿莫西林，亦可选用第一代头孢菌素、红霉素或克林霉素等，而治疗后者宜加用氨基糖苷类。对青霉素敏感的肺炎链球菌首选青霉素 G 或阿莫西林，耐青霉素肺炎链球菌首选第三、四代头孢菌素及新喹诺酮类药物或万古霉素单用，或联合利福平治疗。肠球菌常对多种抗生素耐药，治疗时需联合用药，对青霉素敏感菌株首选氨苄西林或青霉素与氨基糖苷类的联合；对青霉素耐药菌株可选择万古霉素（去甲万古霉素）或替考拉宁联合氨基糖苷类，但应警惕肾毒性的发生。对万古霉素耐药菌株，可试用大剂量氨苄西林治疗。对于难治性或多重耐药的革兰阳性球菌败血症，还可选用新药利奈唑胺、达托霉素、奎奴普丁/达福普汀等治疗。

（3）革兰阴性菌败血症　应参照体外药敏试验结果，选择合适抗菌药物。临床常选用半合成青霉素类、第三代头孢菌素、第四代头孢菌素、氨曲南、碳青霉烯类（亚胺培南、美罗培南、帕尼培南）或 β - 内酰胺类抗生素/酶抑制剂复合制剂（氨苄西林/舒巴坦、头孢哌酮/舒巴坦、哌拉西林/三唑巴坦），可联合应用氨基糖苷类或氟喹诺酮类抗菌药物。但铜绿假单胞菌、不动杆菌等非发酵菌多为医院感染，对哌拉西林及羧苄西林大多耐药，对多黏菌素敏感，对头孢哌酮/舒巴坦等 β - 内酰胺酶抑制剂复合制剂、环丙沙星、阿米卡星等敏感。超广谱 β - 内酰胺酶（extended spectrum beta - lactamases，ESBLs）革兰阴性杆菌，可选用碳青霉烯类（如亚胺培南、美罗培南、帕尼培南），部分患者还可根据药敏结果选用头霉素类（如头孢美唑、头孢西丁）治疗。而 β - 内酰胺类抗生素/酶抑制剂复合制剂对产 ESBLs 细菌的抗菌活性因药物种类不同而有一定差异，在我国较早应用的氨苄西林/舒巴坦、阿莫西林/克拉维酸、替卡西林/克拉维酸等，细菌的耐药率较高，而近年开始应用的哌拉西林/三唑巴坦、头孢哌酮/舒巴坦等体外活性尚好，因此，在选择 β - 内酰胺类抗生素酶抑制剂复合制剂时，也应参照体外药敏试验结果。产头孢菌素酶（AmpC 酶）革兰阴性杆菌仅对 β - 内酰胺类抗生素中的第四代头孢菌素与碳青霉烯类敏感，对氨基糖苷类、喹诺酮类的敏感率可在 70% 左右，而现有 β - 内酰胺类抗生素/酶抑制剂复合制剂、头霉素对产 AmpC 酶细菌感染无效。

（4）厌氧菌败血症　首先要清除病灶或行脓肿引流以改变厌氧环境。抗菌药物可选用甲硝唑、替硝唑、氯霉素、克林霉素、头孢西丁或亚胺培南。由于多为需氧菌或兼性厌氧菌的混合感染，需同时对需氧菌进行有效的抗菌治疗。

（5）真菌败血症　白色念珠菌败血症可选用两性霉素 B 及其脂质制剂、伊曲康唑注射液、伏立康唑、卡泊芬净、米卡芬净、氟胞嘧啶等药物治疗，仍以两性霉素 B 的抗菌作用最强，但因其毒性大，常限制其使用。氟胞嘧啶不宜单独使用。非白色念珠菌败血症则应根据药敏结果选用两性霉素 B 脂质制剂、卡泊芬净、米卡芬净等药物治疗，严重者可联合用药。

（6）其他　如单核细胞增多性李斯特菌对青霉素高度敏感，常选用青霉素或氨苄西林与庆大霉素联合。鼠伤寒沙门菌易耐药，宜根据药敏结果选用药，一般对第三代头孢菌素、氟喹诺酮类药物高度敏感。

（三）治疗局部感染病灶及原发病

及早处理原发感染灶。化脓性病灶无论为原发性或迁徙性，应尽可能给予切开引流，清除伤口内坏死组织和异物。胆道或泌尿道感染具有梗阻者应给予手术治疗。如果患者的免疫抑制状态是由于药物或疾病所致，则需停用或减量使用免疫抑制剂或有效治疗这些基础疾病（如白血病等）。如考虑败血症由静脉留置导管导致，目前主张，对于外周静脉导管和短期使用的中心静脉导管应及早拔除或更换；对于长期留置导管而病情严重或有并发症者，也应拔除导管。多数导管相关性败血症患者经拔除导管，并应用合适抗菌药物治疗后，24 小时内体温会降至正常。对于长期留置或永久留置导管者，也可考虑抗菌素封管治疗，即采用高浓度的敏感抗菌药物封闭在导管内，但其有效性和安全性还有待进一步观察。

【预后】

病死率达 30%~40%。影响预后的因素主要有：①老年人和儿童病死率高；②医院感染败血症的病死率较高；③真菌败血症和复数菌败血症的病死率较高；④有严重并发症患者的病死率较高，如发生感染性休克者病死率为 30%~50%，并发肾功能衰竭者病死率高达 61.5%，发生迁徙感染者病死率也较高；⑤有严重基础疾病患者，如恶性肿瘤、肝硬化、糖尿病、AIDS 等均增加了预后不良的风险；⑥在药敏报告之前及时选用正确的抗菌药物，可显著降低病死率。

【预防】

（一）控制传染源

对于医院高危患者 MRSA、MRSE 及其他多重耐药病原菌行常规监测，以期早期发现和及时隔离携带者，由此可显著减少交叉感染及败血症的发生。对于医护人员慢性带菌者，也应暂时调离病房并给予积极治疗。避免滥用抗菌药物和免疫抑制剂，减少耐药菌株的产生及二重感染的发生。抗菌药物应用期间严密观察口腔、消化道、呼吸道、尿道等处有无真菌感染，如有发生，需及时处理。对于化脓性感染及已感染的伤口应积极治疗；疖、痈等皮肤感染切忌针挑或挤压，加强压疮的防治。

（二）切断传播途径

医护人员必须严格执行消毒隔离制度及无菌操作规程。勤洗手，防止致病菌及条件致病菌在医院内的交叉感染。严格规范各种侵袭性操作，包括严格掌握各种导管应用的指征，对留置血管导管应常规局部消毒、保持无菌防护和定期更换等。应尽量缩短患者住院时间，住院时间越长，发生医院感染败血症的危险性越大。

（三）保护易感人群

对糖尿病、慢性肝病、艾滋病等易继发感染的原发疾病应积极治疗。及时处理局部损伤，以免发生感染。加强围生期保健工作，产前应进行阴道分泌物检查，如培养发现 B 组溶血性链球菌应及时治疗，以免新生儿受染。对新生儿室、烧伤病房及血液恶性肿瘤接受化疗者或骨髓移植者宜采取防护性隔离，防止耐药金黄色葡萄球菌及铜绿假单胞菌等所致医院感染的发生。加强营养支持，提高机体免疫力。

（四）病原菌及其耐药性监测

建立和完善医院感染监控系统，通报各地区或单位细菌、真菌感染及其耐药情况，限制及轮替使用敏感的抗菌药物，减少耐药菌株的发生。建立全国性细菌、真菌耐药监测网，及时掌握细菌耐药性变迁动态，指导临床合理使用抗菌药物，及时追踪和控制多重耐药菌株的流行。

⇒ 案例讨论

临床案例 患者，女性，52 岁。因"发热 10 日"入院，体温最高 39.5℃，发热时伴畏寒，腰酸不适。既往有糖尿病病史，不规则使用降糖药。查体：急性病容，肺部听诊阴性，心率 98 次/分，心脏听诊未闻及杂音，肝脾肋下未及，肾区叩痛阳性。血常规：白细胞 $16.0×10^9$/L，中性粒细胞百分比 88.5%。尿常规：白细胞++，C 反应蛋白 165ng/ml。空腹血糖 12.6mmol/L。

讨论 1. 该患者的初步诊断是什么？

2. 本病的诊断依据有哪些？

3. 为确诊，该患者应进一步做哪些检查？

4. 本病应与哪些疾病进行鉴别诊断？

5. 本病的治疗原则是什么？

目标检测

败血症的病原菌常见有哪几类？

败血症采用经验性治疗的原则是什么？

（郜玉峰）

PPT

第四节　感染性休克 微课4

学习目标

1. **掌握**　感染性休克的临床特征、诊断与鉴别诊断要点、治疗原则。

2. **熟悉**　感染性休克的病原学特点。

3. **了解**　感染性休克的发病机制。

4. 学会感染性休克的临床识别，具备基本的诊疗处置能力。

感染性休克（septic shock），也称败血症性休克或脓毒症休克，是指侵入血液循环的病原微生物及其毒素等激活宿主的细胞和体液免疫系统，产生各种细胞因子和内源性炎症介质，引起全身炎症反应综合征（SIRS），并进一步作用于机体各个器官、系统，造成组织缺氧、细胞损害及代谢和功能障碍甚至多器官功能衰竭，导致以休克为突出表现的危重综合征。2016 年，《第三版脓毒症与感染性休克定义的国际共识》（简称「脓毒症 3.0」）发布，脓毒症被定义为宿主对感染的反应失调而致的危及生命的器官功能障碍，也就是说，当机体对感染的反应损伤了自身组织和器官进而危及生命，就称脓毒症。作为脓毒症的一个亚型，感染性休克是指脓毒症发生了严重的循环、细胞和代谢异常，并足以使病死率显著增加。

【流行病学】

美国每年约有 75 万例严重败血症或感染性休克患者，全球估计每年为 1800 万例，并且每年以 1.5% 的速度增加，预计到 2020 年美国将发生 100 万例。发病率增加的原因包括人口老龄化、有创性操作增加、生命支持技术提高以及随之增加的耐药致病菌和免疫功能低下等因素。老年人感染性休克约占全部感染性休克的 40%，我国感染性休克占老年人休克的 60%。败血症患者总体医院病死率为 28.6%，而严重败血症及感染性休克患者的病死率分别为 25%～30% 和 40%～70%，感染性休克及其并发症是非冠心病性重症监护病房患者最常见的死因。

【病因学】

（一）病原微生物因素

感染性休克的常见病原菌为革兰阴性菌，如肠杆菌科细菌（大肠埃希菌、克雷伯菌、肠杆菌等）、非发酵菌（假单胞菌属、不动杆菌属等）、脑膜炎球菌、类杆菌等。革兰阳性菌（如葡萄球菌、肺炎链球菌、梭状芽孢杆菌等）也可引起休克。另外，真菌和某些病毒性感染等也可引起休克。近年来，耐药菌引起的感染性休克逐渐增加，如甲氧西林耐药金黄色葡萄球菌（MRSA）、万古霉素耐药肠球菌

（VRE）、青霉素耐药肺炎链球菌（PRSP）及耐药的革兰阴性菌。临床上常见的引起感染性休克的疾病有肺炎、腹腔感染、肾盂肾炎、脓肿（尤其是腹腔脓肿）、败血症、化脓性胆管炎、蜂窝织炎、坏死性肌筋膜炎及脑膜炎等。医院获得性肺炎是医院内感染最常见的致死原因。

（二）宿主因素

原有慢性基础疾病如肝硬化、糖尿病、恶性肿瘤，白血病、器官移植以及长期接受糖皮质激素等免疫抑制剂、抗代谢药物、细胞毒类药物和放射治疗，或留置导尿管及静脉导管等，在继发细菌感染后易并发感染性休克。感染性休克也常见于医院内感染患者，老年人、婴幼儿、分娩妇女大手术后体力恢复较差者尤易发生。

【发病机制与病理解剖】

感染性休克的发病机制极为复杂。20 世纪 60 年代提出的微循环障碍学说获得了多数学者的公认，但该学说并未完全揭示感染性休克的发病机制。目前的研究已从微循环障碍向细胞代谢障碍及分子水平异常等方面深入。但必须指出，感染性休克是多种因素相互作用、互为因果的综合结果。

（一）微循环障碍学说

微生物及毒素致机体反应释放的生物活性物质、细胞因子相互作用、相互影响，造成组织细胞损伤、功能失常，特别是循环和微循环功能障碍乃是休克发生的中心环节。

在休克的发生发展过程中，微血管经历痉挛、扩张和麻痹三个阶段。

1. 初期（缺血缺氧期） 通过神经反射、病因的直接作用等引起体内多种缩血管体液因子增加，其中有交感 – 肾上腺髓质系统释放的儿茶酚胺、肾素 – 血管紧张素 – 醛固酮系统的激活、血小板黏附聚集产生的血栓素 A_2（TXA_2）和血小板活化因子（PAF）、花生四烯酸代谢产物白三烯（LT）以及内皮素等。上述因子的共同作用使 α 受体支配的微血管（主要有皮肤、骨骼肌、肾、肺、肝、胃肠道等）强烈收缩，外周阻力增高，造成毛细血管网灌注不足，导致缺血、缺氧以及毛细血管静脉压降低，由 β 受体支配的动 – 静脉短路开放。此期微循环的特点是：少灌少流，灌少于流。

2. 中期（淤血缺氧期） 随着休克的发展，快速糖代谢异常和无氧糖酵解导致乳酸生成增多，以及组胺和缓激肽等血管活性物质释放，微动脉与毛细血管前括约肌舒张，而微静脉则持续收缩，加上白细胞附壁黏着、嵌塞，致微循环内血流淤滞，其流体静压增高，毛细血管通透性增加，血浆外渗、血液浓缩，有效循环血量减少、回心血量进一步降低，血压明显下降。此期缺氧和酸中毒更明显，氧自由基生成增多，引起广泛的细胞损伤。此期微循环的特点是：灌而少流，灌大于流。

3. 晚期（微循环衰竭期） 血液进一步浓缩、血细胞聚集、血液黏滞性增高，加之因血管内皮损伤等原因致凝血系统激活而引起 DIC，导致微血管床堵塞、出血，灌流进一步减少等，导致多器官功能衰竭，使休克难以逆转。

（二）休克的细胞机制

微循环障碍在休克的发生中固然重要，但现在认为细胞损伤可能发生在血流动力学改变之前。细胞代谢障碍可为原发性，由病原微生物及其产物引起。感染性休克是败血症发生发展过程中的并发症，是严重感染引起的 SIRS 的一部分。SIRS 的本质是在病原微生物及其产物的刺激下，机体失去控制的、自我持续放大和自我破坏的炎症反应，表现为播散性炎症细胞活化，炎症介质 TNF – α、IL – 1、IL – 6、IL – 8、IL – 12 等大量产生和释放而形成瀑布效应，并由此引起远隔部位的炎症反应。这些炎症介质主要是单核 – 吞噬细胞系统对病原生物及其产物激活的过度反应，大量的炎症介质释放，一方面对控制病原菌感染有一定的作用，另一方面则引起组织细胞功能受损如血管内皮细胞受损导致组织缺血缺氧、微循环障碍，进而导致各种组织器官的功能衰竭。

休克发生时，细胞膜的功能障碍出现最早。胞膜损伤使细胞膜上的 Na^+,K^+-ATP 酶运转失灵，致细胞内 Na^+ 增多、K^+ 降低，细胞出现水肿。休克时，细胞内最先发生变化的是线粒体病变，包括：①呼吸链功能发生障碍，造成代谢紊乱；②氧化磷酸化功能降低，致三羧酸循环不能正常运行，ATP 生成减少，乳酸积聚；③膜上的离子泵发生障碍，K^+ 和 Ca^{2+} 从线粒体丢失，胞质内 Ca^{2+} 增多。此外，胞膜上的磷脂酶 A_2 被激活，使胞膜磷脂分解，造成胞膜损伤，通透性增高，Na^+ 和水进入线粒体，使之肿胀、结构破坏。溶酶体含多种酶，为细胞内主要的消化系统，休克时溶酶体膜通透性增高，溶酶释出，造成细胞自溶死亡。

（三）休克的分子机制

近 30 年以来，人们致力于感染性休克的分子机制研究，现已认识到人体通过一系列的模式识别受体来识别病原微生物的保守结构，即病原相关分子模式，这种先天性模式识别受体包括 Toll 样受体（Toll - like receptors，TLRs）、核苷酸结合寡聚化结构域（nucleotide - binding oligomerization domain，NOD）蛋白质和解旋酶中的维 A 酸诱导基因 1（retinoic acid inducible gene 1，RIG - 1），广泛参与细胞内病原微生物的识别和介导信号转导，其中，Toll 样受体研究最为深入。革兰阳性菌的肽多糖及革兰阴性菌的脂多糖（LPS）分别与 TLR - 2 及 TLR - 4 结合，从而启动细胞内信号传递。活化的核因子 NF - κB 从胞质转入胞核，并结合到转录起始位点，促进细胞因子如 TNF - α 及 IL - 1β、IL - 10 等的表达。TNF - α 及 IL - 1β 作为促炎因子能活化机体的获得性免疫，但同时也对机体造成直接及间接的损害。TNF - α 及 IL - 1 又可引起细胞因子 IL - 6、IL - 8、IL - 12、α 干扰素（IFN - α）、血栓素、白三烯及血小板活化因子（PAF）等的释放，进一步放大炎症反应。

近年来，一氧化氮（NO）被确认为导致低血压的重要介质。NO 激活可溶性鸟苷酸环化酶，提高细胞内 cGMP 水平，引起血管平滑肌扩张和降低收缩反应性，造成顽固性低血压的发生和心肌收缩性的抑制，并可增加血管通透性，抑制线粒体呼吸，降低血管平滑肌反应性，增加内毒素对内皮细胞的损害。

感染性休克时，氧自由基和蛋白酶可引起弥漫性血管内皮损伤，暴露下层的胶原基质，胶原广泛暴露触发内源性凝血途径，导致纤维蛋白沉积和血栓形成。此外，TNF 抑制蛋白 C 活化和血浆中纤溶酶原激活因子抑制物（PAI - I）增多，导致抗凝系统和纤溶系统活性下降。凝血途径激活和抗凝系统、纤溶系统活性下降，使得凝血因子大肆消耗，DIC 的发生导致以微血管内纤维蛋白沉积为特征的 DIC 发生，表现为广泛的微血管血栓、组织灌注不良和器官衰竭。

（四）休克时的代谢改变

在休克应激情况下，糖原和脂肪代谢亢进，初期血糖、脂肪酸、三酰甘油增加；随着休克的进展，出现糖原耗竭、血糖降低、胰岛素分泌减少、胰高糖素分泌增多。休克早期，由于细菌毒素对呼吸中枢的直接刺激或有效循环血量降低的反射性刺激，引起呼吸增快、换气过度，导致呼吸性碱中毒；继而因脏器氧合血液不足、生物氧化过程障碍，线粒体三羧酸循环受抑制，ATP 生成减少，乳酸形成增多，导致代谢性酸中毒，呼吸深大而快；休克后期，可因肺、脑等脏器功能损害，导致混合性酸中毒，可出现呼吸幅度和节律的改变。ATP 生成不足使细胞膜上的钠泵运转失灵，细胞内、外离子分布失常，Na^+ 内流（带入水），造成细胞水肿、线粒体明显肿胀，基质改变。Ca^{2+} 内流，胞质内钙超载，激活磷脂酶，水解胞膜磷脂产生花生四烯酸，进而经环氧化酶和脂氧化酶途径生成前列腺素、前列环素（PGI_2）和 TXA_2 以及白三烯等炎症介质，引起一系列病理生理变化，使休克向纵深发展。

（五）主要脏器的病理变化

1. 肺脏　感染性休克时，肺的微循环灌注不足，肺表面活性物质减少，使大、小肺泡不能维持一定张力，从而发生肺萎陷。当肺部发生 DIC 时，微血栓形成致肺组织淤血、出血，间质水肿，肺泡有透明膜形成，因而出现肺实变。

2. 心脏　休克时心肌纤维变性、坏死或断裂，间质水肿，心肌收缩力减弱，冠状动脉灌注不足，心肌缺血缺氧。亚细胞结构发生改变、肌浆网摄 Ca^{2+} 能力减弱、Na^+, K^+ – ATP 酶泵失活、代谢紊乱、酸中毒等均可影响心肌功能，进而导致心功能衰竭。

3. 肾脏　休克时为保证心、脑的血供，血液重新分配而致肾小动脉收缩，使肾灌注量减少。因此，在休克早期就有少尿甚至间歇性无尿。在严重而持续性休克时，可造成肾小管坏死，间质水肿，致急性肾功能衰竭。并发 DIC 时，肾小球血管丛有广泛血栓形成，造成肾皮质坏死。

4. 脑　脑组织需氧量很高，其糖原含量甚低，主要依靠血流不断供给。休克时脑灌注不足，星形细胞发生肿胀而压迫血管，血管内皮细胞亦肿胀，造成微循环障碍和血液流态异常而加重脑缺氧，致脑水肿。

5. 肝和胃肠　休克时易致缺氧，持久的缺氧使肝脏代谢氨基酸和蛋白质分解产物的功能受损，糖原耗竭。肝小叶中央区出现肝细胞变性、坏死。胃肠黏膜在休克各期也同样存在微循环的变化，缺血的黏膜损伤可以形成溃疡，患者表现为呕吐或血便。

【临床表现】

（一）感染性休克的临床分期

1. 休克早期　机体应激产生大量儿茶酚胺，可引起交感神经兴奋症状：呈现寒战高热，个别严重患者体温不升反而降低，血压正常或稍偏低，但脉压差小，面色苍白，皮肤湿冷，眼底检查可见动脉痉挛，唇指轻度发绀，神志清楚但表现有烦躁不安，呼吸深而快，尿量减少，部分患者初期可表现为暖休克。

2. 休克中期　主要表现为低血压和酸中毒。收缩压下降至 10.6kPa（80mmHg）以下者，呼吸表浅且快，心率快、心音低钝，皮肤湿冷可见花斑，烦躁不安或嗜睡，尿量减少，表浅静脉萎陷，抽取的血液极易凝固。

3. 休克晚期　出现 DIC 和多器官功能衰竭，主要包括以下几点。

（1）顽固性低血压和广泛出血，并有多脏器功能减退或衰竭的表现。

（2）急性心功能不全：呼吸突然增快，紫绀。心率快、心音低钝、心律失常。心电图示心肌损害、心律失常和传导阻滞等改变。

（3）急性肾功能衰竭：尿量明显减少或无尿，尿比重固定。血尿素氮和血钾增高。

（4）休克肺：表现为进行性呼吸困难和紫绀，吸氧不能缓解，继而节律慢而不规则，肺底可闻细湿啰音，胸片示斑点状阴影或磨玻璃样病变。血气分析动脉血氧分压低于 6.65kPa（50mmHg）。

（5）其他：脑功能障碍可致昏迷、一过性抽搐、肢体瘫痪、瞳孔、呼吸改变等。肝功能衰竭引起肝昏迷、黄疸等。

（二）特殊类型感染性休克的表现

中毒性休克综合征（toxic shock syndrome，TSS）是由细菌毒素引起的严重感染性中毒休克症候群。最初报道的 TSS 是由金黄色葡萄球菌所致，近年来发现类似症候群也可由链球菌引起。

1. 金黄色葡萄球菌 TSS　是由非侵袭性金黄色葡萄球菌产生的外毒素引起，早年多见于应用阴道塞的经期妇女，有明显地区性分布，主要见于美国，其次为加拿大、澳大利亚及欧洲某些国家。随着阴道塞的改进，停止使用高吸水性阴道塞后，金黄色葡萄球菌 TSS 发病率已明显下降，而非经期 TSS 增多，其感染灶多以皮肤和皮下组织、伤口感染居多，其次为上呼吸道感染等，无性别、种族和地区特点。国内所见病例几乎均属非经期 TSS。从患者的阴道、宫颈局部感染灶中可分离到金黄色葡萄球菌，但血培养则阴性。从该非侵袭性金黄色葡萄球菌中分离到致热原性外毒素 C 和肠毒素 F，统称中毒性休克综合征毒素 1（TSST – 1），被认为与 TSS 发病有关。将提纯的 TSST – 1 注入动物，可引起类似人类 TSS 的症状。TSS 的主要临床表现为急起高热、头痛、神志模糊，猩红热皮疹，1～2 周后皮肤脱屑（足底尤其显著），严重低血压或直立性晕厥，常有多系统受累现象，包括胃肠道（呕吐、腹泻、弥漫性腹痛）、肌肉（肌痛、血 CK 增高）、黏膜（结膜、咽、阴道充血）、中枢神经系统（头痛、眩晕、定向力障碍、神志改变等）、肝脏（黄疸、ALT 和 AST 值增高等）、肾脏（少尿或无尿，蛋白尿，血尿素氮和肌酐增高等）、心脏（可出现心功能衰竭、心肌炎、心包炎和房室传导阻滞等）、血液（血小板降低等）。经期 TSS 患者阴道常有排出物，宫颈充血、糜烂，附件可有压痛。

2. 链球菌 TSS 又称链球菌 TSS 样综合征，自 1983 年起北美及欧洲相继报道，是由 A 组链球菌所致的中毒性休克综合征（STSS）。主要致病物质为致热性外毒素 A，其作为超抗原刺激单核细胞产生肿瘤坏死因子（TNF - α）、白介素（IL - 1）引起毛细血管渗漏而导致休克。1990 年秋至 1991 年春，我国长江三角洲某些地区（海安、无锡等）发现猩红热样疾病的暴发流行，为近数十年来所罕见。起病急骤，有畏寒、发热、头痛、咽痛（40%）、咽部充血、呕吐（60%）、腹泻（30%），发热第 2 日出现猩红热样皮疹，恢复期脱屑、脱皮。全身中毒症状严重，近半数有不同程度的低血压，甚至出现昏迷。少数有多器官功能损害。经及时抗菌（用青霉素、红霉素或克林霉素等）以及抗休克治疗，绝大多数患者恢复。

【辅助检查】

（一）血常规

白细胞计数大多增高，中性粒细胞增多有中毒颗粒及核左移现象。血细胞压积与血红蛋白增高为血液浓缩的标志。在休克晚期血小板计数下降，出凝血时间延长，提示 DIC 的发生。

（二）尿液常规

尿常规可有少量蛋白、红细胞和管型。发生急性肾功能衰竭时，尿比重由初期的偏高转为低而固定；尿渗透压降低，尿/血渗透压之比小于 1.5；尿/血肌酐浓度比 <10：1，尿的排泄量正常或偏高。

（三）病原学检查

为明确病因，在应用抗生素前取血、脑脊液、尿、大便及化脓性病灶渗出物进行培养（包括厌氧培养），培养阳性者做药敏试验。

（四）鲎溶解物试验

鲎溶解试验有助于微量内毒素的检测，对于革兰阴性菌感染有一定的辅助诊断价值。

（五）血气分析

休克早期主要表现为动脉血 pH 偏高，氧分压（PaO$_2$）降低，剩余碱（BE）不变。休克发展至晚期则转为 pH 偏低，二氧化碳分压（PCO$_2$）降低，碱剩余（BE）负值增大。

（六）血生化检查

血钠多偏低，血钾高低不一。休克晚期尿素氮、ALT 均升高，甚至出现高胆红素血症，提示肝、肾功能受损。

（七）DIC 的检测指标

主要检查血小板计数、凝血酶原时间、纤维蛋白原定量，血浆鱼精蛋白副凝试验（3P 试验）、优球蛋白溶解时间、凝血酶凝结时间。如前三项不正常，DIC 诊断成立。有条件时可快速检测 FDP（纤维蛋白溶解产物），如超过正常，则反映有血管内溶血（继发性纤溶）。

【诊断】

感染性休克的诊断必须具备感染及休克这两个条件。

（一）感染依据

大多数可找到感染病灶，感染患者如肺炎、暴发性流脑、中毒型菌痢及重症肝病并发原发性腹膜炎等。个别败血症常不易找到明确的病变部位，要与其他原因引起的休克相鉴别。

（二）休克的依据

临床表现为血压下降、脉压差小、心率加快、呼吸急促、面色苍白、皮肤湿冷或花斑、唇指发绀、尿量减少、烦躁不安、意识障碍时，可以诊断为休克综合征。休克晚期可见皮肤瘀斑、出血不止甚至抽搐、昏迷等症。在患者具备感染的依据后，如出现下列症状，预示感染性休克发生的可能。

1. 体温骤升或骤降　突然高热、寒战，体温达 39.5~40℃，唇指发绀者，或大汗淋漓体温不升者。

2. 神志改变　经过初期的躁动后转为抑郁而淡漠、迟钝或嗜睡，大小便失禁。

3. 皮肤与甲皱微循环的改变　皮肤苍白、湿冷发绀或出现花斑，肢端与躯干皮温差增大。可见甲皱毛细血管袢数减少，往往痉挛、缩短、呈现断线状，血流迟缓、失去均匀性。眼底可见小动脉痉挛，提示外周血管收缩，微循环灌流不足。

4. 血压变化　低于 10.64/6.65kPa（80/50mmHg），心率快，有心律失常征象。休克早期可能血压正常，仅脉压差减小，也有血压下降等症状出现在呼吸衰竭及中毒性脑病之后。对严重感染的老年或儿童要密切观察临床症状的变化，不能仅凭血压是否下降来诊断感染性休克。某些时候，感染性休克的早期症状是尿量减少。休克晚期除临床有瘀斑、出血倾向外，3P 试验等检查有助于 DIC 的诊断。

【治疗】

休克的治疗应是综合性的，应积极治疗原发疾病，同时针对休克的病理生理给予补充血容量、纠正酸中毒、调整血管舒缩功能、消除红细胞凝集、防止微循环淤滞以及维护重要脏器的功能等治疗。

（一）抗感染治疗

控制感染是感染性休克的基础治疗措施。感染性休克病情危重，进展速度快，一旦诊断，需要在 1 小时内立即启动抗感染治疗。病原菌未明确前需经验性治疗，经验性使用抗生素的原则是：选用强效、抗菌谱广、足量的杀菌剂进行治疗，必要时可以联合治疗。待病原菌明确后，则根据药敏结果调整用药方案，进行目标性治疗。尽早确定感染部位，在开始抗感染治疗后尽早处理感染病灶。在建立血管通路后及时取出血管内装置，后者可能是脓毒症或感染性休克的感染来源。为减轻中毒症状，在进行有效抗菌治疗的同时，短期大量使用肾上腺糖皮质激素。近来国外提出，革兰阴性菌感染性休克在使用抗生素后，血液和组织中的敏感菌被杀死，释放出大量的内毒素循环于血流，会加剧患者的临床表现，从而提出了选择用药时机的重要性。

（二）抗休克治疗

应积极建立静脉通道，针对感染性休克所处阶段的血流动力学变化予以补充血容量、纠正酸中毒、恢复血管收缩功能、维护重要脏器功能等综合治疗。

1. 早期复苏　一旦临床诊断为感染性休克，应尽快进行积极的液体复苏，最初 3 小时内至少需要 30ml/kg 的静脉注射晶体液。在复苏的最初 6 小时内应达到复苏目标：中心脉压（CVP）8~12mmHg；平均动脉压（MAP）≥65mmHg；尿量 >0.5ml/（kg·h）；中心静脉血氧饱和度（ScvO₂）>70% 或混合静脉血氧饱和度（SvO₂）>65%。如果感染性休克患者经补液 20~40ml/kg 后仍呈低血压状态，或不论血压水平如何而血乳酸升高 >4mmol/L，即应开始早期目标导向性治疗（early goal directed therapy，EGDT）。EGDT 是指在做出感染性休克诊断后的最初 6 小时内达到血流动力学最适化并解决全身组织缺氧，通过纠正前负荷、后负荷、氧含量达到组织氧供需平衡的目标，并提出了"金时银天"的理念，强调这些管理措施应在最初 6 小时内完成。患者乳酸水平降至正常为组织低灌注复苏成功的标志。

2. 补充血容量　感染性休克时由于缺氧及毒素的影响，致使患者血管床容量加大及毛细血管通透性增高，患者均有不同程度的血容量不足。有效循环血容量的不足是感染性休克的突出致病环节，因此，及时补充血容量是治疗、抢救休克最基本而重要的手段之一。

（1）胶体液　主要有低分子右旋糖酐、血浆、白蛋白、羟乙基淀粉等。低分子右旋糖酐（分子量2万~4万）的主要作用是：A. 能防止红细胞、血小板的相互聚集作用，抑制血栓形成和改善血流；B. 提高血浆胶体渗透压，拮抗血浆外渗，从而达到扩充血容量的目的；C. 稀释血液，降低血液黏稠度，加快血液流速，防止 DIC 的发生；D. 其分子量小，易从肾脏排泄，且肾小管不重吸收，具有一定的渗透性利尿作用。低分子右旋糖酐每日用量为 500 ~ 1500ml，有出血倾向和心、肾功能不全者慎用。使用一定量低分子右旋糖酐后血容量仍不足时，可适量使用血浆、白蛋白，尤其适用于低蛋白血症患者，如肝硬化、慢性肾病综合征、急性胰腺炎。

（2）晶体液　乳酸钠林格液、碳酸氢钠等平衡盐液所含离子浓度接近人体生理水平，应用后可以提高功能性细胞外液容量，保证一定容量的循环量，并可纠正酸中毒。

扩充血容量的原则是：先晶体后胶体、先快后慢、纠酸与保护心功并重。血容量已补足的依据为：A. 组织灌注良好，神志清楚，口唇红润，肢端温暖，紫绀消失；B. 收缩压 < 11.97kPa（90mmHg），脉压 > 3.99kPa（30mmHg）；C. 脉率 < 100 次/分；D. 尿量 > 30ml/h；E. 血红蛋白回降，血液浓缩现象消失。

3. 纠正酸中毒　休克时都有酸中毒，合并高热时更严重。纠正酸中毒可以增强心肌收缩力，改善微循环的郁滞（酸血症有促凝作用）。但纠正酸中毒的同时必须改善微循环的灌注，否则代谢产物不能被运走，无法改善酸中毒。一般采用 5% 碳酸氢钠，用量为轻度休克 400ml/d，重症休克 600 ~ 900ml/d，可根据血液 pH 值的变化来调整用量。三羟甲基氨基甲烷（THAM）易透入细胞，有利于细胞内酸中毒的纠正，具有不含钠离子和渗透性利尿等作用，适用于需要限钠的患者。

4. 防治微循环淤滞

（1）血管活性药物的应用

①多巴胺：是去甲肾上腺素的前身。对心脏的作用是兴奋 β 受体，增加心肌收缩力，使心排血量增加；对血管的兴奋作用主要是直接兴奋血管的 α 受体，使血管收缩，但作用弱。小剂量对外周血管有轻度收缩作用，但对内脏血管有扩张作用。大剂量 [20μg/（kg·min）] 则主要兴奋 α 受体，使全身小血管收缩。多巴胺增加心排血量的效果比去甲肾上腺素强，比异丙肾上腺素弱；而升高血压的效果比异丙肾上腺素强，比去甲肾上腺素弱。偶见多巴胺引起心律失常。常用量 10 ~ 20mg 溶于 200ml 5% 葡萄糖溶液内，滴速为每分钟 2 ~ 5μg/kg，在心、肾功能不全的休克患者中，多巴胺的强心作用减弱而加速心率作用增强，故应慎用。

②阿拉明（间羟胺）：它可替代神经末梢贮存的去甲肾上腺素，使去甲肾上腺素释放起作用，因而是间接兴奋 α 与 β 受体。阿拉明与去甲肾上腺素相比，血管收缩作用弱，但作用慢而持久，可维持血压平稳。常用剂量 10 ~ 20mg 溶于 5% 葡萄糖溶液 200ml 中静脉滴注。

③去甲肾上腺素：对 α 受体的作用较对 β 受体强，前者使血管收缩，后者加强心肌收缩力。去甲肾上腺素虽然使血压升高，但缩血管作用强，使重要脏器血流灌注减少，不利于纠正休克，故目前很少用于升压。

④异丙肾上腺素：是一种纯粹的 β 受体兴奋剂。β 受体兴奋时可增加心率及增加心肌收缩力，同时可扩张血管，解除微循环的收缩状态。本药通过增加心率和减低外周阻力的机制使心排出量增加，可引起心律失常。常用剂量 0.2mg 于 200ml 葡萄糖溶液中静脉滴注。

⑤酚妥拉明、苯苄胺：属 α 肾上腺能受体拮抗剂，使微循环扩张，改善血液灌注。酚妥拉明作用迅速，但维持时间短。苯苄胺作用时间长，扩张微血管改善微循环灌注，对增加肾血液量有一定作用。苯苄胺常用剂量 0.5 ~ 1mg/kg 体重溶于 200ml 液体内静脉滴注。

（2）血管活性药物的选择　首选去甲肾上腺素作为一线升压药。仅在严格筛选的患者（如低心律失常风险和绝对或相对心动过缓的患者）中应用多巴胺替代去甲肾上腺素。去甲肾上腺素比多巴胺有更多生存益处、更好的血液动力学特征和更少的不良事件发生率。在感染性休克的再生存方面，去甲肾上腺素可能优于多巴胺。

（3）抗胆碱能药物的应用　有良好的解除血管痉挛作用，并有兴奋呼吸中枢、解除支气管痉挛以及提高窦性心律等作用。在休克时654-2用量可以很大，患者耐受量也较大，副作用小，比阿托品易于掌握。大剂量阿托品可致烦躁不安，东莨菪碱可抑制大脑皮层而引起嗜睡。常用剂量：阿托品1~2mg，654-2 10~20mg，每隔15~20分钟静脉注射；东莨菪碱0.01~0.03mg/kg，每30分钟静脉注射一次。

（4）防止血小板和红细胞的凝集

①低分子右旋糖酐：用法、剂量同前。

②阿司匹林和潘生丁：阿司匹林可抑制体内前列腺素、TXA_2的生成。TXA_2有很强的血小板凝集作用，且能使血管收缩，也能延长凝血酶原时间。潘生丁亦能抑制血小板凝集，防止微血栓形成，剂量为150~200mg/d，分次肌内注射或静脉滴注。

③丹参：可解除红细胞的聚集，改善微循环，防止血流淤滞。

（三）维护重要脏器的功能

1. 心功能不全的防治　重症休克和休克后期常并发心功能不全，其发生的原因主要是心肌缺血、缺氧及酸中毒、细菌毒素、电解质紊乱、心肌抑制因子等的作用。出现心功能不全征象时，应严格控制输液速度和量。除给予强心剂外，可给予多巴胺等血管活性药物，以防血压下降。同时给氧、纠正酸中毒和电解质紊乱以及输注能量合剂以纠正细胞代谢的失衡状态。纳洛酮是抗休克的理想药物，可使心搏出量增加，血压上升，并有稳定溶酶体膜、降低心肌抑制因子的作用。

2. 肺功能的维护与防治　肺为休克的主要靶器官之一，顽固性休克者常并发肺功能衰竭，同时脑缺氧、脑水肿等亦可导致呼吸衰竭。因此，凡休克患者必须立即用鼻导管或面罩给氧，保持呼吸道的通畅，及时清除呼吸道的分泌物，必要时可行气管切开。如有明确的休克肺发生，应行间歇正压呼吸或给予呼气末正压呼吸，可获一定疗效。

3. 肾功能的维护　休克患者出现少尿、无尿、氮质血症等肾功能不全的表现，其原因主要是有效循环血容量降低、肾血流量不足。肾损的严重程度与休克发生的严重程度、持续时间、抢救措施密切相关。积极采取抗休克综合措施，维持足够的有效循环量，是保护肾功能的关键。

4. 脑水肿的防治　脑组织需要约20%的总基础氧耗量，且对低氧非常敏感，易致脑水肿的发生。临床上可出现意识改变、一过性抽搐和颅内压增高征象，甚至发生脑疝。处理上应及时采取头部降温，使用甘露醇、速尿与大剂量的地塞米松（20~40mg），以防脑水肿的发生发展。

5. DIC的治疗　DIC为感染性休克的严重并发症，是难治性休克重要的死亡原因。DIC的诊断一旦确立，应在去除病灶的基础上积极抗休克、改善微循环以及迅速有效地控制感染并及早给予肝素治疗。肝素剂量为0.5~1mg/kg（首次一般用1.0mg），每4~6小时静脉滴注1次，使凝血时间延长至正常的2~3倍。根据休克逆转程度及DIC控制与否来决定用药时间。凝血时间过于延长或出血加重者可用等量的鱼精蛋白对抗。同时可使用潘生丁、丹参注射液及抑肽酶作为辅助治疗。

（四）糖皮质激素的应用

关于感染性休克中激素的应用，意见尚不一致。但动物实验提示，早期应用激素可预防感染性休克的发生。肾上腺糖皮质激素的主要作用如下：①结合内毒素，减轻毒素对机体的损害；②稳定溶酶体的作用，溶酶体正常时在细胞质内，休克时缺氧细胞内pH降低，溶酶体膜破裂，释放大量蛋白质溶解酶，引起细胞破坏，而激素可以稳定溶酶体膜，防止酶的释出；③大剂量激素有解除血管痉挛的作用，能改善微循环；④增加心搏出量；⑤恢复网状内皮系统吞噬细胞的功能；⑥稳定补体系统，抑制中性粒细胞的活化；⑦保护肝脏线粒体的正常氧化磷酸化过程和肝脏酶系统的功能。关于激素的使用剂量及时间，国内外有所差异，国外趋向大剂量短疗程法，国内多采用中等剂量疗法，一般用药 1~2 日，休克情况好转后迅速撤停。

（五）其他

对可以进行肠内营养的患者启动早期肠内营养，对于在最初 7 日内不能进行早期肠内营养的感染性休克患者启动静脉注射葡萄糖和促进肠内营养，对可以进食的脓毒症患者早期启动肠内营养，不要完全禁食或只应用静脉注射葡萄糖。

根据生物活性物质、细胞因子的作用机制，目前已试用抗类脂 A 单克隆抗体及抗 TNF 单抗，在治疗感染性休克中均收到一定效果，但需进一步深入研究。

【预后】

感染性休克患者的预后取决于下列因素：①治疗反应，治疗后患者神志转清醒安静、四肢温暖、紫绀消失、尿量增多、血压回升、脉压差增宽则预后良好；②感染的控制是否及时；③休克伴有严重酸中毒，并发 DIC、心肺功能衰竭者预后差；④原患白血病、淋巴瘤或其他恶性肿瘤者休克多难以逆转，夹杂其他疾病如糖尿病、肝硬化、心脏病等，预后亦差。

⇒ 案例讨论

> **临床案例**　患者，女性，60 岁。右上腹疼痛伴发热 2 日，面色苍白，烦躁 3 小时入院。体温最高 39.5℃，发热时伴畏寒，右上腹拒按。既往有糖尿病和胆囊炎病史。查体：急性病容，意识模糊，四肢湿冷，肺部听诊阴性，心率 120 次/分，血压 75/45mmHg，心脏听诊未闻及杂音，肝脾肋下未及，胆囊区压痛阳性。辅助检查：血常规，白细胞 26.0×10^9/L，中性粒细胞百分比 94.5%；超敏 CRP 235ng/ml；空腹血糖 12.6mmol/L。
>
> **讨论**　1. 该患者的初步诊断是什么？
> 　　　　2. 本病的诊断依据有哪些？
> 　　　　3. 为确诊，该患者应进一步做哪些检查？
> 　　　　4. 本病应与哪些疾病进行鉴别诊断？

目标检测

答案解析　　　　题库

1. 哪些患者在出现细菌感染后易并发感染性休克？
2. 感染性休克在临床上如何分期？

（郜玉峰）

书网融合……

微课1　　　　微课2　　　　微课3　　　　微课4

附　录

附录一　常见传染病的隔离预防及医务人员防护用品的使用

一、隔离预防的概念

（一）隔离

隔离是阻断感染因子从患者、携带者传播给他人的方法、技术。

（二）隔离预防原则

1. 标准预防：针对医院所有人员包括患者和医务人员采取的一组预防感染措施。包括手卫生，根据预期可能的暴露选用手套、隔离衣、口罩、护目镜或防护面屏、安全注射装置及安全注射、诊疗设备、环境清洁、医疗废物管理，被动和主动免疫等。标准预防是传染病隔离预防的基础。

2. 在标准预防的基础上，根据疾病的传播途径采取相应的预防与隔离措施。

3. 隔离病室的建筑布局应符合 WS/T311 – 2009 医院隔离技术规范的要求，各区域隔离标志明显，限制人员出入。

4. 传染病患者或可疑传染病患者应单人隔离。受条件限制时，感染同种病原体的患者可安置一室。

（三）基于疾病传播途径的隔离种类

1. 严密隔离

（1）患者单间居住，同类患者可同住一室，关闭门窗，禁止陪伴和探视患者。

（2）进入病室的医务人员戴帽子、口罩，穿隔离衣或防护服，换鞋，注意手清洗与消毒，必要时戴手套。

（3）患者分泌物、排泄物、污染物品、敷料等严格消毒。

（4）室内采用单向正压通气，室内的空气及地面定期喷洒消毒液或紫外线照射。

2. 呼吸道隔离

（1）同类患者可同住一室，关闭门窗。

（2）通过室内喷洒消毒液或紫外线照射进行定期消毒。

（3）患者口鼻、呼吸道分泌物应消毒。

（4）进入病室的医务人员戴口罩、帽子，穿隔离衣或防护服。

3. 消化道隔离

（1）同类患者可同住一室。

（2）接触患者时穿隔离衣、换鞋，手清洗与消毒。

（3）患者粪便严格消毒，患者用品、餐具、便器等单独使用并定期消毒，地面喷洒消毒液。

（4）室内防杀苍蝇与蟑螂。

4. 接触隔离

（1）同类患者可同住一室。

（2）医务人员接触患者应穿隔离衣、戴口罩。

（3）患者用过的物品和敷料等严格消毒。

5. 昆虫隔离

（1）病室内有完善的防蚊设备。

（2）预防蚊子、蚤、虱、蜱、恙螨等昆虫叮咬及杀灭上述医学昆虫。

二、手卫生（hand hygiene）

洗手、卫生手消毒和外科手消毒的总称。

（一）洗手（handwashing）

医务人员用皂液和流动水揉搓冲洗双手，去除手部皮肤污垢和暂居菌的过程。

（二）卫生手消毒（antiseptic handrubbing）

医务人员使用免洗手消毒剂揉搓双手，减少手部暂居菌的过程。

（三）外科手消毒（surgical hand antisepsis）

外科手术前医务人员先用皂液和流动水揉搓冲洗双手、前臂至上臂下 1/3，再用手消毒剂清除或者杀灭手部、前臂至上臂下 1/3 暂居菌和减少常居菌的过程。

（四）洗手与卫生手消毒应遵循以下原则

1. 手部有肉眼可见的污染物　须用皂液和流动水洗手。

2. 手部没有肉眼可见污染物　宜用手消毒剂进行卫生手消毒。

3. 洗手或卫生手的指征　接触患者前、清洁/无菌操作前、接触患者后、接触周围环境后、体液暴露风险后。

（五）医务人员在下列情况时应先洗手，再进行卫生手消毒

1. 接触患者的血液、体液、分泌物以及被传染性致病微生物污染的物品后。

2. 直接为传染病患者进行检查、治疗、护理或处理传染病患者污物之后。

（六）医务人员洗手方法（附图 1）

1. 打湿　用流动水打湿双手。

2. 涂液　取足量皂液涂抹整个手掌、手背、手指和指缝。

3. 揉搓　揉搓双手至少 15 秒，具体步骤如下。

第一步：掌心相对，手指并拢，相互揉搓（附图 1.1）。

第二步：手心对手背，沿指缝相互揉搓，交换进行（附图 1.2）。

第三步：掌心相对，双手交叉指缝相互揉搓（附图 1.3）。

第四步：弯曲手指使关节在另一手掌心旋转揉搓，交换进行（附图 1.4）。

第五步：右手握住左手大拇指旋转揉搓，左右再交换进行（附图 1.5）。

第六步：将五个手指尖并拢放在另一手掌心旋转揉搓，交换进行（附图 1.6）。

4. 冲洗　用流动水彻底冲洗双手。

5. 干燥　取一次性干手纸巾或用其他方式干燥双手。

6. 关水　选用非手接触式水龙头。如为手接触式水龙头，应用避污纸或一次性干手纸关闭水龙头。

7. 护肤　取适量护手液护肤。

（七）医务人员卫生手消毒应遵循以下方法

1. 取液　取足量速干手消毒剂于掌心。

2. 涂抹　涂抹双手，确保完全覆盖手部皮肤。

3. 揉搓　揉搓双手直至彻底干燥，具体揉搓方法同洗手的具体揉搓步骤。

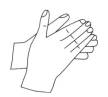

1. 掌心对掌心揉搓　　　2. 手指交错，掌心对手背揉搓　　　3. 手指交错，掌心对掌心揉搓

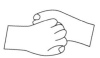 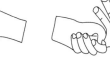

4. 两手互握互搓指背　　　5. 拇指在掌中转动揉搓　　　6. 指尖在掌心揉搓

附图 1　医务人员洗手方法

三、医务人员防护用品的使用

用于保护医务人员避免接触感染性因子的各种屏障用品。包括口罩、手套、护目镜、防护面罩、防水围裙、隔离衣、防护服和个人防护装备等，在有效期内使用。

（一）口罩（mask）

1. 口罩的类型

（1）普通医用口罩　适用于普通环境下的卫生护理、一般清洁操作和接触普通污染物，不得用于有创操作。

（2）外科口罩（surgical mask）　能阻止吸入直径 > 5μm 的感染因子及血液、体液等飞溅物。适用于飞沫传播的呼吸道防护及有创操作时佩戴。

（3）医用防护口罩（respirator）　能阻止吸入直径≤5μm 的感染因子。适用于经空气传播或近距离接触飞沫传播传染病患者的呼吸道防护。

2. 口罩的使用（附图 2）

（1）应根据操作风险、疾病传播途径选择口罩种类。

（2）一般诊疗活动，可佩戴纱布口罩或外科口罩。外科口罩为非密封性设计，不能防止吸气时口罩边缘漏气，因此不能用于经空气传播疾病的呼吸道防护。

（3）接触经空气传播或近距离接触经飞沫传播的呼吸道传染病患者时，应戴医用防护口罩。医用防护口罩一般持续使用 4~6 小时，潮湿后或受到患者血液、体液污染后，应及时更换，每次佩戴后须进行密闭性测试。同时从事发热门诊、定点医院隔离病区工作的人员要做医用防护口罩适合性测试。

（4）口罩在使用过程中潮湿、损坏或明显污染时，应立即更换。

（5）应正确佩戴口罩。

3. 外科口罩的佩戴方法

（1）口罩防水层朝外，鼻夹一侧向上，罩住口鼻及下巴，下方系带系于颈后，上方系带系于头顶中部，耳挂式的挂于双耳（附图 2.1）。

（2）根据鼻梁形状塑造鼻夹，两手食指和中指指端放在鼻夹上，由中间向两侧向内按压鼻夹，使鼻夹紧密贴合于鼻梁。

（3）调整系带的松紧度，使其紧密贴合于面部。

4. 医用防护口罩的佩戴方法

（1）一手托住防护口罩，有鼻夹的一面向外向上（附图2.2）。

（2）将防护口罩罩住鼻、口及下巴，鼻夹部位向上紧贴面部（附图2.3）。

（3）用另一只手将下方系带拉过头顶，放在颈后双耳下（附图2.4）。

（4）再将上方系带拉至头顶中部（附图2.5）。

（5）将双手指尖放在金属鼻夹上，从中间位置开始，用手指向内按鼻夹，并分别向两侧移动和按压，根据鼻梁的形状塑造鼻夹（附图2.6）。

（6）戴好后，进行密合性测试。检查方法：将双手盖住防护口罩，快速吸气，看口罩是否内陷；快速呼气，看口罩是否漏气。若鼻夹附近有漏气，调整鼻夹位置；若四周漏气，调整到不漏气为止。

5. 摘口罩方法

（1）手卫生。

（2）先解开下面的系带，再解开上面的系带，不要接触口罩前面（污染面）（附图2.7）。

（3）用手仅捏住口罩的系带，丢至医疗废物容器内（附图2.8）。

（4）手卫生。

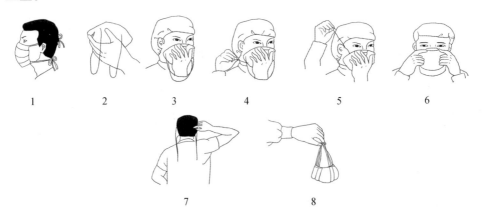

附图2　口罩的使用方法

（二）护目镜（protective glass）及防护面罩（防护面屏）（face shield）

防止患者的血液、体液等具有感染性的物质溅入工作人员眼部、面部的用品。

1. 下列情况应使用护目镜或防护面罩

（1）进行诊疗、护理操作时，可能发生患者血液、体液、分泌物等的喷溅。

（2）近距离接触经飞沫传播的传染病的患者时。

（3）为呼吸道传染病患者进行气管切开、气管插管等近距离操作，可能发生患者血液、体液、分泌物喷溅时，可根据情况加用正压头套或全面防护型呼吸防护器。

（4）佩戴前应检查物品有无破损，佩戴装置有无松懈。复用的护目镜或防护面罩每次使用后应清洁与消毒。

2. 戴护目镜或防护面罩的方法　戴上护目镜或防护面罩，调节舒适度。

3. 摘护目镜或防护面罩的方法　捏住靠近头部或耳朵的一边摘掉，不要接触护目镜或防护面罩正面，投入指定容器。

（三）手套（glove）

1. 戴手套的目的　防止病原体通过医务人员的手污染环境、传播疾病的用品。应根据不同的操作，选择合适种类和规格的手套。

2. 下列情况应戴手套　接触患者的血液、体液、分泌物、排泄物、呕吐物及污染物品时应戴清洁手套；进行无菌操作及接触患者破损皮肤、黏膜时应戴无菌手套。

3. 除接触隔离外，以下行为如果不接触血液、体液或污染环境不需要常规戴手套

（1）直接接触　测体温、脉搏、血压；皮下、肌内注射；给患者洗澡、穿衣；转运患者；无分泌物的情况下诊疗眼睛、耳朵；无渗血的静脉导管操作。

（2）间接接触　使用电话机；书写医疗文书；发放口服药物；收发患者餐具；更换被服；放置无创呼吸机和氧气插管；移动患者设备。

4. 戴手套的注意事项

（1）诊疗护理不同的患者之间应更换手套。

（2）脱手套后，按"六步"洗手法洗手，必要时进行手消毒，戴手套不能替代洗手。

（3）操作时如发现手套破损，应及时更换。

（4）戴无菌手套时，应防止手套污染，如有污染立即更换。

5. 戴无菌手套的方法（附图3）

（1）打开手套包，一手掀起口袋的开口处；两手分别捏住两只手套的翻折部分，同时取出一双手套。

（2）将两手套的五指对准，先戴一只手（附图3.1）。

（3）用已戴无菌手套的手指插入另一手套的反折内面，同法将另一只手套戴好（附图3.2）。

（4）然后将手套的翻边扣在工作衣袖外面（附图3.3）。

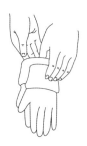 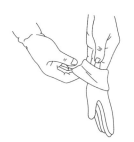 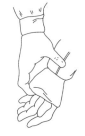

1. 先将右手　　　　2. 已带好手套的右手指插入左手套的　　　3. 将手套翻折部翻回，
插入手套　　　　　翻折部，帮助左手插入手套　　　　　　盖住手术衣袖口

附图3　无菌手套的穿戴方法

6. 脱手套的方法

（1）用戴着手套的手捏住另一只手套污染面的边缘，将手套脱下。

（2）用戴着手套的手握住脱下的手套，用脱下手套的手捏住另一只手套清洁面（内面）的边缘，将手套脱下。

（3）用手捏住手套的内面，丢至医疗废物容器内。

（四）隔离衣（isolation gowns）

1. 穿隔离衣的目的　保护工作人员和患者，防止病原微生物播散，避免交叉感染。

2. 下列情况应穿隔离衣

（1）接触经接触传播的感染性疾病患者。

（2）对患者实行保护性隔离时，如大面积烧伤患者等患者的诊疗、护理时。

（3）可能受到患者血液、体液、分泌物、排泄物喷溅时。

3. 穿隔离衣的注意事项

（1）选择大小、长短合适的隔离衣。穿隔离衣前，准备好工作中一切需用物品，避免穿了隔离衣后到清洁区取物。

（2）穿隔离衣时，避免接触清洁物，系领子时勿使衣袖触及面部、衣领及工作帽。穿着隔离衣，须将内面工作服完全遮盖。隔离衣内面及衣领为清洁区，穿脱时，要注意避免污染。

（3）穿隔离衣后，只限定在规定区域内活动，不得进入清洁区。

（4）在半污染区挂隔离衣时，不使衣袖露出或衣边污染面盖过清洁面。

（5）隔离衣应每日更换，如有潮湿或被污染时，应立即更换。一次性隔离衣一次性使用。

4. 穿隔离衣的方法（附图4）

（1）右手提衣领，注意使清洁面朝向自己（附图4.1，附图4.2），左手伸入袖内，右手将衣领向上拉，露出左手（附图4.3）。

（2）换左手持衣领，右手伸入袖内，露出右手，勿触及面部（附图4.4）。

（3）两手持衣领，由领子中央顺着边缘向后系好颈带（附图4.5）。

（4）扎好袖口（附图4.6）。

（5）将隔离衣一边（约在腰下5cm）处渐向前拉，见到边缘捏住（附图4.7）。

（6）同法捏住另一侧边缘（附图4.8）。

（7）双手在背后将衣边对齐（附图4.9）。

（8）向一侧折叠，一手按住折叠处，另一手将腰带拉至背后折叠处（附图4.10）。

（9）将腰带在背后交叉，回到腹部前面将带子系好（附图4.11）。

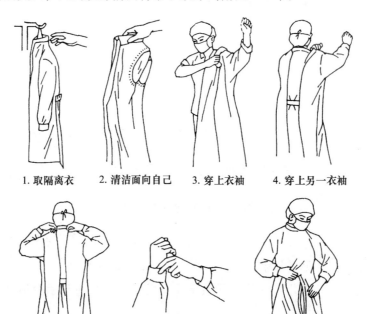

1. 取隔离衣　　　2. 清洁面向自己　　　3. 穿上衣袖　　　4. 穿上另一衣袖

5. 系颈带　　　6. 扎袖口　　　7. 将一侧衣边捏至前面

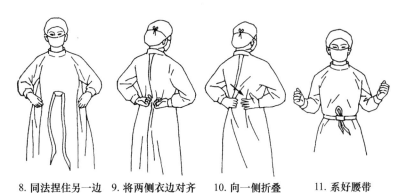

8. 同法捏住另一边　　9. 将两侧衣边对齐　　10. 向一侧折叠　　　11. 系好腰带

附图 4　穿隔离衣的方法

5. 脱隔离衣的方法（附图 5）

（1）解开腰带，在前面打一活结（附图 5.1）。

（2）解开袖带，塞入袖袢内，充分暴露双手，进行手消毒（附图 5.2）。

（3）解开颈后带子（附图 5.3）。

（4）右手伸入左手腕部袖内，拉下袖子过左手（附图 5.4）。

（5）用遮盖着的左手握住右手隔离衣袖子的外面，拉下右侧袖子过右手（附图 5.5）。

（6）双手旋转逐渐从袖管中退出，脱下隔离衣（附图 5.6）。

（7）左手握住领子，右手将隔离衣两边对齐，污染面向外悬挂于污染区；如果悬挂于污染区外，则污染面向里。

（8）隔离衣不再使用时，将脱下的隔离衣的污染面向内，卷成包裹状，丢至医疗废物容器内或放入回收袋（附图 5.7）。

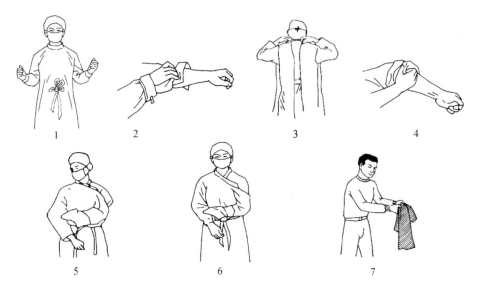

附图 5　脱隔离衣的方法

（五）防护服（disposable gowns）

1. 下列情况应穿防护服

（1）临床医务人员在接触甲类或按甲类传染病管理的传染病的患者时。

（2）接触经空气传播或飞沫传播的传染病患者，可能受到患者血液、体液、分泌物、排泄物喷溅时。

2. 穿脱防护服的注意事项

（1）医用防护服应符合 GB 19082：医用一次性防护服技术要求。

（2）选择合适型号，穿前检查有无破损，有破损立即更换。

（3）穿脱防护服要避免污染，防护服被血液、体液污染时，应立即更换。诊疗多个同类传染病时，防护服可连续使用，诊疗不同病种或疑似患者需更换。

3. 防护服的穿脱方法（附图 6、附图 7）

（1）穿防护服：穿联体或分体防护服，应遵循"先穿下衣、再穿上衣，然后戴好帽子，最后拉上拉锁"的顺序。

（2）脱分体防护服时，应先将拉链拉开（附图 6.1）；向上提拉帽子，使帽子脱离头部（附图 6.2）；再脱袖子、上衣，将污染面向里放入医疗废物袋（附图 6.3）；最后脱下衣，由上向下边脱边卷，污染面向里，脱下后置于医疗废物袋内（附图 6.4，附图 6.5）。

（3）脱联体防护服时，先将拉链拉到底（附图 7.1）；向上提拉帽子，使帽子脱离头部（附图 7.2）；再脱袖子（附图 7.3）；由上向下边脱边卷（附图 7.4），污染面向里，直至全部脱下后放入医疗废物袋（附图 7.5）。

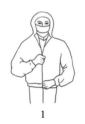 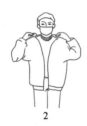 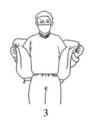 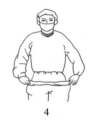 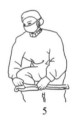

　　　1　　　　　　2　　　　　　3　　　　　　4　　　　　　5

附图 6　脱分体防护服

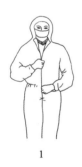 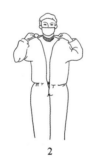 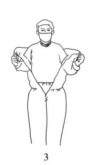 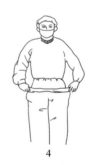 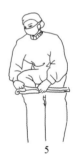

　　　1　　　　　　2　　　　　　3　　　　　　4　　　　　　5

附图 7　脱联体防护服

（六）鞋套的使用

1. 鞋套应一次性使用并具有良好的防水性能。

2. 从潜在污染区进入污染区时和从缓冲间进入负压病室时应穿鞋套。

3. 在规定区域内穿鞋套后，离开该区域时必须及时脱掉。

4. 鞋套发现破损应及时更换。

（七）防水围裙的使用

1. 分为重复使用的围裙和一次性使用的围裙。

2. 进行复用医疗器械清洗时或可能受到患者的血液、体液、分泌物及其他污染物质喷溅时，应穿防水围裙。

3. 重复使用的围裙，每班使用后应及时清洗消毒。一旦有破损或渗透，应及时更换。

4. 一次性使用的围裙应一次性使用，围裙被明显污染时应及时更换。

（八）帽子的使用

1. 帽子分为布制帽子和一次性帽子。

2. 进入污染区和洁净环境前、进行无菌操作等时应戴帽子。

3. 帽子被患者血液、体液污染时，应立即更换。

4. 布制帽子应每次或每日更换与清洁，以保持清洁。

5. 一次性帽子应一次性使用。

（黄利华　王勤英）

附录二　常见法定传染病的潜伏期、隔离期、检疫期

病名		潜伏期（日）		隔离期	接触者检疫期及处理
		一般	最短至最长		
肺鼠疫		1~3 日	3 小时至 3 日	就地隔离至症状消失后痰培养连续 6 次阴性	接触者检疫，可服四环素或磺胺嘧啶预防，发病地区进行疫区检疫
腺鼠疫		2~4 日	1~12 日	隔离至肿大的淋巴结消退，鼠疫败血症症状消失后培养 3 次（每隔 3 日）阴性	接触者检疫，可服四环素或磺胺嘧啶预防，发病地区进行疫区检疫
霍乱		8~14 日	4~6 日	症状消失后，隔日大便培养 1 次，3 次阴性或症状消失后 14 日	留观 5 日，便培养连续 3 次阴性后解除检疫，阳性者按患者隔离
病毒性肝炎	甲型	30 日	15~45 日	自发病起 21 日	检疫 45，观察期间可注射免疫球蛋白
	乙型	60~90 日	28~180 日	急性期隔离至 HBsAg 阴转，恢复期不阴转者按病原携带者处理	检疫 180 日，观察期间可注射乙肝疫苗及 HBIG。疑诊乙肝的托幼和饮食行业人员暂停原工作
	丙型	60 日	15~180 日	至 ALT 恢复正常或血清 HCV RNA 阴转	检疫期同乙型肝炎
	丁型			至血清 HDV RNA 及 HDAg 阴转	检疫期同乙型肝炎
	戊型	40 日	10~75 日	自发病日起 3 周	检疫期 60 日
脊髓灰质炎		5~14 日	3~35 日	自发病日起消化道隔离 40 日，第 1 周同时进行呼吸道隔离	医学观察 20 日，观察期间可用减毒活疫苗快速预防免疫
细菌性痢疾		1~3 日	数小时至 7 日	至症状消失后 7 日或大便培养 2~3 次阴性	医学观察 7 日，饮食行业人员大便培养 1 次阴性解除隔离
伤寒		8~14 日	3~60 日	自症状消失后 5 日起大便培养 2 次阴性或症状消失后 15 日	医学观察 23 日
副伤寒甲、乙		6~10 日	2~15 日		医学观察 15 日
副伤寒丙		1~3 日	2~15 日		医学观察 15 日
沙门菌食物中毒		4~24 小时	数小时至 3 日	症状消失后连续 2~3 次大便培养阴性可解除隔离	同食者医学观察 1~2 日
阿米巴痢疾		7~14 日	2 日至 1 年	症状消失后连续 3 次粪查溶组织阿米巴滋养体及包囊阴性	饮食工作者发现溶组织阿米巴滋养体或包囊者应调离工作
麻疹		8~12 日	6~21 日	至出疹后 5 日，合并肺炎至出疹后 10 日	易感者医学观察 21 日。接触者可肌内注射免疫球蛋白

续表

病名	潜伏期（日）		隔离期	接触者检疫期及处理
	一般	最短至最长		
流行性脑脊髓膜炎	2~3 日	1~10 日	至症状消失后 3 日，但不少于发病后 7 日	医学观察 7 日，可做咽培养，密切接触的儿童服磺胺或利福平预防
白喉	2~4 日	1~7 日	至症状消失后连续 2 次咽培养（间隔 2 日，第 1 次于第 14 病日）阴性或症状消失后 14 日	医学观察 7 日
猩红热	2~5 日	1~12 日	至症状消失后咽培养连续 3 次阴转或发病后 7 日	医学观察 7~12 日，可做咽培养
百日咳	7~10 日	2~23 日	至痉咳后 30 或发病后 40 日	医学观察 21 日，儿童可用红霉素预防
传染性非典型肺炎	4~7 日	2~21 日	隔离期 3~4 周	接触者隔离 3 周，流行期间来自疫区人员医学观察 2 周
人感染高致病性禽流感	2~4 日	1~7 日	体温正常，临床症状消失，胸部 X 线影像检查显示病灶明显吸收 7 日以上	密切接触者医学观察的期限为最后一次暴露后 7 日
流行性乙型脑炎	7~14 日	4~21 日	防蚊设备室内隔离至体温正常	不需检疫
森林脑炎	10~15 日	7~30 日	不隔离	不需检疫
恙虫病	10~14 日	4~20 日	不隔离	不需检疫
虱传回归热	7~8 日	2~14 日	彻底灭虱隔离至热退后 15 日	彻底灭虱后医学观察 14 日
流行性出血热	14~21 日	4~60 日	隔离至热退	不需检疫
艾滋病	15~60 日	9 日至 10 年或以上	HIV 感染者/AIDS 患者隔离至 HIV 或 p24 核心蛋白从血液中消失	医学观察 2 周，HIV 感染者/AIDS 患者不能献血
钩端螺旋体病	10 日	2~28 日	可以不隔离	疫水接触者检疫 2 周
狂犬病	4~12 周	4 日至 10 年	病程中应隔离治疗	被可疑狂犬病的犬或狼等动物咬伤者医学观察，并注射疫苗及免疫血清
布鲁菌病	14 日	7~360 日	可不隔离	不需检疫
炭疽	1~5 日	12 小时至 12 日	皮肤炭疽隔离至创口愈合、痂皮脱落，其他型至症状消失后 2 次（间隔 3~5 日）培养阴性	医学观察 12 日，肺炭疽密切接触者可用青霉素、四环素、氧氟沙星等预防
淋病	1~5 日		患病期间性接触隔离	对性伴侣检查，阳性者应治疗
梅毒	14~28 日	10~90 日	不隔离	对性伴侣检查
间日疟	11~25 日	10~15 日至 6~9 个月	病室应防蚊、灭蚊	不需检疫
恶性疟	7~12 日		病室应防蚊、灭蚊	不需检疫
三日疟	20~30 日	8~45 日	病室应防蚊、灭蚊	不需检疫
班氏丝虫病	约 1 年		不需隔离，但病室应防蚊、灭蚊	不需检疫
马来丝虫病	约 12 周			
黑热病	3~5 个月	10 日至 2 年	不需隔离，病室应防蛉、灭蛉	不需检疫
流行性感冒	1~3 日	数小时至 4 日	热退后 48 小时解除隔离	医学观察 3 日，出现发热等症状应早期隔离
风疹	18 日	14~21 日	至出疹后 5 日解除隔离	一般不检疫，对孕妇尤其孕 3 个月内者，可肌内注射免疫球蛋白
流行性腮腺炎	14~21 日	8~30 日	至腮腺完全消肿，约 21 日	一般不检疫，幼儿园及部队密切接触者医学观察 30 日

续表

病名	潜伏期（日）		隔离期	接触者检疫期及处理
	一般	最短至最长		
流行性斑疹伤寒	10～14 日	5～23 日	彻底灭虱隔离至热退后 12 日	彻底灭虱后医学观察 14 日
地方性斑疹伤寒	7～14 日	4～18 日	隔离至症状消失	不需检疫，进入疫区被蜱咬伤者可服用西环素预防

附录三　预防接种

品名及性质	保存及有效期	接种对象	剂量及用法	免疫期及复种
乙型肝炎疫苗（重组酵母疫苗）主/抗原	2～8℃，避光保存，有效期 2 年	新生儿及易感者	全程免疫：10～30μg，按 0、1、6 个月在上臂三角肌肌内各注射 1 次；新生儿出生后 24 小时内注射，越早越好。HBsAg 阳性母亲的婴儿出生后 12 小时内注射 HBIG≥100U，同时在不同部位注射乙肝疫苗每次 10μg，共 3 次，接种时间为 0、1、6 个月	注射后抗体产生不佳者可加强免疫一次 有抗体应答者免疫期一般可达 30 年
甲型肝炎减毒活疫苗 活/主/病毒	2～8℃暗处保存，有效期 3 个月；-20℃以下，有效期 1 年	1 岁以上儿童及成人	三角肌处皮下注射 1.0ml	免疫期 4 年以上
脊髓灰质炎糖丸疫苗 活/主/病毒	-20℃保存 2 年，2～10℃保存 5 个月，20～22℃保存 12 日，30～32℃保存 2 日	2 月龄，4 岁	出生后冬春季服三价混合疫苗（白色糖丸），每隔 1 个月服 1 剂，共 3 剂。每年服 1 全程，连续 2 年，7 岁时再服 1 全程	免疫期 3～5 年，4 岁时加强 1 次
麻疹疫苗 活/主/病毒	2～10℃暗处保存，液体疫苗 2 个月，冻干疫苗 1 年，开封后 1 小时内用完	8 月龄以上易感儿童	0.2ml 上臂三角肌皮下注射	免疫期 4～6 年，7 岁时复种 1 次
麻疹、腮腺炎、风疹减毒疫苗 活/主/病毒	2～8℃避光保存	8 月龄以上易感者	0.5ml 上臂三角肌皮下注射	免疫期 11 年，11～12 岁时复种 1 次
流行性乙型脑炎疫苗 死/主/病毒	2～10℃暗处保存，冻干疫苗有效期 1 年，液体疫苗 3 个月	6 月龄至 10 岁	皮下注射 2 次，间隔 7～10 日，6～12 月龄每次 0.25ml；1～6 岁 0.5ml；7～15 岁 1.0ml；16 岁以上 2.0ml	免疫期 1 年，以后每年加强 1 次，剂量同左
甲型流感疫苗 活/主/病毒	2～10℃暗处保存，液体疫苗有效期 3 个月，冻干疫苗 1 年	健康成人	疫苗 1ml 加生理盐水 4ml，混匀喷入鼻内，每侧鼻孔 0.25ml，稀释后 4 小时内用完	免疫期 6～10 个月
人用狂犬疫苗（地鼠肾组织培养疫苗）死/主/病毒	2～10℃暗处保存，液体疫苗有效期 6 个月，冻干疫苗 1 年	被狂犬或可疑动物咬伤或抓伤；接触狂犬病毒的高危人员	接触后预防：先处理伤口，继之 0、3、7、14 及 30 日各肌内注射 2ml，2～5 岁 1ml，2 岁以下 0.5ml，伤重者注射疫苗前先注射抗狂犬病血清	免疫期 3 个月；全程免疫后 3～6 个月再被咬伤，需加强注射 2 针，间隔 1 周；6 个月以后再被咬伤，全程注射
森林脑炎疫苗 死/主/病毒	2～10℃暗处保存，有效期 8 个月；25℃以下 1 个月	流行区居民及进入该区的非流行区者	皮下注射 2 次，间隔 7～10 日，2～6 岁每次 0.5ml；7～9 岁 1.0ml；10～15 岁 1.5ml；16 岁以上 2.0ml	免疫期 1 年，每年加强注射 1 次，剂量同初种
黄热病冻干疫苗 活/主/病毒	-20℃保存，有效期 1.5 年；2～10℃，有效期 6 个月	出国进入流行区或从事黄热病研究者	用灭菌生理盐水 5ml，溶解后皮下注射 0.5ml，水溶液保持低温，1 小时内用完	免疫期 10 年

续表

品名及性质	保存及有效期	接种对象	剂量及用法	免疫期及复种
腮腺炎疫苗 活/主/病毒	2~8℃或0℃以下保存，有效期1.5年	8月龄以上易感者	0.5ml上臂三角肌皮下注射	免疫期10年
流行性斑疹伤寒疫苗 死/主/立克次体	2~10℃暗处保存，有效期1年，不得冻结	流行区人群	皮下注射3次，相隔5~10日，1~6岁分别注射0.3~0.4ml、0.6~0.8ml、0.6~0.8ml；15岁以上分别注射0.5ml、1.0ml及1.0ml	免疫期1年，每年加强1次，剂量同第3针
钩端螺旋体病菌苗 死/主/螺旋体	2~8℃暗处保存，有效期1.5年	流行区7岁以上人群及进入该区者	皮下注射2次，相隔7~10日，分别注射1.0ml及2.0ml，7~13岁减半	接种后1个月产生免疫力，维持期1年
卡介苗 活/主/细菌	2~10℃，液体菌苗有效期6个月，冻干菌苗1年	新生儿及结核菌素试验阴性儿童	出生后24~48小时皮内注射0.1ml	免疫期5~10年，城市7岁，农村7岁、12岁加强注射
伤寒、副伤寒甲、乙三联菌苗 死/主/细菌	2~10℃暗处保存，有效期1年	重点为军队、水陆口岸及沿线人员、环卫及饮食行业人员	皮下注射3次，间隔7~10日，1~6岁分别注射0.2ml、0.3ml、0.3ml；7~14岁0.3ml、0.5ml、0.5ml；15岁以上0.5ml、1.0ml、1.0ml	免疫期1年，每年加强注射1次，剂量与第3针同
霍乱、伤寒及副伤寒甲、乙四联菌苗 死/主/细菌	2~10℃暗处保存，有效期1年	重点为军队、水陆口岸及沿线人员、环卫及饮食行业人员	皮下注射3次，间隔7~10日，1~6岁分别注射0.2ml、0.3ml、0.3ml；7~14岁0.3ml、0.5ml、0.5ml；15岁以上0.5ml、1.0ml、1.0ml	免疫期1年，每年加强注射1次，剂量与第3针同
霍乱菌苗 死/主/细菌	2~10℃暗处保存，有效期1年	重点为水陆、口岸、环卫、饮食服务行业及医务人员	皮下注射2次，间隔7~10日，6岁以下分别注射0.2ml、0.4ml；7~14岁0.3ml、0.6ml；15岁以上0.5ml、1.0ml。应在流行前4周完成	免疫期3~6个月，每年加强注射1次，剂量同第2针
布氏菌苗 活/主/细菌	2~10℃暗处保存，有效期1年	疫区牧民，屠宰、皮毛加工人员，兽医、防疫及实验室人员	皮肤划痕法，每人0.05ml。儿童划1个"#"字，成人划2个"#"字，长1~1.5cm，相距2~3cm，划破表皮即可。严禁注射	免疫期1年，每年复种
鼠疫菌苗 活/主/细菌	2~10℃暗处保存，有效期1年	用于流行区人群，非流行区人员接种10日才可进入疫区	皮肤划痕法，每人0.05ml。2~6岁划1个"#"字，7~12岁划2个"#"，14岁以上划3个"#"，长1~1.5cm，相距2~3cm	免疫期1年，每年复种
炭疽菌苗 活/主/细菌	2~10℃暗处保存，有效期1年；25℃以下，有效期大于1年	流行区人群，牧民，屠宰、皮毛、制革人员及兽医	皮肤划痕法，滴2滴菌苗于上臂外侧，相距3~4cm，每滴划"#"字，长1~1.5cm。严禁注射	免疫期1年，每年复种
冻干A群流脑多糖菌苗 死/主/细菌	2~10℃暗处保存，有效期1年	15岁以下儿童及少年，流行区成人	25~50μg三角肌皮下注射1次	免疫期0.5~1年
百、白、破混合制剂（百日咳菌苗及白喉、破伤风类毒素） 死/主/细菌和毒素	2~10℃暗处保存，有效期1.5年	3月龄至6岁	全程免疫，第1年间隔4~8周肌内注射2次，第2年1次，剂量均为0.5ml	6岁时用白破或百白二联制剂加强免疫，全程免疫后不再用百白破混合制剂
吸附精制白喉类毒素 主/类毒素	25℃以下暗处保存，有效期3年，不可冻结	6月龄至12岁儿童	皮下注射2次，每次0.5ml，相隔4~8周	免疫期3~5年，第2年加强1次0.5ml，以后每3~5年复种1次0.5ml

续表

品名及性质	保存及有效期	接种对象	剂量及用法	免疫期及复种
吸附精制破伤风类毒素 主/类毒素	25℃以下暗处保存，有效期 3 年，不可冻结	发生创伤机会较多的人群	全程免疫，第 1 年相距 4～8 周肌内注射 2 次，第 2 年 1 次，剂量均为 0.5ml	免疫期 5～10 年，每 10 年加强注射 1 次 0.5ml
精制白喉抗毒素 被/抗毒素	2～10℃保存，液状品保存 2 年，冻干品 3～5 年	白喉患者，未预防接种的密切接触者	治疗：根据病情，肌内或静脉注射 3 万～10 万 U 预防：接触者皮下或肌内注射 1000～2000U	免疫期 3 周
Q 热疫苗 死/主/立克次体	2～10℃暗处保存	畜牧、屠宰、制革、肉乳加工及有关实验室医务人员	皮下注射 3 次，每次间隔 7 日，剂量分别为 0.25ml、0.5ml、1.0ml	
精制破伤风抗毒素 被/抗毒素	2～10℃保存，液状品有效期 3～4 年，冻干品 5 年	破伤风患者及创伤后有发生本病可能者	治疗：肌内或静脉注射 5 万～20 万 U。儿童剂量相同。新生儿 24 小时内用半量 预防：皮下或肌内注射 1500～3000U，伤势严重者加倍	免疫期 3 周
多价精制气性坏疽抗毒素 被/抗毒素	2～10℃保存，液状品有效期 3～4 年，冻干品 5 年	受伤后有发生本病可能者及气性坏疽患者	治疗：首次静脉注射 3 万～5 万 U，可同时适量注射于伤口周围组织 预防：皮下或肌内注射 1 万 U	免疫期 3 周
精制肉毒抗毒素 被/抗毒素	2～10℃保存，液状品有效期 3～4 年，冻干品 5 年	肉毒毒素中毒患者及可疑中毒者	治疗：首次肌内注射或静脉滴注 1 万～2 万 U，以后视情况而定 预防：皮下或肌内注射 1000～2000U	免疫期 3 周
精制抗狂犬病血清 被/免疫血清	2～10℃保存，液状品有效期 3～4 年，冻干品 5 年	被可疑动物严重咬伤者	成人 0.5～1ml/kg，总量 1/2 伤口周围注射，1/2 肌内注射，咬伤当日或 3 日内与狂犬疫苗合用；儿童量为 1.5ml/kg	免疫期 3 周
乙型肝炎免疫球蛋白 被/免疫球蛋白	2～10℃保存，有效期 2 年	HBsAg（尤其 HBeAg）阳性母亲的新生婴儿及意外受 HBeAg 阳性血清污染者	新生儿出生 24 小时内肌内注射≥100U；3 月龄及 6 月龄各注射 1 次；或与乙肝疫苗合用如前述；意外污染者肌内注射 200～400U	免疫期 2 个月
人免疫球蛋白 被/球蛋白	2～10℃保存，有效期 2 年	免疫球蛋白缺乏症，甲型肝炎、麻疹密切接触者等	治疗：每次肌内注射 0.15ml/kg 预防甲肝：儿童每次肌内注射 0.05～0.1ml/kg，成人 3ml 预防麻疹：肌内注射 0.05～1.5ml/kg 儿童最多 6ml	免疫期 3 周

注：活：活疫（菌）苗；死：死疫（菌）苗；主：主动免疫；被：被动免疫。

参考文献

[1] 田庚善, 傅希贤. 现代传染病学诊疗手册 [M]. 北京: 北京医科大学出版社, 2000.

[2] 斯崇文, 贾辅忠, 李家泰. 感染病学 [M]. 北京: 人民卫生出版社, 2004.

[3] 张玲霞, 周先志. 现代传染病学 [M]. 2 版. 北京: 人民军医出版社, 2010.

[4] 李凡, 徐志凯. 医学微生物学 [M]. 8 版. 北京: 人民卫生出版社, 2013.

[5] 李兰娟, 王宇明. 感染病学 [M]. 3 版. 北京: 人民卫生出版社, 2015.

[6] 徐小元, 段钟平. 传染病学 [M]. 4 版. 北京: 北京大学医学出版社, 2015.

[7] 王勤英, 黄利华. 传染病学 [M]. 北京: 中国医药科技出版社, 2016.

[8] 李兰娟, 任红. 传染病学 [M]. 9 版. 北京: 人民卫生出版社, 2018.

[9] 哈里森. 感染病学 [M]. 胡必杰, 潘珏, 高晓东, 主译. 上海: 上海科学技术出版社, 2019.

[10] 张文宏, 王明贵. 感染病学 [M]. 上海: 复旦大学出版社, 2020.

[11] 范学工, 魏来. 新发感染病学 [M]. 北京: 人民卫生出版社, 2020.

[12] 李兰娟, 黄祖瑚. 感染病学 [M]. 2 版. 南京: 江苏凤凰科学技术出版社, 2021.

[13] 李兰娟. 中华感染病学 [M]. 北京: 人民卫生出版社, 2021.

[14] 王吉耀, 葛均波, 邹和建. 实用内科学 [M]. 16 版. 北京: 人民卫生出版社, 2022.